全国中医药行业高等教育"十三五"规划教材

全国高等中医药院校规划教材（第十版）

中西医结合眼科学

（新世纪第三版）

（供中西医临床医学专业用）

主 审
廖品正（成都中医药大学）

主 编
段俊国（成都中医药大学）　　　毕宏生（山东中医药大学）

副主编（以姓氏笔画为序）
孙　河（黑龙江中医药大学）　　　周　剑（北京中医药大学）
彭清华（湖南中医药大学）　　　缪晚虹（上海中医药大学）
魏丽娟（长春中医药大学）

编　委（以姓氏笔画为序）
白世淼（河北省中医院）　　　朱宁云（辽宁中医药大学）
李汝杰（江西中医药大学）　　　吴西西（广西中医药大学）
张宗端（温州医科大学）　　　张铭连（河北省眼科医院）
陈国孝（浙江中医药大学）　　　罗向霞（甘肃中医药大学）
庞　龙（广州中医药大学）　　　郑燕林（成都中医药大学）
柴金苗（山西中医学院）　　　梁凤鸣（天津中医药大学）
彭　华（云南中医学院）　　　谢立科（中国中医科学院）
解孝锋（山东中医药大学）

学术秘书
汪　辉（成都中医药大学）

中国中医药出版社
·北 京·

图书在版编目（CIP）数据

中西医结合眼科学 / 段俊国，毕宏生主编 . — 3 版 .—北京：中国中医药出版社，2016.8

全国中医药行业高等教育"十三五"规划教材

ISBN 978 – 7 – 5132 – 3514 – 3

Ⅰ . ①中…　Ⅱ . ①段…　②毕…　Ⅲ . ①眼病—中西医结合疗法—中医药院校—教材　Ⅳ . ① R77

中国版本图书馆 CIP 数据核字（2016）第 157297 号

请到"医开讲 & 医教在线"（网址：www.e-lesson.cn）注册登录后，刮开封底"序列号"激活本教材数字化内容。

中国中医药出版社出版

北京市朝阳区北三环东路 28 号易亨大厦 16 层

邮政编码　100013

传真　010 64405750

三河市双峰印刷装订有限公司印刷

各地新华书店经销

开本 850×1168　1/16　印张 21.5　彩插 0.5　字数 536 千字

2016 年 8 月第 3 版　2016 年 8 月第 1 次印刷

书号　ISBN 978 – 7 – 5132 – 3514 – 3

定价　49.00 元

网址　www.cptcm.com

如有印装质量问题请与本社出版部调换

版权专有　侵权必究

社长热线　010 64405720

购书热线　010 64065415　010 64065413

微信服务号　zgzyycbs

书店网址　csln.net/qksd/

官方微博　http：//e.weibo.com/cptcm

淘宝天猫网址　http：//zgzyycbs.tmall.com

全国中医药行业高等教育"十三五"规划教材

全国高等中医药院校规划教材（第十版）

专家指导委员会

名誉主任委员

王国强（国家卫生计生委副主任、国家中医药管理局局长）

主　任　委　员

王志勇（国家中医药管理局副局长）

副主任委员

王永炎（中国中医科学院名誉院长、中国工程院院士）

张伯礼（教育部高等学校中医学类专业教学指导委员会主任委员、

　　　　中国中医科学院院长、天津中医药大学校长、中国工程院院士）

卢国慧（国家中医药管理局人事教育司司长）

委　　　　员（以姓氏笔画为序）

马存根（山西中医学院院长）

王　键（安徽中医药大学校长）

王国辰（中国中医药出版社社长）

王省良（广州中医药大学校长）

方剑乔（浙江中医药大学校长）

孔祥骊（河北中医学院院长）

石学敏（天津中医药大学教授、中国工程院院士）

匡海学（教育部高等学校中药学类专业教学指导委员会主任委员、

　　　　黑龙江中医药大学教授）

吕文亮（湖北中医药大学校长）

刘振民（全国中医药高等教育学会顾问、北京中医药大学教授）

安冬青（新疆医科大学副校长）

许二平（河南中医药大学校长）

孙忠人（黑龙江中医药大学校长）

严世芸（上海中医药大学教授）

李秀明（中国中医药出版社副社长）

李金田（甘肃中医药大学校长）

杨　柱（贵阳中医学院院长）

杨关林（辽宁中医药大学校长）

杨金生（国家中医药管理局中医师资格认证中心主任）

宋柏林（长春中医药大学校长）

张欣霞（国家中医药管理局人事教育司师承继教处处长）

陈可冀（中国中医科学院研究员、中国科学院院士、国医大师）

陈立典（福建中医药大学校长）

陈明人（江西中医药大学校长）

武继彪（山东中医药大学校长）

林超岱（中国中医药出版社副社长）

周永学（陕西中医药大学校长）

周仲瑛（南京中医药大学教授、国医大师）

周景玉（国家中医药管理局人事教育司综合协调处副处长）

胡　刚（南京中医药大学校长）

洪　净（全国中医药高等教育学会理事长）

秦裕辉（湖南中医药大学校长）

徐安龙（北京中医药大学校长）

徐建光（上海中医药大学校长）

唐　农（广西中医药大学校长）

梁繁荣（成都中医药大学校长）

路志正（中国中医科学院研究员、国医大师）

熊　磊（云南中医学院院长）

秘　书　长

王　键（安徽中医药大学校长）

卢国慧（国家中医药管理局人事教育司司长）

王国辰（中国中医药出版社社长）

办公室主任

周景玉（国家中医药管理局人事教育司综合协调处副处长）

林超岱（中国中医药出版社副社长）

李秀明（中国中医药出版社副社长）

全国中医药行业高等教育"十三五"规划教材

编审专家组

组　长

王国强（国家卫生计生委副主任、国家中医药管理局局长）

副组长

张伯礼（中国工程院院士、天津中医药大学教授）

王志勇（国家中医药管理局副局长）

组　员

卢国慧（国家中医药管理局人事教育司司长）

严世芸（上海中医药大学教授）

吴勉华（南京中医药大学教授）

王之虹（长春中医药大学教授）

匡海学（黑龙江中医药大学教授）

王　键（安徽中医药大学教授）

刘红宁（江西中医药大学教授）

翟双庆（北京中医药大学教授）

胡鸿毅（上海中医药大学教授）

余曙光（成都中医药大学教授）

周桂桐（天津中医药大学教授）

石　岩（辽宁中医药大学教授）

黄必胜（湖北中医药大学教授）

前　言

　　为落实《国家中长期教育改革和发展规划纲要（2010—2020年）》《关于医教协同深化临床医学人才培养改革的意见》，适应新形势下我国中医药行业高等教育教学改革和中医药人才培养的需要，国家中医药管理局教材建设工作委员会办公室（以下简称"教材办"）、中国中医药出版社在国家中医药管理局领导下，在全国中医药行业高等教育规划教材专家指导委员会指导下，总结全国中医药行业历版教材特别是21世纪以来全国高等中医药院校规划教材建设的经验，制定了"'十三五'中医药教材改革工作方案"和"'十三五'中医药行业本科规划教材建设工作总体方案"，全面组织和规划了全国中医药行业高等教育"十三五"规划教材。鉴于由全国中医药行业主管部门主持编写的全国高等中医药院校规划教材目前已出版九版，为体现其系统性和传承性，本套教材在中国中医药教育史上称为第十版。

　　本套教材规划过程中，教材办认真听取了教育部中医学、中药学等专业教学指导委员会相关专家的意见，结合中医药教育教学一线教师的反馈意见，加强顶层设计和组织管理，在21世纪以来三版优秀教材的基础上，进一步明确了"正本清源，突出中医药特色，弘扬中医药优势，优化知识结构，做好基础课程和专业核心课程衔接"的建设目标，旨在适应新时期中医药教育事业发展和教学手段变革的需要，彰显现代中医药教育理念，在继承中创新，在发展中提高，打造符合中医药教育教学规律的经典教材。

　　本套教材建设过程中，教材办还聘请中医学、中药学、针灸推拿学三个专业德高望重的专家组成编审专家组，请他们参与主编确定，列席编写会议和定稿会议，对编写过程中遇到的问题提出指导性意见，参加教材间内容统筹、审读稿件等。

　　本套教材具有以下特点：

　　1. 加强顶层设计，强化中医经典地位

　　针对中医药人才成长的规律，正本清源，突出中医思维方式，体现中医药学科的人文特色和"读经典，做临床"的实践特点，突出中医理论在中医药教育教学和实践工作中的核心地位，与执业中医（药）师资格考试、中医住院医师规范化培训等工作对接，更具有针对性和实践性。

　　2. 精选编写队伍，汇集权威专家智慧

　　主编遴选严格按照程序进行，经过院校推荐、国家中医药管理局教材建设专家指导委员会专家评审、编审专家组认可后确定，确保公开、公平、公正。编委优先吸纳教学名师、学科带头人和一线优秀教师，集中了全国范围内各高等中医药院校的权威专家，确保了编写队伍的水平，体现了中医药行业规划教材的整体优势。

　　3. 突出精品意识，完善学科知识体系

　　结合教学实践环节的反馈意见，精心组织编写队伍进行编写大纲和样稿的讨论，要求每门教材立足专业需求，在保持内容稳定性、先进性、适用性的基础上，根据其在整个中医知识体系中的地位、学生知识结构和课程开设时间，突出本学科的教学重点，努力处理好继承与创新、理论与实践、基础与临床的关系。

4. 尝试形式创新，注重实践技能培养

为提升对学生实践技能的培养，配合高等中医药院校数字化教学的发展，更好地服务于中医药教学改革，本套教材在传承历版教材基本知识、基本理论、基本技能主体框架的基础上，将数字化作为重点建设目标，在中医药行业教育云平台的总体构架下，借助网络信息技术，为广大师生提供了丰富的教学资源和广阔的互动空间。

本套教材的建设，得到国家中医药管理局领导的指导与大力支持，凝聚了全国中医药行业高等教育工作者的集体智慧，体现了全国中医药行业齐心协力、求真务实的工作作风，代表了全国中医药行业为"十三五"期间中医药事业发展和人才培养所做的共同努力，谨向有关单位和个人致以衷心的感谢！希望本套教材的出版，能够对全国中医药行业高等教育教学的发展和中医药人才的培养产生积极的推动作用。

需要说明的是，尽管所有组织者与编写者竭尽心智，精益求精，本套教材仍有一定的提升空间，敬请各高等中医药院校广大师生提出宝贵意见和建议，以便今后修订和提高。

国家中医药管理局教材建设工作委员会办公室

中国中医药出版社

2016年6月

编写说明

全国中医药行业高等教育"十三五"规划教材《中西医结合眼科学》是在国家中医药管理局领导下，在全国高等中医药教材建设研究会和中国中医药出版社的指导下，集全国20家中西医院校及众多眼科专家之力，在"十一五""十二五"规划教材的基础上组织修订的眼科教材，供中西医临床医学专业使用。

眼科学发展日新月异，先进技术层出不穷，为体现教材的与时俱进，本教材积极接受前两版教材使用过程中所反馈的意见，新增近年来眼科临床的新技术、新方法，并适时介绍发展趋势及动态。同时，对第二版进行适当精简，力求使再版后的《中西医结合眼科学》更具实用性、先进性及科学性。

本教材的内容及框架基本与第二版一致。第1～6章为总论，分别介绍中西医眼科发展简史、眼的解剖生理与胚胎发育、眼与脏腑经络的关系、眼科疾病的病因病理、眼科检查与诊断、眼科治疗概要；第7～25章为各论，分别介绍眼睑病、泪器病、眼表疾病、结膜病、巩膜病、角膜病、晶状体病、青光眼、葡萄膜病、玻璃体病、视网膜病、视神经及视路疾病、眼外肌病与弱视、眼眶病、屈光不正、眼外伤、眼肿瘤、全身疾病的眼部表现、防盲治盲等。附录包括中西医眼部解剖名称对照表、眼科有关正常值、眼科常用药物、眼科常用方剂及彩图等内容。为体现"精""简"要求，将第二版所有各论中的眼科肿瘤内容删除，单独归纳为一章内容。

本教材的具体分工为：第一章，段俊国；第二章，郑燕林、白世淼；第三章，段俊国、罗向霞；第四章，彭清华；第五章，毕宏生、柴金苗；第六章，缪晚虹、解孝锋；第七、八章，梁凤鸣；第九章，彭华；第十章，孙河；第十一章，朱宁云；第十二章，庞龙；第十三章，周剑；第十四章，彭清华、李汝杰；第十五章，毕宏生；第十六、二十章，陈国孝；第十七章，段俊国、谢立科；第十八章，缪晚虹、张铭连；第十九、二十一章，吴西西；第二十二章，郑燕林、张宗端；第二十三章，谢孝锋；第二十四章，魏丽娟；第二十五章，张铭连。

成都中医药大学廖品正教授不辞辛劳担任本书主审，汪辉为学术秘书，在编写过程中，成都中医药大学周春阳、刘玲、王舟瑶、王秀兰等老师为本书的修订、校对及图片制作付出了辛勤劳动，在此一并致谢！

　　本教材数字化工作是在国家中医药管理局中医药教育教学改革研究项目的支持下，由中国中医药出版社资助展开的。该项目 (GJYJS16058) 由段俊国负责，编委会各成员负责各自编写章节的数字化内容。

　　希望读者在使用过程中提出宝贵意见，以便再版时修订提高。

《中西医结合眼科学》编委会

2016 年 6 月

目 录

上篇 总 论

第一章 中西医眼科发展简史

视觉器官是人体最重要的感觉器官。人从外界获得的各种信息中，80%～90%来自视觉器官，视觉的敏锐程度极大地影响着人的生活质量、学习和工作能力。眼科学则主要研究视觉器官的生理病理，疾病的发生发展、预后转归，以及预防、诊断和治疗，是医学科学的重要组成部分。

眼科学是在人类与疾病抗争过程中产生和发展起来的，由于文化背景的巨大差异，出现了中医眼科学和西医眼科学两个完全不同的理论体系，并在相当长的一段时期内独自发展，互不交融。中医眼科学是我国特有的传统眼科学理论体系，是中医学的重要组成部分之一。随着科学技术的飞速发展及中西文化的广泛交流，中医眼科学与西医眼科学必将互为影响，逐渐结合与交融。

第一节 中医眼科发展史

中医眼科学作为中医学的重要组成部分之一，是我国人民在长期同眼病做斗争过程中不断对各种经验进行积累、总结并加以完善而逐渐形成的一门学科。通观中医眼科学漫长的发展史，其形成和发展大体经历了萌芽、奠基、独立发展、兴盛、衰落与复兴五个阶段。

一、萌芽阶段

我国南北朝以前，人们对眼及眼病已有初步认识，中医眼科处于萌芽阶段。

古代关于眼及眼病最早的记录见于殷武丁时代，在河南安阳殷墟甲骨文卜辞中就有关于"贞王弗疾目"的记载。春秋时期，将盲人称为"瞽人"；而《诗·大雅·灵台》载"矇瞍奏公"；《国语·晋语四》亦云"矇瞍不可使视"；《楚辞·怀沙》曰"矇瞍谓之不章"。《毛传》释："有眸子而无见曰矇，无眸子曰瞍。"表明当时已将盲目分成两类。

我国现存最早的医书，战国末期的《黄帝内经》首先提出目、眼、眶、内眦、外眦（锐眦）、约束、络、白眼、黑眼、瞳子、目系等解剖名称及其相应的生理功能，从整体观角度指出眼与脏腑经络的关系，将阴阳五行学说引入眼部辨证。如"目赤色者病在心，白在肺，青在肝，黄在脾，黑在肾，黄色不可名者，病在胸中"，"瞳子黑眼法于阴，白眼赤脉法于阳也，故阴阳合传而精明也"，并在多种全身病中记述了30余种眼部症状及部分针刺治疗方法。这为后世中医眼科认识眼的解剖生理、病因病机和辨证论治奠定了一定的理论基础。

东汉末期，张仲景的《伤寒杂病论》提出参合全身脉证以辨证论治，并最早记载了狐惑症及其治疗；晋代王叔和著《脉经》，探讨了眼症的病机鉴别及预后判断，初具眼科类证鉴别的雏形。此期其他一些古典文献中也散载眼部病症，如《荀子》《史记》记载舜帝、项羽有"重瞳"，为世界上关于瞳孔异常的最早记载；《说文解字》中有 30 余字涉及眼病，汉代刘熙所撰《释名》中又有增加，据考证，包括先天性角膜疾病、斜视、眼球萎缩、视疲劳、视力减退、翼状胬肉、幻视、眼内异物等。

有关眼病的防治，先秦古书《山海经》载有关于眼病防治的动植物冉遗之鱼、植楮等 7 种。《书经》《诗经》亦有记载。《淮南子》载有梣木（即秦皮）能治目疾，沿用至今。而我国现存第一部药书《神农本草经》，首次大量记载了防治眼病的药物 80 余种，并新增了数种病名。后世《肘后救卒方》《刘涓子鬼遗方》《肘后百一方》等载有少量方药。此外，《淮南子》载"目中有疵，不害于视，不可灼也"，说明当时已有手术用于眼病治疗；《晋书》所载"帝目有瘤疾，使医割之"则为我国有关目瘤割治的最早记载；《针灸甲乙经》载有治疗眼病的针灸处方。

二、奠基阶段

隋唐时期，随着社会经济文化的极大发展，中医学发展迅速，五官疾病逐渐从内、外科范围内划分出来，自成一科而为"耳目口齿科"，眼科首次被列入正式教学科目，从基础理论到临床实践都有了进一步发展，为以后中医眼科学的独立发展奠定了基础。

这一阶段出现了大批对后世眼科影响较大的著作，如《诸病源候论》《备急千金要方》《外台秘要》《龙树眼论》《刘皓眼论准的歌》等。

《诸病源候论》散载了多种与全身疾病相关的眼症，并于卷二十八列目病专篇共 38 候，对症状、病源进行了初步探讨。书中在沿用《内经》所载解剖名称的同时，首次应用了睑、眉、睫毛、缘等名称。

《备急千金要方》与《千金翼方》收集了丰富的眼科资料，内容涉及病因病机和治疗。书中首次将眼科病因归纳为 19 因，并在《内经》的基础上，发展了眼科脏腑病机学说。介绍了内服、外用、针灸、按摩和手术等多种治疗方法，首次记述了老视和赤白膜（包括胬肉）的割除手术。

晚唐时期的《外台秘要》于卷二十一专论眼疾，书中引入《天竺经论眼》部分内容，并对 20 余种文献进行综述，收载眼科处方 150 首，详细介绍了白内障的症状，并提及金针拨内障（金镞决）；对青光眼的病理见解独到，认为此疾之源，皆因"内肝管缺，眼孔不通"所致。此外，还记载了以镊子拔除倒睫，以烧灼法治疗类似胬肉之眼病。

《龙树眼论》是我国第一部眼科专著，书名首载于《崇文总目》，后见于《通志》《史记》，从唐代诗词中可知该书曾盛行于唐代，惜已佚失。明《医方类聚》载有《龙树菩萨眼论》，详考其体裁文字，疑为晚唐托名医书。该书新增较多解剖名词和病症名，并首次详述"开内障用针法"的适应证、方法及善后，提出胬肉攀睛割烙法，记载了手术治疗"睑皮里有核（胞生痰核）"。

《刘皓眼论准的歌》是继《龙树眼论》后另一部眼科专论，书名首见于《通志》，在《宋史》中称《刘皓眼论审的歌》。全书为诗歌体裁，首载五轮歌及眼病内外障72症，对后世学术影响深远。

此外，据《太平御览》载，早在我国唐代已能配置假眼。

总之，隋唐时期在眼的解剖、生理等基础理论的认识方面较前深入、系统，在眼病诊断、分类及治疗方面已具有一定水平，为中医眼科发展为独立的专科奠定了基础。

三、独立发展阶段

宋金元时期，眼科的生理解剖、病因病机等基础理论和临床治疗得到了进一步发展，主要表现在五轮、八廓学说的发展，诊断体系的逐步完善，以及治疗方药的大量增加。此时，中医眼科已基本形成了独立的理论体系，加之北宋元丰年间，眼科从"耳目口齿科"中分出，使中医眼科作为一门独立的学科发展起来。

这一阶段，大部分眼科资料以专篇列于方书、全书之中，除《秘传眼科龙木论》《银海精微》两书外少有专著。

北宋《太平圣惠方》之卷三十二及三十三，综合唐以前眼科病种、方药，对病因病理进行探讨，首次将五轮学说运用于眼病病机，推进了五轮学说的临床应用。而《圣济总录》共有12卷专述眼科，收集较多资料，并注明出处，有一定临床价值，而其"针灸门"中收集了大量眼科用穴及主治功能等，体现了这一时期针灸治疗眼病的发展。《太平惠民和剂局方》之卷七"治眼目疾"中不少效方也为后世眼科所常用。

元代危亦林在《世医得效方》卷十六中调整了五轮配位法，充实了八廓内容。《秘传眼科龙木论》和《银海精微》为此期两部专著，除后者对八廓加上八卦正名外，均主要为辑前人著作而成。

四、兴盛阶段

明清时期，随着中医学的兴盛发展，中医眼科学也得到极大发展，有关眼科的著述大量涌现，围绕眼科临床和理论的研讨大大增加。

元末明初倪维德著《原机启微》，该书分两卷，上卷按病因将眼病分为18类，加以阐述并附施治经验。下卷专述方剂，首论君臣佐使、逆从反正之义，次列眼病40余方。全书兼采众家之长，联系临床，颇具卓见。

王肯堂《证治准绳》中七窍门设专篇论眼病，首次解释了五轮、八廓的名词含义，改进眼病分类方法，共列170余症，其眼病的症状和病因均极详尽。所述眼病的他觉症状，几乎肉眼所能见到的均已描绘无遗。

傅仁宇著眼科专著《审视瑶函》，认为前人载160症失之滥，著72症则失之简，故摘要删繁，定为108症。全书从理论到临床证治内容丰富，图文并茂，实用价值较高，因而流传极广。

清代黄庭镜著《目经大成》，书分3卷。卷一阐述基本理论；卷二包括12类病因、81症及似因非症8条；卷三则载方220余首。此书后经邓赞夫增补而成《目科正宗》。

名医张璐著有《张氏医通》，其中"七窍门"专辑眼科资料，对金针拨内障手法记述颇详，并附病案以资参考。

清雍正年间《古今图书集成》内有医部目门共 72 卷，以成书年代为序，辑录历代有关眼科著作，将精简的内容给予介绍，并附处方、单方、针灸、导引、医案等。

顾锡著《银海指南》，该书理论较系统、全面，将八廓与经络相联系，并概括了六淫所致眼病的特点。

吴谦等所编《医宗金鉴》列"眼科心法要诀"两卷，文字简明易学。

明清时期对药物的研究工作更加细致深入。明万历年间李时珍著《本草纲目》。全书载眼科药物 400 余种，计明目药 120 余种、治疗用药物 300 余种。并附有历代名方和作者经验方。

明代朱橚等编著《普济方》，内有"眼目门"16 卷，分眼病 57 类，收方 2300 多首，集病名 30 余种，内容极为丰富。

清代赵学敏著《本草纲目拾遗》，内有眼科明目药 20 余种，眼科治疗用药 50 余种。

此外，明代已有眼镜的明确记载，如屠隆《文方器具笺》谓："叆叇大如钱，色如云母，老人目力昏倦，不辨细书，以之掩目，精不散，笔画倍明。"

五、衰落与复兴阶段

自 1840 年鸦片战争以后百余年间，由于社会局势动荡，中医发展停滞并萎缩衰落，中医眼科学也不例外。这一时期，除黄岩《秘传眼科纂要》和康维恂《眼科菁华录》外，鲜见有影响的著述。

新中国成立后，政府对中医事业十分重视，1955 年在北京成立了中国中医研究院，1956 年起，陆续在多数省、市创建中医药院校，此后不久各市、县普遍设立了中医院，中医事业得以蓬勃发展，中医眼科也重获新生。在上述机构中大都设有眼科，大批中医眼科医师出现，而多种现代眼科检查仪器、工具和方法的应用，扩大和发展了中医眼科的四诊，使中医眼科在传统治疗方法上、基础理论研究中，都取得不少进步，丰富了中医眼科内容。在出版书刊方面，除国家有关部门组织编写全国统编或规划《中医眼科学》教材外，大量中医眼科学专著出版面世，此外还创办了《中西医结合眼科杂志》《中国中医眼科杂志》，从而促进了中医眼科学的发展。

第二节　西医眼科发展史

据考古及文献研究发现，早在古埃及、巴比伦、印度时期就已有多种眼病记载。而在古印度名医 Sus'ruta（公元前 600—公元前 556）所著《妙闻集》中，已将眼病按局部解剖基础排列，并载有包括白内障针拨术在内的部分眼科手术，显示出当时眼科水平已经很高。

古希腊的医学始于公元前 1000 年，它吸收了巴比伦、亚述和埃及的医学成就，成为后来罗马及全欧医学的开端。直至现在所用医学符号，多为古希腊医学名词的沿用，如眼科学 Ophthalmology 一词，是关于眼的学问之意，即起源于希腊。公元前 3 ~ 4 世纪，希腊医学逐渐衰落，医学中心逐渐转向罗马。罗马著名医生和自然科学家 Galen（130—200）发现了视神经、巩膜、角膜、结膜、脉络膜、睫状体、虹膜、视网膜和晶体等解剖部位，并记述了泪腺的排出口、睫状体悬韧带等。整个中世纪的欧洲都在他的学说影响之下。13 世纪末在意大利威尼斯城开始制造眼镜，但只限于凸透镜。

直至文艺复兴时期欧洲医学开始蓬勃发展，西方现代医学即始于这个时期。这一时期认识到了晶状体的屈光功能、屈光率，眼底烛光成像，角膜的屈光度，以及人眼视野中的生理盲点等。18世纪眼的解剖学研究达到新高峰，法国Jacques Daviel发明了白内障摘除术。至19世纪，眼科学脱离外科独立发展。德国Hermann von Helmholtz发明检眼镜，带来眼科学划时代的进步，眼科学进入迅速发展时期。

到20世纪，随着眼压计、裂隙灯显微镜等各种检查治疗仪器的发明，视网膜脱离手术、角膜移植术等手术治疗的开展，使眼科学得到飞速发展。50年代以后，随着科学技术的日新月异，眼科学的进步更是迅猛异常。例如60年代出现的眼底荧光素血管造影、激光治疗、电生理诊断、显微手术；70年代开展的人工晶体植入术及玻璃体切割术；80年代开始角膜屈光手术，视野计的定量自动化；90年代图像分析技术的应用等。至此，眼科学领域的器械制造越来越精良，眼科医师的分工越来越细，有关眼科的各种实验性研究已深入到细胞分子水平。

第三节 中西医结合眼科发展史

纵观中医眼科发展历史，中医眼科始终以开放包容的姿态面对外来理论和知识，去粗取精，中西医并举。在中西医眼科相互遭遇、碰撞、融合的漫长过程中，大致经历了四个阶段。

一、印度医学传入

中西医结合眼科学是近年来中医学和西医学两大体系有机结合的产物，但就眼科的中西医融合历史而言，可上溯至魏晋隋唐时期。这一时期中医眼科主要接收来自古印度医学的眼科知识，主要体现在金针拨障术和《龙树眼论》。

早在公元前，印度名医Sus'ruta（公元前600—公元前556）所著《妙闻集》中已有白内障手术的记载。而在中国的早期史料中有关此术的记载见于北魏时佛经《大般理槃经》卷八"如来始品"："百盲人为治目，故造诣良医。是时，良医即以金锥决其眼膜……"表明此术可能随佛教传入中国。唐代《外台秘要》卷二十一提及金针拨障术，而该卷书中注明"于西国胡僧处授"，是中医学对印度医学吸收的重要例证。

我国第一部眼科专著成书于唐代，名为《龙树眼论》。结合当时印度医学随佛教传入中国的情况，通常认为是托印度著名哲学家、医药学家龙树（公元4世纪）之名，反映了印度眼科理论对中医眼科的影响。

此外，有关义眼的手术早在《妙闻集》中已有论及，而在我国则见于唐代，故认为很可能与印度医学的影响有一定关系。

二、近代西医学传入

近代西医学传入中国的时间为16世纪中叶，葡萄牙人在澳门建立西医医院，但因仅向欧洲人服务，影响不大。17世纪曾有西方传教士翻译出版《人身说概》，其中"目司"一章以问答形式介绍了眼的解剖、生理。1820年新教传教士R. Morrison与英国东印度公司医生

P.Levingstone 在澳门开设诊所，治疗内、外科疾病，兼治眼科疾病，西医眼科开始传入。1827年东印度公司派眼科医生 T. P. Colledge 来华，在澳门首创眼科医院。1835 年美国传教士医生 Peter Parker 在广州开办"眼科医局"，成为美国在华设立的第一个医院，主要开展白内障手术，后更名为"博济医院"。因医务过繁，Parker 训练了 3 名中国人做助理，其中关阿锋（号竹溪）医生（Dr. Kwan A-T）聪敏过人，多数手术皆经其手，名声在 Parker 之上，可以说是我国第一位西医眼科医师。

由上述可知，不论是澳门的诊疗所，还是广州的眼科医院，西医眼科学在其中均居于重要地位，是西医学最有特色及疗效的学科，也是外国人在中国建立最早、维持时间最长的医院。眼科学成为西医学在中国最早立足，开展临床治疗的突破口，它以现代医学对眼的解剖生理和手术治疗优势为特色，成为西医学在中国最早获得民众信任并接受治疗的临床学科。

继 Parker 之后，1855 年 J.G.Kerr 来广州，在华 50 年，除诊治眼科疾病外，于 1880 年翻译出版了《眼科撮要》一书，为最早介绍西医眼科学的著作，书中绘有眼球剖面图、眼肌图、眼科器械图，论及以外眼及眼部类症为主的 45 种眼病，介绍了摘取眼球等多种手术方法。1881 年，他翻译出版了《外科手册》，其中第六卷为眼科手术。

三、中西医并举

随着西医眼科的传入，出现了一批系统学习过西医学，并有中医家学渊源者，他们开始致力于对当时传入的西医知识进行及时介绍，同时不忘继承和总结传统中医学。因此，这一时期的文献中，有一部分表现为明显的中西医并举的特点。

日本俊笃士雅撰《续眼科锦囊》一书，折中中西医理论，"汇集我中邦及荷兰、日本各科医书反复研究，手著成篇"。

我国早期中西医汇通医家陈定泰所著《医理传真》中对西医眼科手术有所介绍。1892 年，唐容川在《中西汇通医经精义》中记载了有关西医眼科的大体解剖，对中西医眼科解剖进行比较说明，并绘有图形，但较为简略。

由胡巨瑷、胡子恒父子所撰《开明眼科》"恒习家学，又参以西法"，中西医兼具。全书共 3 卷：上卷总论，讨论眼的结构及五脏关系、眼的检查、病因、辨内外障、用药法及部分病症等；中、下卷各论，共论中医眼病 50 余症，末附英文名，附述西医疾病分型、症状、病因、疗法、预后、手术方法、眼底图谱等。

1936 年，陈滋撰《中西眼科汇通》，旨在"保国粹""雪国耻""补欧医之不足"。该书按西医眼科分类法将眼病分为 10 类，共 98 症，每病列中西医病名，并于每病症状、著者按后并列中西医治法。其中著者按中详细介绍西医病理、发病特点、预后转归。最后附中西医眼科名词对照表。作者力主中西医汇通，但受时代局限，除中西医眼科病名对照较有特色外，其他成就并不明显。值得一提的是，该书所附眼科处方，集中医眼科专方之大成，共达 976 方。

1924 年，徐庶遥《中国眼科学》中将传统的中医 36 种眼病，加入一些当时流行的西医知识和药物、预后、摄生等知识，反映了当时社会西医学的时兴，以及中医界对西医知识的利用。

1951 年，路际平撰《目经条解》。作者将眼科中西医理论、有效治疗方法及个人临床经验汇集编写成书。书中首列中西医病名对照表，共 72 症，以临床常见病为主。随后是中西医眼科分配图、西医眼科解剖图、实验眼科图（即作者综合中西医眼部结构功能的认识）。72 症中每症先叙中医辨证用药，后叙西医认识及治疗方法，最后通过按语提出自己的见解及经验治法。全书中西医并举，虽有崇西抑中之处，但较为全面地介绍了西医眼科知识，对中医理论及选方用药亦见功力，反映了 20 世纪 50 年代初期眼科中西医并用的情况。

四、中西医结合

中西医的广泛交流与相互比较促进了眼科解剖生理、诊断、治疗等方面的中西医结合。

陈达夫较早提出内眼各部位的脏腑分属，结合西医眼底解剖学知识，于 20 世纪 50 年代修订"中西医眼球内容观察论"时，主要根据《内经》的理论，认为脉络膜应属手少阴心经，视神经、视网膜、虹膜、睫状体及睫状小带应属足厥阴肝经，视网膜的黄斑区应属足太阴脾经，玻璃体应属手太阴肺经，眼中房水应属足少阳胆经。突破了传统水轮属肾的局限，使中医对眼内各部位有了更为深入的认识，并与现代解剖学有了相应的结合。

1958 年，唐由之根据《目经大成》（1774 年）"针锋就金位去风轮与锐眦相半，正中插入，毫发无偏"的记载，通过大量的动物实验、临床研究观察、组织病理学研究等，充分证明了中医金针拨障术进针入口（睫状体扁平部）在内眼手术中应用的安全性和可靠性。为中西医眼科领域中内眼手术安全切口提供了科学依据。1972 年，美国 Machemer 开始提出经睫状体扁平部行闭合式玻璃体切割术，使切口得到了充分的应用。20 世纪 60 ~ 70 年代，为了解决针拨术后晶体残留眼内的缺点，唐由之等又设计了白内障套出器和粉碎器，创立了白内障针拨套出术。眼科手术领域的中西医结合在中西医眼科结合史上具有里程碑意义。

20 世纪 70 年代，陆绵绵编著《中西医结合治疗眼病》，将西医的生理病理、临床症状及各种仪器的检查所得与中医辨证结合起来，提出中西医结合辨证分类方法与具体内容。

80 年代，眼科中西医结合实验研究逐渐起步，当时主要针对内眼出血等病症进行。姚芳蔚等应用胰蛋白酶直接注入玻璃体法，段俊国等利用 Q-开关红宝石激光多脉冲辐照法成功制作了家兔眼底出血模型，为开展中医药治疗眼底出血的实验研究提供了有利条件。以视网膜静脉阻塞为代表的出血性眼病的中西医结合治疗的临床研究也在全国各地展开，制定了统一的诊断标准和疗效标准。80 年代末，段俊国等将西医视觉电生理技术应用于中医眼与十二经脉的关系研究，开始了中医眼科基础理论研究方面的中西医结合。

90 年代以后，中西医结合的眼科实验研究进入突飞猛进的发展阶段。研究涉及的病种和眼的部位大大拓展，从外眼结膜干眼症、胬肉成纤维细胞增殖、单纯疱疹病毒性角膜炎、真菌性角膜溃疡，到青光眼、白内障、玻璃体出血、葡萄膜炎、视神经病变、视网膜色素变性、糖尿病眼病及近视眼等不一而足。观察的对象、方法和指标更为丰富和细致。观察手段包括从光镜到电镜、眼底荧光素血管造影、视觉电生理、高效液相色谱仪等多种。实验内容涉及视网膜超微结构病理、视网膜色素上皮屏障功能、增生性玻璃体视网膜病变、视神经轴浆流、视神经病理学、房水内丙二醛、白细胞介素 –2 和肿瘤坏死因子、玻璃体内药代动力学、玻璃体氧化物歧化酶、铁离子浓度、晶体内脂质过氧化水平、晶体蛋白质的结构和功能、房水成分含量、体外平滑肌解痉、角膜上皮促渗透作用、角膜组织形态学观察、球结膜微循环等。这些研究，发现了中医药和中西医结合治疗方法客观疗效的一些新科学指标，探索了药物的作用机理，为中医辨证分型如"血瘀""肾虚"等也提供了客观依据。

　　进入新世纪，共聚焦激光眼底扫描、多焦视网膜电图、视网膜光学相干断层扫描、电脑自动视野、超声生物显微镜、血管 OCT 等技术的广泛应用，以及国家中医药现代化战略的实施，大大推动了中西医眼科的结合。在临床上开展了有中医与西医单位参加的符合国际 GCP 规范的中医药治疗糖尿病视网膜病变多中心随机对照研究。中西医结合眼科的研究项目获得了国家重大科技专项、"863"计划、攻关计划、支撑计划和国家自然科学基金等的全面支持。

　　近年来，通过中国中西医结合学会眼科专业委员会及各省市中西医结合学会眼科专业委员会开展了广泛的多层次的中西医结合眼科学术交流，对于促进中西医结合眼科的学术发展和临床实践，起到了积极的推动作用。同时，一些高等医药院校将中西医结合眼科作为专业或方向，培养硕、博士研究生和本科生，一支强大的中西医结合眼科的中青年临床、科研队伍正在形成，必将迎来我国中西医结合眼科事业的辉煌未来。

第二章　眼的解剖生理与胚胎发育

眼为视觉器官，由眼球、视路和眼附属器组成。眼球接受光信息后，通过视路向视皮质传递信息，完成视觉功能；眼附属器对眼球起到保护及协调运动等作用。

第一节　眼球

眼球（eye ball）近似球形，中医称为"眼珠""睛珠"。成人眼球前后径平均为24mm，垂直径为23mm，水平径为23.5mm。

眼球位于眼眶内部，借眶筋膜与眶壁联系，周围有脂肪等组织衬托，以减少眼球的震动。眼球向前方平视时，突出于外侧眶缘12～14mm，受人种、颅骨发育、眼屈光状态等因素影响，其两侧相差不超过2mm。由于眶外缘较上、下、内眶缘稍后，故眼球外侧部分比较显露，是易受外伤的部位。

眼球由眼球壁与眼球内容物组成（彩图1）。

一、眼球壁

眼球壁分为外、中、内三层。其中，外层为纤维膜，中层为葡萄膜，内层为视网膜。

（一）外层

外层由致密的纤维组织构成，又称为"纤维膜"。前1/6为透明的角膜，后5/6为白色的巩膜，二者移行处称"角巩膜缘"。纤维膜坚韧有弹性，具有保护眼内组织和维持眼球形状的作用。

1.角膜（cornea） 中医称为"黑睛"。位于眼球前极中央，透明，表面光滑，是眼球屈光间质之一。其前表面的曲率半径约为7.8mm，后表面约为6.8mm，角膜横径为11.5～12.0mm、垂直径为10.5～11.0mm，中央厚度为0.50～0.55mm、周边约为1mm。角膜的表面积为1.3cm²。其结构共分5层（图2-1）。

（1）上皮细胞层：厚约35μm，由5～6层鳞状上皮细胞组成，易与前弹力层分离，无角化，再生能力强，损伤后在无感染的条件下，一般于24

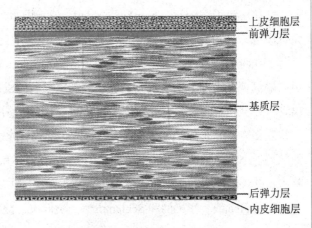

上皮细胞层
前弹力层

基质层

后弹力层
内皮细胞层

图2-1　角膜组织学示意图

小时内修复而不遗留瘢痕。

（2）前弹力层：又名 Bowman 膜，厚约 12μm。是一层均匀一致、无细胞成分的透明膜，终止于角膜边缘，损伤后不能再生。

（3）基质层：厚约 500μm。约由 200 层纤维薄板组成，薄板又由纤维束组成，与角膜表面平行，排列极为规则，周围延伸至巩膜组织中，故炎症时相互影响。本层无再生能力，一旦损伤，则为瘢痕组织代替。

（4）后弹力层：又名 Descemet 膜，厚 10 ~ 12μm。为透明的均质膜，由胶原纤维组成，损伤后能再生。本层富有弹性，较坚韧，角膜溃疡穿孔前常可见后弹力层膨出，以至数天之久也不穿孔。

（5）内皮细胞层：厚约 5μm，由六角形扁平细胞组成，具有角膜 - 房水屏障功能。正常情况下，房水不能透过此层渗入角膜组织中。成年后损伤不能再生，只有依靠邻近细胞扩张和移行来填补缺损区。若内皮细胞损伤则易引起基质层水肿和大泡性角膜病变。

角膜无血管，其营养主要靠角膜缘血管网和房水供应，代谢所需的氧有 80% 来自空气。

角膜含有丰富的三叉神经末梢，故感觉特别敏锐，一旦受外界刺激，则立即发生保护性闭眼反应。因此，角膜不仅是眼球屈光间质的重要组成部分，而且又因其灵敏的感觉功能而起到保护眼球的作用。

2. 巩膜（sclera） 中医称为"白睛"，位于角膜周边和后方。表面被眼球筋膜包绕，前面被球结膜覆盖，内面与睫状体、脉络膜相连，后极部稍偏内侧并有视神经从此穿过。穿过之处的巩膜极薄，上有许多筛状孔，为巩膜筛板。巩膜颜色呈瓷白色，但儿童因巩膜较薄，其内面的色素组织可隐露而呈淡青色，而老人因脂肪沉着而呈浅黄色。巩膜由致密而互相交错的胶原纤维组织构成，质地坚韧，不透明，具有保护球内组织的作用。

巩膜的厚度不均匀，后极部较厚，约 1mm，向前逐渐变薄，在直肌附着处最薄，仅 0.3mm。

巩膜包括：①表层巩膜；②巩膜实质层；③巩膜棕黑板层。巩膜实质层几乎无血管和神经，但表层巩膜有较致密的血管结缔组织。

3. 角巩膜缘（limbus） 即角膜和巩膜的移行区，宽 1.5 ~ 2mm。由于透明的角膜嵌入不透明的巩膜内，并逐渐过渡到巩膜，所以在眼球表面和组织学上没有一条明确的分界线。一般认为，角巩膜缘前界起于角膜前弹力层止端，后缘为后弹力层止端。

4. 前房角（anterior chamber angle） 位于周边角膜和虹膜根部的连接处，其前外侧壁为角巩膜缘，从角膜后弹力层止端（Schwalbe 线）至巩膜突；后内侧壁为睫状体的前端和虹膜根部。在角巩膜缘内面有一凹陷，称"巩膜内沟"。沟内有巩膜静脉窦和小梁网等结构，沟的后内侧巩膜突出部分为巩膜突。巩膜静脉窦又称"Schlemm 管"，是围绕前房角一周的房水排出管，外侧和后方被巩膜围绕，内侧通过小梁网与前房沟通。小梁网位于巩膜静脉窦内侧，小梁相互交错，形成富有间隙的海绵网状结构，具有滤过网的作用，能阻止微粒或细菌进入巩膜静脉窦，小梁网分为葡萄膜部（前房侧）、角巩膜部和近小管组织（Schlemm 管），近小管组织是房水外流的主要阻力部位。前房角是房水排出的主要通道。在前房角内，依次可见到如下结构：Schwalbe 线、小梁网和 Schlemm 管、巩膜突、睫状体带和虹膜根部（图 2-2，图 2-4）。

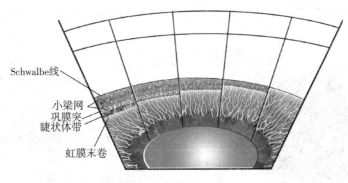

图 2-2　前房角结构示意图

（二）中层

中层即葡萄膜（uvea），富含血管和色素，又称"血管膜"或"色素膜"。此层从前向后由相互衔接的虹膜、睫状体、脉络膜构成。在巩膜突、涡静脉出口和视神经三个部位与巩膜牢固附着，其余均为潜在腔隙，称"睫状体脉络膜上腔"。

1. 虹膜（iris）　中医称为"黄仁"，为一圆盘状膜，位于晶状体前面。其根部与睫状体相连，将眼球前部腔隙隔成前、后房，虹膜即悬在房水中。表面有很多精细条纹，呈放射状排列，称为"虹膜纹理"。纹理与纹理之间呈凹陷，称"隐窝"。距瞳孔缘约 1.5mm 处有一环形锯齿状隆起环，称"虹膜卷缩轮"，此轮将虹膜分成瞳孔区和睫状区。虹膜周边与睫状体连接处为虹膜根部，此部很薄，当眼球受挫伤时，易从睫状体上离断。由于虹膜位于晶状体的前面，当晶状体脱位或手术摘除后，虹膜失去依托，在眼球转动时可发生虹膜震颤。虹膜的颜色因人种而异，白色人种色素少，虹膜色浅，呈浅黄或浅蓝色；有色人种色素多，虹膜色深呈棕褐色。

虹膜中央有一圆孔，称"瞳孔"（pupil），中医称为"瞳神"，直径为 2.5 ~ 4mm。虹膜含有瞳孔开大肌和瞳孔括约肌：前者受交感神经支配，使瞳孔开大；后者受副交感神经（动眼神经纤维）支配，使瞳孔缩小。瞳孔受光刺激时即缩小，这种运动称为"对光反射"。虹膜的主要功能是根据外界光线的强弱使瞳孔缩小或扩大以调节眼内的光线强度，保证视网膜成像清晰。

正常瞳孔的大小因年龄、屈光、生理状态等情况而异。婴儿最小，儿童和青少年最大，以后又逐渐变小，近视眼瞳孔大于远视眼。

虹膜感觉来源于第Ⅴ脑神经眼支的分支，故炎症时可引起疼痛。虹膜由前向后分为五层：①内皮细胞层：是一层覆盖于虹膜前面的不连续的扁平细胞，在隐窝处缺如。②前界膜：由致密的基质组成，含较多色素细胞。③基质层：由疏松的结缔组织和虹膜色素细胞所组成的框架网，神经、血管走行其间，瞳孔括约肌即呈环形分布于内。④色素上皮层：分为前后两层，前层为扁平梭形细胞，后层为多角形或立方形细胞。两层细胞内均含黑色素，故虹膜后面颜色较深。瞳孔开大肌即前层扁平细胞分化而成。后层的色素上皮在瞳孔缘向外翻形成一条窄的黑色花边，称"瞳孔领"。⑤内界膜：与睫状体、视网膜的内界膜相连续。

2. 睫状体（ciliary body）　呈环带状，宽约 6mm，前后切面为三角形，起于虹膜根部，止于脉络膜前缘，外侧与巩膜相邻，内侧环绕晶状体赤道部。巩膜突是睫状体基底部附着处。睫状体包括睫状冠（pars plicata）与睫状体扁平部（pars plana）两部分。扁平部与脉络膜连接处

NOTE

呈锯齿状，称"锯齿缘"（ora serrata），为睫状体后界（图2-3，图2-4）。

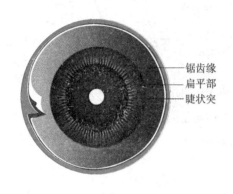

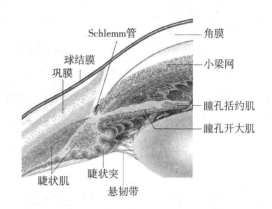

图2-3　睫状体后面观示意图　　　　图2-4　眼球前部径向切面、房水循环示意图

睫状体前1/3较为肥厚，称"睫状冠"，宽约2mm，富含血管，误伤此处易出血。其内侧表面有70～80个纵行突起，称"睫状突"（ciliary processes），分泌产生房水。睫状体后2/3薄而平坦，称"扁平部"或"睫状环"，中医眼科针拨白内障手术常在此处作切口。

从睫状体至晶状体赤道部，有纤细的韧带与晶状体相连，称"晶状体悬韧带"。睫状体主要由睫状肌和睫状上皮细胞组成。

睫状肌由外侧的纵行、中间的放射状和内侧的环形三组肌纤维构成，其中纵行肌纤维向前分布可达小梁网。睫状肌是平滑肌，受副交感神经支配。当睫状肌环形纤维收缩时，晶状体悬韧带松弛，晶状体凸度相应增加，屈光力增强，使眼能看清近处物体，这种作用称为"调节"。睫状上皮细胞层由外层的色素上皮和内层的无色素上皮两层细胞组成。

3. 脉络膜（choroid）　为葡萄膜的后部，前起锯齿缘，后止于视盘周围，介于视网膜与巩膜之间，有丰富的血管和色素细胞，组成小叶状结构。

脉络膜平均厚约0.25mm，由外侧的大血管层、中间的中血管层、内侧的毛细血管层三层血管组成，并借玻璃膜（bruch's membrane）与视网膜色素上皮相连。睫状后长动脉、睫状后短动脉、睫状神经均由脉络膜上腔通过。血管、神经穿过巩膜处，脉络膜与巩膜黏着紧密，所以脉络膜脱离时常以涡静脉为界。

脉络膜血液主要来自睫状后短动脉，其血管多、血容量大，约占眼球血液总量的65%。脉络膜血循环供应视网膜营养，但血中病原体也易经脉络膜扩散。脉络膜含有丰富色素，对眼球起遮光和暗房的作用。

（三）内层

内层即视网膜（retina），中医称为"视衣"。位于脉络膜与玻璃体之间，前至锯齿缘，后至视盘，由视网膜色素上皮层和神经感觉层组成，二者间有一潜在间隙，临床上的视网膜脱离即由此处分离。除色素上皮层含色素细胞外，神经感觉层为透明的薄膜，具有感光和传导神经冲动的重要作用。

锯齿缘乃视网膜前端的终止部位，形如锯齿状。该处为视网膜血管的终末端，因而营养相对较差，易出现退行性改变。

在视网膜后极部，离视盘颞侧约3mm处，有一浅漏斗状小凹区，含有丰富的叶黄素，称为"黄斑"（macula lutea），范围约 3mm。此处无血管，中心有一凹，称"中心凹"（fovea centralis）。中心凹是视网膜上视觉最敏锐的部位，其色素上皮细胞含有较多色素，因此在检眼镜下颜色较暗，中心凹处可见反光点称"中心凹反射"。

黄斑鼻侧约 3mm 处，有一 1.5mm × 1.75mm 大小的圆形区，称"视神经乳头"，简称"视乳头"（optic papilla），是视网膜神经纤维汇集成视神经；向视觉中枢传递穿出眼球的部位，又称"视盘"（optic disc）。视盘上有动脉和静脉通过，并分支走行在视网膜上。视盘中央呈漏斗状凹陷，称"生理凹陷"或"视杯"（optic cup）。凹陷内有暗灰色小点，为视神经穿过巩膜处，名巩膜筛板。视盘因仅有神经纤维，没有感光细胞，故无视觉，在视野中是一盲点，称"生理盲点"。

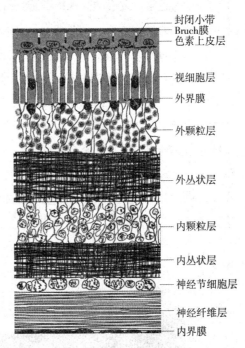

图 2-5　视网膜结构示意图

视网膜组织由外向内分为 10 层（图 2-5）：①视网膜色素上皮层；②视细胞层，由光感受器（视锥、视杆细胞）的内、外节组成；③外界膜，为一薄网状膜；④外颗粒层，又称"外核层"，由光感受器细胞核组成；⑤外丛状层，为疏松的网状结构，是视锥细胞、视杆细胞的终端与双极细胞树突及水平细胞突起相连接的突触部位；⑥内颗粒层，又称"内核层"，主要由双极细胞、水平细胞、无长突细胞及 Müller 细胞的细胞核组成；⑦内丛状层，主要是双极细胞、无长突细胞与神经节细胞相互接触而形成突触的部位；⑧神经节细胞层，由神经节细胞核组成；⑨神经纤维层，由神经节细胞轴突即神经纤维构成；⑩内界膜，为介于视网膜和玻璃体间的一层薄膜。色素上皮层与脉络膜紧密相连，不易脱离。

视网膜色素上皮（retinal pigment epithelium，RPE）为排列规则的单层六角形细胞。黄斑部色素上皮较厚，周边变薄。RPE 具有多种复杂的生化功能：支持光感受器活动、传递脉络膜营养和阻止脉络膜血管的正常漏出液进入视网膜而起到视网膜外屏障或称"视网膜–脉络膜屏障作用"等（图 2-6）。

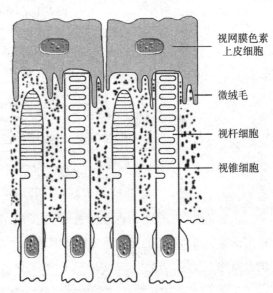

图 2-6　光感受器与视网膜色素上皮细胞结构示意图

视信息在视网膜内形成视觉神经冲动，以三级神经元传递，即光感受器、双极细胞、神经节细胞。神经节细胞轴突，即神经纤维沿视路将视信息传递到视中枢形成视觉。

第一神经元为光感受器（photoreceptors），由两种细胞组成：形状如圆锥状的，称"视锥细胞", 有 630 万 ~ 680 万个; 另一种细胞形状如杆状, 称为 "视杆细胞", 有 1.1 亿 ~ 1.25 亿个。它们是一种特殊分化的神经上皮, 其组织结构包括外节、联结纤毛、内节、体部和突触五部分。每个外节由约 700 个扁平的膜盘堆积组成, 外节外周被浆膜所围绕。视杆细胞外节为圆柱形, 膜盘与浆膜分离。视锥细胞外节呈圆锥形, 膜盘与浆膜连续, 膜盘不断脱落和更新, 脱落的膜盘被色素上皮吞噬。视锥细胞具有感受强光和辨别颜色的作用, 主要分布在黄斑部, 故黄斑区的视力最为敏锐; 视杆细胞具有感受弱光的作用, 主要分布在周围视网膜, 越近黄斑区越少, 至黄斑处 (图 2-7) 则没有此类细胞。正常人在暗处有一定的视力, 就是这种视杆细胞的作用。视杆细胞的感光色素为视紫红质, 而视紫红质需要维生素 A 才能合成, 当维生素 A 缺乏时, 会出现夜盲。第二神经元与第三神经元主要是传导神经冲动, 即光达到视细胞后, 经化学变化产生光冲动, 传至双极细胞 (第二神经元), 再至神经节细胞 (第三神经元), 由神经节细胞节后纤维向视盘汇聚。黄斑区纤维以水平缝为界, 呈上下弧形排列到视盘颞侧, 此纤维称 "视盘黄斑纤维束", 亦称 "盘斑束" (图 2-8)。颞侧周边部纤维分成上、下部分, 分别在盘斑束的上、下方进入视盘。视网膜鼻侧上、下部的纤维直接向视盘汇集, 最后, 沿视路传达到大脑而产生视觉。

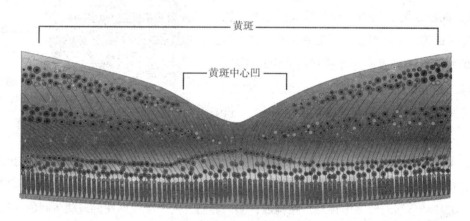

图 2-7   黄斑中心凹示意图

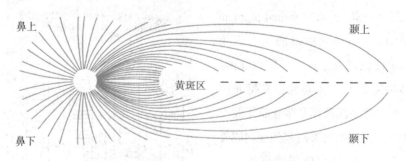

图 2-8   视网膜神经纤维分布示意图

色觉是眼在明亮处由视锥细胞所产生的主要功能之一, 明适应时, 视网膜黄斑部的色觉敏感度最高, 离黄斑部越远, 色觉敏感度越低, 周边部视网膜则几乎无色觉存在, 这和视锥细胞的分布是一致的。

二、眼球内容物

眼球内容物包括房水、晶状体、玻璃体, 它们与角膜一并被称为 "眼的屈光间质", 是光线进入眼内到达视网膜的通路。

1. 房水（aqueous humor）

（1）房水生成及作用：房水，中医称为"神水"。由睫状突产生，为无色透明的液体，其中 98.75% 是水分，其余是少量的氯化钠、蛋白质、维生素 C 和无机盐等，其总量约占眼内容积的 4%，处于动态循环中。具有营养玻璃体、晶状体、角膜及维持正常眼压等作用。

（2）前房和后房：前房（anterior chamber）为角膜后面、虹膜和瞳孔区晶状体前面所围成的间隙，容积约 0.2mL。前房中央部深 2.5 ~ 3mm，周边部渐浅，最周边处为前房角，其外壁为角巩膜缘，后面内侧为虹膜根部和睫状体。后房（posterior chamber）为虹膜后面、睫状体前端、晶状体悬韧带前面和晶状体前侧面的环形间隙，容积约 0.06mL。

（3）房水排出途径：房水由睫状突产生后，由后房经过瞳孔进入前房，再经前房角的小梁网进入巩膜静脉窦，再进入眼的静脉系统（图 2-4）。若排出途径受阻，即可导致眼压增高。

2. 晶状体（lens）　中医称为"晶珠"。其形如双凸透镜，位于瞳孔与虹膜之后、玻璃体之前，周边通过悬韧带与睫状体相联系。晶状体前侧的中央为前极，后侧的中央为后极，前后侧交界处为赤道部，直径 9mm，厚 4 ~ 5mm，厚度随年龄增长缓慢增加。

悬韧带是一种极细的纤维组织，起于睫状体，附着于晶状体赤道部，将晶状体固定在正常位置上。若外伤致悬韧带断离，可致晶状体性散光或晶状体脱位。

晶状体由晶状体囊和晶状体纤维组成。晶状体囊膜是晶状体外面既富有弹性又很透明的均质基底膜，前侧的称"前囊"，后侧的称"后囊"。前囊膜下有一层立方形上皮细胞，后囊下缺如。赤道部上皮细胞向前后伸展，形成晶状体纤维。在人的一生中，上皮细胞不断地形成纤维并将旧的纤维挤向中心逐渐硬化形成晶状体核，核外较新的纤维称为"晶状体皮质"。因此，随着年龄的增长，晶状体核扩大变硬。

晶状体有高度的屈光力，与睫状肌共同完成调节作用。晶状体的调节主要靠自身厚度的改变，厚度的改变又由囊膜与皮质的弹性而决定。晶状体核随年龄增加逐渐变硬，其弹性降低、调节力减退，至调节达不到视近需要时而成为老视。

晶状体无血管，营养来自房水，当晶状体受损或房水代谢变化时可发生混浊，称为"白内障"。眼球又以晶状体后面为界分为眼前节和眼后节。

3. 玻璃体（vitreous body）　中医称为"神膏"。为无色透明的胶质体，充满于玻璃体腔内。玻璃体腔前界为晶体、悬韧带和睫状体，后界为视网膜、视神经，容积为 4.5mL。前面有一凹面，称玻璃体凹，以容纳晶状体，其他部分与视网膜及睫状体相贴。其间以视盘周围及锯齿缘前 2mm 和后 4mm 范围粘连紧密。

玻璃体周围部分密度较高，称为"玻璃体膜"，分为前后两部：①前界膜：起自玻璃体底部前方，向前内侧伸展到晶状体后面；②后界膜：起自玻璃体底部后方，向后伸展，直达视盘边缘为止。

在玻璃体内，中央有一管状较透明区域，称"Cloquet 管"。此管的两端分别与晶状体及视盘相连，胎儿时期管内有玻璃体动脉，出生后即可消失。如存在玻璃体动脉残留者，一般也不影响视力。

玻璃体主要成分是水，占 98% 以上。此外，还含有少量胶原与透明质酸等。其本身无神经、血管，全靠房水及脉络膜等组织供给营养，新陈代谢也甚微，丢失后不可再生。

第二节　视路及瞳孔反射通路

一、视路

视路（visual pathway）是视觉信息从视网膜光感受器开始到大脑视觉中枢的传导径路。临床上通常指从视神经开始，经视交叉、视束、外侧膝状体、视放射至枕叶视皮层的神经传导径路（图2-9）。

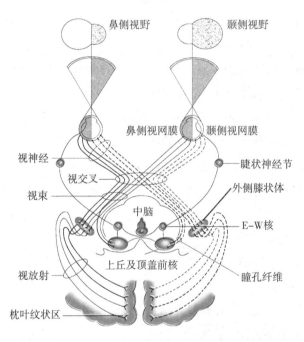

图 2-9　视路

1. 视神经（optic nerve）　是中枢神经系统的一部分，由视网膜神经节细胞发生的神经纤维汇集而成。它起于视盘，止于视交叉前脚，全长约40mm，分为眼内段、眶内段、管内段和颅内段。

（1）眼内段（通常指视盘）：是从视盘开始，由100万~120万神经节细胞的轴突组成神经纤维，成束穿过巩膜筛板出眼球，长约1mm。可分为四部分：神经纤维层、筛板前层、筛板和筛板后区。临床上可从眼底看到神经纤维层（橙红色）、筛板前层中央部分，有时可见到视杯底部的小灰点状筛孔，即筛板。筛板前的神经纤维无髓鞘（直径1.5mm），筛板以后开始有髓鞘包裹（直径3.0mm）。眼内段视神经血供来自视网膜动脉分支和睫状后短动脉分支。

（2）眶内段：长25~30mm，位于肌锥内，呈S形弯曲，以利于眼球的自由转动。在距眼球10~15mm处，盘斑束逐渐转入视神经的中轴部，来自视网膜其他部位的纤维仍位于视神经的相应部位。眶内段视神经血供主要来自眼动脉分支和视网膜中央动脉分支。

（3）管内段：视神经通过颅骨视神经管的部分，长6~10mm。鞘膜与骨膜紧密相连，以固定视神经，而骨管外伤时最易挫伤视神经。此段与眼动脉伴行，并由眼动脉供血。

（4）颅内段：为视神经通过颅骨视神经管后进入颅内到达视交叉前角的部分，长约10mm，直径4~7mm。血供来自颈内动脉和眼动脉。

包绕视神经的髓鞘可分为三层，由外至内为硬膜、蛛网膜及软膜。硬膜与蛛网膜之间的空隙，称"硬膜下腔"；蛛网膜与软膜之间的空隙，称"蛛网膜下腔"。它们均与脑之同名腔相通，向前终止于眼球而形成盲管，腔内充满着脑脊液，所以当颅内压增高时，常见视盘水肿。眼眶深部组织的感染，也能沿神经周围的脑膜间隙扩散至颅内（图2-10）。

视神经髓鞘上富有感觉神经纤维，故当有炎症时球后常有疼痛感。

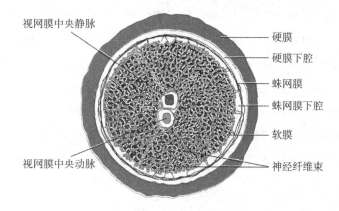

图2-10　视神经截面示意图

2. 视交叉（optic chiasm）　位于颅内蝶鞍处，为两侧视神经交会处，呈长方形，横径约12mm、前后径约8mm、厚约4mm的神经组织。双眼视神经纤维在此处进行部分性交叉，即双眼视网膜鼻侧的纤维交叉至对侧。黄斑部纤维占据视神经和视交叉中轴部的80% ~ 90%，亦分成交叉纤维和不交叉纤维。视交叉与周围组织的解剖关系：前上方为大脑前动脉及前交通动脉，两侧为颈内动脉，下方为脑垂体，后上方为第三脑室。当邻近组织病变影响视交叉部位时，可出现特征性的视野缺损，最常见的是颞侧偏盲（图2-11）。

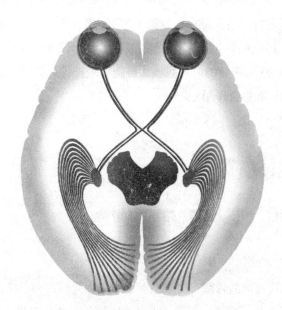

图2-11　视交叉神经纤维走行示意图

3. 视束（optic tract）　是视神经纤维经视交叉后，其位置重新排列的一段神经束。离开视交叉后，分为两束绕大脑脚至外侧膝状体。因视神经纤维已进行了部分交叉，故每一视束均包括同侧的颞侧纤维与对侧的鼻侧纤维。因此，当一侧视束有病变时，可出现同侧偏盲。

NOTE

4. 外侧膝状体（lateral geniculate body） 位于大脑脚外侧，呈卵圆形，由视网膜神经节细胞发出的神经纤维约 70% 在此与外侧膝状体的节细胞形成突触，换神经元后再进入视放射。

5. 视放射（optic radiation） 是联系外侧膝状体和枕叶皮质的神经纤维结构。换元后的神经纤维通过内囊和豆状核的后下方呈扇形散开，分成背侧、外侧及腹侧三束，绕侧脑室颞侧角，形成 Meyer 袢，后到达枕叶。

6. 视皮层（visual cortex） 位于大脑枕叶皮质，相当于 Brodmann 分区的 17、18、19 区，即距状裂上、下唇和枕叶纹状区，是大脑皮质中最薄的区域。每侧半球的视皮质接受同侧眼颞侧及对侧眼鼻侧的视觉纤维。视网膜各部在视皮层有一定的投影部位，视网膜上部的神经纤维终止于距状裂上唇，下部的纤维终止于下唇，黄斑部纤维终止于枕叶纹状区后极部。交叉纤维在深内颗粒层，不交叉纤维在浅内颗粒层。

由于视觉纤维在视路各段排列不同，所以在神经系统某部分发生病变或损害时对视觉纤维损害各异，表现为特定的视野异常。对中枢神经系统病变的定位诊断具有重要的意义。

二、瞳孔反射路

1. 光反射 当光线照射一侧眼时，引起两侧瞳孔缩小的反射叫瞳孔光反射。光照侧的瞳孔缩小称"瞳孔直接光反射"，对侧的瞳孔缩小称"间接光反射"。

光反射路有传入和传出两部分。传入路光反射纤维开始与视觉纤维伴行，至视交叉处亦分交叉和不交叉两种进入视束。光反射纤维在外侧膝状体前，离开视束，经四叠体上丘臂入中脑顶盖前区，至顶盖前核。在核内交换神经元后，一部分纤维绕中脑导水管到达同侧 E-W 核（Edinger-Westphal 核），另一部分经后联合交叉到达对侧 E-W 核。传出路为两侧 E-W 核发出的纤维，随动眼神经入眶至睫状神经节，交换神经元后，由节后纤维随睫状短神经到达眼球内瞳孔括约肌。

2. 近反射 当视近物时，瞳孔缩小，与调节和集合作用同时发生，称"瞳孔近反射"，系大脑皮质的协调作用。其传入路与视路伴行至视皮质。传出路为由皮质发出的纤维经枕叶—中脑束至中脑的 E-W 核和动眼神经的内直肌核，再随动眼神经到达瞳孔括约肌、睫状肌和内直肌，完成瞳孔缩小、调节和集合作用。

第三节　眼附属器

眼的附属器包括眼眶、眼睑、结膜、泪器和眼外肌。

一、眼眶

眼眶（orbit）为四边锥形的骨窝，位于颜面部中央垂直线两侧，其开口向前，尖朝后略偏内侧，由额骨、蝶骨、筛骨、腭骨、泪骨、上颌骨、颧骨 7 块骨组成（图 2-12）。成人眼眶深 40 ~ 50mm，容积为 25 ~ 28mL。内有眼球、脂肪、肌肉、神经、血管、筋膜、泪腺等。眼眶有四个壁：上壁、下壁、内侧壁和外侧壁。眼眶外侧壁较厚，其前缘稍偏后，眼球暴露较多，有利于外侧视野开阔，但也增加了外伤机会。其他三侧壁的骨质较薄，较易受外力作用而发生骨折，且与额窦、筛窦、上颌窦相邻，故副鼻窦的炎症或肿瘤可影响至眶内。眶尖有一孔二裂，尖端即为视神经孔，直径 4 ～ 6mm，视神经管由此向后内侧，略向上方通入颅腔，长 4 ～ 9mm，有视神经、眼动脉和交感神经通过。视神经孔外侧有眶上裂，为眶上壁和眶外壁的分界处，长约 22mm，与颅中窝相通，动眼神经、滑车神经、外展神经及三叉神经的眼支、部分交感神经纤维和眼上静脉由此通过，此处受损则累及通过的神经血管，出现眶上裂综合征；眶外壁与眶下壁之间有眶下裂，三叉神经的第二支和眶下动脉由此通过。此外，在眶上缘内 1/3 与外 2/3 交界处为眶上切迹，有眶上神经、三叉神经眼支及眶上动脉通过。

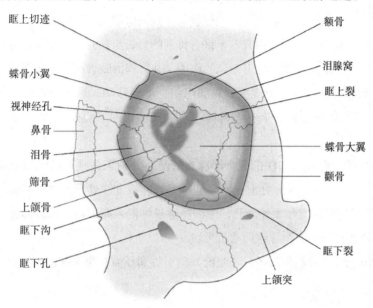

图 2-12　眼眶前面观示意图

二、眼睑

中医称眼睑（eye lids）为"胞睑"，位于眼眶前部，覆盖于眼球表面，分上、下眼睑，有保护眼球的作用。上、下眼睑间的裂隙称"睑裂"。正常平视时，睑裂高度约 8mm，上睑缘可遮盖角膜 1 ～ 2mm。上下眼睑相连处为眦，靠近鼻侧为内眦，靠近颞侧为外眦。内眦处有椭圆形肉状隆起为泪阜，泪阜周围的浅窝为泪湖；泪阜外侧有一淡红色新月形纵行皱褶，称"半月皱襞"。眼睑的边缘称"睑缘"，中医称为"睑弦"。睑缘前唇钝圆，有 2 ～ 3 行排列整齐的睫毛，后唇呈直角，有睑板腺开口，前、后唇之间称"唇间线"或"灰白线"。

1. 眼睑的组织结构　由外向内分为皮肤、皮下组织、肌肉、睑板、睑结膜五层（图 2-13）。

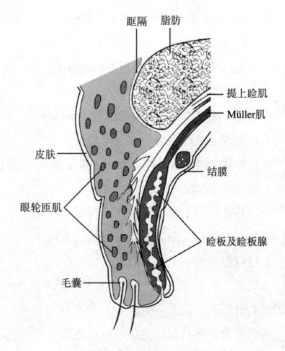

图 2-13　眼睑截面观示意图

NOTE

（1）皮肤：为全身皮肤最薄处，血管分布丰富，易形成皱褶。

（2）皮下组织：为疏松的结缔组织和少量脂肪，有炎症和外伤时，易发生水肿和瘀血。

（3）肌肉：包括眼轮匝肌和提上睑肌。眼轮匝肌是横纹肌，其肌纤维与睑缘基本平行，专司闭眼，由面神经支配。位于上睑的提上睑肌，起源于眶尖的总腱环，沿眶上壁向前至眶缘呈扇形伸展，一部分止于睑板上缘，一部分穿过眼轮匝肌止于上睑皮肤，由动眼神经支配，具有提睑作用。

（4）睑板：为致密的结缔组织，质硬似软骨，是眼睑的支架。睑板内外两端各连一带状结缔组织，即内、外眦韧带。睑板内有若干垂直排列的睑板腺，开口于睑缘，分泌类脂质构成泪膜的最表层，有阻止水分蒸发、稳定泪膜的作用，并可润滑眼表面，防止泪液外溢。

（5）睑结膜：是紧贴在睑板表面的黏膜组织，不能移动，透明而光滑，有清晰的微细血管分布。在上睑缘内2mm处，有一与睑缘平行的浅沟，称"睑板下沟"，是异物最易存留的地方。

2.眼睑的血供　有浅部和深部两个动脉血管丛，分别来自颈外动脉的面动脉支和颈内动脉的眼动脉支。离睑缘约3mm处形成睑缘动脉弓，睑板上缘处形成较小的周围动脉弓。浅部（睑板前）静脉回流到颈内和颈外静脉，深部静脉最终汇入海绵窦。眼睑静脉没有静脉瓣，故化脓性炎症可蔓延到海绵窦而导致严重后果。

3.眼睑的淋巴　与静脉回流平行，眼睑外侧引流到耳前、腮腺淋巴结，眼睑内侧引流到颌下淋巴结。

三、结膜

结膜（conjunctiva）为一透明的菲薄黏膜，柔软光滑且富弹性，覆盖于眼睑内面（睑结膜）、部分眼球表面（球结膜），以及睑部到球部的反折部分（穹隆结膜图2-14）。这三部分结膜形成一个以睑裂为开口的囊状间隙，称"结膜囊"。

1.睑结膜　见眼睑解剖。

2.球结膜　覆盖在眼球前部巩膜的表面，止于角膜缘，附着较为疏松，可以移动，是结膜最薄和最透明部分。球结膜与巩膜间有眼球筋膜疏松相连，在角膜缘附近3mm以内与球筋膜、巩膜融合。在泪阜的颞侧有一半月形球结膜皱褶，称"半月皱褶"，相当于低等动物的第三眼睑。

3.穹隆部结膜　是睑结膜与球结膜相互移行的皱褶部分。其组织疏松，有利于眼球自由转动。上方穹隆部有提上睑肌纤维附着，下方穹隆部有下直肌鞘纤维融入。

结膜是一黏膜，组织学上为不角化的鳞状上皮和杯状细胞组成，有上皮层和固有层。上皮2～5层，各部位的厚度和细胞形态不尽相同。睑缘部为扁平上皮，从

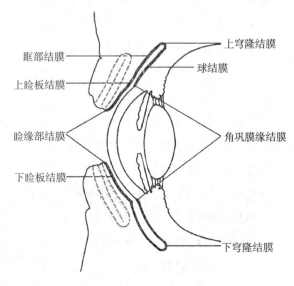

图2-14　结膜分布示意图

睑板到穹隆部由立方上皮逐渐移行成圆柱形，球结膜呈扁平形，角膜缘部渐变为复层鳞状上皮，然后过渡到角膜上皮。杯状细胞是单细胞黏液腺，多分布于睑结膜、穹隆及穹隆部结膜的上皮细胞层内，并分泌黏液。固有层含有血管和淋巴管，分腺样层和纤维层。腺样层较薄，穹隆部发育较好，含 Krause 腺、Wolfring 腺，分泌浆液。该层由纤细的结缔组织网构成，其间有多量淋巴细胞，炎症时易形成滤泡。纤维层由胶原纤维和弹力纤维交织而成，睑结膜缺乏。

结膜血管来自眼睑动脉弓及睫状前动脉。睑动脉弓穿过睑板，分布于睑结膜、穹隆结膜和距角结膜缘 4mm 以外的球结膜处，充血时称"结膜充血"。睫状前动脉在角巩膜缘 3 ~ 5mm 处分出细小的巩膜上支，组成角膜缘周围血管网，并分布于球结膜，充血时称"睫状充血"。两种不同充血对眼部病变部位的判断有重要意义。

四、泪器

泪器（lacrimal apparatus）包括分泌泪液的泪腺及排泄泪液的泪道（图 2-15）。

1. 泪腺（lacrimal gland）　中医称为"泪泉"。位于眼眶前外上方的泪腺窝内，约长 22mm、宽 12mm，借结缔组织固定于眶骨膜上，提上睑肌外侧肌腱从中通过，将其分隔成较大的眶部泪腺和较小的睑部泪腺，正常不能触及。

泪腺有排出管 10 ~ 20 条，开口于外侧上穹隆结膜部，能分泌浆液，湿润眼球。泪液中含有少量溶菌酶和免疫球蛋白 A，故有杀菌作用。血液供应来自眼动脉分支的泪腺动脉。泪腺神经为混合神经，由第 V 脑神经眼支、面神经中的副交感神经纤维和颈内动脉丛的交感神经纤维支配。此外，尚有位于穹隆结膜的 Krause 腺和 Wolfring 腺，分泌浆液，称"副泪腺"。

2. 泪道（lacrimal passages）　中医称为"泪窍"。是泪液的排出通道，由上、下睑的泪点、泪小管、泪囊、鼻泪管组成。

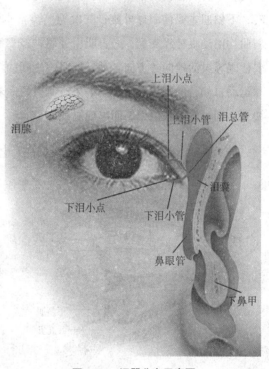

图 2-15　泪器分布示意图

上泪小点
泪腺
上泪小管
泪总管
下泪小点
泪囊
下泪小管
鼻眼管
下鼻甲

（1）泪点（lacrimal puncta）：是引流泪液的起点，位于上、下睑缘后唇，距内眦 6.0 ~ 6.5mm 内侧端的乳头状突起上，直径 0.2 ~ 0.3mm。孔口与泪湖紧靠，利于泪液进入泪点。

（2）泪小管（lacrimal canaliculi）：是连接泪点与泪囊的小管，长约 10mm。开始约 2mm 与睑缘垂直，后与睑缘平行，到达泪囊前，上、下泪小管先汇合成泪总管，然后进入泪囊。也有上、下泪小管各自分别进入泪囊者。

（3）泪囊（lacrimal sac）：位于眶内壁前下方的泪囊窝内，是泪道最膨大的部分。泪囊大部分在内眦韧带的下方，上端为盲端，下端与鼻泪管相接，长约 10mm，宽约 3mm。

（4）鼻泪管（nasolacrimal duct）：位于骨性鼻泪管内，上端与泪囊相接，下端开口于下鼻道。泪液排出到结膜囊后，经眼睑瞬目运动，将其分布于眼球的前表面，并聚于内眦处的泪湖，再由接触眼表面的泪小点和泪小管的虹吸作用，进入泪囊、鼻泪管，最终到达鼻腔，经黏膜吸收。正常状态下，泪液每分钟分泌 0.9 ~ 2.2μL。如其分泌量超过 100 倍时，即使泪道正常亦会出现泪溢。当眼部遭到外来有害物质刺激时，会分泌大量泪液，以冲洗和稀释有害物质。

五、眼外肌

眼外肌（extraocular muscles）是司眼球运动的肌肉。每眼有 6 条眼外肌，即 4 条直肌和 2 条斜肌，直肌有上直肌、下直肌、内直肌和外直肌，斜肌有上斜肌和下斜肌（图 2-16）。所有直肌及上斜肌均起自眶尖的总腱环，下斜肌起自眶下壁前内缘，它们分别附着在眼球赤道部前方的巩膜上。内直肌使眼球内转；外直肌使眼球外转；上直肌主要使眼球上转，其次为内转、内旋；下直肌主要使眼球下转，其次为内转、外旋；上斜肌主要使眼球内旋，其次为下转、外转；下斜肌主要使眼球外旋，其次为上转、外转（图 2-17）。神经支配：内、上、下直肌及下斜肌均由动眼神经支配，外直肌由外展神经支配，上斜肌由滑车神经支配。眼外肌的作用，主要使眼球灵活地向各方向转动。但肌肉之间的活动是相互合作、相互协调的。如此，才能使眼球运动自如，保证双眼单视。如果有某条肌肉麻痹（支配该肌的神经麻痹）时，肌肉之间失去协调，即可发生眼位偏斜而出现复视。

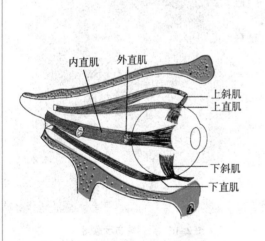

图 2-16　从眼侧面看眼外肌示意图

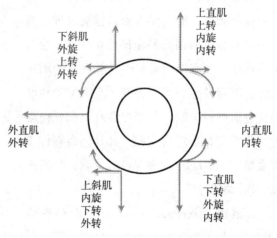

图 2-17　右眼各眼外肌的主要和次要作用示意图

第四节　眼的血液供应与神经支配

一、血液供应

（一）动脉

眼球的血液来自眼动脉分出的视网膜中央血管系统和睫状血管系统（图 2-18，表 2-1）。

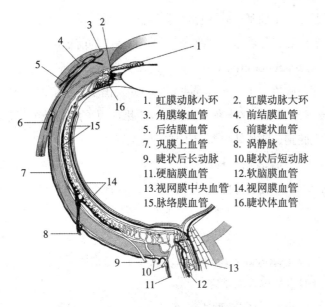

1. 虹膜动脉小环　　2. 虹膜动脉大环
3. 角膜缘血管　　　4. 前结膜血管
5. 后结膜血管　　　6. 前睫状血管
7. 巩膜上血管　　　8. 涡静脉
9. 睫状后长动脉　　10. 睫状后短动脉
11. 硬脑膜血管　　　12. 软脑膜血管
13. 视网膜中央血管　14. 视网膜血管
15. 脉络膜血管　　　16. 睫状体血管

图 2-18　眼球供血系统示意图

表 2-1　眼的血液供应系统

颈内动脉→眼动脉，进入眼眶后的主要分支：
　视网膜中央动脉（主要供应视网膜内层）
　泪腺动脉（主要供应泪腺和外直肌）→睑外侧动脉（参与睑动脉弓）
　睫状后短动脉（主要供应脉络膜和视网膜外层）
　睫状后长动脉（主要供应虹膜、睫状体、前部脉络膜）
　　　　　　　　　　　　　↗虹膜睫状体
　肌动脉支（供应眼外肌）→睫状前动脉→角膜缘血管网（供应角巩膜缘）
　　　　　　　　　　　　　↘结膜前动脉（供应前部球结膜）
　眶上动脉（主要供应上睑及眉部皮肤）
　鼻梁动脉（主要供应泪囊）→睑内侧动脉→睑动脉弓（供应眼睑）→结膜后动脉（供应睑结膜及后部球结膜）
颈外动脉的主要分支：
　面动脉→内眦动脉（主要供应内眦、泪囊与下睑内侧皮肤）
　颞浅动脉（主要供应上下睑外侧皮肤及眼轮匝肌）
　眶下动脉（主要供应下睑内侧、泪囊及下斜肌）

1. 视网膜中央动脉（central retinal artery，CRA）　为眼动脉眶内段的分支，从眼球后 9 ~ 12mm 处的内下或下方进入视神经中央，前行至视盘穿出。可将其分为鼻上、鼻下、颞上、颞下动脉，然后又分成若干小支，分布于视网膜并直达锯齿缘，以营养视网膜的内五层组织。黄斑部中心凹无血管分布，其营养由脉络膜毛细血管网供应。视网膜中央动脉属终末动脉，没有侧支吻合，故视网膜动脉阻塞时，可造成相应区域的视网膜缺血，以致视功能丧失。视网膜静脉与动脉分布一致，动脉颜色较红、管径较细，静脉颜色较暗、管径较粗，二者之比约为 2 : 3。

视网膜血管是人体唯一用检眼镜即可直视观察到的血管，有助于临床诊断和病情的判定。

2. 睫状动脉　其功能主要是营养除视网膜内五层与部分视神经以外的整个眼球。

（1）**睫状后短动脉（short posterior ciliary artery）**：为眼动脉的一组分支，分鼻侧和颞侧两个主干支。自视神经周围穿入巩膜，在脉络膜内逐级分支，以营养脉络膜与视网膜的外五层组织。

（2）**睫状后长动脉（long posterior ciliary artery）**：由眼动脉分出 2 支，于视神经的鼻侧与

颞侧穿入巩膜，经脉络膜上腔到达睫状体体部，与睫状前动脉吻合，形成虹膜大环，营养虹膜与睫状体，并有返支向后，与后短动脉吻合，营养脉络膜的前部。

（3）睫状前动脉（anterior ciliary artery）：由眼直肌动脉在肌腱止端处的分支而来。较小的巩膜上支，前行至角膜缘，组成角膜缘血管网，并发出小支至前部球结膜，称为"结膜前动脉"。小的巩膜内支穿过巩膜，终止在 Schlemm 管周围；大的穿通支距角膜缘 3 ~ 5mm，垂直穿过巩膜的脉络膜上腔到达睫状体，参与组成虹膜大环。

视盘的血供特点：视盘表面的神经纤维层，由视网膜中央动脉的毛细血管供应，而筛板和筛板前的血供则来自睫状后短动脉的分支，即 Zinn-Haller 环，此环与视网膜中央动脉也有沟通。

（二）静脉

1. 视网膜中央静脉（central retinal vein，CRV） 与视网膜动脉伴行，收集视网膜内层的静脉血液经眼上静脉或直接进入海绵窦。

2. 涡静脉（vortex vein） 位于眼球赤道部后方，有 4 ~ 6 条，汇集部分虹膜、睫状体和全部脉络膜血液，于眼球赤道部后方穿出巩膜，经眼上、下静脉进入海绵窦。

3. 睫状前静脉（anterior ciliary vein） 收集虹膜、睫状体和巩膜的血液，经眼上、下静脉经眶上裂注入海绵窦。

二、神经支配

眼部的神经支配丰富，共有 6 对脑神经与眼有关。第Ⅱ脑神经为视神经；第Ⅲ脑神经为动眼神经，支配眼内肌、提上睑肌和除外直肌、上斜肌以外的眼外肌；第Ⅳ脑神经为滑车神经，支配上斜肌；第Ⅴ脑神经为三叉神经，司眼部感觉；第Ⅵ脑神经为外展神经，支配外直肌；第Ⅶ脑神经为面神经，支配眼轮匝肌。第Ⅲ和第Ⅴ脑神经与自主神经在眼眶内还形成特殊的神经结构。

1. 睫状神经节（ciliary ganglion） 位于视神经外侧，总腱环前 10mm 处。节前纤维由三个根组成：

（1）长根：为感觉根，由鼻睫状神经发出。

（2）短根：为运动根，由第Ⅲ脑神经发出，含副交感神经纤维。

（3）交感根：由颈内动脉丛发出，支配眼血管的舒缩。

节后纤维即睫状短神经。内眼手术时，施行球后麻醉，即阻断此神经节，对眼球组织有镇痛作用。

2. 鼻睫状神经（nasociliary nerve） 为第Ⅴ脑神经眼支的分支，司眼部感觉。在眶内又分出睫状节长根、睫状长神经、筛神经和滑车下神经等。睫状长神经在眼球后分 2 支，分别在视神经两侧穿过巩膜进入眼内，有交感神经加入，行走于脉络膜上腔，司角膜感觉，其中交感神经纤维分布于睫状肌和瞳孔开大肌。睫状短神经为混合纤维，共 6 ~ 10 支，在视神经周围及眼球后极穿入巩膜，行走于脉络膜上腔，前行至睫状体，组成神经丛，由此发出分支，司虹膜睫状体、角膜和巩膜的感觉。其副交感纤维分布于瞳孔括约肌及睫状肌，交感神经纤维分布于眼球内血管，司血管舒缩。

第五节　眼的胚胎发育

一、胚眼的发生和形成

胚眼（embryonic eye）是由神经外胚叶、表皮外胚叶和中胚叶发育而成。

卵受精后成妊卵，妊卵分裂形成桑葚胚、囊胚。囊胚发育时，细胞分化为外、中、内三个胚层，外胚层形成神经管。在胚胎 3 周（胚长 3.2mm）时，由神经管发育而来的前脑两侧形成对称的囊状突起，称"视泡"（optic vesicle，图 2-19）。视泡向前生长，近脑端较窄形成视茎（optic stalk），即视神经始基。在胚胎第 4 周（胚长 4mm）时，视泡继续膨大，形如囊状隆起，并与覆盖其上的表皮外胚叶逐渐接近。二者接触后，该处的表皮外胚叶迅速增厚形成晶状体板（lens plate），随后晶状体板内陷，凹陷逐渐加深而形成晶状体泡（lens vesicle）。与此同时，视泡的远端偏下方渐向内凹陷形成一有双层细胞壁的杯，称为"视杯"（optic cup）。视杯早期下方为一裂缝，称为"胚裂"（fetal cleft）。胚裂由视杯缘伸展，沿视茎下面几达前脑壁。围绕视杯的中胚叶玻璃体动脉经胚裂进入视杯内。视杯逐渐深凹并包围晶状体，视杯前缘最后形成瞳孔。视杯为两层组织，两层在杯缘和杯裂处相连，内层形成视网膜感觉层，外层形成色素上皮层。胚裂于胚胎第 5 周（12mm）开始闭合，由中部开始，向前后延伸。当胚长达 17mm 时，除视茎下外，完全闭合。围绕视杯和晶状体泡的中胚叶已形成脉络膜和巩膜及血管的始基，此时眼的各部组织初具雏形，即形成胚眼。当胚裂闭合不全时，可形成先天性脉络膜缺损和先天性虹膜睫状体缺损。

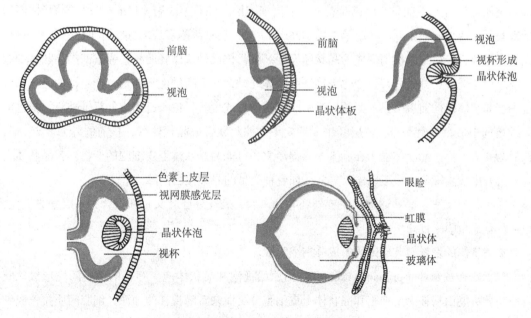

图 2-19　胚眼的形成示意图

二、眼球各部的发育

1. 神经外胚叶的发育

（1）视网膜：视杯外层形成视网膜色素上皮层，为一层细胞。胚胎第 4 周时细胞内出现色素颗粒，至第 5 周时完全充满其中。视杯内层高度分化增厚，形成视网膜的感觉层，即内九层。当胚胎第 2 个月末（胚长 26mm）时，视网膜感觉层发育至赤道部附近；第 3 个月后期（65mm），视杯前缘继续生长，神经上皮层延伸至锯齿缘。当胚胎长至 170mm 时，成人视网膜各层已基本形成。

黄斑区分化较为特殊：胎儿 3 个月时，黄斑开始出现在视盘颞侧视网膜中央部，但其发育较周围视网膜缓慢；在胎儿第 7 ~ 8 个月时，开始迅速分化，中心凹出现。出生时视锥细胞尚未发育完全，所以初生后不久的婴儿尚不能固视。出生以后继续发育，直至出生后 4 个月后，黄斑才发育完成。出生后，当眼的屈光间质混浊，如先天性白内障或眼被遮盖时，因剥夺了黄斑部接受正常光觉和形觉刺激，则影响黄斑功能的发育而造成弱视。

（2）视网膜睫状体部和虹膜部：胚胎第 3 个月时，视杯前缘向前生长，形成睫状体和虹膜内的两层上皮。睫状体内侧的上皮，其外层有色素、内层无色素，而虹膜内侧的两层上皮都有色素。瞳孔括约肌和开大肌也是由视杯缘的外层上皮分化而来。

（3）视神经：在胎儿 7 个月时，视网膜的神经纤维（神经节细胞轴突）逐渐汇集至视茎内，形成视神经。视神经纤维通过视茎时，视茎细胞大部分消失，部分分化为神经胶质，仅视盘中央有残留，出生时即萎缩形成生理凹陷。视神经纤维的髓鞘是由脑部顺神经纤维向眼部生长，出生时止于筛板后，如进入视网膜则形成视网膜有髓鞘神经纤维。

2. 表皮外胚叶的发育

（1）晶状体：其发育可分为晶状体泡的形成和晶状体纤维的产生两个阶段。关于晶状体泡形成前已述及，以下简述晶状体纤维的发育。

胚胎第 4 周（9mm）时，晶状体泡与表皮外胚叶完全分开。在晶状体泡分化过程中，前壁细胞始终保持上皮性质，形成前囊下的上皮细胞层。胚胎第 5 周（12mm）时，晶状体泡后壁细胞逐渐变长向前生长。胚胎第 7 周（26mm）时，后壁细胞形成的柱状纤维已达前壁下侧，充满了泡腔，最后细胞核消失成为晶状体原始纤维，构成晶状体胚胎核。赤道部的晶状体细胞在胚胎第 7 周以后开始分裂，分化为第 2 晶状体纤维，并不断增生和伸长，产生新的晶状体纤维围绕晶状体核向前后生长。新的纤维不断以同样方式生长，位于已形成的纤维外侧，把老的纤维挤向中央，终生不停。各层纤维末端变平，彼此联合成晶状体缝，核前的缝为 "Y" 形，核后为 "人" 形。晶状体囊于胚胎 5 ~ 6 周形成，可能为晶状体上皮细胞的产物。若晶状体在发育过程中发生障碍，将形成先天异常，如各种类型的先天性白内障。

（2）角膜上皮：晶状体泡从表皮外胚叶分离后，表皮外胚叶又重新融合为一层立方上皮，以后衍化成角膜上皮。

3. 玻璃体的发育　玻璃体的形成分三个阶段。

（1）原始玻璃体（primary vitreous）：由原始视泡和晶状体泡间存在的细胞间质形成。此细胞间质可能由视杯上皮细胞和晶状体上皮细胞分泌而来。随视杯的加深，细胞间质拉长成细长的细纤维，且与来自中胚叶的原纤维混合，形成原始玻璃体基础，此时玻璃体腔内充满玻璃体血管。胚胎第 6 周（18mm）时发育完成。

（2）第 2 玻璃体（secondary vitreous）：胚胎第 6 ~ 12 周时，玻璃体血管系统逐渐萎缩，同时由视杯内层细胞分泌出第 2 玻璃体，将原始玻璃体挤向眼球中央和晶状体后侧，使其最后在晶状体后及玻璃体中央形成 Cloquet 管，其中通过玻璃体血管。

（3）第3玻璃体（tertiary vitreous）：晶状体悬韧带。在胎儿第4个月（95～115mm）时，由睫状体的神经上皮细胞分泌出细小原纤维，逐渐发育成晶状体悬韧带，出生时完成。

4. 中胚叶的发育

（1）血管系统：眼的血管系统由中胚叶发育而来。胚胎第3周（4.5mm）时，原始的眼动脉沿视杯腹侧生长，并分出玻璃体动脉经胚裂进入视杯内，并在晶状体后侧形成晶状体血管膜包围晶状体。其他分支沿视杯表面前行至视杯缘吻合成环形血管，并向后与晶状体血管膜相吻合。同时，未来的脉络膜毛细血管亦出现于视杯外面。胚胎第3个月（60mm）时，玻璃体动脉及晶状体血管膜开始萎缩，出生时此血管完全消失。若萎缩不全，则产生玻璃体动脉残留。在胚胎第3个月末，玻璃体动脉在视盘处分出血管，逐渐形成视网膜中央血管系统。

（2）葡萄膜：除虹膜睫状体内面的两层上皮来源于神经外胚叶外，其他部分均由中胚叶发育而来。胚胎第6周末（22mm），表皮外胚叶和晶状体之间的中胚叶形成一裂隙，即前房始基。裂缝后壁形成虹膜的基质层，中央较薄处称为"瞳孔膜"。胚胎第7个月，瞳孔膜开始萎缩形成瞳孔。如萎缩不全则形成先天性瞳孔残膜。

睫状体的睫状突和睫状肌在胚胎3个月时逐渐生长发育。当胚胎至6mm时，有毛细血管网包围视泡，并发育成脉络膜。第3个月开始形成脉络膜大血管层和中血管层，并引流入涡静脉。

（3）角膜：胚胎6周末，前房裂隙后的前半中胚叶组织形成角膜基质层和内皮细胞层，表皮外胚叶已形成角膜上皮层。胚胎3个月时，基质层前部细纤维形成前弹力层，内皮细胞分泌形成后弹力层。

（4）前房角：角膜和前房发生后，至胚胎第2个月末，巩膜开始增厚；第3个月末形成角膜缘，并由视杯缘静脉丛衍变发生Schlemm管，具有许多分支小管。随后，其内侧中胚叶分化出小梁网。前房角是由前房内中胚叶组织逐渐萎缩而来，如不能正常萎缩，则可导致先天性青光眼。

（5）巩膜：胚胎第2个月末时，由视杯周围的中胚叶开始形成，胚胎第5个月发育完成。

第三章　眼与脏腑经络的关系

眼属五官之一，司视觉，具有视万物、察秋毫、辨形状、别颜色之功。眼通过经络与脏腑和其他组织器官的密切联系，共同构成人体这一有机整体。《灵枢·大惑论》"五脏六腑之精气，皆上注于目而为之精"及《灵枢·邪气脏腑病形》"十二经脉，三百六十五络，其血气皆上于面而走空窍，其精阳气上走于目而为之睛"均说明眼与脏腑经络的生理关系，脏腑经络的功能失调可以反映于眼部。

第一节　眼与脏腑的关系

眼与脏腑的关系，《灵枢·大惑论》："五脏六腑之精气，皆上注于目而为之精，精之窠为眼，骨之精为瞳子，筋之精为黑眼，血之精为络，其窠气之精为白眼，肌肉之精为约束，裹撷筋骨血气之精而与脉并为系，上属于脑，后出于项中。"《审视瑶函·内外二障论》云："眼乃五脏六腑之精华上注于目而为明。"说明眼的结构及其功能都与五脏六腑精气密切相关。《太平圣惠方·眼论》所述"明孔遍通五脏，脏气若乱，目患即生；诸脏既安，何辄有损"则反映了脏腑与眼病发生的关系。

一、眼与五脏的关系

1. 眼与心的关系

（1）心主血脉，诸脉属目：《素问·五脏生成》曰："诸血者，皆属于心……心之合脉也……诸脉者，皆属于目。"《灵枢·口问》亦云："目者，宗脉之所聚也，上液之道也。"指出了全身经脉皆上聚于目，承送血液；血之于目，有重要的充养作用，心血充足则目视睛明。如《审视瑶函·开导之后宜补论》："夫目之有血，为养目之源，充和则有发生长养之功，而目不病；少有亏滞，目病生焉。"而"心主身之血脉"（《素问·痿论》）、"诸血者，皆属于心"（《素问·五脏生成》），即指全身血脉皆连属于心，脉中之血受心气推动，上输于目，而目受血养，方得以彰明。

（2）心主藏神，目为心使：《素问·宣明五气》曰："心藏神。"《素问·灵兰秘典论》曰："心者，君主之官，神明出焉。"这里的神和神明均指人的精神、意识、思维乃至整个生命活动的外在表现，由心主宰。《灵枢·本神》中"所以任物者谓之心"，更明确说明心具有接受外来事物刺激并做出相应反应的功能，而视觉的产生即在其中。故《灵枢·大惑论》指出："目者，心之使也。"

此外，《素问·脉要精微论》曰："夫心者，五脏之专精也；目者，其窍也。"即指五脏六腑之精气皆为心所使，而目赖脏腑精气所养，因此人体脏腑精气的盛衰及精神活动状态均可反映于目，故目为心之外窍，望诊中望目察神即由此而来。

2. 眼与肝的关系

（1）肝开窍于目，目为肝之外候：《素问·金匮真言论》曰："东方青色，入通于肝，开窍于目，藏精于肝。"指出目为肝脏与外界相通的窍道。《灵枢·五阅五使》载："目者肝之官也。"指出眼目是肝的官窍。因此，肝所受藏的精微物质能上输至目，维持其视觉功能。同时，若肝脏发生病变，则可从眼部表现出来。因此，《诸病源候论·目病诸候》曰："目，肝之外候也。"

（2）肝主藏血，目受血能视：肝主藏血，虽五脏六腑之精气皆上注于目，但肝血对视觉功能的影响最大，《素问·五脏生成》即言："肝受血而能视。"《审视瑶函·目为至宝论》更曰："真血者，即肝中升运于目，轻清之血乃滋目经络之血也。"而"血养水，水养膏，膏护神瞳"，从而维持眼的视觉功能。

（3）肝气通目，辨色视物：《灵枢·脉度》曰："肝气通于目，肝和则目能辨五色矣。"肝主疏泄，能调畅气机，推动血和津液运行；气能生血、生津，又能行气、行津，而目为肝窍，肝气直接通达于目，故肝气调和，则气机调畅，升降出入有序，利于气血津液上输至目，目得所养而能辨色视物。反之，则影响视觉。

（4）肝主疏泄，调摄泪液：《素问·宣明五气》曰："五脏化液……肝为泪。"《银海精微》亦云："泪乃肝之液。"泪液的分泌和排泄与肝的疏泄功能有关，若肝的功能失调，不能收摄泪液，则会出现泪下如泣，故《灵枢·九针》说"肝主泣"。而泪液具有润泽和保护目珠的作用。

（5）肝脉上连目系，气血通达于目：《灵枢·经脉》曰："肝足厥阴之脉……连目系。"十二经脉之中，唯肝脉以本经直接上连目系，充分沟通表里，保证了眼与肝的气血运行，使二者联系更为紧密。

3. 眼与脾的关系

（1）脾输精气，上贯于目：一方面，脾主运化，为气血生化之源，唯脾运健旺，方能气血充足，目有所养而目光敏锐；反之，则目失所养，视物不明。《素问·玉机真脏论》在论及脾的虚实时说"其不及则令人九窍不通"，即可见脾虚可致目窍不通。另一方面，脾主升清，主精微物质上输头目，目得之则能明视万物。李东垣《兰室秘藏·眼耳鼻门》中述："夫五脏六腑之精气，皆禀受于脾，上贯于目……故脾虚则五脏六腑之精皆失所司，不能归明于目矣。"因此，视觉正常有赖于脾之精气上输目窍。

（2）脾主统血，血养目窍：脾主统血，《景岳全书·杂证谟》曰："盖脾统血，脾气虚则不能收摄。"虽然脉为血府，目为宗脉之所聚，目得血而能视，但血液能在目络中运行有序而不外溢则赖于脾气的统摄。若脾气虚弱，血失统摄，则可发生眼部出血之征。

（3）脾主肌肉，眼动如常：《素问·痿论》"脾主身之肌肉"，即脾主运化，有生养肌肉之功。眼睑肌肉及眼带（眼外肌）有赖于脾之精气充养，方能眼睑开合自如，目珠转动灵活。

4. 眼与肺的关系

（1）肺为气主，气和目明：《素问·五脏生成》曰："诸气者，皆属于肺。"《素问·六节藏象论》亦云："肺者，气之本。"肺主气，司呼吸，影响着全身之气的生成，同时调畅气机，使气血流畅而敷布全身，温煦充养全身组织器官，而目得其养则明视万物；反之，目失所养则视物昏暗，正如《灵枢·决气》云："气脱者，目不明。"

（2）肺气宣降，目窍通利：肺气宣发，能布散气血津液至全身；肺气肃降，能通调水道，维持正常的水液代谢。肺之宣发与肃降，则精微敷布，玄府开通，目窍通利。此外，肺主表，肺之宣降有序，使目得卫气与津液的温煦濡养，而卫外有权，目亦不病。

5. 眼与肾的关系

（1）肾主藏精，涵养瞳神：《素问·上古天真论》谓："肾者主水，受五脏六腑之精而藏之。"肾既藏先天之精，亦藏后天之精。《素问·脉要精微论》所言："夫精明者，所以视万物、别白黑、审短长；以长为短、以白为黑，如是则精衰矣。"眼的形成，有赖于精；眼之能视，凭借于精。正如《审视瑶函·目为至宝论》中指出："真精者，乃先后二天元气所化之精汁，起于肾……而后及乎瞳神也。"

（2）肾寓阴阳，目视精明：肾寓真阴真阳，化生五脏之阴阳，为全身阴阳之根本。《灵枢·大惑论》谓："阴阳合抟而精明也。"《证治准绳·杂病·七窍门》则谓瞳神"乃先天之气所生，后天之气所成，阴阳之妙用"，说明阴阳乃目视精明之基础，因此，肾所寓阴阳直接影响到眼的视觉功能。

（3）肾生脑髓，目系属脑：《素问·阴阳应象大论》曰"肾生骨髓"、《灵枢·海论》曰"脑为髓海"，说明肾主骨生髓，诸髓属脑。而目系"上属于脑，后出于项中"（《灵枢·大惑论》）。因此，《灵枢·海论》曰："髓海不足，则脑转耳鸣……目无所见。"由此可知，脑与髓乃异名同类，均为肾精所化生。肾精充足，髓海丰盛，则目视精明；若肾精不足，髓海空虚，则头晕目眩、视物昏花。清代王清任在《医林改错·脑髓说》中则明确将眼的视觉归结于肾精所生之脑，曰："精汁之清者，化而为髓，由脊骨上行入脑，名曰脑髓……两目即脑汁所生，两目系如线，长于脑，所见之物归于脑。"阐述了肾－脑－眼的密切联系。

（4）肾主津液，上润目珠：《素问·逆调论》曰："肾者水脏，主津液。"而《灵枢·五癃津液别》指出："五脏六腑之津液，尽上渗于目。"即肾脏对体内水液的代谢与分布起着重要作用，五脏六腑的津液在肾的调节下，不断上输于目，则为目外润泽之水及目内充养之液。

二、眼与六腑的关系

五脏六腑互为表里，相互依赖。在生理上，脏行气于腑，腑输精于脏；在病理上，脏病及腑，腑病及脏，或脏腑同病。故眼不仅与五脏有密切关系，而且与六腑亦有不可分割的联系。

1. 眼与小肠的关系　《素问·灵兰秘典论》曰："小肠者，受盛之官，化物出焉。"饮食入胃，传入小肠，分清别浊。其清者由脾转输全身，从而使目得到滋养；若小肠功能失调，则清者不升，浊者不降，可引起浊阴上泛目窍而致病。此外，心与小肠脏腑相合，经脉相互络属，其经气相通，二者受邪常相互波及。如心火上炎所致目病，可移热于小肠。

2. 眼与胆的关系　《东医宝鉴》曰："肝之余气，溢于胆，聚而成精。"即胆汁。胆汁的分泌与排泄，均受到肝疏泄功能的影响。胆汁有助于脾胃消化水谷，化生气血以营养于目。如《灵枢·天年》云："五十岁，肝气始衰，肝叶始薄，胆汁始灭，目始不明。"《证治准绳·杂病·七窍门》曰："神膏者，目内包涵膏液……此膏由胆中渗润精汁积而成者，能涵养瞳神，衰则有损。"认为胆汁在神膏的生成及养护瞳神方面起着重要作用。

3. 眼与胃的关系　胃为水谷气血之海，目中精血必赖胃气而生，《眼科秘诀·论退翳之法》

曰："胃乃五脏六腑之源，开发神光之本。"故胃气实，养目之源充足，神光无损，方能目视精明。李东垣在《脾胃论·脾胃虚实传变论》中指出："九窍者，五脏主之，五脏皆得胃气乃得通利……胃气一虚，耳、目、口、鼻俱为之病。"此外，脾胃居于中焦，为机体升降出入之枢。脾主升清，胃主降浊，二者升降正常、出入有序，则清浊分明。浊阴出下窍，不致上犯于目。

4. 眼与大肠的关系　　大肠与肺脏腑相合，主司传导之责，下输糟粕之物。大肠之传导功能与肺的肃降有关。如唐宗海在《医经精义·脏腑之官》中云："大肠之所以能传导者，以其为肺之腑。肺气下达，故能传导。"肺失肃降，大肠传导之令不行，热结于下，熏蒸于上而发为眼病；反之，大肠积热，腑气不通，亦可使肺气不降，气壅于上而致眼病。此外，大肠吸收津液，主津病，能行津于上焦，润养眼目。故《兰室秘藏·消渴论》说："手阳明大肠主津，病消则目黄口干，是津不足也。"

5. 眼与膀胱的关系　　《素问·灵兰秘典论》说："膀胱者，州都之官，津液藏焉，气化则能出矣。"膀胱与肾相通，并有经脉相互络属而为表里。其气化作用实隶属于肾的蒸腾气化，取决于肾气的盛衰。肾与膀胱的功能失常，则水液停潴而上泛于目，变生目疾。此外，膀胱属足太阳经，主一身之表，易遭外邪侵袭而致眼病。故《银海指南·膀胱主病》曰："目珠上属太阳见症甚多……故凡治目，不可不细究膀胱。"

6. 眼与三焦的关系　　三焦是气升降出入的通道，人体之气通过三焦而敷布全身，也使目得滋养。此外，《素问·灵兰秘典论》曰："三焦者，决渎之官，水道出焉。"全身的水液代谢，虽由肺、脾、肾和膀胱等脏腑协同完成，但须以三焦为通道，方能正常升降出入。若三焦功能失常，可致水谷精微的消化吸收和输布发生障碍，或致脏腑气机失调，气血不能上濡于目，则目失濡养；若三焦水道不利，水液停潴，水湿上泛于目而引发眼病。此外，《证治准绳·杂病·七窍门》："神水者，由三焦而发源。"若三焦功能失常，可致神水衰竭而生目病。

综上所述，眼之能辨色视物，有赖于各脏腑所化生受藏的精、气、血、津液的濡养及神的主宰。《证治准绳·杂病·七窍门》认为，目中无比重要的神膏、神水、神光、真精、真气、真血皆赖精、气、血、津液和神等所变化和维持。然而，由于古代医家对眼与各脏腑的关系看法亦有不同。但综观其言，正如《审视瑶函·明目至宝论》所说："大抵目窍于肝，生于肾，用于心，润于肺，藏于脾。"

总之，人体是一个有机整体，无论脏与脏、脏与腑，抑或腑与腑之间均有经络相互联系。它们在生理上相互协调，相互依存；在病理上相互影响，相互传变。因此，临证之时，应仔细观察，全面分析。

第二节　五轮学说概要

五轮学说将眼局部分为五部分，即胞睑、两眦、白睛、黑睛和瞳神。又称肉轮、血轮、气轮、风轮与水轮，分别与五脏相应，借以说明眼解剖、生理、病理及其相互关系，以指导临证辨证治疗（图3-1）。

五轮学说源于《灵枢·大惑论》，五轮之名最早出现于晚唐《刘皓眼论准的歌》。在现存医籍中，以《太平圣惠方·眼论》记载为最早，经后世医家逐渐发展形成五轮学说。所谓轮，是喻眼珠如车轮回转灵活之义。如《审视瑶函》曰:"五轮者,皆五脏之精华所发,名之曰轮,其像如车轮,运动之意也。"《银海精微·五轮八廓总论》谓:"肝属木,曰风轮,在眼为乌睛;心属火,曰血轮,在眼为二眦;脾属土,曰肉轮,在眼为上下胞睑;肺属金,曰气轮,在眼为白仁;肾属水,曰水轮,在眼为瞳人。"再如《异授眼科·看眼法》曰:"夫天地之五行,配人身之五脏。身之五脏,合目之五经也。"

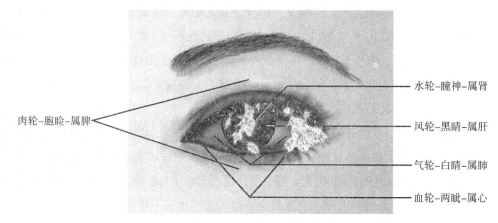

水轮-瞳神-属肾
风轮-黑睛-属肝
气轮-白睛-属肺
血轮-两眦-属心
肉轮-胞睑-属脾

图 3-1　五轮部位之五脏分属示意图

一、肉轮

指胞睑(含睑结膜),内应于脾,脾主肌肉,故称"肉轮"。胞睑在眼珠前方,分上、下两部分,保护眼珠。位上者称"上睑"或"上胞",位下者称"下睑"或"下胞",上、下睑之间的裂缝称"睑裂"。胞睑的游离缘称"睑弦"或"胞沿",生有排列整齐的睫毛。胞睑具有司开合、挡灰遮光、润泽眼珠等卫护之功。因脾与胃相表里,故常认为肉轮的生理病理与脾胃有关。

二、血轮

指两眦(含泪阜、半月皱褶、上下泪点及眦部结膜血管),内应于心,心主血,故称"血轮"。上、下眼睑交接处为目眦,鼻侧称"内眦"或"大眦",颞侧称外眦或锐眦或小眦。大眦处上、下眼睑间各有一细小窍,称"泪窍",为排泄泪液通道的起点,两眦血络及泌出之泪均有润养眼珠之功。因心与小肠相表里,故常认为血轮的生理病理与心、小肠有关。

三、气轮

指白睛(含前部巩膜与球结膜),内应于肺,肺主气,故称"气轮。白睛表面覆有一层透明的膜样组织(球结膜),具有润泽眼珠的作用;里层质地致密而坚韧,具有保护珠内组织之功。因肺与大肠相表里,故常认为气轮的生理病理与肺、大肠有关。

四、风轮

指黑睛(角膜),内应于肝,肝主风,故称"风轮"。广义的黑睛除角膜外,还包括今之前房和虹膜。黑睛位于眼珠前部中央,质地透明而坚韧,是保证神光发越的重要组织,又具保护瞳神之功。因肝与胆相表里,故常认为风轮的生理病理与肝、胆有关。此外,黑睛疾病常易波及黄仁、神水，影响瞳神。

五、水轮

指瞳神（含瞳孔及眼内组织），内应于肾，肾主水，故称"水轮"。瞳神有狭义与广义之分：狭义是指黄仁中间之圆孔，具有阳看能小、阴看能大的功能；广义包括晶珠、神水、神膏、视衣、目系等，是视觉发生的重要部位。因肾与膀胱相表里，故常认为水轮的生理病理与肾、膀胱有关。

第三节　眼与气血津液的关系

气血是构成人体的基本物质，是脏腑、经络等组织器官进行生理活动的物质基础。故眼之所以能视，有赖于气血的濡养。

一、眼与气的关系

《河间六书》"气贯五轮"之说是眼与气密切关系的体现。而眼位至高，脉道细微，非精微轻清之气难以上达于眼，故《灵枢·大惑论》曰："五脏六腑之精气，皆上注于目而为之精。"精气，即有营养作用的精微物质。古人常将能升腾上达于眼之气，称为"真气"。

二、眼与血的关系

《河间六书》曰："目得血而能视。"《审视瑶函》亦云："夫目之有血，为养目之源，充和则有生发长养之功，而目不病，少有亏滞，目病生矣。"但主要为营养、滋润的作用。眼中之血，称为"真血"，与肌肉间清浊相干之血不同，为轻清上承之血。《审视瑶函》说："真血者，即肝中升运于目，轻清之血，乃滋目经络之血也。此血非此肌肉间混浊易行之血，因其轻清上行于高而难得，故谓之真也。"若血的功能失常，则可引起眼病。

三、眼与津液的关系

津液是体内正常的液体，清而稀者为津，浊而稠者为液，具有濡养滋润眼组织的作用。眼中之神水、神膏均赖津液以滋养，神水在内则滋养神膏，神膏又能涵养瞳神；在外可润泽眼珠，保持着黑睛、白睛的润滑光泽。此外，津液还能补益脑髓，脑髓充足，则视物精明。

第四节　眼与经络的关系

经络与眼有着密切联系，眼的正常视觉功能离不开经络不断输送脏腑气血濡养。如《灵枢·邪气脏腑病形》曰："十二经脉，三百六十五络，其血气皆上于面而走空窍，其精阳气上走于目而为之睛。"《灵枢·口问》云："目者，宗脉之所聚也。"

一、眼与十二经脉的关系

十二经脉，又名十二正经，是经络系统的主体。三阴三阳表里相合，首尾相贯，其旁支别络纵横交错，承载营血运行于周身，始于手太阴，终于足厥阴，周而复始，如环无端，运行不息。从经络循行的路径来看，十二经脉直接或间接地与眼发生着联系，密布于眼周，源源不断地将脏腑气血输送至眼（图3-2）。其中，手足三阳经及手少阴心经、足厥阴肝经均直接与眼有着联系，而足少阴肾经、足太阴脾经、手太阴肺经及手厥阴心包经则间接与眼发生联系。

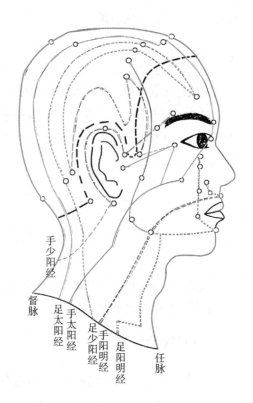

图3-2　头部主要经络分布示意图

1. 手阳明大肠经　《灵枢·经脉》曰："大肠手阳明之脉……其支者，从缺盆上颈，贯颊，入下齿中，还出挟口，交人中，左之右、右之左，上挟鼻孔。"该经有支脉上走颈部，过面颊，入下齿，左右脉交叉于人中，左脉向右，右脉向左，分布于鼻孔两侧（眼下鼻旁之迎香穴），与足阳明胃经相接，说明手阳明大肠经的支脉止于目眶下部。

2. 足阳明胃经　《灵枢·经脉》曰："胃足阳明之脉，起于鼻之交頞中，旁约太阳之脉，下循鼻外……"頞，指鼻根。该经起于鼻旁迎香穴，上行鼻根部，与足太阳膀胱经交会，后循鼻外侧、眼下方下行。

3. 手太阳小肠经　《灵枢·经脉》曰："小肠手太阳之脉……其支者，从缺盆循颈上颊，至目锐眦，却入耳中；其支者，别颊上䪼，抵鼻，至目内眦，斜络于颧。"该经缺盆支脉，沿颈部上面颊，至目外眦，转入耳中；而颊部支脉，上行目眶下，抵于鼻旁，至目内眦（睛明穴）。

4. 足太阳膀胱经　《灵枢·经脉》曰："膀胱足太阳之脉，起于目内眦，上额交巅……"该经起于目内眦（睛明穴），上循攒竹，与督脉交会于巅顶（百会穴）。另《灵枢·寒热病》曰："足太阳有通项入于脑者，正属目本，名曰眼系。"眼系即目系，指眼球连系于脑的部位，指出本经从巅入脑者，连属目系。

5. 手少阳三焦经　《灵枢·经脉》曰："三焦手少阳之脉……其支者，从膻中上出缺盆，上项，系耳后直上，出耳上角，以屈下颊至䪼；其支者，从耳后入耳中，出走耳前，过客主人前，交颊，至目锐眦。"本经胸中支脉出缺盆上项，沿耳后上行，出耳上额角，再屈而下行至面颊，达眶下部；耳部支脉从耳后入耳中，走耳前，与前一条支脉交于面颊部，到达目外眦（丝竹空之下），与足少阳胆经相接。手少阳三焦经有两条支脉分别止于眶下部和目外眦。

6. 足少阳胆经　《灵枢·经脉》说："胆足少阳之脉，起于目锐眦，上抵头角，下耳后……其支者，从耳后入耳中，出走耳前，至目锐眦后……其支者，别目锐眦，下大迎，合于手少阳抵于䪼……"该经起于目外眦，其耳部支脉行止于目外眦后，而另有支脉起于目外眦，循经眶下。

7. 足厥阴肝经　《灵枢·经脉》曰："肝足厥阴之经脉……循喉咙之后，上入颃颡，连目系，上出额，与督脉会于巅；其支者，从目系下颊里，环唇内……"颃颡，指鼻咽部。本经上行沿喉咙之后，上入鼻咽部，连接于目系；其支脉沿眶下部下行绕唇。

8. 手少阴心经　《灵枢·经脉》曰："心手少阴之脉……其支者，从心系，上挟咽，系目系。"手少阴心经的支脉与目系相连。

综上所述，足三阳经之本经均起于或循行于眼周，手三阳经及足厥阴肝经则皆以支脉止于或循行于眼周，而足厥阴肝经、手少阴心经及足太阳膀胱经分别与目系相连。

二、眼与十二经别的关系

十二经别是十二正经离入出合的别行部分，是正经别行深入体腔的支脉，加强了脏腑之间的联系，也使十二经脉与人体各部分的联系更趋周密。如阴经经别在头项部合于其相表里的阳经经脉，就加强了阴经经脉同头面部的联系，与眼发生直接联系的经别如下：

1. 手少阴心经和手太阳小肠经　《灵枢·经别》曰："手太阳之正……入腋，走心，系小肠也。手少阴之正……属于心，上走喉咙，出于面，合目内眦。"由此可知，手太阳、手少阴经别循经目内眦。

2. 足太阴脾经和足阳明胃经　《灵枢·经别》曰："足阳明之正……上颃颡，还系目系，合于阳明也。足太阴之正，上至髀，合于阳明……"由此可知，足阳明、足太阴经别循行于眶下部，与目系相连。

3. 足厥阴肝经和足少阳胆经　《灵枢·经别》曰："足少阳之正，绕髀，入毛际，合于厥阴；别者，入季胁之间，循胸里属胆，散之，上肝，贯心……散于面，系目系，合少阳于外眦也。之正，别跗上……"由此可知，足少阳、足厥阴经别与目系相连，行至目外眦。

三、眼与十二经筋的关系

十二经筋是十二经脉的外周连属部分，其分布与十二经脉的体表通路基本一致，约束骨骼，利于关节活动，以保持人体正常的运动功能，其分布于眼及眼周的经筋有手足三阳之筋，分别为足太阳之筋、足阳明之筋、足少阳之筋、手太阳之筋、手少阳之筋、手阳明之筋。足三阳之筋均至眼周，手三阳之筋则经过头面至额角。手足三阳之筋，网维结聚于眼及其周围，共同作用，支配着胞睑的开合、眼珠的转动。足厥阴肝经之筋虽未直接分布至眼，但肝为罢极之本，主全身之筋，故其经筋与眼仍有重要关系。

四、眼与奇经八脉的关系

奇经八脉是十二正经之外的八条经脉，循行分布于十二经脉之间，具有沟通十二正经之间的联系、调节十二经气血的作用。其中督脉、任脉、阳跷脉、阴跷脉及阳维脉与眼有直接联系。

第四章　眼科疾病的病因病理

第一节　中医病因病机

一、病因

病因即导致机体产生疾病的原因。眼病的致病因素较为广泛，且十分复杂。其常见病因包括外感六淫、疠气、七情内伤、饮食失调、劳倦过度、外伤、先天因素、衰老因素，以及药物因素等。

（一）六淫

六淫，即风、寒、暑、湿、燥、火（热）六种外感病邪的统称。六淫致病在眼病中较为常见，特别在外眼病中占主导地位。可以是某种邪气单独致病，但在多数情况下是两种或两种以上邪气复合致病。临床上，常根据某种邪气的性质和临床症状来判断是何种邪气致病，即"审证求因"。

1. 风

（1）风性轻扬，其性开泄，易犯上窍：风邪具有升发、向上、向外的特点。眼为上窍之一，易受风邪侵犯，故风邪在外障眼病中是最为常见的致病因素。

（2）风为六淫之首，易与他邪相合：风为六淫之首，百病之长，易与寒、热、暑、湿、燥诸邪相合为患。临床上在外障眼病中常为风热、风火、风寒等复合致病，风邪单独为病者较少。

（3）风性善行数变：风邪引起的疾病具有发病急、变化快的特点。外障眼病中，凡起病急骤的均与风邪有关，如暴风客热、天行赤眼等。

2. 寒

（1）寒为阴邪，易伤阳气：寒为阴邪，故眼部因寒邪所致的肿胀疼痛均喜温喜按，且温之则减，按之则舒；阳气受损，故寒邪所致外眼病，常兼有畏寒发热等卫阳受遏现象。

（2）寒性收引：寒邪伤及头面，可致经脉拘急。

（3）寒性凝滞：寒邪凝滞经络，致气血阻塞不通，则眼痛头痛；寒邪凝滞眼睑血脉，则眼睑白睛血凝紫胀。

3. 暑

（1）暑为阳邪，其性炎热升散，易耗气伤津：发病有明显的季节性，为夏令之主气，在眼部多表现为阳热症状，前人概括为"红赤昏花"，但在临床上较为少见。

（2）暑多夹湿，相合为患：夏季雨多，且多食凉饮，暑热易兼夹湿邪为患。

4. 湿

（1）湿性重浊黏滞：湿邪所致眼病，除眵泪有黏腻感外，常缠绵不愈，反复发作。

（2）湿邪污腻：眼睑皮肤糜烂、渗出黄水、白睛黄浊、黑睛腐渣样翳障等均与湿邪有关。

（3）湿为阴邪，易阻遏人体阳气：可致眼部气机升降失调，经脉不畅。如清阳被蔽则头重，困于四肢则肢重。

5. 燥

燥为阳邪，其性干燥，侵入人体则易伤津耗液，眼部出现干燥性症状，如干涩不适、眦角皮肤干裂出血、眼眵干结等。

6. 火

（1）火为阳邪，其性炎上，易伤津耗液：火邪所致眼病，多为阳热证表现，如红赤肿胀、赤脉粗大等。其性升腾上炎，最易上冲头目，熏灼目窍。故火邪常为某些内外障眼病的常见病因。张子和《儒门事亲》有"目不因火则不病"之说。火热性眼病后期多有阴津受灼的现象。

（2）火邪急猛，毒由火生：火邪所致眼病，均来势猛、病情重、发展快。火热炽盛可蕴结成毒，出现疮疖肿毒、黄液上冲、脓攻全珠等火毒之候。

（3）火热生眵：临床上眼眵的产生多与火热有关。

（4）火易灼伤脉络：可迫血妄行，致眼部出现出血性疾病。

上述六淫致病特点，《银海指南》概括为："风则流泪赤肿，寒则血凝紫胀，暑则红赤昏花，湿则沿烂成癣，燥则紧涩眵结，火则红肿壅痛。"现代医者依据大量的眼科临床实践认为，病毒感染所致的眼病多与风热有关，细菌感染所致的眼病多与热毒有关，真菌感染所致的眼病多与湿热有关。

（二）疠气

疠气是一种具有强烈传染性和流行性的致病邪气，又称"天行""时气"等。疠气致病，来势急猛，能迅速传染，广泛流行，如天行赤眼等，临床表现与风火所致的眼症相似。这种疠气常有明显的季节性，多在夏天气候炎热的情况下发生，常为病毒感染。

（三）七情失调

七情是指喜、怒、忧、思、悲、恐、惊七种情志活动，在正常情况下不会致病。只有当七情过激或抑郁或持续时间较长，超出了机体的适应范围，则会造成机体的阴阳失调，气血不和，脏腑功能紊乱而致眼病的产生。七情致病的特点为：

1. 有明显的精神因素史 凡与七情有关的眼病，均有明显的精神因素史，如过悲、过怒等。如青光眼，多有悲哀过极、情志忧郁；视网膜血管阻塞，多有忿怒暴悖、情志过激等。

2. 影响气机 气机运行不利，升降出入失调，则可引起多种内障眼病。如升之太过，气火上逆，熏蒸目窍，可产生视力急剧下降的内障眼病；升之不及，精血不能上升，目失濡养，可产生视力缓降的内障眼病。

3. 直接损害脏腑 七情过激，怒伤肝、喜伤心、思伤脾、忧伤肺、恐伤肾，脏腑内损，精气不能上注于目，目失濡养，则出现如视物昏花、视瞻有色、青盲等眼病。

（四）饮食失调

饥饱失调、偏食和饮食不洁等均可损伤脾胃，导致眼病的产生。如暴饮暴食，脾胃受损，功能减退，可致虚性眼病。嗜食肥甘厚味，辛热炙煿，酿成脾胃湿热，可致湿热性眼病。多食生冷，脾胃阳气受损，运化失常，湿聚痰生，可致痰湿性眼病。少食、偏食、择食，营养不足，脾胃虚弱，可致营养缺乏性眼病。

（五）劳倦过度

劳倦过度是指体力、脑力、目力、房事等过度。体力过度，可外损筋骨，内伤脏腑，造成脏腑功能不足，而致虚性眼病。脑力过度，暗耗心阴，营血不足，目失所养，亦可致虚性眼病。目力过度是引起眼病的重要因素，最易出现视力疲劳，或假性近视变为真性近视。房劳过度，肾精暗耗，瞳神失养，可致视物昏蒙等内障眼病。

（六）外伤

眼部的异物伤、钝器伤、锐器伤、化学伤、热烫伤、辐射伤、毒虫咬伤等，均可使眼部组织受伤。因眼珠构造精细，组织脆弱娇嫩，脉道幽深细微，即使是轻伤，有时可造成视功能的严重损害。对于眼球穿透伤，不仅易被风毒侵袭，造成火毒炽盛之候，而且在少数情况下，可影响健眼，出现交感性眼炎。

（七）先天因素

主要为先天禀赋不足。因父母遗传，或孕期将息不当，邪气内结胎中，或情志刺激，或用药不当等，以致出现眼部畸形、缺损、异常或其他疾病的，均为先天因素。如先天性白内障、遗传性视神经萎缩、视网膜色素变性等。

（八）衰老因素

人至老年，各种组织器官老化衰退，常表现为脏腑功能不足、气血亏虚等病理特点。眼科常见的老年变化，如老花眼、老年性白内障、老年性黄斑变性等常与肾精不足、肝血亏虚有关。

（九）药物因素

药物可致过敏或中毒。眼局部过敏，常因局部使用汞剂、碘剂、青霉素、阿托品、磺胺制剂等引起，表现为眼睑皮肤、结膜等部位的过敏性炎症。中毒常因药物过量所致，如冬眠灵所致的中毒性白内障、乙胺丁醇所致的中毒性视神经病变、奎宁所致的中毒性弱视等。长期使用激素，可致代谢失调，出现白内障、青光眼等。

二、病机

病机是指疾病发生发展及其变化的机理。眼病的发生发展取决于正邪双方斗争的结果，由于受感邪的轻重、发病的部位、体质的强弱等多方面因素的影响，其病理变化也是多种多样的，但不外乎脏腑、经络、气血、津液等的功能失调。

（一）脏腑功能失调

脏腑功能失调是指心、肝、脾、肺、肾五脏和胆、胃、小肠、大肠、膀胱、三焦六腑生理功能的失调，是眼病病机的核心，多数眼病是脏腑病机的反映。一个脏腑的功能失调可以引起多种眼病，一种眼病的发生也可以是多个脏腑的功能失调引起。现将脏腑生理功能失调所引起的疾病分别介绍如下：

1. 心和小肠

（1）心血亏虚：心主血脉，目得血而能视。若失血过多，心血亏虚，血不养目，可致目暗不明、视力缓降等内障眼病。

（2）心火上炎：心火上炎于目，蒸灼脉络，迫血外溢，可致眼底出血、视力骤降等。

（3）心气不足：久病体弱或思虑劳心等可致心气不足；心气不足，心阳不振，可致眼部脉

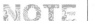

道瘀阻，出现能近怯远、不耐久视、神光涣散等病症。

（4）小肠实热：心热下移小肠，致小肠实热，出现口舌生疮、小便黄赤、视力下降等病症。

2. 肝与胆

（1）肝气郁结：肝开窍于目，肝气通于目，性喜疏泄条达。若情志不舒，肝郁气滞，气机不畅，可致多种眼病，特别是五风内障、暴盲等。若肝气横逆犯脾，脾失运化，水湿内停，可致眼底水肿渗出。

（2）肝火上炎：肝郁日久化火；或暴怒伤肝，气火上逆；或五志过极，引动肝火等均可致肝火上炎目窍，出现黑睛生翳、瞳神紧小、绿风内障、眼底脉络阻塞、眼底出血、视力下降等病症。

（3）肝血不足：失血过多，或血之生化不足，或久病阴血亏损，目失濡养，可致两眼干涩不适、视物昏花、入夜盲无所见，以及疳积上目等病症。若肝藏血失职，血不循常道而溢于脉外，可致眼底出血。

（4）肝阳上亢：多因情志失调，内耗肝阴，或肝肾阴虚，阴不潜阳，可致头晕目眩、眼底出血、绿风内障、青风内障、视力骤降等。

（5）肝风内动：肝主风，风主动，凡眼部之筋肉跳动、目睛动等均与肝有关。肝风内动，火动痰生，痰火阻滞肝胆脉道，可致暴盲或风牵偏视、口眼㖞斜等病症。

（6）肝胆湿热：湿邪内蕴肝胆，日久化热，湿热上蒸目窍，可致聚星障、凝脂翳、混睛障、瞳神紧小等病症。肝胆湿热上熏，神膏失养，还可致云雾移睛。

3. 脾与胃

（1）脾气虚弱：脾气虚弱，不能运化水谷精微，气血生化不足，脏腑精气不能上养目窍，可致眼睑下垂、眼珠干涩及眼底退行性改变。若脾虚肝热，则可发生疳积上目。

（2）脾胃湿热：脾失健运，湿邪内生，聚湿生痰，痰湿上泛，可致胞生痰核、眼底渗出。若湿郁化热，湿热蕴蒸，可致眼睑湿烂、瞳神紧小、云雾移睛、眼底水肿及渗出，甚则视网膜脱离等病症。

（3）脾不统血：脾气虚弱，统摄无权，目中血不循经，溢于脉外，可致多种出血性眼疾，如眼底反复出血、血灌瞳神等。

（4）胃火炽盛：过食辛辣炙煿之品或热邪犯胃，胃火炽盛，循经上犯头目，可致目赤肿痛、针眼、眼睑丹毒等病症；火邪灼熏黄仁，可致瞳神紧小、黄液上冲等病症。

4. 肺与大肠

（1）肺气亏虚：肺主气。若久病亏耗，肺气亏虚，目失所养，可致目昏目暗、眼前白光闪烁，甚则视网膜脱离。若肺气虚弱，卫外不固，易受外邪侵袭，可出现暴风客热、天行赤眼等病症。

（2）肺阴不足：常由久病耗伤肺阴，或燥热之邪伤肺所致。肺阴不足，目失润养，常致眼眵干结、白睛干涩、赤丝隐隐、视物昏花。若虚火上炎，可发生金疳。

（3）肺气不宣：肺主宣发与肃降，通调水道。若宣发与肃降失调，可致水湿代谢紊乱，产生眼部水肿、渗出。若宣发不足，津液不能上输，目失润泽，可致眼珠干燥。若肺气不利而上逆，可致咳喘气逆、白睛溢血、肿胀、眼部瘀血等。

（4）肺热壅盛：常由风寒、风热等表邪未解，入里化热所致。肺热上壅清窍，可致目珠肿痛、怕热羞明、眵多硬结、白睛红赤；肺热灼伤目中脉络，迫血妄行，可致白睛溢血；肺热郁于白睛深处，血热相搏，脉络阻滞，可致白睛里层呈紫红色结节隆起。

（5）大肠实热：肺与大肠相表里，大肠传导失畅，热结肠道，上炎于目，可致白睛红赤肿胀等症。

5. 肾与膀胱

（1）肾阳不足：肾阳不足，命门火衰，不能胜阴，神光失于温煦，可致近视、夜盲、青盲、高风内障等；肾主水，肾阳不足，不能温化水湿，水湿上泛，可致视瞻昏渺、云雾移睛或眼底视衣水肿、渗出，甚则脱离等。

（2）肾阴亏虚：肾阴亏虚，精气不能上承于目，目失濡养，可致视物昏蒙；睛珠、神膏失养变混，目系变白，而成视瞻昏渺、圆翳内障、云雾移睛、高风内障、青盲等。若阴虚不能制阳，虚火上炎，可致抱轮微红，日久不愈；虚火灼伤黄仁，可致神水混浊、瞳神紧小或干缺；虚火灼伤脉络，可致眼底出血。

（3）热结膀胱：湿热蕴结，膀胱气化失常，水液潴留，水湿上泛于目，可致视衣水肿等。

总之，眼病的发生、发展与变化既可由一脏一腑的功能失调所致，也可由多个脏腑同时发生病变引起，因脏腑密切关联，如脏病及脏、脏病及腑、腑病及脏等。其临床表现有时比较复杂，故临床上需认真分析，力求对其病机有一全面了解。

（二）经络功能失调

眼通五脏，气贯五轮。经络是精气内外传注的重要通道，眼与五脏之间的联系，经络起着主要的贯通作用。五脏六腑的精气通过经络上输于目，以维持眼的正常功能。若经络不通，五脏六腑之精气不能上输于目，则目失所养，可致上睑下垂、白睛干涩、黑睛失泽、晶珠及神膏混浊等。经络不通，气血阻滞，可致白睛赤脉粗大、眼底脉络阻滞、暴盲等。若邪中经络，经气不利，可致目珠偏斜等。

（三）气血功能失调

气和血是人体生命活动的物质基础，气是脏腑功能的体现，血是脏腑功能的产物，气与血的充足与否直接反映着脏腑功能的盛衰。因此，气血病理与脏腑病理密切相关。脏腑功能紊乱可引起气血功能的失调，而气血功能的失调又可引起眼病的产生。

1. 气　气与眼的关系密切，正如《太平圣惠方》说："眼通五脏，气贯五轮。"由气的功能失调引起眼病的病机有虚实两类：

（1）气虚：先天不足，年老体衰，劳伤过度，久病失养，脏腑功能衰退，致元气亏虚，眼失温养，出现气虚性眼病，如青盲、冷泪常流、高风内障等；气虚不能摄血，还可致眼内出血。

（2）气陷：久病体虚，脾胃不足，清气不升，反而下陷，出现气陷性眼病，如眼睑下垂、视力疲劳、黑睛翳陷久不平复、青盲、视衣水肿甚至脱离等。

（3）气滞：气宜和畅，切忌郁滞。若七情不畅，情志郁结；或痰湿阻滞，痰瘀内停；或组织外伤，气行不畅等均可致气滞性眼病。气行不畅，血脉瘀阻，滞塞不通，可致头目胀痛、白睛结节隆起等。

（4）气逆：气机升降，不可太过。若升之太过，则为气逆，如肝气升发太过，可形成气火上逆，出现头目胀痛、青风内障、绿风内障、云雾移睛、暴盲等眼病。血随气逆，可致血溢脉外，出现白睛溢血等。

2. 血　《古今医统》说："目得血而能视，故血为目之主，血病则目病，血凝则目胀，血少则目涩，血热则目肿。"说明眼的明视万物有赖于血的濡养，若血的功能失调就可引起眼病的产生。

（1）血虚：常因失血过多，或生化不足，或久病失养，劳瞻竭视，耗损阴血所致。血虚不能濡养于目，则出现视物昏花、白睛干涩、黑睛不润、青盲等血虚性眼病。血虚生风，上扰于目，可致胞轮振跳等病症。

（2）血热：多由外感邪热或脏腑郁热不解，热入营血，或因阴虚内热，虚火上炎所致。血热炽盛，可致胞睑、白睛赤热肿痛；邪热侵入血分，迫血妄行，溢于脉外，可致白睛溢血或眼内出血；虚火上炎，灼伤脉络，血溢脉外，可致眼内外出血，但出血量少且易复发。

（3）血瘀：多因外伤、气滞、久病、气虚、寒凝、血热等所致血流不畅，或离经之血不能消散，产生诸如组织损伤、瘀血内留、胞睑青紫、赤膜下垂、血翳包睛、血灌瞳神、眼底陈旧性出血、眼底血管阻塞、陈旧性眼底病变、色素增生、瘢痕形成、眼刺痛胀痛等眼病。临床上血瘀常与气滞并见，或与痰浊互结。

虽然上面分别阐述了气与血的病机，但因为气为血帅，血为气母，气与血二者常互为影响，故临床上常可合并出现气滞血瘀、气虚血瘀、气血俱虚等气血同病的病机。

（四）津液功能失调

津液是由水谷精微所化生。其在目外为润泽之水，如泪液；在目内为充养之液，如神水、神膏。津液病机主要表现为津液代谢的异常，在眼部表现为津液不足与水液（湿）停聚两方面。

1. 津液不足　津液能濡润眼组织。若因火热燥邪，烧灼津液；或大汗、吐泻不止，或亡血伤津等均可致津液耗损，目窍失养。在目外表现为干涩羞明、白睛不润、黑睛失泽等；在眼内表现为神水不足，神膏失养，致视物昏花或目无所见等。

2. 水液（湿）停聚　津液输布与排泄的异常与肺、脾、肾的功能失调，三焦气化不利，膀胱开阖失司等有关。若肺失宣降，脾失健运，肾阳不振，或三焦气化功能失调，水道不利，或膀胱开阖失司，水液内停等均可致津液代谢失常，出现眼睑水肿、白睛肿胀、视衣渗出水肿，甚至视衣脱离等水湿停聚之症。若神水瘀滞，可致绿风内障、青风内障等。

第二节　西医病因病理

一、病因

眼直接与外界接触，常因细菌、病毒、真菌、梅毒螺旋体、衣原体、寄生虫等微生物感染、机体免疫反应、外伤、遗传、衰老、先天异常、心理因素、不注意用眼卫生、药物过敏或中毒等所致，或由高血压、糖尿病、肾炎等全身疾病致病。

（一）细菌感染

临床上常见致眼病的细菌有葡萄球菌、链球菌、肺炎链球菌、绿脓杆菌、淋球菌、奴卡菌、莫拉双杆菌、痤疮丙酸杆菌、消化链球菌等；正常结膜囊常见有表皮葡萄球菌、金黄色葡萄球菌、类白喉杆菌，偶见链球菌、痤疮丙酸杆菌。这些细菌常无危害，只有在一定条件或机体免疫低下时，结膜囊菌种才能增加，使细菌繁殖，群集附着眼组织，侵入致病。

金黄色葡萄球菌是眼及其周围组织化脓性炎症或毒素性眼病的重要致病菌，常致睑缘炎、麦粒肿、结膜炎、角膜溃疡、眶蜂窝织炎、泪囊炎、眼外伤或内眼手术后眼内炎、全眼球炎等；肺炎链球菌的3、7、10型常致泪囊炎、急性结膜炎、匐行性角膜溃疡、边缘性角膜浸润及眼内炎、转移性眼内炎等；淋球菌常致淋菌性结膜炎、眼内炎、眶蜂窝织炎等；绿脓杆菌或铜绿色假单胞菌常致角膜溃疡、眼内炎、全眼球炎、眶蜂窝织炎、泪囊炎、转移性眼内炎等；奴卡菌常致慢性角膜结膜炎、角膜溃疡、持续性角膜上皮缺损、眼部肉芽肿、眼外伤及内眼手术后眼内炎、转移性眼内炎、脉络膜脓肿、全眼球炎等；痤疮丙酸杆菌则是白内障摘除、青光眼手术等内眼手术后眼内炎的常见病原菌，可致迟发性慢性色素膜炎、反复前房积脓、肉芽肿性虹膜睫状体炎、玻璃体炎、眼内炎、黄斑囊样水肿等。

（二）病毒感染

常见致眼病的病毒有单纯疱疹病毒、水痘-带状疱疹病毒、巨细胞病毒、EB病毒、腺病毒、肠道病毒70型、柯萨基病毒A24、风疹病毒、腮腺炎病毒、传染性软疣病毒、人免疫缺陷病毒等；病毒可直接感染眼睑、睑缘、结膜、角膜或通过神经组织感染眼部，也可在全身病毒感染病毒血症期通过血流侵犯眼内组织，或通过胎盘感染胎儿致先天性眼病。

单纯疱疹病毒感染眼部可致眼睑、睑缘单纯疱疹、急性滤泡性结膜炎、单纯疱疹病毒性角膜炎、视网膜脉络膜炎、前色素膜炎等；水痘-带状疱疹病毒常致单侧眼睑皮肤带状疱疹、急性卡他性结膜炎、巩膜炎、树枝状和盘状角膜炎、急性视网膜坏死综合征等；巨细胞病毒可引起巨细胞病毒性视网膜炎、色素膜炎、角膜内皮炎，先天性巨细胞病毒感染眼部可出现小眼球、白内障等先天异常；EB病毒可致急性滤泡性结膜炎、钱币状角膜炎、前色素膜炎、泪腺炎等；腺病毒感染可致流行性角膜结膜炎、非特异性滤泡性结膜炎等；风疹病毒感染可引起先天性白内障、虹膜睫状体炎、脉络膜视网膜炎或婴幼儿性青光眼。

（三）真菌感染

致眼病的真菌常为腐生菌，如曲霉菌、镰刀菌、头孢菌、白色念珠菌、交链孢霉菌、青霉菌等。在正常情况下，真菌不致眼病，只有在一定条件下才发生外源性或内源性真菌感染。

外源性感染常继发于真菌性角膜溃疡、眼外伤和眼内手术创伤，常见致病菌为念珠菌、曲霉菌和镰刀菌，初起时表现为轻度虹膜睫状体炎或玻璃体炎，随之出现前房积脓、玻璃体脓肿、眼内炎、脉络膜视网膜炎等。

内源性感染常继发于眼内邻近组织的真菌感染或血源性感染。血源性真菌感染的主要致病菌为白色念珠菌，常侵犯脉络膜和视网膜，形成化脓和肉芽肿混合性炎症，甚至在玻璃体内形成脓肿和视网膜坏死。其他真菌主要引起坏死性视网膜脉络膜炎，并伴有弥漫性肉芽肿性炎症。

（四）衣原体感染

与眼病有关的衣原体，有沙眼衣原体和包涵体结膜炎衣原体。沙眼衣原体，是人类沙眼的病原；包涵体结膜炎衣原体，可致成人包涵体结膜炎、游泳池结膜炎及新生儿包涵体结膜炎。

（五）螺旋体感染

能引起眼内炎症的螺旋体有梅毒螺旋体、包柔螺旋体和钩端螺旋体。先天性梅毒在眼部可引起弥漫性视网膜色素上皮病变，出现色素上皮增生和萎缩交替的斑块，形成特征性椒盐状眼底改变，有时伴有虹膜睫状体炎和视神经病变；后天性梅毒各种眼内炎症，常见病变有基质性角膜炎、虹膜睫状体炎、弥漫性视网膜脉络膜炎、视神经乳头炎、弥漫性视神经视网膜炎等。

包柔螺旋体在眼部主要侵犯葡萄膜，引起肉芽肿性虹膜睫状体炎、中间部葡萄膜炎和多灶性视网膜脉络膜炎，有时可表现为视盘炎、渗出性视网膜脱离、视网膜血管炎等。

钩端螺旋体在眼部主要累及葡萄膜组织，引起急性虹膜睫状体炎、慢性弥漫性全葡萄膜炎及视网膜脉络膜炎，有时表现为角膜炎、结膜炎、巩膜出现黄染等病变。

（六）寄生虫感染

常见的眼部寄生虫有弓形虫、绦虫、丝虫、弓蛔虫、旋毛虫、棘阿米巴、结膜吸吮线虫、蠕螨等，多数寄生虫可以通过血流进入眼内并致眼内组织发生炎症，其中以弓形虫性炎症最为常见。

弓形虫为一细胞内寄生性原虫，全世界有10%～75%的健康人受其感染，多数表现为亚临床弓形虫感染。弓形虫病分为先天性和后天获得性两种，后天性弓形虫病很少伴有眼部病变。眼弓形虫病的典型表现为复发性、局灶性、坏死性视网膜脉络膜炎，病灶常位于后极部。

猪绦虫的囊尾蚴可寄生在眼的各部位，但常见的囊尾蚴病是囊尾蚴经睫状动脉、睫状体、脉络膜而抵达视网膜下，或穿过视网膜侵入玻璃体内。弓蛔虫幼虫可通过脉络膜、睫状体和视网膜中央动脉进入眼内或直接侵入眼组织，产生眼弓蛔虫症，出现眼内炎、肉芽肿性色素膜炎等。此外，还可寄生于玻璃体内，引起玻璃体脓肿。眼棘阿米巴则以致角膜炎最为常见。

二、病理

（一）眼的炎症

炎症（inflammation）是机体对各种病原因子所产生的一种非特异性防御反应，其目的在于局限、消灭和排除外来的损害因子和因伤致死的细胞，最后以组织破坏或愈合告终。炎症可由物理性因素（如冷、热、放射伤等）、化学性因素（如强酸、强碱和体内代谢产物尿酸等）、生物性因素（如细菌、病毒、支原体、寄生虫等）、免疫性因素等引起。

炎症过程按病程长短，可分为急性、亚急性和慢性三种类型；根据炎症病变特征，可分为变质、渗出和增生三种基本病变过程，其中变质和渗出为主的病变多见于急性炎症，增生为主的病变多见于慢性炎症。任何炎症一般早期以变质和渗出为主，后期以增生为主，但三者是密切联系的。

1. 变质　是指炎症局部组织发生的各种变性和坏死，常发生于实质细胞和间质。如细菌性角膜炎时，角膜组织可发生不同程度的变性和坏死。

2. 渗出　以炎症灶内产生大量渗出物为其特征，并常伴有组织细胞的变性和坏死。以血管反应为中心的渗出性病变是炎症的重要标志，炎症渗出是由于局部血管通透性升高和白细胞主动游出所致。根据渗出物的特点可分为浆液性、纤维素性、化脓性、出血性和卡他性。

发生眼内炎症时，渗出物主要进入前房、后房、玻璃体，以及眼内其他潜在腔隙，如脉络膜上腔等，可形成前房积脓、玻璃体的弥漫性浸润、广泛性液化坏死、多灶性细小脓肿灶、玻璃体后脱离、前部葡萄膜渗出引起瞳孔缩小或粘连，甚至闭锁、渗出性视网膜脉络膜脱离、黄斑囊样病变等。

3. 增生 以炎症局部组织的巨噬细胞、内皮细胞和纤维母细胞增生为主要特征，并伴有不同程度的变质和渗出。眼组织增生的细胞主要来源于视网膜色素上皮细胞、睫状体无色素上皮细胞、葡萄膜内的血管性结缔组织和视网膜内的胶质细胞。视网膜色素上皮的局灶性增生多见于视网膜脉络膜炎，为眼内长期慢性炎症的常见临床表现；血管结缔组织的反应性增生可致虹膜红变、睫状膜、增生性视网膜病变和脉络膜新生血管等；视网膜胶质细胞反应性增生表现为在慢性炎症的视网膜萎缩坏死区，常被增生的胶质细胞所代替，病灶边缘常伴有视网膜色素上皮细胞增生。

除各种变质性和渗出性炎症长久不愈，发展到慢性阶段，病变即转变为以组织细胞增生为主的一般增生性炎症外，肉芽肿性炎、炎性息肉、炎性假瘤等亦属增生性炎症的范畴，如眼睑、结膜及巩膜肉芽肿、结膜炎性息肉、眼眶炎性假瘤等。

（二）眼的血液循环障碍

眼的血液循环障碍主要包括眼部血管的异常、血液的性状和血管内容物的异常（如血栓形成和栓塞）两方面，相当于中医的血瘀病机。

1. 眼血管的异常 眼局部血管出现扩张、迂曲，或管径的狭小、变窄，或微血管瘤及新生血管的形成等，都可导致眼的血液循环发生障碍。如结膜血管的充血、扩张和迂曲；虹膜新生血管的产生；视网膜静脉阻塞时，静脉的扩张、迂曲；视盘血管炎时，静脉的扩张、周边小血管的闭塞和视网膜新生血管；视网膜动脉阻塞时，动脉的狭小、变窄或铜丝状改变；部分眼底病变后期，视网膜及黄斑部新生血管的产生；糖尿病性视网膜病变时，视网膜微血管瘤的产生；视网膜毛细血管扩张症时，视网膜毛细血管扩张扭曲、静脉扩张、微动脉瘤等。这些眼血液循环的障碍，都会导致眼部的充血或缺血，严重缺血者还可引起组织坏死。

2. 眼组织的血栓和栓塞 血栓是因血管内膜损伤、血流状态和血液性质发生改变而形成。血管内膜损伤后，释放血栓素和凝血酶，促使血小板聚集，激发凝血过程；血液中全血黏度、血浆黏度、红细胞聚集指数、纤维蛋白原增加，使血沉加快，血液凝固性增加，血流缓慢，形成血栓，如由炎症所致视网膜血管内膜损伤而产生的视盘血管炎、因血流状态和血液性质发生改变而产生的视网膜静脉阻塞、因血栓堵塞血管而致的视网膜动脉阻塞等。

（三）眼组织的损伤、修复、代偿与适应

1. 眼组织的损伤 一般而言，组织、细胞的损伤可分为两大类：一为组织的断裂，如刀伤；二为组织、细胞物质代谢障碍引起的形态改变，根据其形态特征又可分为萎缩、变性、坏死三类。

（1）萎缩（atrophy）：是指发育正常的器官、组织或细胞的体积缩小。病理性萎缩的原因很多，常见有老年性萎缩、营养不良性萎缩、神经性萎缩、压迫性萎缩、废用性萎缩等。如长期高眼压可致视神经和视网膜的萎缩，高度近视时可出现睫状体、脉络膜、视网膜的萎缩等。

（2）变性（degeneration）：是指细胞新陈代谢障碍所引起的一类形态变化，表现为细胞或细胞间质内出现一些异常物质。常见的变性有混浊肿胀、水变性、玻璃样变、纤维素样变性、黏液样变性和病理性色素沉着等，如睑裂斑、翼状胬肉、角膜老年环、晶状体混浊、玻璃体变

性、黄斑变性、视网膜色素变性等。

（3）坏死（necrosis）：是指眼局部组织、细胞的死亡。坏死根据其形态表现可分为凝固性坏死、液化性坏死、脂肪坏死等。眼科常见的有角膜组织坏死、急性视网膜坏死综合征、视网膜中央动脉栓塞后的梗死等。

2. 眼组织的修复 修复是指机体的细胞、组织或器官损伤后发生缺损时，周围健康组织发生增生来加以修补的过程。而再生是指组织缺损后由相同的细胞分裂、增生来完成修复的过程。各种组织有不同的再生能力，结缔组织细胞、表皮、黏膜的再生能力强，损伤后均能获得完全再生，如结膜、角膜上皮细胞受损后的再生。

创伤愈合是创伤后所引起的病理过程的总称，以组织再生为主要过程。根据损伤的程度不同及有无感染，创伤愈合可分为两类。一期愈合：见于组织缺损少、创缘整齐、无感染、创面对合严密的伤口，如眼科手术切口，愈合时间短，形成瘢痕少；二期愈合：见于组织缺损大、创缘不整的伤口，愈合时间长，形成瘢痕较大，如某些眼穿通伤的伤口。

3. 眼组织的代偿与适应 代偿是指在疾病过程中，某器官的结构遭到破坏，或功能代谢发生障碍时，机体调整原器官或其他器官的代谢、功能和结构，以替代、补偿损伤器官，建立新的平衡关系的现象。如因外伤、手术致角膜内皮缺损时，其邻近的角膜内皮细胞肥大并移行至缺损处，替代、补偿缺损细胞的功能。适应则是指当环境改变、器官损伤或功能发生变化时，机体往往通过改变自身的代谢、功能和结构加以协调的过程。如共同性斜视时，双眼可形成异常视网膜对应以消除复视。

（四）眼的免疫反应

机体免疫功能包括防御、稳定和监视，从组织学来讲，免疫功能在某种意义上就是吞噬细胞和淋巴细胞的功能。免疫反应过程从本质上来看是属于防御性的，免疫病理大致包括变态反应、免疫缺陷、免疫增殖、自身免疫病、免疫排斥等不同性质的病理过程。眼被认为是一个微型免疫系统，可发生任何类型的免疫反应。眼各部位如眼睑、球结膜、角膜、房水、葡萄膜、晶体、玻璃体、视网膜、视神经、泪液等都有免疫功能，但眼免疫病以眼睑、结膜、角膜、葡萄膜为好发部位。眼的免疫病理特征有：

1. 眼睑与结膜 这是 I 型（过敏反应型）变态反应的好发部位，而眼内几乎不发生 I 型变态反应。除了急性过敏性结膜炎外，许多 I 型变态反应的结膜炎往往表现为发病迟缓和病程长的特点。

2. 葡萄膜组织细胞 此细胞具有膜抗原，睫状突有 Fc 受体，它们都可结合抗体，在补体参与下发生细胞毒效应，也可由 K 细胞予以杀伤。葡萄膜炎中常见细胞毒型（Ⅱ型）和免疫复合物型（Ⅲ型）变态反应。

3. Ⅲ型变态反应 是眼免疫中常见的一种类型，往往表现为两种形式：① Arthus 反应：是一种急性Ⅲ型反应，多见于角膜炎，也见于晶体过敏性葡萄膜炎，表现为局部充血水肿、大量中性粒细胞和嗜酸性粒细胞浸润、明显渗出和组织坏死。②炎症呈反复发作的慢性经过：这种在临床上多见，如巩膜炎、蚕蚀性角膜炎、某些葡萄膜炎等。眼的Ⅲ型变态反应性疾病多为自身免疫性疾病。

4. 典型Ⅳ型变态反应 无抗体参加，但在眼病中常有抗原抗体反应的参与，如角膜移植早期及细胞免疫反应型葡萄膜炎都有抗原抗体反应参加。

5. 免疫分离现象的存在　免疫分离现象是指细胞免疫反应和体液免疫反应的不一致性，往往表现为一方亢进，一方低下。在眼病中，除有上述情况外，还表现出全身免疫反应和局部免疫反应的不一致性，多为局部免疫反应亢进而出现病变，但全身免疫反应低下。免疫分离现象多见于病毒性角膜炎、某些类型的慢性葡萄膜炎。

6. 眼免疫病　常伴随全身多器官的病变，常见的有皮肤黏膜、神经系统、关节滑膜、肾、心血管等。此类病变多为自身免疫性疾病。

7. 自身免疫性疾病　眼组织多具有免疫原性，而且多具有隐蔽抗原性质，在外伤、感染、手术、理化等许多因素影响下，可改变和增强其抗原性，并大量释放。许多感染性眼病的慢性过程中，常有自身免疫反应参与其病理过程，使其病变复杂而迁延，不易治愈。

第五章　眼科检查与诊断

　　眼科检查主要包括眼部形态学、视功能等各种临床常规及现代眼科仪器检查，中医学中的眼科问诊也属于眼科检查的内容，眼科检查的结果是进行眼病诊断的重要根据。眼病辨证，除中医常用的八纲、脏腑、六经、病因辨证方法外，还包括眼科独特的辨证方法，如辨外障与内障、辨翳与膜、辨眼部症状、辨内眼病变等。

第一节　眼科问诊

　　问诊在眼科诊断中占有重要的地位，通过问诊可以了解眼病的发病原因、发病时间、起病情况、治疗经过，以及了解眼部及全身的自觉症状，为眼病的诊断与辨证提供依据。

一、病史采集

　　1. 一般情况　包括姓名、性别、年龄、职业、通信地址、电话等。

　　2. 主诉　即患者的主要陈述，指最主要的自觉症状或最明显体征及持续时间。

　　3. 现病史

　　（1）发病时间与情况：包括何时发病，单眼或双眼，初发或复发，是否有时间性或季节性，起病急骤或缓慢，病情有无变化等。

　　（2）发病原因：了解可能引起发病的各种因素，如有无感冒、外伤、过度劳累、情绪激动、精神创伤、饮食不节等，有无接触过红眼病患者、过敏药物及化学物质等。

　　（3）治疗经过：是否经过治疗，在何处用过什么药物及治法，疗效如何，目前是否还在继续使用等。

　　4. 既往病史　包括患者过去病史，既往健康情况，有无类似眼病、其他眼病或全身疾病等。

　　5. 过敏史　以往有无对某些药物、食物或化学物质过敏。

　　6. 个人史　了解患者的饮食起居及生活习惯等。

　　7. 家族史　了解家族情况，有无遗传性疾病，或类似眼病等。

二、问眼部及全身症状

　　1. 眼部症状

　　（1）视觉异常：询问视力是否下降，是突然下降还是缓慢下降，是远视力下降还是近视力下降，或远近视力均下降；眼前是否有阴影，是飘浮不定还是固定不移；视物不清有无时间性，是白昼如常而入暮视物不见，或强光下视物不清而暗处视物稍清；是久视后视物不清，还是专注看时视物不清。

（2）目妄视：眼前是否有阴影，是漂浮不定还是固定不移；有无视一为二，视物变形，视物变色；视灯光有无虹视，眼前有无闪光感等。

（3）眼痛：询问眼痛的性质、特点及兼症。是涩痛、灼痛、刺痛，或胀痛、抽痛、隐痛；是眼前部痛，还是眼后部痛，或眼珠转动痛；眼痛是持续不减还是时作时止，或阅读后痛，眼痛是否伴有头痛、眉棱骨痛、恶心呕吐等全身症状。

（4）眼痒：询问眼痒的特点与程度，是否与季节有关。是否春夏加剧，秋冬减轻，或迎风痒甚，无风痒轻。是痒如虫行，奇痒难忍；还是微痒不舒，时作时止。

（5）眼眵：眵即为眼分泌物。询问有眵无眵，是骤起还是常有，或稠或稀，色或黄或白，量或多或少等。

（6）眼泪：询问流泪的特点及性质。是冷泪长流，还是热泪如汤；是迎风流泪，还是无时泪下；是眼涩痛，畏光伴流泪，还是目昏流泪等。

2. 全身症状

（1）头痛：眼病常伴有头痛，宜询问头痛的时间、部位与性质。疼痛是暴痛还是久痛，是持续不减还是时作时止；头痛部位是在额部、颞部还是头顶或后部，是满头痛还是偏头痛。

（2）饮食与二便：询问是否口渴欲饮，喜冷饮或热饮，或渴不喜饮；平素饮食习惯嗜好如何。有无大便干结或溏泻，小便清利或黄赤等。

（3）睡眠：问睡眠情况，是难以入睡或易惊易醒，还是神疲乏力、嗜卧多寐等。

（4）妇女经带胎产：询问月经的周期、经量、颜色，有无经前胁胀或经来腹痛，白带的量色质；是否怀孕、哺乳或新产之后，分娩时是否出血过多等。

第二节　眼附属器检查

眼附属器检查应当有系统地按顺序进行，由外向内，先右后左，一般按以下顺序进行。

1. 眼睑　观察有无红肿、浮肿、气肿、皮下瘀血、瘢痕或硬结，睑缘有无内翻或外翻，睫毛排列是否整齐及生长方向，睫毛根部有无充血、脓痂、鳞屑或溃疡。双侧眼睑是否对称，有无变色、缺损，上睑提起及睑闭合功能是否正常。

2. 泪器　注意泪点有无外翻及闭塞，泪囊区有无红、肿、压痛及瘘管，压挤泪囊时是否有分泌物流出，泪腺区有无压痛及肿块。

（1）泪道检查：①荧光素钠试验：将 1% ~ 2% 的荧光素钠滴入结膜囊内，约 2 分钟后擤鼻涕，如鼻涕带绿黄色，表示泪道通畅；②泪道冲洗：用小注射器套上 5 号钝针头，从下泪点通过下泪小管注入生理盐水，如感到有水到达口、鼻或咽部，表示泪道通畅；③ X 线碘油造影：将碘油按泪道冲洗的方法注入泪囊，然后进行 X 线照相，可估计泪囊的大小及形态，为手术方式的选择提供参考。

（2）泪液相关检查：① Schirmer 试验：将 5mm × 35mm 的滤纸的一端折弯 5mm，并置于下睑内 1/3 处，其余部分悬于皮肤表面，轻闭双眼 5 分钟，测量滤纸浸湿的长度，正常值为

10 ～ 15mm/5min；②泪膜破裂时间：在结膜囊内滴入 0.125% 荧光素钠一滴后，嘱受检者眨眼数次，然后通过裂隙灯蓝光照明下观察，在受检者睁眼开始时，检查者持续观察受检者角膜，到出现第一个黑斑（泪膜缺损）时的时间为泪膜破裂时间，10 秒钟以上为正常。

3. 结膜 将眼睑向上、下翻开，检查睑结膜及穹隆部结膜，注意结膜颜色，是否透明光滑，有无充血、水肿、乳头肥大、滤泡增生、瘢痕形成，有无溃疡、睑球粘连、新生血管及异物等。检查球结膜时，应观察有无充血、疱疹、出血、异物、色素沉着和增生组织。

4. 眼球 位置注意患者两眼注视时的角膜是否位于睑裂中央，高低位置是否相同，两眼运动方向是否一致，有无眼球震颤、斜视，眼球大小是否正常，有无突出或内陷。

5. 眼眶 两侧眼眶是否对称，眶缘有无缺损、压痛及肿物等。

第三节 眼球前段检查

眼球前段的检查可应用裂隙灯显微镜，并用装有聚光灯泡的手电筒作照明，利用斜照法与检查者视线呈一定角度的方向照向组织，观察眼前段组织的情况。

裂隙灯检查（slit-lamp examination），又称为"生物显微镜检查"（biomicroscope examination），可对眼睑和眼球病变受累区等进行良好光照，并具有一定放大率的活体检查。检查时，医生和患者采取坐位，患者颏部置于托架上，额部紧贴额带，检查者通过显微镜进行观察。裂隙灯能使表浅的病变观察得十分清楚，通过调节焦点和光源宽窄，作为光学切面，使深层组织的病变清楚地显示出来。

1. 角膜 注意角膜大小、透明度、表面光滑度，有无角膜后沉着物、新生血管。必要时尚需进行角膜荧光素染色、角膜曲度检查和角膜感觉检查。

（1）角膜荧光素染色：将 1% ～ 2% 的荧光素溶液滴于结膜囊内，嘱患者眨眼数次，如果角膜出现黄绿色染色，可显示角膜损伤及溃疡的部位及范围。此时用裂隙灯显微镜钴蓝色光检查时，可发现角膜上皮缺损。

（2）角膜曲度检查：角膜曲度检查最简单的方法是 Placido 板检查，患者通过板中央的圆孔观察 Placido 板在角膜上的映像，正常应呈规则而清晰的同心圆，规则散光者呈椭圆形，不规则散光者则呈不规则形。精细的角膜曲度检查，需借助角膜曲率计及角膜地形图进行。

（3）角膜知觉检查：简单的方法是将小线状纤维丝（如消毒棉签抽出小束棉花纤维拧成丝状）从受检者侧面移向角膜并轻触角膜，观察患者瞬目反射的情况，并同时检查另眼做比较。

2. 巩膜 包括巩膜颜色，有无黄染、结节、充血及压痛等。

3. 前房 包括前房深浅，房水有无混浊、积血、积脓或异物等。

4. 房角检查

（1）前房角镜检查：分为间接型和直接型两类。Goldmann 镜和 Zeiss 四面镜型前房角镜检查为间接检查法，用反射光检查房角。检查时，患者坐于裂隙灯前，首先嘱患者两眼向正前方平视，前房角镜放置于角膜正中位置，不要偏斜或施加压力，进行静态观察，了解房角的状态。然后嘱患者稍改变注视位置，并将房角镜向对侧稍加压进行动态观察。

Koeppe 镜为直接检查法，可以直接看到房角，患者需要平卧进行检查。

NOTE

（2）正常前房角结构：正常前房角由前壁、后壁及两者之间的隐窝形成。在前房角镜下，角膜与小梁的分界线是一条灰白色略为突起的线条，为角膜后弹力层的终端，称为"Schwalbe线"。小梁是前壁的主要成分，房角镜下是一条微带黄色的结构，宽约 0.5mm。小梁的后界为巩膜突，为淡色的线条。隐窝介于巩膜突与虹膜根部之间，由睫状体的前端所构成，前房角镜下呈一条灰黑色的带子，称"睫状体带"。房角后壁为虹膜根部，有虹膜末卷，是虹膜最周边的环形波纹。

（3）前房角镜下的房角分类：前房角镜检查的房角分类法多种多样，常用 Scheie 分类法，根据静态检查所见将房角分为宽房角、窄房角Ⅰ～Ⅳ等共五级：①宽房角：可见到房角全部结构，包括睫状体带及虹膜根部；②窄房角Ⅰ：较难看到房角隐窝；③窄房角Ⅱ：静态下能看到巩膜突；④窄房角Ⅲ：静态下能见到前部小梁网；⑤窄房角Ⅳ：静态下仅见到 Schwalbe 线。

5. 虹膜　包括虹膜颜色、纹理、新生血管、色素脱落、萎缩、结节、粘连、根部离断、缺损和震颤等。

6. 瞳孔　在自然光线下，正常成年人瞳孔直径为 2.5～4.0mm，幼儿及老年人较小。检查时，要注意两侧瞳孔是否等圆等大、形状是否规则、瞳孔是否居中。必要时，可检查与瞳孔有关的各种反射，可提供视路及全身病变的诊断依据。

（1）直接对光反射：在暗室内，当用电筒照射受检眼时，其瞳孔迅速缩小，说明受检眼瞳孔反射传入和传出神经通路完整。

（2）间接对光反射：在暗室内，当用电筒照射对侧眼时，受检眼瞳孔迅速缩小，说明此反应只需受检眼瞳孔反射传出神经通路的参与。

（3）调节反射：先嘱受检者注视远方目标，然后立即改为注视 15cm 处自己的食指，可见两眼瞳孔缩小，也称为"调节反射"。其与同步出现的眼球辐辏反射，合称为"集合反射"或"近反射"。

（4）Argyll-Robertson 瞳孔：也称"阿 - 罗瞳孔"，表现为直接光反射消失而集合反射存在，是神经梅毒的一种重要体征。

（5）Marcus-Gunn 瞳孔：用电筒照射一侧眼，使其瞳孔缩小；然后迅速移动电筒照在对侧眼上，可见对侧眼瞳孔扩大。这表明对侧眼的间接对光反射存在，而直接对光反射缺陷，是由瞳孔对光反射的传入途径缺陷所引起，也称为"相对性传入性瞳孔障碍"（图 5-1）。

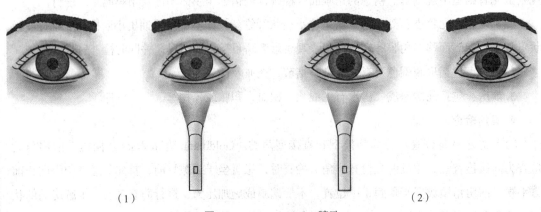

（1）　　　　　　　　　　　　　　　　　　　　（2）

图 5-1　Marcus-Gunn 瞳孔

（1）手电筒照射左眼，双眼瞳孔缩小；（2）手电筒照射右眼，双眼瞳孔不变

7.晶状体　注意有无混浊，混浊的形态及部位，以及是否存在晶状体脱位。

第四节　眼底检查

检眼镜也称为"眼底镜"（ophthalmoscope funduscope），是检查眼底病变的最基本和有效的工具。通过检眼镜检查，可以清楚地看到视盘、视网膜、视网膜血管和黄斑区情况。在某些情况下，还可见到脉络膜、某些颅脑疾病和全身性疾病的眼底征象。

一、直接检眼镜检查法

直接检眼镜由照明系统、观察系统及一些辅助部件组成。

照明系统由光源、集光镜、光栏圈、投射镜和反射镜组成。集光镜将灯丝发出的光线转变为平行光，光栏圈用于调整投射光斑大小，投射镜和反射镜有利于将光线投射到眼底。

观察系统由观察孔和透镜盘组成。观察孔是用于观察眼底的小孔，位于受检者眼底反射光与观察者眼睛之间的光路上。透镜盘是将一系列不同屈光度排列的小透镜镶嵌在小圆盘上，可补偿检查者的屈光不正、粗略估计受检者屈光不正程度及局部视网膜隆起或凹陷的程度。

检查最好在暗室中进行。检查右眼时，检查者站在受检者的右侧，用右手持检眼镜，用右眼检查；检查左眼时则相反。特殊情况下，检查者应采用利于检查而又操作方便的位置。一般先将透镜盘拨至＋8～＋10D屈光度处，在离受检眼10～20cm处照向受检眼的瞳孔区。若在橘红色的反光中见到黑影，则可能存在屈光间质混浊。然后将透镜盘拨至"0"处，同时将检眼镜移近至受检眼前约2cm处检查眼底。若检查者或受检者存在屈光不正时，可转动透镜盘至看清楚眼底为止。检查时，先检查视盘，再按视网膜血管分支分别检查视网膜各象限，最后检查黄斑区。必要时，可再检查周边部。

二、间接检眼镜检查法

间接检眼镜分为头戴式和眼镜式两种。使用时，适当调整光源后，将集光镜（+14D、+20D）置于患者眼前，调整集光镜和病眼、检眼者之间的距离，直到看清楚受检者的眼底像为止。检查右眼后极部时，嘱受检者注视检查者的右肩部或右耳部；检查左眼时则相反。观察周边部时，嘱受检者眼球向上、下、左、右转动，以观察不同部位的周边部，使用巩膜压迫法可将视野扩大到锯齿缘处。

与直接检眼镜比较，间接检眼镜光线较强，可通过一定程度混浊的屈光间质，观察范围较广，较容易观察到周边部，能获得良好的双眼立体视。但其观察到的眼底像放大率较小、眼底像倒置，故需较强的散瞳剂进行散瞳以克服由于较强光线刺激所造成的瞳孔缩小。

三、其他眼底检查法

对于眼后段的检查可在裂隙灯显微镜下借助前置镜、接触镜和三面镜才能完成，检查时，患者的瞳孔应充分散大。

1.Goldmann眼底接触镜　用Goldmann眼底接触镜检查时，接触镜与角膜之间充填甲基

NOTE

纤维素，可减少各种界面之间的折射，使眼底图像较为清晰，比前置镜下所观察到的眼底像大，利于观察较为细微的病变。

2. 三面镜检查 三面镜（three mirror lens）配合裂隙灯显微镜检查，可以观察到整个眼底的情况，中央接触镜可以观察到眼后极部约 30°范围内的眼底，而三个不同倾角的反射镜可以观察到眼底 30°至锯齿缘部分的眼底和前房角。但应注意，三面反射镜看到的图像与眼底的位置呈上下左右互倒的关系。

3. 全眼底透镜 全眼底透镜（panfundus lens）为非球面镜，可配合裂隙灯进行检查，有多种屈光度的透镜可选，一般临床检查以 +90D 的透镜最为常用。较低屈光度的透镜可详细检查黄斑和视盘，较高屈光度的透镜则可快速检查较宽的视网膜区域。+78D 的透镜，还可以在手术期间通过显微镜快速观察眼底。

四、眼底观察

检眼镜在受检眼前 25 ～ 40cm 处观察红光反射时，可以发现严重的角膜损害、明显的屈光间质混浊和视网膜全脱离。一般的眼底检查，可观察到如下结构（彩图 2）。

1. 视盘（optic disc） 正常视盘略呈竖椭圆形、淡红色，边界清楚，中央有一生理凹陷。生理凹陷较大时，可在底部看到暗灰色小点状的巩膜筛板。

检查时，应注意视盘大小、颜色、边界，生理凹陷的大小，血管形态，视盘有无充血、水肿、隆起、出血或渗出，视盘的血管是否存在搏动等情况。

2. 视网膜血管 视网膜血管包括视网膜动脉和视网膜静脉，在视盘处分支，并以放射状扩展到视网膜周边部，动脉与静脉管径比为 2 ： 3。在走行过程中不断分支，管径逐渐缩小。观察时，应注意血管走行、管径、反光带、色泽、血管鞘及有无搏动等。

3. 视网膜 视网膜正常时透明，呈深橘红色。当眼底色素较少时，可透见脉络膜血管，形成豹纹状眼底。检查时，应注意有无水肿、渗出、出血、脱离或色素斑、激光斑，有无异常血管及肿瘤等。

4. 黄斑 黄斑位于视盘颞侧，呈横椭圆形，其中心距视盘中心为 2 ～ 2.5 视盘直径（papillary disc，PD），并稍偏下。其横径约为 1.5PD，垂直径约 1PD。颜色比周围视网膜稍暗红，黄斑中央无视网膜血管分布，其中心有一小点状反光，称为"中心凹反射"。检查时，应注意有无水肿、渗出、出血、脱离、色素紊乱和裂孔。

5. 脉络膜和巩膜 在色素上皮先天性缺损或变性时，可以看到脉络膜大血管；高度近视时，可见视盘颞侧萎缩斑及黄斑区萎缩，也可见到脉络膜血管；在受到严重挫伤时，可见到脉络膜破裂。先天性黄斑缺损或脉络膜缺损时，可见瓷白色巩膜组织。

第五节　视功能检查

一、视力检查

视力也称为"视敏度"（visual acuity），是指测量最小可分辨空间目标的大小，即眼睛分辨视野中空间距离非常小的两个物体的能力，包括远视力和近视力检查。

1. 远视力检查

（1）视力表检查：采用高对比度（100%）和高背景亮度的视力表，也可用投射型视力表。测试视标多种多样，如英文字母、本国字母、手形视标、小动物视标等。其特点是视标逐渐增大或缩小，从而找出受试者能够正确判断的空间分辨力阈值大小。目前常用的视力表均为对数视力表，记录方式有小数、分数及 5 分记录法。

ETDRS 视力表原型是 1980 年美国国家科学院采用 Sloan 字母和 Bailey-Lovie 视力表的行间距制成的视力表。最初应用于糖尿病性视网膜病变早期治疗（Early Treatment of Diabetic Retinopathy Study，ETDRS）的研究，所以就把它称为"ETDRS 视力表"，是目前国外临床试验的标准视力表。其采用对数视力表，视标增率为 1.26，每隔 3 行则视角增加 1 倍，共14 行，每行 5 个字母，检查距离 4 米。识别 1 字为 1分，全部识别为 100 分，相当于视力 2.0（图 5-2）。

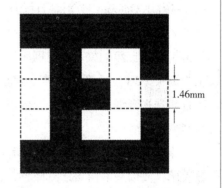

图 5-2 Snellen 视力表段标示意图

Snellen 视力表和国内常用的国际标准视力表均是采用对数视力表的设计原理。视力为视标所形成视角（以分表示）的倒数，标准视力定为 1.0，对应 1′ 视角，最大视标对应视力为 0.1，为 10′ 视角，以此类推，如视力表上 1.0 行的 E 形视标是根据 5 米距离与眼成 1′ 视角设计的。每条线的宽度是 1′ 视角，为 1.46mm。整个 E 字是 1′ 视角的 5 倍（5′ 视角），即 E 字的每一线条宽度及线条间的距离均为 1′ 视角（图 5-2）。

视力表检查应在中等适光亮度下，建议标准视力表亮度为 85 ~ 320cd / m²。受检者与视力表的距离为 5 米，使 1.0 行与受试眼在同样高度。双眼分别检查，习惯上先查右眼再查左眼，从上至下指出视标开口的方向，受检者应在 3 秒内说出其字符的缺口方向，将能够正确辨认的最小视标所对应的视力记录下来。

视力不足以辨认 0.1 的视标者，可让受试者向视力表走近，直到能够辨认 0.1 视标为止，将眼睛与视力表的距离除以 5 再乘以 0.1，即为患者的视力。

（2）指数：视力低于 0.02 者，改用指数（counting finger）表示视力。受检者背向光线，检查者伸出一定的手指，让受试者辨认，记录受试者能够辨认手指的距离，如指数 /30cm。

（3）手动：受试者对眼前 5cm 处的手指都不能辨认时，改测手动（hand motion）。检查者用手在受检者眼前摆动，记录能够看到手摆动的距离，如手动 /30cm。

（4）光感：不能看到手动者，在暗室中检查患者是否看到光线，用电筒在受检者眼前照射，看到光线为有光感（light perception，LP），看不到光线则为无光感（no light perception，NLP）。有光感者，还需检查光源的定位能力，嘱受检者注视前方，将光源放在受检眼前 1 米处的上、下、左、右、左上、左下、右上、右下 8 个方位，检测受检眼能否判定光源方向，记录各方位的光定位。

2. 近视力检查 常用标准近视力表检查，检查距离 30cm。此外，也可让受试者自行改变距离，将所看到的视力和阅读距离一并记录。

二、视野

视野（visual field）是指在一定距离处眼睛所能看到的空间，是眼睛对周围环境敏感性的总和。

自动视野计是利用电子计算机程序控制的静态视野检查仪器，可对视野缺损的程度做出定量分析，以光敏感度定量来描述视野损害。图5-3显示Octopus自动视野计的外观。自动视野计测定每个视标刺激点处的阈值，规定以光阈值倒数的自然对数表示视网膜光敏感度，单位为分贝（dB）。分贝值越高，表示刺激越暗。当打印在视野纸上时，较高的数值表示较大的视网膜敏感性。

静态阈值视野计的数据以视野图上的阈值数表示，或以灰度图表示。此外，自动视野计还提供一些视野指数，用于表示视野损害的程度和视野损害的类型，同时也为视野损害的追

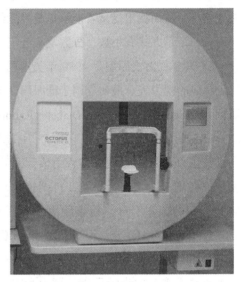

图5-3　Octopus自动视野计外观图

踪随访或视野改变与其他视功能的变化提供一组可比较的量化指标。图5-4是一例鼻侧视野缺损患者的视野改变。

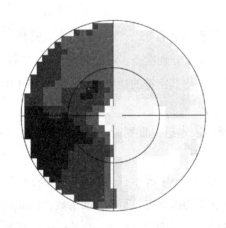
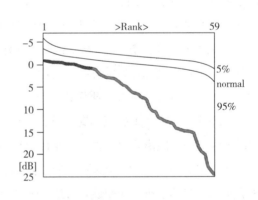

图5-4　自动视野计检查结果示意图

在中心视野里有一生理盲点，是视盘在视野屏上的投影。生理盲点呈椭圆形，垂直径7.5°±2°，横径5.5°±2°。生理盲点中心在固视点外侧15.5°，在水平线下1.5°处。此外，任何其他暗点都是病理性暗点。完全看不见视标的暗点，称为"绝对性暗点"。虽能看到视标，但明度较差或阈值较高的暗点，称为"相对性暗点"。图5-5为几种常见视野暗点示意。

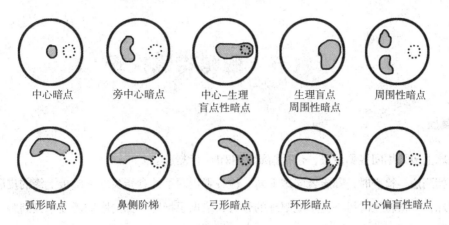

中心暗点　　旁中心暗点　　中心–生理　　生理盲点　　周围性暗点
　　　　　　　　　　　　盲点性暗点　　周围性暗点

弧形暗点　　鼻侧阶梯　　弓形暗点　　环形暗点　　中心偏盲性暗点

图 5-5　各种视野暗点示意图

三、色觉

色觉检查主要有三类方法：假同色图、排列试验和色觉镜检查。

1.假同色图试验　假同色图试验（pseudoisochromatic plate test）常称色"盲本"，在不同颜色点的背景上呈现不同颜色的图案、数字或曲线。正常人容易读出，而色觉异常者不易读出其数字或图案。

2.排列试验　排列试验（arrange test）根据前后连接的颜色样本系列的相似性排列颜色样本。

3.色觉　镜色觉镜（anomaloscope）是诊断色觉异常的标准器械，可将先天性色觉异常者区分为红色盲、重度红色弱、轻度红色弱、绿色盲、重度绿色弱和轻度绿色弱。

四、对比敏感度

对比敏感度（Contrast Sensitivity Function，CSF）是用来估计受试者在不同对比度条件下对大、中、小物体的视觉敏感性，代表患者在一定范围内对视标大小的分辨能力。

将所测空间频率范围用对比敏感度作图，称为"对比敏感度函数"，正常人对比敏感度函数呈钟形曲线，大约在 5cpd（周/度）处敏感性最高，较高空间频率处敏感性快速下降，在低空间频率处下降较慢（图 5-6）。

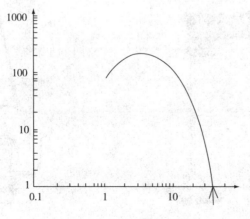

图 5-6　对比敏感度示意图

NOTE

第六节 眼科特殊检查

一、眼压

临床上多采用间接测量法，包括指测法和眼压计测量法。

1.指测法 检查时，嘱患者眼球下转。检查者用两手的食指尖在上睑板上缘的皮肤面交替轻压眼球，一指轻压时另一指感觉眼球的张力，依据手指感觉到的眼球硬度来判断眼压。此法可能高估，或低估眼压。一般用 Tn 表示眼压正常，T＋1 表示眼压轻度升高，T＋2 表示眼压中度升高，T＋3 表示眼压极高；反之，T–1、T–2、T–3 表示眼压相应降低。

2.眼压计测量法 现在使用的眼压计分为两类，即压平眼压计（applanation tonometer）和压陷眼压计（indentation tonometer）。压平眼压计，可测量压平一个小的标准角膜区域所需的压力；压陷眼压计，可测量眼球对加于角膜上标准重量后角膜被标准压力压平的变形量或凹陷量。

（1）Goldmann 眼压计：Goldmann 眼压计测量是估计眼压的国际临床标准，可确定压平直径3.06mm 角膜面积所需的力。Goldmann 眼压计（图 5-7）相当精确，重复性良好，个体间差异在 0 ~ 3mmHg 之间。

（2）非接触性眼压计：非接触性眼压计（noncontact tonometer）用一束空气压平角膜，所以眼压计与眼表面之间没有直接接触，可用于对眼压异常的筛选。其优点是所获得的眼压读数与 Goldmann 眼压计的读数相关性好，但一般需要对数次测量的读数进行平均。

（3）Schiφtz 眼压计：Schiφtz 眼压计（图 5-8）是压陷眼压计的代表，由通过凹面金属板一个孔滑动的金属活塞所组成。活塞支持一个锤子装置，连接到跨过刻度的指针。活塞、锤子和针共重 5.5g，由附加相应的砝码可增加到 7.5、10 或 15g。检查时，检查者将消毒的眼压

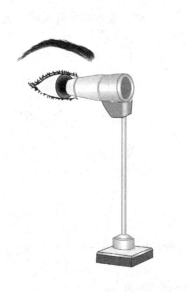

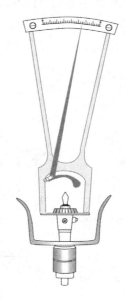

图 5-7 Goldmann 眼压计外观图   图 5-8 Schiφtz 眼压计外观图

计垂直地放置于角膜顶端，如果读数少于 3 个单位，应在活塞上加上一定的重量，所加重量一般按照 7.5、10、15 砝码的次序进行。连续测量 3 次后，使用转换表将平均值转换成以"mmHg"表示的眼压值。当球壁硬度显著异常时（如高度近视眼），会出现测量偏低的数据，需用两个砝码测量后进行校正，以消除球壁硬度造成的误差。

二、眼部超声检查

（一）超声诊断的原理

声波由物体的机械振动所产生，人耳能够听到的声波频率范围为 16 ~ 20000 赫。凡振动频率很高，超过人耳听觉上限的声波，称为"超声"。

超声能分出两个界面间最短距离的能力，称为"分辨力"。在声束轴线上能分出两个界面间最短距离的能力，称"纵向分辨力"；在垂直于声束轴线的平面上能分辨出两个界面最短距离的能力，称"横向分辨力"。超声在两种声阻抗不同的介质中传播时，根据介质声阻抗的差别和界面的大小可以发生反射并利用声能的反射特性，构成波形或图像，以此来观察人体解剖结构和病理变化。

超声波检查有多种多样。用于测定眼球轴线或某些组织反射性的超声波，称为"A 型超声波"；用于在一定范围内使组织反射性成像为二维图的超声波，称为"B 型超声波"；采用高频超声波（50 ~ 100MHz）以显微镜分辨力对活体眼进行成像的超声影像新技术，称为"超声生物显微镜"（Ultrasound Biomicroscopy，UBM）；应用多普勒技术和超声技术以测定血液流动情况的超声波，称为"彩色多普勒技术"。

（二）A 型超声波

1. 超声特性　A 型超声属于时间 - 振幅调制型。显示器的纵坐标显示反射回声的幅度波形，横坐标代表回声声源的距离或深度。这样可以根据回声显示的位置以及回声幅度的高低、形状、多少和有无，来提取受检者的病变和解剖的有关诊断信息。

2. 正常波形　在时基线上最左端为杂波，是探头本身、探头与角膜接触所产生的回声。其后 6mm 及 10mm 可见晶体前后界面波峰，而后平段表示无回声的玻璃体，起始波后约 23mm 可见玻璃体 - 视网膜波峰，其后高低不平的波峰表示球后软组织回声，总宽度不超过 18mm，最后之高波峰为眼眶骨面回声。

3. 临床应用

（1）生物测量：眼轴径线测定、人工晶体屈光度计算、角膜厚度测量等。

（2）球内肿瘤和异物：球内可探测到高反射的声像。

（3）视网膜脱离：在视网膜脱离的高处，玻璃体区可出现一个尖波，但其高度有很大差异。

（4）巩膜破裂：探头对向巩膜破裂处时，可见两个从眼球壁反射来的低回波。

（5）球后肿物：球后可见高反射回声像。

（三）B 型超声波

1. 超声特性　B 型超声为亮度调制型，在显示器上显示眼球断层的二维图像。图 5-9 为 AB 超声仪。

B 型超声图因显示部位不同而异。眼轴位探查时，在盲区和无回声区之后，可见晶体后界面弧形回声光带、玻璃体暗区、弧形眼球壁光带。球壁光带之后的回声光类似 W 形状，中央三角形无回声区代表视神经。非轴位探查时，往往看不到晶体回声光带和球后无反射的视神经区，球后回声呈三角形。

2. 临床应用

（1）眼内肿瘤：多见眼内异常光团，可确定肿瘤大小和部位，发现钙化斑对诊断视网膜母细胞瘤有较大的帮助。此外，可与玻璃体混浊及增生、机化等进行一定的鉴别诊断。

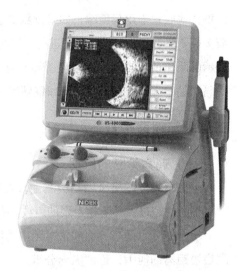

图 5-9　AB 超声仪外观图

（2）眼内异物：可帮助判断玻璃体内异物和眼球壁异物，尤其对可透 X 线的异物（如小石片、小木屑、塑料等）更为重要。

（3）视网膜脱离：当怀疑有视网膜脱离而同时存在屈光间质混浊时，可在玻璃体腔内探及类 "V" 形条带状回声。两端与球壁相连，脱离的视网膜尖端与视盘相连。

（4）后巩膜病变：后巩膜破裂，可见破裂处的巩膜（回声不连续或不整齐）；后巩膜炎时，在眼球壁之外有一隙状低回声区。

（5）眼眶病：可测定球后（实性）占位性病变、眼肌肥厚改变等。

（四）超声生物显微镜检查

1. 超声特性　采用高频超声波（50 ～ 100MHz）以显微镜分辨力对活体眼进行成像的超声影像新技术，称为"超声生物显微镜"。UBM 以独特的高频转换器和 B 超装置联合使用为基础，但其穿透力弱，探测深度为 4 ～ 5mm，但图像分辨率高达 20 ～ 60μm，能对眼球前段进行检查。眼科应用范围，包括青光眼、眼前段肿瘤、眼内晶体并发症和角膜病变。

2. 正常图像　可显示角膜形状、厚度，角膜前后各有一条弧形强回声光带，呈弧形平行。调整增益，前弧形光带又可分为两层，即角膜上皮表面光带和前弹力层光带，角膜实质层为均一的低回声区，其后面的强回声光带为后弹力层和内皮细胞与实质层界面回声。巩膜内交错的纤维成分排列不整齐，显示为强回声。角巩膜缘因两者回声强度不一致而见清晰分界。

角膜之后为无回声区的前房，前房之后为虹膜，在二维图像上表现为较厚的强回声光带，起自睫状体，向中央延伸，至瞳孔区而止。虹膜前表面不平，略呈波浪状，厚薄不一。虹膜之后为睫状体，在二维超声图上略呈三角形，前部为较厚的睫状冠部，后部为较薄的睫状体平坦部。睫状体前部与虹膜根部相连。

有一些图像可显示晶状体悬韧带、虹膜边缘与晶状体的关系，能够定量晶状体 - 虹膜接触区、测量前房深度。

3. 临床应用

（1）青光眼：UBM 提供一种新的房角镜检查法，能够定量测量房角开口。正常眼虹膜横切面一般显示一个平坦的图像，向前或向后弯曲都提示跨过虹膜的压力差，可用于确定各种性质的瞳孔阻滞、睫状体阻滞性（恶性）青光眼、色素播散综合征、婴幼儿青光眼、周边前粘连、睫状体脉络膜渗漏等。也可用于激光虹膜成形术、小梁切除术、青光眼引流植入管等手术的治疗效果观察。

（2）角膜病：角膜水肿可探测到角膜上皮层明显增厚，回声减弱，边界欠清，上皮层与 Bowmen 膜之间的低回声区增宽。严重角膜水肿时，基质层增厚，后弹力层可呈现波浪形。角膜炎或角膜混浊时，可出现相应部位的强回声。

（3）巩膜炎：前部巩膜炎时，可见表层巩膜增厚，呈结节状，回声略增强。

（4）虹膜睫状体病变：虹膜睫状体炎时，可见到虹膜睫状体增厚，晚期（虹膜）可形成后粘连；睫状体脱离时，显示在巩膜和睫状体之间存在一无回声间隙；虹膜囊肿可见到液性囊腔，周围组织有受挤压的征象。睫状体占位性病变，可以显示局部病变边界、形状，内反射较强占位性病变内回声。

（5）其他：可将前房、后房、囊袋内或睫状沟固定的人工晶体成像。

（五）彩色多普勒超声检查

1.超声特性 声源与接收器之间的相对运动，使得接收器接收到的声波频率发生变化的现象称为"多普勒效应"。超声多普勒技术在临床中的具体应用有：①多普勒频谱图；②彩色血流图；③彩色多普勒能量图。

彩色血流图是指在二维平面中用彩色图像实时显示血流方向与速度。通常用不同颜色指示不同血流方向，而颜色的亮暗则与流速的大小有关，有时称彩色血流图为"彩色多普勒"。

彩色多普勒超声检查，多用于眼球后段及眼眶部病变的诊断。检查时，首先用 B 型超声显示二维像，观察眼球及眼眶一般情况，显示视神经；然后启动彩色多普勒，调整入射角度，尽量使声束平行于血流方向，以显示所要检查的血流二维彩色图，可以探测到眼动脉、睫状后动脉、视网膜中央动脉。

2.临床应用 异常彩色多普勒超声图主要表现为正常血管的异常改变和血管增生，可用于视网膜中央动脉阻塞、视网膜中央静脉阻塞、前段缺血性视神经病变的诊断。

病理情况下，可探测到肿瘤内血管的位置、形状、大小和分布。根据血管数量，可分为血管丰富性肿瘤、血管稀疏性肿瘤和不显示血管肿瘤。颈动脉海绵窦瘘表现为眼上静脉增粗，呈红色血流或红蓝相间血流。

三、角膜激光共聚焦显微镜

活体角膜激光共聚焦显微镜检查，可明显提高采集图像的分辨率，更为直观地显示病变的范围和位置。

1.基本原理 激光光源发出的单波长激光束，聚焦通过扫描裂隙系统的左裂隙孔，进入光学镜片系统，光束聚焦在角膜组织内的某一焦平面。反射的光束通过光学镜片在右部聚焦后，再通过扫描裂隙系统的右侧裂孔，最后光束被数字图像采集器收集，输送至计算机系统处理分析，显示角膜焦平面图像。

2.临床应用范围

（1）角膜感染性疾病的无创快速诊断。

（2）角膜变性和角膜营养不良的形态学检查。

（3）角膜内皮细胞的技术和形态观察。

（4）对角膜、结膜免疫细胞进行形态学观察和数量随访。

NOTE

（5）角膜移植术和角膜屈光术后，可观察角膜组织结构的愈合程度。

（6）对眼部烧伤患者角膜缘干细胞的形态进行观察和随访。

四、超广角激光扫描检眼镜

可在瞳孔直径 2mm 的情况下完成眼底扫描，眼底检查范围可达 200 度，对混浊的屈光间质穿透力强。1 秒内完成取像，获取图像可实现局域网共享（彩图 3）。

1. 基本原理　超广角眼底扫描检眼镜，利用虚焦点成像技术，一次扫描可达 200 度的眼底检查范围，红、绿激光同时扫描。绿激光（532nm）穿透力弱，可以获得视网膜神经上皮层到视网膜色素上皮层（RPE）的信息。红激光（633nm）穿透力强，可以获得从 RPE 到脉络膜的信息。最终的彩像是两种图像的叠加。

超广角成像技术的激光扫描头和被检眼分别位于两个焦点上，这样低能量激光束能够射入瞳孔，随着激光头精确而稳定地围绕共轭焦点旋转，视网膜仿佛被一个置于眼内的激光头所扫描，因此能够保证在小瞳下一次性扫描到 80% 的视网膜面积，超过涡静脉。从视网膜反射回的激光能量投射到椭圆镜面，通过同一扫描系统传入彩色探头转换频率后，再通过图像抓帧卡转变成高分辨率（14μm）的彩色数字图像。

2. 临床应用范围

（1）屈光不正眼底检查，超广角成像技术可呈现周边视网膜。

（2）白内障围手术期眼底检查，由于使用激光光源，超广角成像技术对混浊的屈光间质穿透力强，甚至可以穿透Ⅳ级核的白内障。

（3）除黄斑部疾病外的眼底疾病，如视网膜血管性疾病、炎症性疾病、视网膜退行性病变。

（4）对于青光眼、眼球震颤等无法散瞳或无法固视的病患。

五、眼光学相干断层扫描

光学相干断层扫描（optical cohenrence tomography，OCT）仪是一种新的光学诊断技术，可对眼组织做断层成像，能够获得和分析眼部组织的剖面图，视网膜和视神经的这种高分辨率剖面图像可用于辨认、监测和定量估计黄斑、视神经乳头和视网膜病变，目前前节 OCT 可以更为精确地扫描眼前段组织结构。最新出现的 OCT 血管造影系统不需要静脉注射造影剂，能在数秒内得到视网膜血管和脉络膜血管的详细图像，且可以三维结构显示。OCT 血管造影对眼底疾病的诊疗提供了新的技术手段，但仍需要进一步研究它的敏感性和特异性，评价其临床用途。

1. 扫描原理　Humphery 光学相干断层扫描仪测量光学反射性以获得眼的剖面图。通过激发探测光束并收集反射回来的散射光，确定两个光通路（向前和回来）之间的时间延迟信息，应用 OCT 内设计算机数据获取存库进行分析和储存，由测量干涉信号获得单个 A 型扫描，通过沿着眼底的横向扫描处理，将多个 A 型扫描集中为 B 型图像，构成剖面图。彩图 4 所示为正常黄斑区的 OCT 图像。

2. 扫描模式　OCT 扫描模式有多种多样，包括单线或多线扫描、不同半径的环形扫描、放射线扫描、交叉线扫描、矩形扫描和视神经乳头不同径线的扫描等。

　　不论进行哪种扫描模式，都是将扫描区的剖面呈二维图像显示。如黄斑区的扫描可看到黄斑中央的凹陷，黄斑旁可见到玻璃体视网膜界面和神经纤维层、色素上皮－脉络膜毛细血管层的高反射区，在伪彩色中显示为红色，并作为辨认其他层次的标志。

　　3. 临床应用

　　（1）眼前段：测量角膜层厚度、前房深度、前房角结构、虹膜、睫状体和巩膜等。

　　（2）确定玻璃体视网膜界面、脉络膜/RPE界面和神经纤维下界：在正常人OCT伪彩色图上，可以看到神经上皮层、视网膜色素上皮层或脉络膜毛细血管层呈两条散射性强的红色条带，弱反射的视网膜感光细胞层位于此两者之间。

　　（3）黄斑病变：在湿性老年黄斑变性者中，既可看到界限清楚或不清楚的新生血管、浆液性RPE脱离、纤维血管性RPE脱离、出血性RPE脱离等，也可见到RPE和脉络膜毛细血管层的光带增厚并受到破坏。在黄斑裂孔中，可显示黄斑裂孔各期的特征，如1期的中央凹变浅或消失、2期的视网膜表面部分裂开和小的全层缺失、3期的裂孔完全形成和4期的玻璃体后脱离。中心性浆液性脉络膜视网膜病变可发现神经上皮层和色素上皮层的隆起，下方出现光学透明区。视网膜前膜、先天性视网膜劈裂症、黄斑囊样水肿等疾病，也可发现相应的改变。

　　（4）青光眼：测量视网膜神经纤维层厚度，可作为青光眼早期诊断及追踪观察的一个指标。

六、眼底荧光素血管造影

　　眼底荧光素血管造影（fundus fluorescein angiography，FFA）是一项眼科最常应用的眼底病变诊断技术，1960年由Angus Maclean和A.Edward Maumenee首次叙述。

　　1. 造影原理　　一般选择前臂正中静脉等较大静脉进行荧光素注射，以便获得快速注射的高浓度血中荧光素。注射后10～15秒，开始每秒拍摄一张照片，直到循环期结束，以后间隔一定时间拍摄，最好能持续15～20分钟。

　　快速静脉注射荧光素后，即进行眼底荧光血管造影，可以提供三种基本类型的信息：①随着染料到达视网膜和脉络膜并进行循环，显示血管中血液流动的特点；②记录检眼镜看不到的色素上皮和视网膜循环的细节；③提供视网膜血管的清晰图像和功能完整性的估计。眼底荧光素血管造影还可用于研究脉络膜病变的病理生理和它们在视网膜色素上皮的影响、监测视网膜脉络膜病变光凝治疗的结果。

　　在眼底荧光素血管造影中，使用散瞳滴眼剂及静脉内注射荧光素均可出现副作用，如闪光后的红色后像、荧光素引起的短暂性皮肤发黄、尿中荧光素的颜色。此外，注射荧光素后，少部分患者则可出现恶心、呕吐，或瘙痒、荨麻疹、喉头水肿等症状。最严重的副作用，则是过敏性休克，尽管少见，但一定要备有急救药品及物品。

　　2. 正常图像

　　荧光素从前臂静脉注射后直至在视网膜出现荧光的时间，为臂－视网膜循环时间（arm-to-retina circulation），一般为12～15秒。造影荧光像可分为五期，即动脉前期、动脉期、动静脉期、静脉期和静脉晚期。彩图5为眼底荧光素血管造影静脉期的荧光像。

　　因存在色素上皮屏障和荧光素从脉络膜毛细血管的快速渗漏，故脉络膜循环的动力学在荧光眼底血管造影中不清楚，脉络膜和睫状视网膜血管比视网膜血管早0.5～1秒充盈。

3. 异常图像　眼底荧光素血管造影的异常荧光，主要有高荧光和低荧光两类。

（1）高荧光（hyperfluorescence）：可由渗漏（leakage）、透过增加（transmission）和异常血管（abnormal vessel）所引起。①渗漏：可产生荧光积存，如囊样黄斑水肿、神经上皮脱离、RPE脱离等；也可产生荧光染色，如血管旁染色、玻璃疣、瘢痕、巩膜等。②透过增加：主要是色素上皮窗样缺损，见于萎缩或玻璃疣的情况。③异常血管：可见于视网膜、视网膜下、肿瘤等。

（2）低荧光（hypofluorescence）：可由透过减低或充盈缺损引起。①透过减低：即遮蔽荧光，可由于色素、渗出物、水肿和其他异常物质等引起；②充盈缺损：可由视网膜动脉、静脉和毛细血管床的闭塞引起，也可由视网膜下组织缺失和无灌注引起。

七、吲哚青绿血管造影

吲哚青绿血管造影（indocyaninie-green angiography，ICGA）无论从患者准备、操作过程，还是结果解释上，都与FFA有相似之处。

1. 造影技术　ICG造影前，患者舒适地坐于眼底照相机（或激光扫描眼底镜）前，在肘前静脉注射稀释液1mL作为预试验，于20分钟内观察患者有无过敏反应。开始造影时，在5秒钟内快速注射完未稀释注射液，同时根据需要进行录像或拍照。

ICG造影使用红外光线作为激发光，其发射光也在红外光范围，能够穿透眼底色素及色素上皮，使脉络膜血管清晰可见。我们可以对视网膜异常血管和脉络膜新生血管进行ICG造影，克服FFA时明显染料渗漏造成图像不清的缺点。

通常认为ICG无毒性，发生副作用的概率很小。但由于ICG含有碘成分，故对碘过敏的患者可能会产生一些副作用，其副作用大致同FFA。

一般来说，FFA价廉、照片分辨率较好、图像分析比较成熟，故能用FFA明确诊断的病例就不一定需要再行ICGA检查。

2. 正常图像

（1）脉络膜荧光像：脉络膜血管结构非常复杂，正常循环模式也多种多样。一般来说，大多数睫状后短动脉在黄斑附近进入眼内，这些脉络膜动脉呈放射状走向赤道部，穿过巩膜并进入脉络膜后分成小的分支，脉络膜中动脉间的吻合很常见，但用ICGA不能分辨。脉络膜动脉不同时充盈，最早见到的动脉充盈通常位于中心凹的鼻侧，是眼内血液最高灌注区域。单根脉络膜毛细血管不能被分辨，脉络膜毛细血管充盈模式所产生微弱的和弥漫的均质性荧光，妨碍了深部脉络膜各层的辨认。彩图6为正常人ICG造影图像，脉络膜静脉平行走向周边部，最终形成涡静脉。

（2）视网膜血管荧光像：因ICG荧光从脉络膜血管和视网膜色素上皮穿透，缺乏在FFA中所见到的色素上皮产生的暗背景，而且ICG在正常视网膜血管结构内是一种相对不扩散的染料，故用ICGA难以见到细的视网膜毛细血管结构。在动脉期和动静脉期出现的荧光图像以较多血管的脉络膜血管层为主，正常情况下基本见不到静脉的层流现象。ICG荧光出现于第一级动脉和静脉的时间与FFA相似。在造影过程中，首先可以看到视网膜动脉充盈，然后是视网膜静脉显影。一定时间后，两者的荧光强弱相等，以后静脉荧光逐渐增强而动脉荧光逐渐减弱。

（3）视神经荧光像：视神经在造影过程中呈现低荧光，造影早期可见到视网膜血管从此低荧光区走出，晚期随着视网膜血管荧光消退，正常视神经出现均匀的低荧光或暗区。

3. 异常图像　ICGA 可以产生两种方式的改变：① ICG 从脉络膜毛细血管的生理性漏出减少，或因存在占位性病损使 ICG 分子充盈及脉络膜受损而影响了脉络膜的灌注（低荧光）；②从脉络膜毛细血管或从脉络膜大血管渗漏增加，而使脉络膜的灌注增加（高荧光）。

（1）高荧光：高荧光是在 ICGA 上相对亮的区域，可能存在五种情况：①假荧光（pseudo fluorescence）：当照相机的屏障滤光片和激发滤光片匹配不完美时，眼底表面反射高的区域可能产生假荧光，如旧的淡灰色视网膜下出血、脂褐质样沉着物、色素性脉络膜新生血管膜、持续数年或数月的浆液性视网膜脱离；②透见荧光（transmitted fluorescence）：造影的早期像可见到较大脉络膜血管的透过性增加，晚期可见到与周围相等或相对低荧光区；③异常血管（abnormal vessel）；④渗漏（leakage）：一般需在注射染料 10～15 分钟后才比较明显，异常的脉络膜血管和生理屏障的破坏可能导致渗透性改变，使 ICG 染料扩散到腔隙（积存，pooling）和组织（染色，staining）；⑤自发荧光（autofluorescence）。

（2）低荧光：低荧光是 ICGA 中相对较暗的区域，由下列两种因素引起：①组织阻挡下的染料荧光：如色素性遮蔽荧光、出血性遮蔽荧光、渗出物、髓鞘和瘢痕性遮蔽荧光、玻璃体混浊性阻挡荧光；②继发于血管充盈缺损。

八、视觉电生理检查

视觉电生理检查是一类客观性的检测，通过特定的电生理试验可以区分受损的视觉系统及部位，是临床对患者进行视功能评估的重要方法。

1. 视网膜电图（electroretinogram，ERG）　是光线或图像刺激眼球后在角膜记录到的一组电反应，可反映视杆或视锥细胞功能，并估计视网膜各层的功能状况。

临床上根据适应状态、刺激形式、刺激范围、刺激光颜色，可有多种多样的分类。主要有闪光视网膜电图（flash retinogram，F-ERG）和图形视网膜电图（pattern retinogram，P-ERG）。

闪光视网膜电图采用角膜接触镜电极作为记录电极，使用全视野刺激器提供闪光刺激，记录五种反应图形：①视杆细胞系统的反应；②最大视网膜反应（包括两种光感受器系统的混合反应）；③振荡电位；④视锥细胞的反应；⑤闪烁反应。

局部闪光视网膜电图常用的适应光为持续的白光或蓝光，刺激光为白光或红光。基本原则是适应光能满意地抑制弥散光反应，并记录到局部反应。

图形视网膜电图采用非接触镜电极（细的导电纤维或金箔）作为记录电极，安置于下穹隆部，刺激图形为黑白翻转方格，刺激野在 10°～16°之间，分别测定大、中、小方格刺激的图像视网膜电图。

2. 眼电图（electro-oculogram，EOG）　是使眼球依一定的角度转动，在明适应和暗适应下记录眼静息电位的变化，将变化中的谷值和峰值进行对比。主要测试视网膜色素上皮－光感受器复合体的功能，也用于测定眼球位置及眼球运动的生理变化。

常规眼电图测定目前多采用磁力线切割的方式，其精度比测量眼球内外电位差的方式提高了一个数量级。记录：①光峰对暗谷比值；②光峰对暗适应基线比值。

此外，尚有快振荡和非光反应性眼电图可供选择。

3. 视觉诱发电位（visual evoked potential，VEP）　是大脑皮层对视觉刺激发生反应的一簇电信号，可反映视神经以后视路的功能状况。

视觉诱发电位分为闪光视诱发电位和图形视诱发电位。检查时，将银 - 氯化银或金盘状电极用火棉胶或导电膏固定在头皮上。最常用的电极放置系统是国际 10/20 系统。单通道记录时，作用电极放置于 Oz 位，参考电极放在 Fz 位，地电极放在头顶中线处或耳垂处。

闪光刺激诱发的 VEP 波形中含有 N1、P1、N2 三个波，其中波形振幅和潜伏期变异较大，通常用于视力严重受损不能做图形 VEP 患者。图形翻转棋盘格诱发的 VEP 含有 N75、P100、N145 三个波，P100 波的波峰最为显著且稳定，其中潜伏期在个体间及个体内变异小为临床常用指标。

4. 多焦视网膜电图（multifocal electroretinogram，mfERG）　应用计算机 m 系列控制随离心度增加而增大的六边形阵列刺激图形，可以得到视网膜视锥细胞反应密度分布图，对于发现黄斑区局灶性病变具有灵敏和直观的优点。其结果可以用任意分区的平均值表示、波描记阵列表示或伪彩色三维立体图表示（彩图 7）。

5. 多焦视诱发电位（multifocal visual evoked potential，mfVEP）　应用计算机 m 系列控制随离心度增大而增大的六边形阵列刺激图形或飞镖盘刺激图形，从枕部皮肤电极记录的反应由计算机分析后，得出各个刺激部位的视诱发电位。目前在青光眼和部分视路病变中得到一定的应用。

临床主要用于以下疾病的检测和诊断：①遗传性视网膜变性类疾病。②视网膜血液循环性疾病。③黄斑病变。④脉络膜病变。⑤视神经病变和视路病变。⑥屈光间质混浊。⑦药物性、化学性、光中毒性及氧供应紊乱的视网膜改变。⑧青光眼和高眼压症。⑨其他如维生素 A 缺乏症、视网膜脱离及玻璃体腔硅油的影响、眼外伤与金属沉着症、弱视等病变。

九、眼科影像检查

（一）X 线检查

1. 检查原理　X 线由 X 线机产生，是一种波长很短的电磁波，它以光速沿直线前进。应用于诊断 X 线的波长范围为 0.08 ~ 0.31 埃（1 埃 =10-8cm），具有穿透性、荧光作用、摄影作用和电离生物作用。X 线的穿透性与其波长及物质的密度和厚度有关，X 线穿过不同密度和厚度的组织后，其强度在各部位强弱不同，使摄影胶片中的溴化银释出银离子（Ag^+）的能力不同，经暗室进行显影和定影后，银离子被还原为黑色影像，未被照射部分则为白色，从而产生影像。

2. 临床应用　对眼眶 X 线照片要按一定顺序逐项观察，如眶窝形状、眼眶容积、眼眶密度、眶壁、眶上裂、视神经孔及眶周围结构等。

眼球内不透光异物、钙化点、眶内占位性病变均可进行 X 线检查以确定诊断。主要有眼眶平片、眼眶造影、泪道造影、异物定位等。

（1）眼眶平片：主要用于：①眼眶扩大；②骨质吸收与破坏；③骨肥厚；④钙化；⑤眶上裂扩大；⑥视神经孔改变。

（2）眼眶造影：利用对比方法，显示占位性病变的轮廓，可用空气、油性或水溶性对比剂进行。

（3）泪道造影：借助阳性造影剂检查，X 线平片可以发现泪道阻塞的位置及程度，从而确定治疗方法。

（4）异物定位：正位、矢状位和侧位 X 线，可显示与角膜金属环的位置关系，以此做异物定位。

（二）CT 检查

1. 检查原理　电子计算机断层成像（computed tomography，CT）由 X 线发生部分、X 线检测部分、图像处理显示部分和操作控制部分组成。由 X 线产生窄束笔形或扇形束对人体进行直线扫描至终端后，被对侧的探测器接收并将强弱不等的 X 线分别转化为光线，照射光电装置，转变为电能；再经模拟／数字转换器形成数据，输入计算机；计算机将这些数据进行运算和排列，得出每一像素的密度值，并排列成矩阵；经过数字／模拟转换器，输至操作台的显像系统，在阴极射线管上出现二维 CT 图像。

CT 图像是密度图像，用 CT 值标明组织密度。以水作为标准密度，CT 值为 0，低于水的组织结构为负值，高于水的则为正值。CT 像以灰度表示：CT 值越高，在图像上越白亮；CT 值越低，在图像上越暗。

2. 检查方法

（1）CT 平片：指在不用影像加强剂的情况下进行检查。扫描平面分水平、冠状和矢状三个方向。

（2）增强 CT：静脉注射含碘水溶液造影剂（泛影葡胺）时，可使病变密度增强。

3. 临床应用

（1）眼球内病变：①眼球内高密度影：见于视网膜母细胞瘤、脉络膜黑色素瘤、脉络膜骨瘤等；②眼环增厚：见于视网膜脱离、脉络膜脱离、巩膜炎和炎性假瘤等；③玻璃体内弥漫性密度增高：见于玻璃体积血、混浊及玻璃体内机化物等。

（2）眼眶病：①眶内高密度块状影：见于眶内良性肿瘤、恶性肿瘤和炎性肿块等；②眼外肌肥大：见于 Graves 眼病和肥大性肌炎等；③视神经肿大：见于脑膜瘤、视神经胶质瘤、视神经炎、视神经挫伤、视盘水肿、炎性假瘤等；④眼上静脉扩张：见于颈动脉海绵窦瘘及眼内静脉瘤等；⑤泪腺肿大：见于泪腺肿瘤及结节病等。

（3）眼外伤：可见于软组织挫伤、骨折和异物等。

（三）MRI 检查

1. 检查原理　磁共振（magnetic resonance imaging，MRI）含有单数质子、单数中子或两者均为单数的原子核具有自旋及磁矩的物理特性，并且以一种特定的方式绕磁场方向旋转，这种旋转称为"进动"或"旋进"。用一个频率与进动频率相同的射频脉冲激发所检查的原子核，将引起共振。在射频脉冲的作用下，一些原子核不但相位发生变化，并且吸收能量后跃迁到较高能态。在射频激发停止后，有关原子核的相位和能级都恢复到激发前状态，这个过程称为"弛豫"。弛豫时间有两种，即 T1 和 T2。T1 弛豫时间为物质放置于磁场中产生磁化所需的时间，T2 弛豫时间为在完全均匀的外磁场中横向磁化所维持的时间。质子磁共振成像的因素有质子密度、T1 和 T2。这些能级变化和相位变化所产生的信号均能被所测样品和人体邻近的接收器测得。根据计算机不同的程序将接收到的信号进行成像。T1 短和 T2 长的物质能产生较强自旋回波 MR 信号，T1 长和 T2 短的物质则产生较弱的信号。如果知道病灶和正常组织之间的弛豫时间差别，随之挑选合适的程序指标时间，即可增强图像上病灶和正常组织之间的差别。

2. 正常表现　检查眼眶时，横轴位 SE（自旋回波顺序）、T1 及 T2 加权扫描是最基本的。有时为了对病变正确定位，还辅以冠状位或矢状位 T1 加权扫描。

眶骨皮质 MRI 无信号；骨髓因含有脂肪在 T1 加权像呈高信号，T2 加权像呈中等信号，眼血管为低信号，各支神经呈中等信号；眼外肌在 T1 加权像呈中等信号，而 T2 加权像呈低信号，视神经呈中等信号，平行于视神经的矢状位以及横轴位可显示视神经的全长；在 T1 加权像，角膜的外、中、内层分别呈中等、低与高信号，在 T2 加权像，角膜的外层与中层各呈高与低信号；脉络膜以及视网膜在 T1 加权像呈高信号；虹膜在 T1 加权像为高信号，T2 加权像为低信号。

3. 临床应用

（1）眼眶隔前病变：蜂窝织炎、基底细胞癌和肉芽肿等。

（2）肌锥外病变：骨瘤、成骨细胞瘤、骨纤维结构不良、巨细胞瘤、软骨肉瘤、副鼻窦引起的眶内感染与肿瘤、泪腺肿瘤等。

（3）眼外肌病变：内分泌性眼病、眼眶肌炎、横纹肌肉瘤和淋巴瘤等。

（4）肌锥内病变：海绵状血管瘤、炎性假瘤、血管畸形、淋巴管瘤、脂肪瘤和转移癌等。

（5）视神经及视神经鞘病变：视神经胶质瘤、脑膜瘤和视神经炎等。

（6）眼球病变：视网膜母细胞瘤、黑色素瘤、脉络膜转移癌、视网膜脱离、巩膜炎、巩膜葡萄肿等。

第七节　眼科辨证

眼科的辨证方法，除八纲辨证、病因辨证、脏腑辨证、六经辨证、气血津液辨证等基本方法外，还有五轮辨证、八廓辨证、内外障辨证、眼常见症辨证等眼科的特殊辨证方法。此节重点介绍常用的内外障辨证、五轮辨证和眼常见症辨证及内眼病辨证。

一、内外障辨证

眼科病症虽多，但根据发病部位可分为外障与内障两大类，是眼科运用较多的一种眼病分类方法。《医宗金鉴·眼科心法要诀》说："障，遮蔽也。内障者，从内而蔽也；外障者，从外而遮也。"

1. 外障

（1）病位：指发生在胞睑、两眦、白睛、黑睛的眼病，相当于西医学之外眼病。

（2）病因：多因六淫外袭或外伤所致。亦可由痰湿内蕴，脏腑积热，脾虚气弱，阴虚火炎等引起。

（3）病变特点：外症突出，征象明显，如目涩痒痛、畏光流泪、胞睑难睁、红赤肿胀、白睛红赤、胬肉攀睛、黑睛生翳等。

2. 内障

（1）病位：内障有狭义与广义之分。狭义内障专指晶珠混浊，相当于西医学之白内障；广义内障则包括发生于瞳孔及其后一切眼内组织的病变，如瞳神、晶珠、神膏、视衣、目系等眼内组织的病变，相当于西医之内眼病。

（2）病因：多因七情过激，脏腑亏损，气血不足，阴虚火炎，气滞血瘀所致。亦可由外邪入里或眼外伤等引起。

（3）病变特点：多为外眼正常，但视觉异常，如暴盲、青盲、视瞻易色、视瞻昏渺等；亦可见瞳神有形色改变，如绿风内障、瞳神紧小、瞳神干缺、圆翳内障等。

二、五轮辨证

五轮辨证是运用五轮学说，通过观察眼部各轮的症状与体征，来推断相应脏腑病变的方法。实际上是一种从眼局部进行脏腑辨证的方法。由于五轮在辨证中主要是确定病位，故临床尚应与八纲、病因、脏腑等辨证方法相结合，方能正确指导临床。

1. 肉轮　即为胞睑、眼睑，其病变常与脾胃有关。

（1）实证：胞睑红肿灼痛，多为脾胃积热；睑弦赤烂而痒，多为湿热兼风；胞睑皮下硬结，不红不痛，多为痰湿结聚；睑内颗粒累累，色红而坚，多为血热壅滞。

（2）虚证：上胞下垂，多为脾虚气陷，或风邪中络；胞睑肿胀，不红不痛，按之虚软，多为脾肾阳虚，水湿上泛；胞轮振跳，多为血虚生风，或心脾两虚；胞睑频眨，不由自主，多为脾虚肝旺，燥热伤津，阴虚血少；睑内色泽较淡，多为脾虚血少。

2. 血轮　即为两眦，其病变常与心和小肠有关。

（1）实证：两眦红赤糜烂，多为心火上炎；内眦红肿疼痛，触之有硬结，多为心经热毒；内眦按压泪窍溢脓，多为心脾积热；眦部赤脉粗大鲜红，多为心经实火；胬肉头尖体厚，红赤显著，发展迅速，多为心肺风热，心火炽盛。

（2）虚证：两眦赤脉细小淡红，干涩不舒，或胬肉淡红菲薄，发展缓慢，多为心经虚火。

3. 气轮　即为白睛，其病变常与肺和大肠有关。

（1）实证：白睛红赤，颜色鲜红，多为外感风热，或肺经实热；白睛暗红，结节隆起，多为肺经瘀热；白睛红赤肿胀，多为肺热亢盛；白睛水肿，多为肺气失宣。

（2）虚证：白睛血丝淡红稀疏，多为肺经虚火；白睛干涩少津，多为肺阴不足。

4. 风轮　即为黑睛，其病变常与肝和胆有关。

（1）实证：黑睛星翳初起，多为外感风邪；黑睛生翳，状如凝脂，多为肝胆火炽，热毒壅盛；黑睛混浊，如镜面呵气之状或深层兼有赤脉深入，多为肝胆热毒，湿热蕴蒸，兼有瘀滞。黑睛浅层赤膜下垂，或血翳包睛，多为肺肝热盛，血热壅滞。

（2）虚证：黑睛翳陷，久不平复，或星翳日久不愈，时隐时现，多为正虚邪留，气阴两虚。

5. 水轮　即为瞳神，包括瞳孔及其后一切眼内组织，如晶珠、神水、神膏、目系等。按五轮学说，其病变主要责之于肾。由于肝肾同源，水轮病变常与肝肾有关。

（1）实证：瞳神散大、头目胀痛难忍，多为风火攻目，肝郁气逆，痰火上壅；瞳神紧小、眼珠坠痛拒按，多为肝经风热，肝胆火炽，风湿夹热。

（2）虚证：瞳神干缺、视物昏矇，多为肝肾阴虚，虚火上炎；晶珠混浊、瞳神变白，多为肝肾亏虚，精血不足。

　　虽然五轮学说在眼科临床运用中较普遍，有一定的指导意义，但其也有明显的局限性，如白睛发黄，病位虽在气轮，但病多不在肺，病因常与肝胆湿热有关；黄仁位居黑睛之后，生理上黄仁内应于肝属风轮，而黄仁中央的瞳神内应于肾属水轮，故黄仁与肝、肾都有关系；瞳神疾患的病因病机较为复杂，其不仅与肾有关，还与其他脏腑有密切关系。因此，临床宜整体与局部相结合，综合分析，全面辨证。

三、眼常见症辨证

（一）辨主观症状

1.辨目痛　外障引起的目痛，多为沙涩疼痛、灼热刺痛；内障引起的目痛，多为酸胀疼痛、牵拽痛、眼珠深部疼痛；目赤涩痛，眵多黏结，多为外感风热；白睛微红微痛，干涩不舒，多为津亏血虚；目珠胀痛如突，多为气血郁闭。眼珠深部疼痛，多为肝郁气滞，或肝火上炎。痛连颞颥，为少阳经受邪；痛连巅顶后项，属太阳经受邪；痛连前额鼻齿，为阳明经受邪。

2.辨目痒　目痒有因风、火、湿和血虚等不同，但以风引起者居多。目赤而痒，迎风尤甚，多为外感风热；睑弦赤烂，眵泪胶黏，瘙痒不已，或睑内颗粒肥大，痒如虫行者，多为湿热兼风；痛痒并作，红赤肿甚，多为邪毒炽盛；痒涩不舒，时作时止，多为血虚生风。目病将愈而痒者，多为邪退火息，气血渐复。

3.辨目涩　目涩即为眼内异物感不适，有沙涩与干涩之分。目沙涩疼痛、畏光流泪，多为外感风热，或肺热壅盛，或为肝胆火炽，或为异物入目所致。目干涩不舒，多为肺阴不足，津液耗损；或为肝肾阴虚，精亏血少所致。

4.辨羞明　羞明即为畏光。羞明伴目赤肿痛，多为外感风热，或肝胆火炽；羞明伴干涩不舒、红赤不显，多为津亏血少，阴虚火炎；羞明伴眼睑欲闭、乏力倦怠，多为脾气不足，或阳虚气陷。

5.辨视力异常　视近尚清、视远模糊，多为阳气不足，或久视伤睛；视远尚清、视近模糊，多为阴精亏损。外眼端好而视物昏蒙者，多为血少神劳，肝肾虚损。视力骤降，甚者盲无所见，多为目络瘀阻，络损出血，目系猝病。入夜或暗处不能视物，视野缩窄，多为肾阳不足，肝肾亏虚。晶珠混浊、视力缓降，多为年老肾亏，精气不足。

6.辨目妄视　眼前蚊蝇飞舞、黑影飘浮，多为湿浊上泛，虚火灼络，肝肾精亏。视瞻有色、视直为曲、视大为小、视物变形，多为脾湿水泛，肝郁血虚，肝肾不足。瞳神散大、白睛混赤、视力剧降，多为风火攻目，肝郁气逆，痰火上壅；瞳神缩小、抱轮红赤、视物模糊，多为肝胆火炽，风湿夹热，阴虚火旺。视一为二、目珠偏斜，多为风痰阻络，目络瘀滞。

（二）辨客观症状

1.辨目赤　目赤主要表现为白睛红赤、抱轮红赤、白睛混赤。

（1）白睛红赤：位于白睛浅层，起于周边，颜色鲜红，呈树枝状，推之可动。点用0.1%肾上腺素后，红赤消失，相当于西医学之结膜充血。主要见于暴风客热、天行赤眼、金疳等白睛浅层病变。

（2）抱轮红赤：位于白睛深层，环绕黑睛周围发红，颜色紫暗，呈毛刷状，推之不动。点用0.1%肾上腺素，红赤不消失，相当于西医之睫状充血。主要见于聚星障、花翳白陷、混睛障、瞳神紧小等黑睛及瞳神病变。

（3）白睛混赤：白睛红赤与抱轮红赤同时存在，相当于西医学之混合充血。主要见于凝脂翳、绿风内障、瞳神紧小等严重病变。

2. 辨目肿　目肿表现在胞睑、两眦、白睛和黑睛。

胞睑红肿如桃、灼热疼痛，多为脾胃积热，热毒壅盛；胞睑肿胀骤起、微红而痒，多为外感风邪；胞睑虚肿如球、不红不痛、皮色光亮，多为脾肾阳虚，水气上泛；胞睑红肿湿烂，多为湿热熏蒸；胞睑肿胀青紫，多为气滞血瘀。内眦突发红肿高起、疼痛拒按，多为风热上攻，心火炽盛。白睛红赤肿胀，多为风热犯肺，肺热壅盛；白睛赤紫肿胀，多为肺经瘀热，热与血结；白睛肿胀不红、状如鱼泡，多为肺失宣降，气机壅滞。黑睛水肿、雾状混浊，多为肝胆火炽，风火攻目；或为肝郁气逆，痰火上壅，阳亢风动所致。

3. 辨目眵　眵即为眼分泌物。眵多硬结，为肺经实热；眵稀不结，为肺经虚热；眵多黄稠，为热毒炽盛；目眵胶黏或呈黏丝状，多为湿热所致。

4. 辨目泪　热泪如汤，多为外感风热或肝火炽盛，热毒上攻；迎风流泪，多为肝血不足，风邪外引；冷泪长流，多为气血不足，肝肾亏虚，或泪道狭窄阻塞所致。

5. 辨翳膜　翳与膜是外障眼病常见的形态变化，古代眼科医籍中论述较多，临床易于混淆，故应予以分辨。

（1）翳：有狭义与广义之分。狭义的翳专指黑睛混浊，广义的翳则包括黑睛与晶珠混浊。下文所叙为狭义翳。

①新翳：指黑睛混浊，表面粗糙，境界模糊，有发展趋势，多伴有不同程度的目赤疼痛、羞明流泪等症，相当于西医学之角膜炎症性病变。

②宿翳：指黑睛混浊，表面光滑，境界清楚，无发展趋势，无目赤疼痛，羞明流泪等症，相当于西医学之角膜瘢痕。

（2）膜：自白睛或黑白睛交界之际起障一片，或白或赤，渐渐向黑睛中央蔓延者，称之为"膜"。如赤膜下垂、胬肉攀睛等，即属于膜的范畴。若膜上赤丝密集，红赤显著者，称为"赤膜"；赤丝稀疏、红赤不显者，称为"白膜"。

6. 辨目偏视　双眼自幼偏斜、视力低下多因先天禀赋不足，或屈光不正所致；眼珠突然偏斜、转动受限、视一为二，多因风痰阻络，目络瘀滞引起。

7. 辨目突与珠陷

（1）目突：眼珠胀痛突起、转动受限、白睛红赤肿胀，多因风热火毒上攻于目；双侧眼珠突出、如鹘鸟凝视，多为肝郁气滞，目络滞涩，或素体阴虚，肝阳上亢所致；眼珠骤然突出眶外与头位改变有关，多因眶内血络受损，血溢络外；单眼渐进性突出，常为眶内肿瘤所致。

（2）珠陷：眼珠向后缩陷，多因肾津亏虚或津液耗损，或眶内瘀血机化所致；眼珠萎缩塌陷，多因眼珠破损，眼内容物外溢，或因瞳神紧小失治误治而成。

8. 辨目　眼珠瞤动，即为眼球震颤。自幼眼珠震颤，多为先天禀赋不足，眼珠发育不良；突发性眼珠震颤，多为风邪外袭或肝风内动所致。

四、内眼病辨证

内眼组织包括晶体、玻璃体、视神经、视网膜、黄斑、脉络膜等，属中医瞳神范畴。其不仅与肾有关，而且也与其他脏腑有密切关系。临床应局部与整体相结合，综合辨证。

1. 辨晶状体病变　晶状体混浊发于老年者，多为肝肾亏虚，精血不足；或肝热上扰，脾虚气弱所致。并发于其他眼病者，多为肝胆火炽；或湿热内蕴，邪气上犯所致。此外，头眼部外伤及先天禀赋不足也可引起。

2. 辨玻璃体病变　玻璃体呈尘状、丝状或网状混浊，眼内有炎症性病变或病史者，多为湿浊上泛，肝胆热毒引起；玻璃体呈棕黄色点状、条状，或团块状混浊，眼内有出血性病变或病史者，多为热伤目络，气滞血瘀；玻璃体呈丝状、蜘蛛状混浊，或白色雪花样混浊，眼底有退行性病变者，多为肝肾亏虚，或气血虚弱。

3. 辨视盘病变

（1）视盘充血：色泽鲜红、境界模糊者，多为肝胆火炽，肝郁化火，邪毒上壅所致；色泽暗红、境界不清者，多与肝郁气滞，脉络瘀阻有关。

（2）视盘水肿：高起呈蘑菇状，多为气血瘀滞，血瘀水停；或为痰湿郁遏，气机不利。若颜色淡红者，多属肾阳不足，命门火衰，水湿蕴积所致。

（3）视盘色泽改变：视盘色淡或苍白、境界清楚，多为肝肾亏虚，气血不足，肝郁血虚，目络瘀滞，目系失养所致；视盘淡白、境界模糊者，多为余邪未清，目中玄府瘀滞；视盘颜色蜡黄、边界欠清，多与肾阳不足，肝肾亏损，目络滞涩有关。

4. 辨视网膜病变

（1）视网膜出血：早期出血、量多而颜色鲜红者，多为脏腑热盛，火灼目络；或阴虚阳亢，虚火灼络。出血日久、颜色紫暗者，多为气滞血瘀，脉络瘀阻。若为反复出血，新旧血液夹杂，或有机化膜、新生血管者，多为阴虚火旺，灼伤目络；或脾虚气弱，血失所统，溢于络外；或正虚邪留，痰瘀互结。此外，头眼部外伤，损伤目络，亦可引起视网膜出血。

（2）视网膜水肿：局限性水肿，可由肝郁气滞，脾虚有湿，脏腑热盛，阴虚火旺所致；或因脉络瘀滞，血瘀水停引起。弥漫性水肿，多因脾肾阳虚，水湿上犯；外伤性视网膜水肿，则为气滞血瘀所致。

（3）视网膜渗出：新鲜渗出，多为肝胆火炽，湿热蕴蒸，阴虚火旺所致；陈旧性渗出物或机化物形成，多为痰瘀互结，气滞血瘀，或肝肾不足所致。

（4）视网膜退行性病变：多因肝肾亏虚，气血不足，视衣失养。

（5）色素沉着：多属肾阴亏虚，或命门火衰。

5. 辨视网膜血管病变　视网膜静脉迂曲扩张，多为肝郁气滞，气血瘀阻，或脏腑热盛，血热夹瘀。视网膜动脉变细、反光增强，或动静脉交叉处有压迹，多为肝肾阴虚，阳亢风动。视网膜血管阻塞，多为气滞血瘀，或气虚血瘀，或痰热上壅所致。视网膜血管细小、色泽变淡，多为气血不足，或肝肾亏虚，虚中夹瘀。

6. 辨黄斑病变

（1）黄斑区水肿与渗出：水肿，多为肝郁犯脾，水湿停聚；或脾肾阳虚，水湿上犯。渗出多，为痰湿结聚；或气滞血瘀，或郁热伤津，热搏血结致瘀而成。

（2）黄斑出血：多为劳伤心脾，脾虚失统，气不摄血；或因火热炽盛，灼伤目络，迫血妄行；或因外伤目络，血溢络外。

（3）黄斑色素沉着或变性：多为肝肾不足，脾肾亏虚，或虚中夹瘀所致。

第六章　眼科治疗概要

中医眼科由远古至今在长期的医疗实践中，汇聚了大量的方药和治疗法则，积累了丰富眼病治疗经验，形成了独具特色的完整治疗体系。现代眼科学结合最新的光电技术，使眼病诊治水平不断提高。中西医结合眼科治疗内容丰富、方法多样、相辅相成，主要分为内治、外治、手术、激光、针灸理疗，具体如下。

一、内治

内治法是指以口服、静注、肌注等方式进行干预的方法，是一种需评估全身情况的综合性治疗措施，强调整体观，以辨证为依据的治疗原则。

（一）中医眼科内治

眼科内治法承源于中医内治法则，综合了脏腑、病因、气血津液辨证之精华，参之以眼科特色的轮脏辨证、辨病辨证相结合，审因论治，广泛应用于内、外障眼病。本章从代表性的祛风、清热、祛湿、祛痰、理气、理血、补益、退翳等方法入手，简单介绍眼科的内治法。

1.祛风法　以疏散风邪或平息肝风药物组方，治疗风邪所致眼病的方法。又分祛风清热、祛风通络、祛风止痒、祛风理血及平肝息风等不同。

（1）祛风清热法：适用于风热犯目所致的外障眼病，如眼表病之痒、涩、灼、泪、眵及眼睑红疹、白睛赤脉、星翳初显等。外障眼病以风热最多见，故祛风清热法应用最广。常用药有桑叶、菊花、薄荷、桔梗、木贼、蝉蜕、蒺藜等。代表方如散热消毒饮子、祛风散热饮子、羌活胜风汤、新制柴连汤、白薇丸、银翘散、栀子胜奇散。

（2）祛风通络法：适用于风中经络所致上睑下垂、麻痹性斜视等病证。常用药有羌活、僵蚕、白附子、胆南星、法半夏等。代表方如正容汤、排风散等。

（3）祛风止痒法：适用于风邪侵袭，邪气充行于睑眦腠理之间而致目痒，甚则痒若虫行者。常用药有川芎、羌活、防风、荆芥等。代表方如驱风一字散。

（4）祛风理血法：适用于血虚生风所致胞轮振跳；或风热壅目，血气凝滞所致的眼目红肿者。常用药有当归、红花、川芎、防风、荆芥穗等。代表方如当归活血饮、加减四物汤、除风益损汤。

（5）平肝息风法：适用于肝阳上亢之视神经及视网膜炎症；视网膜血管病、青光眼、视疲劳、斜视等。头目胀痛，头晕耳鸣，烦躁失眠，面红烘热，视力下降，瞳孔散大，眼压增高，眼位偏斜，眉骨胀痛，视盘充血水肿，视网膜动脉细而反光强，静脉怒张或血管阻塞，视网膜出血、渗出、水肿或缺血。常用药有龙骨、牡蛎、天麻、钩藤、僵蚕、全蝎、石决明、羚羊角等。代表方如镇肝息风汤、天麻钩藤饮、绿风羚羊饮、养肝息风汤。

2.清热法　以寒凉清热降火药物组方，清除火热之邪的治疗方法。清热药具有的退红解

NOTE

毒、消肿止痛作用，经现代药理证明其通过解热、抗炎、抗过敏作用来缓解症状，促进机体免疫功能而增强抗病能力并促使组织损伤的修复，因此清热药在治疗感染性疾病中应用最广。清热法，又分为清热解毒、清热凉血、清肝泻胆、清心泻热、通腑泻胃、清肺泻热及清虚热七类。

（1）清热解毒法：适用于炎症性眼病属热毒实证者，尤其是化脓性炎症及眼外伤合并感染。如急性泪囊炎之红肿热痛；角膜溃疡之抱轮红赤；虹膜炎之前房积脓；眼内炎之眼球突出，眶蜂窝织炎之眼睑高度红肿等；或伴发热口渴，舌红苔黄，脉数。常用药有金银花、野菊花、连翘、大青叶、板蓝根、蒲公英、紫花地丁等。代表方如内疏黄连汤、银花解毒汤、眼珠灌脓方、五味消毒饮、黄连解毒汤、普济消毒饮、仙方活命饮。

（2）清热凉血法：适用于火热炽盛，热入营血所致的眼内出血、结膜下出血等病证。常用药有玄参、生地黄、牡丹皮、赤芍、紫草等。代表方如犀角地黄汤、退热散。

（3）清肝泻胆法：适用于肝胆火热所致的角膜炎、葡萄膜炎、青光眼等病证。常用药有龙胆草、黄芩、栀子、决明子、青葙子等。代表方如龙胆泻肝汤、凉胆丸、当归散。

（4）清心泻热法：适用于心经火热所致眦部充血、急性泪囊炎、翼状胬肉等病证。常用药有黄连、栀子等。代表方如导赤散、洗心汤、竹叶泻经汤。

（5）清肺泻热法：适用于肺热亢盛所致结膜充血，或结热为疱、眵多泪热等病证。常用药有黄芩、桑白皮、栀子等。代表方如泻肺饮、泻肺汤、桑白皮汤。

（6）通腑泻胃法：以通腑泻便和清热泻火药物组方，荡涤实热火毒与瘀血达到止痛退赤的作用，治疗火毒炽盛，腑实秘结，瘀滞内停，如眼睑红赤肿痛、分泌物黄稠、睑缘炎、角膜溃烂、前房积脓等病证。或伴口渴喜饮，大便秘结，腹胀腹痛，舌红苔黄，脉数实等里实热结证。常用药有石膏、知母、大黄、芒硝等。代表方如芍药清肝散、泻肝散、通脾泻胃汤、眼珠灌脓方、防风通圣散、凉膈连翘散、内疏黄连汤。

（7）清虚热法：以甘寒滋阴与寒凉降火药物组方，滋阴液、降虚火、退骨蒸，治疗阴虚火旺证，是炎症性眼病中后期的常用治法。用于阴虚火旺所致眼干涩不适、慢性结膜炎、角膜炎、葡萄膜炎、视神经视网膜的炎症等，或伴骨蒸潮热、五心烦热、虚烦不寐、颧赤唇红、盗汗遗精、腰膝酸软、口燥咽干、舌红少津、脉细数等阴虚内热之象。常用药有密蒙花、黄柏等。代表方如滋阴降火汤、知柏地黄汤、养阴清肺汤。

3. 祛湿法　以健脾祛湿药物组方，祛除湿邪达到治疗眼病的方法。适用于湿邪外侵或湿浊内蕴所致的内外障眼病，如眼睑病变之痒、肿、湿烂；睑结膜之滤泡、污秽；角膜溃疡之黑睛溃陷；玻璃体混浊之视瞻昏渺；黄斑水肿之视物模糊。又分芳香化湿与利水渗湿两类：

（1）芳香化湿药：该类药物都含有芳香性挥发油，具有刺激胃肠运动的作用。藿香、佩兰、苍术、砂仁、豆蔻等还具有抗菌作用；厚朴、藿香对多种真菌有抑制作用。石菖蒲芳香化浊，开窍明目。

（2）利水渗湿药：该类药物有较强的利尿作用，不少药物还有抗感染和增强免疫力的作用。如车前子、薏苡仁、茯苓、猪苓、泽泻具有抗菌作用，车前子、木通、茵陈能抗真菌，茯苓多糖、猪苓多糖能增强机体免疫功能。

代表方有三仁汤、除湿汤、猪苓汤。祛湿法久用有耗阴伤津之虑，当谨慎用药。

4. 祛痰法　以祛痰化饮药物为主组方，以消除痰饮为主要作用的治疗方法。适用于痰饮上泛所致眼病，如睑板腺之结节、肿核；球结膜之疱疹压痛；虹膜之污浊渗出；玻璃体之浑浊机化；视网膜之渗出水肿；络脉间脂质沉积、瘀阻；眼位偏斜之视一为二等。疑难慢性眼病，多从痰瘀论治。常用药有半夏、胆南星、陈皮、瓜蒌、桔梗、白附子、海藻、贝母等。代表方如二陈汤、温胆汤、化坚二陈丸、涤痰汤、正容汤、导痰汤。

5. 理气法　以疏肝解郁、调理气机的药物组方，改善或解除肝郁气滞证而治疗眼病的方法。适用于肝气郁滞，目窍不利的内外障急慢性眼病，如内障眼病之瞳神干缺、绿风内障、青风内障、视力疲劳；目系、视衣及络脉疾病之眼目胀痛，视物昏蒙，视物变形，视瞻有色，甚或暴盲；兼症胁胀，胸闷，情绪波动难于自制，月经不调，脉弦等症。又分疏肝理气药与行气导滞药两种：

（1）疏肝理气药：用于肝气郁结的眼病。常用药有柴胡、香附、青皮、佛手、川楝子、郁金等。

（2）行气导滞药：用于脾胃气滞的眼病。常用药有枳实、陈皮、厚朴、广木香、槟榔、乌药、沉香等。

代表方如逍遥散、柴胡疏肝散。

6. 理血法　眼病血证源于火、热、瘀、虚、实多因，或因于气或因于血，审因论治为要。凡出血性眼病，均须应用理血药治疗。血溢者宜止血，血瘀者宜活血化瘀，血热者宜凉血，血虚者宜补血。后两者在清热药及补益药中陈述，这里仅介绍止血法、活血化瘀法与活血利水法。

（1）止血法：适用于结膜下出血、前房积血、玻璃体积血、眼底出血等。代表方如生蒲黄汤、宁血汤、十灰散。常用的止血药依其作用又分凉血止血、收敛止血和祛瘀止血等三种：

① 凉血止血药：用于血热妄行的出血证。大蓟、小蓟、地榆有较强的抗纤溶和收缩局部血管的药理作用，侧柏叶能促凝血，白茅根和槐花可增强毛细血管抵抗力。

② 收敛止血药：用于各种眼病之新出血及外伤出血。仙鹤草和白及能促凝血、抗纤溶、抗菌、抗溃疡，紫珠草有抗菌、促凝血和增强局部毛细血管抵抗力的作用。

③ 化瘀止血药：用于瘀血阻滞而出血者。常用药有三七、蒲黄、茜草等，此类药有抗血小板聚集而促凝血作用，三七还可收缩局部血管及抗血栓。

止血法仅适用出血早期，逐渐转向活血化瘀治法，以促进离经之血的吸收，以免留瘀之弊。

（2）活血化瘀法：以活血化瘀的药物组方，改善血行，消散瘀滞，促进眼部瘀血吸收的方法。适用于各种血脉阻滞，血流不畅，或瘀血停聚的内外障眼病及眼外伤。如外障之眼部胀痛刺痛、胞睑青紫肿硬、肿块结节、白睛赤脉粗大、不时溢血；内障之视衣萎缩、变性、脉络阻塞、缺血、溢血；眼外肌的麻痹、外伤或各种眼内手术后。常用药有桃仁、红花、泽兰、益母草、川芎、丹参、刘寄奴、赤芍、丹皮、牛膝、乳香、没药、五灵脂、虻虫、苏木、穿山甲、鸡血藤、血竭等。代表方如桃红四物汤、血府逐瘀汤、归芍红花散、补阳还五汤、祛瘀汤。祛瘀法力量峻猛，气血虚弱及孕妇忌用。

眼科血证较多，离经之血本无窍道析出，或为瘀或为痰，痰瘀互结为患，痰浊丛生，瘀留珠内变生它症，可毁损珠目，必要时以手术方法除之，以安其神明之府第。

（3）活血利水法：以活血化瘀、利水渗湿为主要作用，用于治疗眼部血水互结或血瘀水停证，如胞睑瘀肿、白睛出血肿胀、血灌瞳神，眼内渗出、水肿、出血，五风内障及其术后、视衣脱离术后等。常用药有桃仁、红花、赤芍、川芎、丹参、当归、牛膝、泽兰、益母草、茯苓、猪苓、车前子等。代表方如桃红四物汤合四苓散、生蒲黄汤合猪苓散等。

7. 补益法　以补益作用的药物组方，补养脏腑气血、调和阴阳的治法，适用于各种虚证的内外障眼病。

（1）益气养血法：以补益气血的药物组方，改善气血虚弱证候而达到明目作用。适用于各种原因引起的气血不足的慢性内外障眼病，如肝劳之久视眼胀；上睑下垂之睁眼乏力；黑睛翳陷之视物渐昏；圆翳内障之视瞻昏渺；视衣脱离术后之视瞻有色；青盲、青风内障、高风内障等。脾胃乃生化之源，气血相依，故益气与养血同用，补气血与健脾胃同行，临证当需辨析孰轻孰重而治之。常用药有党参、白术、怀山、黄芪、熟地黄、当归、白芍、何首乌、阿胶、桑椹子、甘草等。代表方如芎归补血汤、八珍汤、益气聪明汤、参苓白术散、补中益气汤、归脾汤。

（2）补益肝肾法：以补益肝肾作用的药物组方，消除肝肾亏虚证候而达到明目作用的治法，适用于肝肾亏虚的慢性内外障眼病。如肝劳之目乏神光、黑睛翳障之眼内干涩；圆翳内障之视物昏花、青风内障之瞳神散大；青盲之视瞻昏渺；视衣脱离术后之神光自现；高风内障之目不见物，黄斑病变之视瞻有色等。辨析肾阳不足或肝肾精血不足而有所侧重。常用药有熟地黄、枸杞子、女贞子、覆盆子、沙苑子、菟丝子、楮实子、补骨脂、仙茅、仙灵脾等。代表方如杞菊地黄丸、三仁五子丸、加减驻景丸、左归丸、右归丸。

8. 退翳明目法　以祛风、升发、退翳、除膜、消障的药物组方，消退黑睛翳障达到明目作用的眼科独特治法。适用于外障眼病之黑睛生翳。黑睛属肝，清肝、疏肝药物多有退翳作用，因病程所处不同而退翳之法有异。黑睛病初起，当疏风清热除邪以祛翳；风热渐减，则应逐渐过渡至退翳明目。病至后期，邪气已退，遗留翳障而正气已虚者，酌加益气养血或补养肝肾之品。故需续贯以治疗。常用药有蝉蜕、秦皮、谷精草、木贼、密蒙花、石决明、珍珠母、蒺藜、青葙子、蛇蜕、海螵蛸等。代表方如蝉花无比散、五退散、拨云退翳丸、滋阴退翳汤、消翳汤。

（二）西医眼科内治

眼部的疾患常与机体的整个功能状态密切相关，内治是许多眼病必不可少的有效方法，西医眼科十分重视全身药物内治。如闭角型青光眼急性发作期，静脉滴注高渗脱水剂能迅速降低眼压；眶蜂窝织炎则必须全身运用足量广谱抗生素以控制感染。

全身给药后，药物经胃肠或者直接进入血液循环，并随血流到达眼部各组织。因结膜、虹膜、睫状体、脉络膜、视网膜等组织血流量丰富，药物随血流可迅速抵达靶组织。

患者的生理、遗传因素和病理状态及药物的联合应用、相互作用等均可影响全身药物治疗的效果或可能出现的副作用。血液循环内的药物必须通过血 - 房水屏障和血 - 视网膜屏障等血 - 眼屏障，才能抵达眼内如房水和玻璃体腔。药物穿透这类屏障的能力与一般生物膜类似，取决于它们的溶解特性，故分子量小且脂溶性大的药物渗透性强，眼内浓度高；反之，则眼内浓度低。血 - 眼屏障的破坏（如眼内炎、葡萄膜炎、前房穿刺等）可大大提高药物的眼内通透性。

全身用药的途径有口服和注射两种，应注意防止全身性副作用与不良反应。下面简单介绍几类常用药物：

1. 抗感染药 抗感染药种类繁多而推陈出新，其中抗细菌药物有青霉素类、喹诺酮类、氨基糖苷类等。抗真菌药有那他霉素、制霉菌素、两性霉素 B、氟康唑等。抗病毒药有更昔洛韦、泛昔洛韦、羟苄唑等。

抗生素的合理应用使眼部感染性疾病得以控制。但是药物的副作用、过敏反应、耐药问题依然无法避免，因而临床必须严格遵守药物的适应证。

抗感染药物的选择，一般应考虑下述四个方面：

（1）病原微生物：有效治疗眼部感染性疾病关键在于准确判断病原微生物，而分离病原体、药敏试验有助于选择有效的抗微生物药物。对许多病因不明的感染性疾患，应根据病情、药敏试验联合应用抗细菌、抗真菌或抗病毒药。

（2）药物的抗菌作用：选择抗菌药物时，必须了解药物的抗菌谱及其作用特点。

（3）药物的眼内通透性及用药途径：所用药物应在感染部位达到有效治疗浓度并存留一定时间，方能发挥作用。血－眼屏障和角膜上皮的存在使药物在眼科的应用具有其特殊性，必须熟悉各种药物的眼内通透性，以便准确选用有效的药物和恰当的给药途径，保证在感染局部达到有效治疗浓度。眼内感染病例有时须行前房或玻璃体内注射。

（4）药物的不良反应：药物的选择还应充分考虑到可能出现的各种不良反应。应清醒地认识到滥用药物而产生的不良后果有时甚至比原感染性疾患本身更严重。

2. 糖皮质激素和非甾体类消炎药 激素类药物对控制无菌性炎症和免疫反应十分有效。目前在肾上腺皮质所分泌的激素中，糖皮质激素具有很强的抗炎作用。临床最常用的有甲基强的松龙、地塞米松、强的松和氟米龙。长期大剂量应用激素能引起多种全身或眼部的不良反应，如激素性青光眼、并发性白内障。激素尚有升高血压、血糖以及导致骨钙的流失。诱发全身或眼部感染，加重角膜溃疡等。非甾体类消炎药没有糖皮质激素的副作用，因而受到重视，其中阿司匹林、消炎痛、布洛芬都有较好的抗炎作用。

3. 免疫抑制剂 当严重葡萄膜炎患者用激素治疗无效或不能耐受激素不良反应时，改用细胞毒性制剂（如环磷酰胺、苯丁酸氮芥等）和抗代谢药（硫唑嘌呤、氨甲喋呤等）治疗可获得一定疗效，但也可能引起严重并发症，如降低机体抗感染能力、影响生殖功能、诱发恶性肿瘤、抑制骨髓、脱发和消化道功能紊乱等。环孢霉素 A 可选择性抑制细胞免疫功能，用于治疗眼科各种免疫性疾病，如角膜移植术后的排斥反应和眼部的某些自身免疫性疾病。

4. 青光眼用药 降低眼压是治疗青光眼的首要目标。治疗青光眼的药物可以单独或联合使用，应根据每个青光眼患者的眼压、视盘和视野的情况采取个体化治疗，原则上应以使用最小剂量的药物来达到控制眼压和防止视神经、视野的进一步损伤为度。抗青光眼的内治药主要有：

（1）碳酸酐酶抑制剂：可减少房水生成，如醋氮酰胺和醋甲唑胺。长期使用有低血钾的风险，且肾动脉狭窄不宜使用。

（2）高渗剂：在急性青光眼或一些内眼手术前后需要降低眼压时，通过高渗剂如甘露醇和甘油果糖可增加血浆渗透压，使玻璃体容积减少而降低眼压。长期使用，可造成肝肾损伤。

5. 其他

（1）维生素类：补充维生素，如 VitA、VitB$_1$、VitB$_2$、VitB$_{12}$、VitC、VitD、VitE 等防治因

维生素摄入不足或消耗过多引起的全身及眼部损害，VitB$_3$（烟酸）并可扩张周围血管。

（2）能量制剂：三磷腺苷（ATP），作为细胞内能量传递的"分子通货"，储存和传递化学能。

（3）改善微循环：低分子右旋糖酐，除扩充血容量的作用外，还有降低血液黏滞性，改善微循环，用于血栓性疾病。

（4）叶黄素：是一种抗氧化物，自然界中与玉米黄素共同存在，是眼睛中仅有的2种类胡萝卜素。叶黄素可以吸收蓝光等有害光线，也是构成人眼视网膜黄斑区域的主要色素，可以预防年龄相关性黄斑病变引起的视力下降与失明。

眼病治疗或中西药并用，或一主一辅，或分阶段换用，灵活施以中西药物，可取得显著疗效。

二、外治

眼科外治法是用具有各种不同作用的药物与技术，对眼病从外部进行治疗的方法。除了冷敷、热敷等物理疗法外，还有以药物配合的外治法，如用滴眼液滴眼、眼膏涂眼及药物熏洗、外敷、眼部注射等在临床应用甚为广泛，常与内治法密切配合，相得益彰，尤其是外障眼病更是如此。

现将常用的外治法介绍如下：

1. 眼局部用药　主要包括药物局部滴眼、涂眼、眼周注射（球结膜下注射和球后注射）、眼球内玻璃体腔注射等。眼存在血－眼屏障，包括血－房水屏障、血－视网膜屏障等特殊的组织解剖结构，前者解剖结构包括睫状体毛细血管内皮细胞、睫状体色素上皮细胞、睫状体无色素上皮细胞，后者包括视网膜毛细血管内皮细胞、视网膜感觉层。静脉给药难以通过这两道屏障，眼局部给药能使药物直接作用于病灶处，具有用药量少、局部浓度高、全身副作用少等优点。

经结膜囊局部给药时，药物大部分须先从泪膜转运入角膜，由细胞膜转运，同时具有脂溶性和水溶性的药物较易透过。此外，药物的浓度、溶解度、黏滞性等也影响角膜的通透性。药物也可从眼表结构中的血管，如角膜缘血管和结膜血管吸收进入眼内。药物到达眼内后，主要通过房水弥散到眼前段各组织，少量可经玻璃体弥散到视网膜表面。完整的晶体和悬韧带及玻璃体膜均有屏障作用，阻止药物进入。

在眼组织中存在着肝药酶系统，尤以虹膜、睫状体、角膜和视网膜色素上皮最为丰富，绝大多数药物经此系统代谢而失去药理作用，提高了极性和水溶性，最后大部分经房水循环和巩膜静脉窦进入血流，另一部分在睫状体、视网膜、脉络膜等组织中经主动转运返回血液循环，并离开眼组织。

（1）滴眼液：为眼科最常用的眼药剂型。结膜囊容量为20～30μL，泪液占10μL，故还可容纳10～20μL药液。药液入眼，经泪液稀释，多者从眦角流出，大部分再经泪道排出，剩余仅5%药量，故生物利用度很低。近期出现的长效滴眼液加入黏性成分，如羟甲基纤维素、聚乙烯醇是高分子聚合物，可以使药水黏稠度提高，增加了与角膜的接触时间。

（2）眼膏：眼膏可增加眼药与眼表结构的接触时间，通常以凡士林、羊毛脂和矿物油作为基质，由于这些基质均为脂溶性，因此可明显增加脂溶性药物在眼部的吸收。此外，在眼表病中，如角膜上皮缺损时，可起到润滑和衬垫作用，以减缓眼刺激症状。近来多改用聚乙烯醇、甲基纤维素、聚丙烯酰胺等可溶性聚合物为辅料，可使药物分布均匀、黏度大、易与泪液混合等特性，以提高生物利用率。

（3）眼用散剂：系指供眼用的粉末状药物。《中国药典》规定：眼用散剂必须能通过200目筛，先用玻璃棒头部蘸生理盐水，再蘸药粉少许，轻轻分开眼睑，将药物轻轻放置于内眦处，令患者闭目数分钟。

（4）眼药膜：是将药物和高分子化合物制成药膜，放入结膜囊后，药膜能以一定的速度释放药物。一种方法是利用亲水软性角膜接触镜浸泡在药液中，待其吸收药液后放置于角膜表面；另一种方法是直接将药物溶解分散在成膜材料中，制成药膜后使用。

（5）脂质体：这是一种磷脂双分子层膜的微囊结构，直径约几个微米，药物被封闭在囊泡中，这些小囊泡能和磷脂双分子层的细胞膜黏附，易于被角膜上皮吸收或为细胞内吞，故可提高药物之角膜通透性。此外，也可用于结膜下注射或玻璃体注射。

（6）雾化剂：将药物水溶剂用雾化器雾化后，直接喷于眼表，尤其适用于中药水浸剂。

（7）局部注射

①球结膜下注射：用1%丁卡因滴眼液作表面麻醉。在角膜缘和穹隆部之间约呈45°角刺入球结膜下，勿刺伤巩膜（若为散瞳药，应尽量靠近角膜缘进针），一般用量为0.2～0.5mL。注射后闭目2～3分钟，加眼垫包眼。

②Tenon's囊下注射：常选择颞下方为注射部位。治疗前数分钟用0.4%盐酸奥布卡因滴眼液表面麻醉后，球结膜下再注射0.1mL利多卡因局麻，用7号25G针头的针尖斜面朝向巩膜，从穹隆部球结膜处进针，沿眼球弧度进针至后巩膜，回抽无血后注入药物。

③球后注射：嘱患者向鼻上方注视，在眶下缘中、外1/3交界处，用齿科5号（长35～40mm）针头垂直刺入皮肤（亦可从外下方穹隆部进针）10～15mm深，然后将针尖倾斜向鼻上方，指向眶尖部，缓缓推进，深达25～30mm，针尖恰好在肌锥内睫状神经节与球壁之间（当针进入肌锥时有轻微抵触感），抽吸无回血后，即可缓缓注入药液，注射量为1.5～2.5mL。出针后稍压针孔，并轻轻按摩眼球。若出现眼球突出，转动受限，则为球后出血现象，应迅速以绷带加压包扎1～2天，并给予止血药。

④玻璃体腔内注射：在颞下方角膜缘后3.5～4mm处，将针头透过球结膜、巩膜及睫状体扁平部到达玻璃体腔内，向眼球中央方向刺入5mm深，注射药液后用棉签轻压数秒钟即可。

主要用于治疗眼内炎、黄斑水肿及眼内新生血管性疾病。眼内炎时，血－视网膜屏障、玻璃体膜屏障不完整，虽然这时的全身高浓度静脉给药，可使玻璃体内达到较高浓度，但仍不如直接玻璃体内注射有效。对于黄斑水肿及眼内新生血管性疾病，近几年眼内注射抗新生血管生长因子抗体，取得了较好的疗效。

2. 物理疗法 物理疗法是眼科治疗的重要组成部分，包括用机械力、光、电等一些物理方法进行眼病治疗，可获得独特疗效。物理疗法可单独应用，也可与其他疗法联合应用，或作为其他疗法的重要补充。

（1）按摩（按压）疗法：是指在眼眶附近或远处肢体的有关穴位上进行按摩，以治疗眼病的方法。医者运用双手在眼眶附近或远处肢体的有关穴位上进行按摩操作，通过经络的作用以调和营卫，疏通气血，舒筋活络，通利脉道，使眼局部气血流畅，经络畅通，达到扶正祛邪，

NOTE

散瘀消滞，恢复功能，治疗眼疾的目的。适用于眼眶痛、近视、远视、睑板腺囊肿、麦粒肿等眼病。常用穴位有攒竹、丝竹空、太阳、睛明等。

此外，按摩眼球还可在视网膜动脉阻塞时，降低眼压，改善视网膜的缺血状态。在白内障等内眼手术前，通过按摩降低眼压，可防止术中玻璃体脱出。在抗青光眼滤过性手术后，通过特殊的眼部按摩方法有助于保持滤过口的开放。

（2）热疗法：热疗法能促使局部血管扩张，改善血循环，增加血流量，增强抗体和免疫力，促进炎性渗出和水肿的吸收；可在细胞水平上提高组织代谢能力，特别是酶代谢的活力，有利于炎症康复。高热的烧灼作用可祛除眼部的新生物。利用透热对组织蛋白的凝固作用，还可广泛用于眼科手术和眼病治疗。

①湿热敷法：是最简易、最常用的热疗法。先用凡士林或抗生素眼膏薄薄地涂于眼睑上，然后用消毒毛巾或纱布数层放于沸水内浸湿，并取出后拧干，待温度适中时，即置于眼睑上，随时更换，以保持温热。每次 20 分钟，每日 3 次。注意不可太热，以免烫伤皮肤。适用于急性泪囊炎、睑腺炎、角膜炎、巩膜炎、虹膜睫状体炎、睑板腺功能障碍等。

②干热敷法：常用热水袋或胶塞玻璃瓶装热水，垫 2 ~ 3 层干纱布垫，敷于眼睑上。每日 2 ~ 3 次，每次 20 分钟。适合于湿热敷疗法的眼疾，也同样适合于干热敷疗法。有新鲜出血及化脓性病灶者不宜热敷。

③眼科热烧灼：即用烧灼的针头治疗倒睫等病，现已发展成热度易于控制的眼科专用烧灼器。适用于眼睑及眼球表面新生物、角膜新生血管、某些顽固性角膜溃疡等病。此外，在多数眼科手术中被用来止血的最佳手段。

④透热法：因其热效应比传导热和辐射热更易穿透组织，故而成为眼局部热疗法中最有效的方法。通常多用电透热法，如电凝治疗增殖性糖尿病性视网膜病变及封闭视网膜裂孔等。

（3）冷疗法：冷敷具有散热凉血，止血定痛之功。适用于眼睑外伤后 24 小时以内的皮下出血肿胀，亦可用于眼部之红肿热痛者。一般用冷水毛巾或冰块橡皮袋敷之。

冷冻可在细胞外、内形成冰晶，进而导致细胞破坏，局部组织变硬和凝固，最终可形成局限性非化脓性坏死。目前冷冻疗法为眼科重要的治疗手段之一。其中冷冻对于单纯疱疹病毒性角膜炎及蚕蚀性角膜溃疡，可起清创作用，并能消除溃疡坏死组织，促进炎性产物吸收，增进上皮再生能力，促使溃疡更快愈合。在视网膜脱离手术时，冷冻封闭裂孔的优点是虽行巩膜全层冷冻，但对巩膜基本上无损伤，这就可以将垫压物放于全层巩膜外面，形成了手术创伤很小的外部垫压术，代替了以往损伤更大的板层内垫压术。此外，通过冷凝可破坏睫状体，减少房水生成而降低眼压，常用于绝对期青光眼、无晶体青光眼、新生血管性青光眼及药物或手术不能控制的慢性青光眼和某些开角型青光眼等病。

（4）中药敷法：是指选用具有清热凉血、舒筋活络、散瘀定痛、化痰软坚、收敛除湿、祛风止痒等各种作用不同的药物直接敷于眼睑及其附近皮肤上的方法。适用于各种外眼病。

敷药时先将药物研成细末，根据需要，选用水或茶水、蜜、人乳、姜汁、醋、胆汁、麻油、鸡蛋清、蛋黄油等，将药末调成糊状，敷于眼睑或太阳穴、额部等处。如为新鲜带汁的药物，则洗净后捣烂，用纱布包后敷之；亦有用药物煎剂或盐水作湿热敷者。

如用干药粉调成糊状敷眼，应保持局部湿润。如为新鲜药物，则以做到清洁无变质、无刺激性、无毒性为要。药物敷眼时，注意防止药物进入眼内。

（5）中药熏洗法：熏法是利用药液煮沸后的蒸气上熏眼部；洗法是将煎剂滤清后淋洗患眼。一般多是先熏后洗，合称"熏洗法"。这种方法除由于药液的温热作用，使眼部气血流畅、疏邪导滞外，尚可通过不同的药物，直接作用于眼部，达到疏通经络、退红消肿、收泪止痒等作用。适用于眼睑红肿、畏光涩痛、眵泪较多的外眼病。

临床可根据不同病情选择适当的药物煎成药汁，也可将内服药渣再度煎水做成熏洗剂。使用前，在煎药锅或盛药液的器皿上作一带孔的盖板，孔口大小与眼眶范围大小一致，双眼熏时可开两个相同的孔。药物煎成，用盖板覆盖在药锅或盛药的器皿口上，将患眼置于孔口熏之。如属眼睑疾患，闭目即可；如属眼表疾患，则要频频瞬目，使药力达于病所。

洗眼时，可用消毒纱布或棉球浸湿，不断淋洗眼部；亦可用消毒眼杯盛药液半杯，先俯首，使眼杯与眶缘紧贴，然后仰首，并频频瞬目，进行眼浴，每日 2 ~ 3 次，每次 20 分钟。

熏眼煎剂蒸气温度不宜过高，以免烫伤，但也不宜过冷而失去治疗作用；洗剂必须过滤，以免药渣入眼。同时，一切器皿、纱布、棉球及手指必须消毒，尤其是角膜溃疡者，用洗法时更须慎重。

眼部有新鲜出血或患有恶疮者，忌用本法。

3. 冲洗法

（1）结膜囊冲洗法：用以冲洗出结膜囊内分泌物、异物和化学物质等的一种常用治疗技术，适用于眵泪较多的胞睑、白睛疾患、结膜囊异物、术前准备及眼化学伤急救等。其方法是利用盛有生理盐水或药液的洗眼壶或吊瓶的胶管来冲洗。患者取坐位，头稍后仰，受水器紧贴颊部，如取卧位，令头稍偏向患侧眼，受水器紧贴耳前皮肤。轻拉眼睑，进行冲洗，同时令患者睁眼及转动眼球，以扩大冲洗范围。对分泌物较多或结膜囊异物多者，须翻转上下眼睑，暴露睑内面及穹隆部结膜，彻底冲洗。冲洗毕，用消毒纱布擦干眼外部，然后除去受水器。若为传染性眼病，应注意防止污染和冲洗液溅入健眼。

（2）泪道冲洗法：是用生理盐水或药液冲洗泪道以探测泪道是否通畅及清除泪囊中积存分泌物的一种常用方法。适用于泪溢、泪囊炎等的治疗和诊断，或作为内眼手术前的常规准备。冲洗泪道时，患者取仰卧位或坐位，用消毒棉签蘸 0.5% 丁卡因溶液置于上下泪点之间，令患者闭眼 3 ~ 5 分钟，以麻醉泪道黏膜。患者自持受水器紧贴洗侧颊部，操作者右手持吸有冲洗液的注射器，左手拉开下睑，将冲洗针头垂直插入下泪点，深 1.5 ~ 2mm，然后向鼻侧转 90°呈水平位，沿睑缘缓慢向鼻侧推进，待进针 3 ~ 5mm 时缓慢注入冲洗液。

4. 眼科手术疗法　很多眼病必须或主要依靠手术。传统的钩割、劀洗、烙、针拨术等方法曾为眼科外治法的发展做出巨大贡献，20 世纪 60 年代发展起来的显微手术是眼科手术的革命。随着现代科技的进步，眼科手术方法更是日新月异，手术的适应范围也逐渐扩大。

（1）中医传统手术法：历代中医眼科医家都不同程度地认识到某些眼病，如翼状胬肉、倒睫和白内障，并非药物所能奏效，需施以手术。近代的中医眼科医家在继承古代针拨术的基础上发展成金针拨内障法，曾使不少白内障患者重见光明。

①钩割法：本法是以钩针挽起病变组织，然后用刀或铍针割除的一种手术方法，是古代眼科手术的常用方法。现代亦常以镊子夹起或穿线牵起，然后用剪刀除之，主要用于切除翼状胬肉、眼部息肉等。如割除胬肉，术时首先用锋利之针穿入胬肉中，将胬肉挽起，用刀逐步将角膜和结膜分离，分离干净后用刀割除，割毕以火烙，预防复发。

②劀洗法：本法是以锋针或表面粗糙之器物轻刺或轻刮患眼病灶处的手术方法。本法具有直接对病灶施术而祛瘀泄毒的作用，还可在劀洗后形成新鲜创面，使局部用药更易吸收等优点。适用于睑结膜面有较多乳头、滤泡的眼病，如沙眼、结膜炎等。方法是先滴表麻药，然后用消毒之锋针或特制海螵蛸棒之类粗糙的器具，挤压滤泡，磨碎乳头，以出血为度。术毕用生理盐水冲洗，并滴眼液或眼膏。

③烙法：烙法是用特制之烙器或火针烧灼患眼病变处的方法。可单用烙法，亦可与钩割法合用，先钩割后行烙，合称"割烙法"。割胬肉时，应配合用烙法，可收到止血和防止复发的效果。角膜溃疡，久不愈合者，亦可用烙法，但温度不宜过高，速度应快，手法稳而准，以免损伤正常组织，甚或因烙至穿孔等变症。

④金针拨内障法：这是古代眼科常用手术方法之一，用拨障针自瞳孔部位拨去混浊的晶状体，使其移位于玻璃体下方。适用于老年性白内障已成熟者，尤适用于年龄较大，体质较弱，而又不适宜其他白内障手术方式者。20世纪70年代，中医眼科医家将金针拨内障手术推向了一个高潮，并创造了白内障针拨套出术。但随着现代显微手术的应用，该手术已被白内障囊外摘除或超声乳化联合人工晶体植入术所替代。

（2）现代眼科手术：现代眼科手术与中医传统眼科手术相比更具先进性和优越性。在手术显微镜的放大作用下，通常能辨认1/6～1/50mm的物体；在显微手术器械的配合下，眼科手术的范围、精确度、成功率等都发生了质的飞跃。近期的科技发展也推动了眼科手术的进步，如新材料使眼内镜片、人工晶体、人工角膜、义眼台等应运而生；粘弹剂、硅油、重水、惰性气体等推动了内眼手术的发展；利用超声、激光技术，为眼科手术带来了重大突破。显微手术器械、缝针缝线的国产化为显微手术的推广创造了条件。近年来开展的羊膜移植术、玻璃体视网膜手术、引流阀植入术等方法，更为眼科手术注入了新的活力。

5. 眼科激光　激光虽然已在医学领域的各个方面得到了普遍应用，但在眼科领域的应用最为广泛而深入。眼球本身就是一个光学系统，光线可以通过屈光间质到达眼球的各层组织，选用特定波长的激光作用于眼球特定的部位，可准确地针对眼球的不同组织发挥作用，从而达到治疗眼病的目的。

激光是由圆柱形或长方形的谐振腔内的激光工作物质产生的。激光与普通光一样属于电磁波，由光子组成。但二者有着本质的区别。

（1）激光的特点：激光释放的光，是一种波长具有单色性、方向性、相干性、极化性的光。这些特点使其通过屈光系统很容易聚焦为一个小点。

（2）激光的生物学效应：激光作用于眼部组织并被吸收后，眼组织会发生一系列变化，称为"激光的生物学效应"。主要包括光致热效应、光致化学效应、光致强电场作用和光致压强作用。通过这些作用，可使光能变为热能，引起组织温度升高，使组织发生改变，起到治疗作用。

（3）激光的治疗原理：当眼组织吸收足够的特定波长激光能量后，主要发生的改变是组织凝固或透切。每一种改变常是多种理化因素综合作用的结果。

①激光凝固原理：激光能量能大部分透过眼屈光间质被眼部色素组织、氧化血红蛋白等组织吸收，并转化为热能或化学能，使受照处组织致伤直至凝固，形成组织的机化和粘连。临床上就是利用这种凝固、粘连作用，在封闭视网膜裂孔和封闭病变的血管等方面进行应用。

②连续激光的汽化、切割和打孔原理：激光的热效应、化学效应或激光的压强作用、高电场作用可致组织的汽化。对组织的面状烧灼是汽化，线状烧灼是切割，点状烧灼是打孔。造成汽化的原因主要是光致热作用，但光致化学分解也可切开组织，而眼科治疗时用的透切，则更主要的是由于压强作用或激光的高电场击穿所致。

③脉冲激光透切原理：氩激光的热效应、钕-YAG激光的压强作用和强电场作用，可致生物组织的透切。

④爆破激光切割原理：激光爆破可形成空穴，移动的、连续的爆破可以在透明组织中的任何部位产生切割面，如用飞秒激光（intralase）进行眼组织切割，几乎没有热传递，在光程中没有组织的损伤。

（4）激光在眼科的临床应用

①YAG激光在眼科的临床应用：YAG激光中的高能短脉冲波Nd-YAG激光，即Q开关Nd-YAG和锁模激光，是离子效应激光，即利用等离子体的微小爆炸效应，发生微小爆炸，爆炸和冲击波的机械作用使得组织破坏裂解，出现裂隙或小而深的孔，临床常用于治疗各类膜性白内障、虹膜切除。

②氩和倍频532激光在眼科的应用

a. 全视网膜光凝术：通过全视网膜光凝术可以大面积地破坏毛细血管闭塞的视网膜缺氧区域，以使血流集中供给黄斑部，维持黄斑视功能，并能抑制新生血管生长因子的合成和释放。同时，减少血管的渗漏，促进视网膜水肿和出血的吸收，以及防止和治疗新生血管性青光眼。

b. 小梁成形术：氩激光小梁成形术降低眼压的机制可能有两种：一是激光斑点烧灼处瘢痕收缩，牵拉开已经关闭的小梁网，使正常的引流功能恢复；二是由于小梁细胞的激活，使得正常的小梁网引流功能得以维持。氩激光小梁成形术的疗效有随时间的推移而下降的趋势。低能量的532nm激光则是短的脉冲的非热激光治疗，选择性地作用于含有色素的小梁细胞，可以重复治疗，不会引起进一步的损伤。

③多波长激光应用：多波长是指同一激光器可发出多种激光以便于临床治疗，如氪离子和某些半导体激光器，可选择产生红光（647nm）、黄光（568nm）、绿光（521nm）、黄绿光（568、521nm）。绿光主要用于视网膜血管病变、糖尿病性视网膜病变、中心性浆液性脉络膜视网膜病变及其他渗漏性病变、视网膜裂孔、变性、青光眼等；黄光用于黄斑部光凝、屈光介质混浊下的视网膜病变；红光用于视网膜下新生血管病变、脉络膜病变、屈光介质混浊及眼底出血时的视网膜光凝。

④飞秒激光在眼科的应用：飞秒激光是一种近红外光，波长1053 nm，以脉冲形式运转，持续时间只有几个飞秒，能精确聚焦在屈光间质的任何位置，在角膜进行激光制瓣的LASIK术。误差降到了10μm以下，还可行角膜基质透镜切除的"全飞秒"角膜屈光手术，以及飞秒角膜移植术。现在临床已开展飞秒微创透镜取出术（small incision lenticule extraction, SMILE），实现了角膜屈光手术微创化；也用于白内障术中的角膜切口制作、前囊膜切开、晶体分割等。

6. 眼科针灸　眼科针灸疗法是通过刺激特定的穴位，疏通经络，调和气血阴阳，使正复邪祛，以退赤消肿、止痛止泪、治障明目，从而达到治疗眼病的目的。眼与经络关系密切，眼与脏腑之间的有机联系靠经络为之贯通。眼病的发生发展，无不与脏腑经络失调有关，以调整脏腑经络气血为主要作用的针灸疗法是中医眼科治疗学的重要内容。现代针灸疗法在继承传统方法的基础上有了很大发展，发现了一些有效的治疗眼病的新穴位。其治疗方法亦呈多样化，如针刺、艾灸、电针、水针、耳针、梅花针、挑治、埋线等。现将眼科常用针灸疗法介绍如下：

（1）体针疗法：是用毫针在人体经络穴位上进行针刺，以治疗眼病的方法。取穴原则是以脏腑经络的生理、病理为理论基础，根据临床表现辨明寒热虚实，进行辨证选穴，以眼局部取穴与远道取穴相结合，或补或泻，辨证施针。但因眼球结构精细，眶内血络丰富，针时稍有不慎，则易误伤眼球，损及血络组织，造成眼外伤或眶内出血等意外，故针刺眼周围穴位时，应认真仔细，一般采用留针方法而不提插捻转，也不选用灸法，远端穴位则无此禁忌。

（2）耳针疗法：是用毫针或皮内针在耳穴或耳部压痛点进行针刺，以治疗疾病的方法。

耳穴虽多，然其分布有一定规律。如与面颊相应的穴位在耳垂部位、与上肢相应的穴位在耳舟、与下肢相应的穴位在耳轮上下脚、与躯干相应的穴位在耳轮体部、与胸腔器官相应的穴位在耳甲腔、与腹腔器官相应的穴位在耳甲艇（其中与消化器官相应的穴位在耳轮脚周围）。取穴时，可根据相应部位取穴原则，结合中医理论辨证取穴，并可融合现代医学理论或通过压、揉、触等方法寻找敏感点以取穴，取穴宜少而精。

（3）梅花针疗法：梅花针为皮肤针之一，因针柄一端集针五枚，行如梅花而得名。梅花针疗法为丛针浅刺法，通过叩打体表一定部位、腧穴等，经由皮肤–孙脉–络脉和经脉通路，起到调整脏腑虚实，运行气血，通经活络，促使机能恢复的作用，常用于眼底病的治疗。

（4）头皮针疗法：又名头针疗法、颅针疗法，是将中医针刺疗法与现代医学关于大脑皮层功能定位的理论相结合，以针刺头皮上特定的区、线来治疗疾病的方法。此法对脑源性疾病具有特殊疗效，眼科常用于视神经萎缩等眼底病的治疗。

（5）三棱针疗法：三棱针是点刺放血治疗的工具。三棱针疗法是用三棱针刺破一定穴位或浅表血络，放出少量血液，达到治病祛邪的目的。眼科主要用于外障眼病属实证者。

（6）腧穴注射疗法：腧穴注射疗法，是在人体一定部位或穴位中注入某种药物，通过针刺和药液的双重作用以治疗疾病的方法，又称"水针疗法"，眼科常用于治疗眼底病。

针灸治疗眼病，适应范围很广，尤其在止痛和提高视力方面有其优势。针灸治疗眼病的主要优势病种为视神经炎、视神经萎缩、视网膜色素变性、缺血性视神经病变、视疲劳、干眼症、眼睑痉挛、眼肌麻痹、调节性近视、上睑下垂等眼病。可配合内服药物，亦可单独应用针灸而奏效者。

针灸治眼病，还具有器械不多、操作简单、费用低、无毒副作用等优点。眼科应用针灸，必须分清内障外障，辨明目病之寒热虚实，察明疾病之经络部位，依据病证，精选穴位，恰当行针，或补或泻，或是用灸，或是耳针、梅花针、水针等，可单独应用，亦可合并应用。常以局部取穴与循经远端取穴相结合，或是单用局部取穴，也可单用远端循经取穴。针刺局部穴位时，行针应特别小心，因眼眶内及周围组织疏松，血管较多，且内藏眼球，上通于脑，针刺手法不当时，易致出血，甚至刺伤眼球或出现其他意外，故针刺时手法宜轻而准；局部解剖结构要熟悉，进针不宜太深，不提插、不捻转，掌握适当的角度；针刺睛明穴时，注意避开内眦部血管；针刺球后穴时，勿伤及眼球。

下篇 各论

第七章 眼睑病

眼睑的主要功能是保护眼球。眼睑通过肌群的协调配合，使眼睑与眼球表面紧密贴合，又能使眼睑启闭自如。眼睑的瞬目运动可清除黏附在眼球表面的尘埃及微生物，同时产生负泵效应，使泪液从泪小点引流到鼻泪管，并将泪膜均匀分布。反射性地闭睑，可使眼球免遭强光、暴力等外来伤害。睑缘排列整齐的睫毛，可以阻挡灰沙、汗水，还可减少强光刺激的作用。

眼睑有旺盛的血液循环，其丰富的血液供应，对炎症、外伤有较强的抵抗力，同时有助于眼睑损伤后组织的修复。眼睑的静脉与面静脉相通而无静脉瓣，眼睑的化脓性感染严重者或处理时挤压患部，细菌或毒素可通过静脉向眶内和颅内扩散而导致严重后果。

眼睑在颜面占有显要位置，对人的外观非常重要。因此，在治疗时，既要注重眼睑的生理结构，保持眼睑的完整性及其与眼球的正常关系，又要顾及患者的心理需求，考虑到美容问题。

眼睑在中医学中，亦称"胞睑""眼胞""约束""睥"等。在五轮学说中属肉轮，内应于脾，脾与胃相表里，故眼睑病多与脾胃有关。眼睑位置居外，易受外邪侵袭，故治疗时既要重视脾胃，亦须注意祛除外邪。由于眼睑外露，故其发病时，熏、洗、敷等外治法亦是临床常用的治疗。

第一节 眼睑炎症

眼睑位居于外，有丰富的腺体，且腺体大多开口于睑缘及睫毛毛囊根部，易受病原微生物及风尘、化学物质的侵袭，从而引发各种炎症反应。睑缘是皮肤与黏膜的移行区域，除眼睑皮肤的炎症可蔓延至睑缘外，睑结膜的炎症亦常波及睑缘。由于眼睑皮肤菲薄，缺乏脂肪，炎症时眼睑充血、水肿反应明显，同时炎症时容易引起扩散。

睑腺炎

睑腺炎（hordeolum）是细菌侵入眼睑腺体而致的急性化脓性炎症。因有麦粒样疖肿，故又称"麦粒肿"。若是眼睑睫毛毛囊或其附属皮脂腺或变态汗腺感染，称为"外睑腺炎"或

"外麦粒肿"；若是睑板腺感染，则称为"内睑腺炎"或"内麦粒肿"。本病上、下眼睑均可发生，以上睑多见。

本病属中医"针眼"(《医宗金鉴》)范畴，又名"土疳"(《证治准绳》)、"土疡"(《目经大成》)、偷针(《诸病源候论》)。

【病因病理】

1. 西医病因病理 本病多因葡萄球菌感染，以金黄色葡萄球菌最为常见。营养不良的儿童、糖尿病患者及抵抗力低下者较易患病；睑缘及结膜的慢性炎症、不注意眼部卫生、屈光不正等常为本病诱因。

2. 中医病因病机 本病多因风热之邪客袭胞睑，气血不畅，或过食辛辣炙煿，脾胃积热，营卫失调，气血凝滞所致；亦可因脾胃虚弱，余邪未清，蕴伏之邪夹风上扰而反复发作。

【临床表现】

1. 症状 初起眼睑微痒不适，继则眼睑焮热疼痛，脓成溃破后诸症减轻；病情严重者，可伴有发热恶寒等症。

2. 体征 外睑腺炎初起在近睑缘处皮肤微红微肿，继之红肿加重而成局限性硬结，形似麦粒，压痛明显（彩图8）。部分患者同侧耳前可扪及肿大的淋巴结，并有压痛。

内睑腺炎肿胀较局限，病变处有硬结，触压则痛，结膜面局限性充血，2～4日后可出现脓点，向结膜囊内溃破后炎症逐渐消退。

对于抵抗力较差的儿童、老年人及糖尿病等慢性消耗性疾病患者，当致病菌毒性强烈时，睑缘的炎症可能在眼睑皮下组织扩散，进而演变为眼睑蜂窝织炎，此时整个眼睑红肿，并可累及同侧面部，眼睑睁开困难，触之坚硬而压痛明显，球结膜反应性水肿显著，甚则脱出睑裂之外，可发展成眶蜂窝织炎，并伴有发热恶寒等症。

【诊断】

1. 眼睑局部焮热痒痛，严重者可有发热恶寒等症。

2. 眼睑红肿，有麦粒样硬结，触压则痛，硬结可软化成脓，可于睑皮肤面或睑结膜面溃破。

3. 本病有反复发作及多发倾向。

【治疗】

1. 治疗原则 本病未化脓者，内外合治，促其消散；已化脓者，切开排脓；同时应注意防止复发。

2. 西医治疗

（1）局部用药：抗生素滴眼液，每日4～6次，睡前涂抗生素眼膏。

（2）全身治疗：病情严重者，可全身应用抗生素或磺胺类药物。尤其是因脓肿切开过早或强行挤压排脓而造成感染扩散者，全身应及早使用足量的以抑制金黄色葡萄球菌为主的广谱抗生素。

（3）手术治疗：眼睑疖肿已成脓者，宜切开排脓。若脓头在睑皮肤面者，切口应与睑缘平行；脓头在睑结膜面者，切口应与睑缘垂直。疖肿较大者，切开后应放置引流条，切忌挤压。

3. 中医治疗

（1）辨证论治

①风热外袭证

证候　病初起，眼睑微红微肿，微痒微痛，触之有硬结，压痛；可伴有发热，头痛；舌红苔薄黄，脉浮数。

治法　疏风清热，消肿止痛。

方药　银翘散[127]加减。可加赤芍、牡丹皮活血散结；红肿显著者，加大青叶、蒲公英解毒消肿。

②热毒壅盛证

证候　眼睑红肿，硬结较大，疼痛拒按，或硬结变软，或顶端出现脓点，甚则球结膜水肿；可伴有口渴，便秘溲赤；舌红苔黄，脉数。

治法　清热泻火，解毒消肿。

方药　内疏黄连汤[17]加减。若病变位于下睑者，加知母、石膏清泻胃热；硬结生于眦部者，加木通、淡竹叶清降心火；有脓未溃者，加皂角刺、没药消肿溃坚。

若疖肿反复发作，或经久难消，伴有脾虚者，可以用托里消毒散[50]加减。

（2）点刺：在耳尖、耳垂、耳背处点刺放血 0.1 ～ 0.2mL。

【预防与护理】

1. 注意眼睑卫生。

2. 宜少食辛辣燥热之品。

睑板腺囊肿

睑板腺囊肿（chalazion）是睑板腺的慢性肉芽肿性炎症，又称"霰粒肿"。本病以上睑多见，多单个发生，亦可新旧数个交替存在。一般病程进展缓慢，多见于青壮年。

本病属中医"胞生痰核"（《眼科易知》）范畴，又名"脾生痰核"（《证治准绳》）、"眼胞痰核"（《医宗金鉴》）、"疣病"（《原机启微》）、"目疣"（《审视瑶函》）。

【病因病理】

1. 西医病因病理　本病多因睑板腺分泌旺盛，或睑板腺出口阻塞，腺体内分泌物潴留，刺激该腺及周围组织而逐渐形成的慢性炎性肉芽肿。它有一纤维结缔组织包囊，囊内含有睑板腺分泌物及包括巨细胞在内的慢性炎性细胞的浸润。

2. 中医病因病机　本病多因脾失健运，聚湿生痰，上阻胞睑脉络；或恣食炙煿厚味，脾胃蕴热，灼湿生痰，痰热互结，以致气血与痰热混结于睑内，隐隐起核。

【临床表现】

1. 症状　睑内肿核小者，无明显自觉症状；肿核较大者，眼睑可有重坠感；若肿核于睑内溃破而生肉芽肿者，可有异物样摩擦感。

2. 体征　眼睑皮下可触及一圆形肿核，大小不一，较大者可使眼睑皮肤局部隆起，触之不痛，略有弹性，与皮肤不粘连；翻转眼睑时，相应的结膜面可见一紫红色或灰蓝色圆形病灶，微隆起。小的囊肿需仔细触摸方可发现，部分可自行吸收，但多数长期不变，或逐渐长大；囊肿偶可自破，排出胶样内容物后，在结膜面上见到外观呈息肉样肉芽。若继发感染，其表现与内睑腺炎相同。

【诊断】

1. 诊断要点

（1）眼睑皮下可触及大小不一的圆形肿核，按之不痛，与皮肤不粘连。

（2）睑结膜面有局限圆形病灶，呈紫红色或灰蓝色。若囊肿自行溃破，在睑内形成肉芽肿，有异物样摩擦感。

2. 鉴别诊断

本病需与睑腺炎相鉴别。本病病位在眼睑皮下，可触及圆形肿核，与皮肤不粘连，不红不痛，一般不化脓，病势缓；睑腺炎病位多在近睑缘或睑内，有触痛之硬结，红肿焮痛明显，常化脓溃破，病势急。

对于老年患者，其肿块质硬，呈结节状，与皮肤有粘连，或经手术切除后又多次复发时，应考虑睑板腺癌的可能，可作病理切片确诊。

【治疗】

1. 治疗原则　肿核小者可用药物和物理疗法促其消散，大者宜手术治疗。

2. 西医治疗

（1）若睑结膜面病灶紫红明显伴压痛者，可滴用抗生素滴眼液，每日 3 ～ 5 次。

（2）肿核较大而影响外观或压迫眼球者，宜手术。

3. 中医治疗

（1）辨证论治

①痰湿互结证

证候　眼睑皮下可触及肿核，压之不痛，推之可移，皮色不变，与皮肤不粘连；若肿核较大者，眼睑有重坠感，睑结膜面呈灰蓝色；舌淡苔白，脉缓。

治法　化痰软坚散结。

方药　化坚二陈汤[18]加减。可加赤芍、桃仁活血行滞；若肿核日久不散，加夏枯草、浙贝母软坚散结。

②痰热互结证

证候　眼睑肿核处皮色微红，相应的睑结膜面呈紫红色；舌红苔黄，脉滑数。

治法　清热化痰散结。

方药　黄连温胆汤[122]加减。可加僵蚕、天花粉以增强散结之力；睑内紫红显著者，加牡丹皮、栀子清热凉血。

（2）其他治疗：可用中药内服方再煎取汁作湿热敷；或取生南星加冰片少许研末，醋调敷患处皮肤面。

睑缘炎

睑缘炎（blepharitis）是发生在睑缘皮肤、睫毛毛囊及腺体的亚急性或慢性炎症。常双眼发病，病情较为顽固，愈后可复发。临床上分为鳞屑性、溃疡性和眦部睑缘炎三种。

本病属中医"眼弦赤烂"（《银海精微》）范畴。眦部睑缘炎又专称"眦帷赤烂"（《证治准绳》）、"目赤烂眦"（《张氏医通》）。

【病因病理】

1. 西医病因病理

（1）鳞屑性睑缘炎：与眼睑皮脂腺及睑板腺脂溢过多有关。患部常可发现卵圆皮屑芽孢菌。长期使用不适宜化妆品及营养不良，均可诱其发病。

（2）溃疡性睑缘炎：多为金黄色葡萄球菌感染，或螨虫寄生于睫毛毛囊所致，亦可由鳞屑性睑缘炎再次感染后转变为溃疡性。

（3）眦部睑缘炎：多由莫-阿双杆菌感染引起，或与核黄素及维生素 B_2 缺乏有关。

2. 中医病因病机　本病多因脾胃湿热内蕴，复受风邪，风湿热邪搏结于睑弦所致；或因心火内盛，外受风邪，风火上攻，灼伤睑眦而成。

【临床表现】

1. 症状　患眼睑缘或眦部灼热疼痛，刺痒难忍，可伴有干涩不适。

2. 体征　根据病变部位、性质及程度的不同，其体征有一定的差异。

（1）鳞屑性睑缘炎：睑缘及睫毛根部有糠皮样鳞屑附着，色蜡黄或灰白，清除后可见睑缘充血、潮红，但无溃疡，无脓点。睫毛易脱落，但可复生。

（2）溃疡性睑缘炎：睑缘充血肿胀，有散在的小脓包，睫毛根部有黄色脓痂附着，除去痂皮后有脓液渗出，并露出小溃疡。睫毛常与脓痂粘结成束状，随痂皮剥脱而脱落，脱落的睫毛往往不能再生而形成秃睫，或睫毛乱生而排列不整（彩图9）。患病日久或久治不愈者，睑缘常肥厚变形，引起外翻泪溢。

（3）眦部睑缘炎：眼睑内外眦皮肤充血，浸渍糜烂，偶有小皲裂和出血；眦部常附着少量黄白色分泌物，多合并眦部结膜炎。

【诊断】

1. 鳞屑性睑缘炎　自觉刺痒为主，以睑缘附有鳞屑、无脓点、无溃疡为特征。

2. 溃疡性睑缘炎　自觉疼痛灼热为主，以睑缘附有脓痂、有溃疡、睫毛生长异常为特征。

3. 眦部睑缘炎　自觉刺痒灼热为主，以眦部充血糜烂为特征。

【治疗】

1. 治疗原则　本病较为顽固，常迁延难愈，愈后又复发。因此，必须内外兼治，愈后仍需坚持用药一段时间，以巩固疗效。

2. 西医治疗

（1）鳞屑性睑缘炎：用生理盐水或3%硼酸溶液清洁局部，并以湿棉签拭去鳞屑后涂抗生素眼膏。痊愈后还应坚持用药2周。

（2）溃疡性睑缘炎：用3%硼酸溶液或生理盐水清洗睑缘，除去痂皮及已经松脱的睫毛，可用2%碘酊涂搽患处，或2%硝酸银烧灼溃疡面，选用敏感抗生素滴眼液或眼膏，治疗至炎症完全消退后2～3周；发现螨虫者可用甲硝唑液涂搽患处。

（3）眦部睑缘炎：用0.25%～0.5%硫酸锌滴眼液滴眼；睑缘及其附近病损处先涂3%硼酸溶液，再涂2%氧化锌眼膏。可内服复合维生素，尤其是维生素 B_2。发现螨虫者可服用甲硝唑片。

3. 中医治疗

（1）辨证论治

①风热外袭证

证候　睑缘红赤，睫毛根部有糠皮样鳞屑，灼热刺痒，干涩不适；舌红苔薄黄，脉浮数。

治法　疏风清热。

方药　消风除热汤[110]加减。可去温燥之白芷及苦寒之大黄，加蝉蜕、徐长卿祛风止痒。睑缘红赤显著者，加牡丹皮、赤芍凉血活血；干涩较重者，加麦冬、天花粉生津润燥。

②湿热壅盛证

证候　睑缘红赤溃烂，溢脓出血，眵泪胶黏，睫毛脱落或秃睫，疼痛并作；舌红苔黄腻，脉濡数。

治法　清热除湿。

方药　除湿汤[102]加减。痛痒明显者，加蒺藜、白鲜皮、夏枯草疏风止痛止痒；糜烂脓多者，加苦参、栀子、蒲公英清热解毒除湿。

③心火上炎证

证候　眦部睑缘红赤糜烂，甚至皲裂出血，灼热刺痒，小便短赤；舌红苔黄，脉数。

治法　清心泻火。

方药　导赤散[61]合黄连解毒汤[123]加减。刺痒较重者，加蝉蜕、乌梢蛇祛风止痒；糜烂显著者，加茵陈、车前子清热利湿；眦部结膜充血者，加牡丹皮、赤芍凉血退赤。

（2）中药煎水洗眼：对于不同类型睑缘炎均可使用。偏风重者，用二圣散；偏湿重者，用疏风散湿汤；偏热重者，用万金膏等。煎水去渣外洗。

【预防与调护】

1. 注意饮食调节，少食辛辣炙煿及肥甘厚味，以防助湿生热。

2. 注意个人卫生，除去各种诱因，避免过用目力，防止风沙烟尘对眼的过度刺激。

病毒性睑皮炎

病毒性睑皮炎根据感染病毒的不同，常见的有单纯疱疹病毒性睑皮炎（herpes simplex palpebral dermatitis）及带状疱疹病毒性睑皮炎（herpes zoster palpebral dermatitis）。本病可单独发生于眼睑，亦可由邻近部位发病蔓延而来。

本病属中医"风赤疮痍"（《秘传眼科龙木论》）范畴。

【病因病理】

1. 西医病因病理

（1）单纯疱疹病毒性睑皮炎：系由单纯疱疹病毒Ⅰ型感染所致。常发生于热性传染病，特别是呼吸道感染，故亦称"热病性疱疹"；亦可出现于怀孕期或劳累之后。

（2）带状疱疹病毒性睑皮炎：系由带状疱疹病毒感染了三叉神经半月节或三叉神经第一支所致。多发生于年老体衰或抵抗力低下者。

2. 中医病因病机　本病多因过食辛辣厚味，酿成脾胃积热，复感风邪，上攻胞睑所致；或因风湿热邪外侵，肝胆湿热上乘，内外合邪，搏结胞睑而发。

【临床表现】

1. 症状　眼睑皮肤有不同程度的灼热疼痛感。单纯疱疹病毒引发者，疼痛较轻微；带状疱疹病毒所致者，疼痛较剧烈，发病前可有轻重不等的前驱症状，如全身不适、发热等。

2. 体征

（1）单纯疱疹病毒性睑皮炎：病变可发生于上、下睑，以下睑多见。初起睑部皮肤出现丘疹，簇生成团，很快形成半透明水疱，周围有红晕，眼睑水肿。其水疱易破，渗出黄色黏稠液体，一般不化脓，1周左右充血减轻，肿胀消退，逐渐结痂。脱痂后不留瘢痕，但可有轻度的色素沉着。在唇部和鼻前庭部亦可有同样的损害。

（2）带状疱疹病毒性睑皮炎：病变发生于颜面一侧，多见于上睑及额部皮肤，初起出现成簇的疱疹，疱疹之间皮色正常。其疱疹初含透明液体，周围有红晕，数日后疱疹内的液体变为混浊，继而化脓。疱疹的分布以不超过鼻中线为特征。

一般数周后疱疹逐渐干枯，结痂脱落，脱痂后常留下永久性瘢痕。在发病过程中，可同时发生角膜炎或虹膜睫状体炎，偶见眼肌麻痹。

【诊断】

1. 单纯疱疹病毒性睑皮炎　疱疹主要出现在下睑，疱破渗液，疼痛轻微，愈后不留瘢痕。

2. 带状疱疹病毒性睑皮炎　疱疹出现在三叉神经第一分支分布区域，不超过鼻中线，疱液成脓，疼痛剧烈，愈后结瘢。

【治疗】

1. 治疗原则　本病为病毒感染所致，抗病毒为第一要务，以局部用药为主。中药以清热除湿解毒为治疗大法。

2. 西医治疗

（1）可于皮损处涂更昔洛韦眼用凝胶，结膜囊内滴更昔洛韦滴眼液，以防角膜感染。

（2）若并发角膜炎、虹膜睫状体炎者，应及时应用抗病毒滴眼液及眼膏，并注意散瞳。

（3）疼痛剧烈者，可适当使用镇痛剂，首选非成瘾性药物。

（4）带状疱疹病毒性睑皮炎患者，可注射胎盘球蛋白或丙种球蛋白，以提高机体抵抗力，亦可肌注恢复期血清或全血。炎症严重者，可应用抗病毒、抗生素药物及糖皮质激素。

3. 中医辨证治疗

（1）脾经风热证

证候　眼睑水疱簇生，周围充血，溃烂胶黏，口渴不欲饮，食欲不振；舌红苔黄或黄腻，脉滑数。

治法　清脾祛风。

方药　除风清脾饮[101]加减。水疱渗液明显者，加苦参、地肤子清热燥湿；胸闷纳差者，加谷芽、麦芽、枳壳消积化滞。

（2）肝胆湿热证

证候　眼睑及额部簇生水疱，疼痛剧烈，睫状充血，甚则瞳孔缩小，小便短赤；舌红苔黄，脉弦数。

治法　清肝泻火。

方药　龙胆泻肝汤[30]加减。兼有风热者，加荆芥、薄荷疏风清热；疼痛剧烈者，加乳香、夏枯草行滞止痛；角膜感染者，加决明子、青葙子退翳明目。

【预防与调护】

1. 应尽量保持眼睑皮肤清洁干燥，切忌搔抓。

2. 患病期间应卧床休息，尤其是老年人；忌辛辣厚味，宜食易于消化、富含营养的食物。

3. 平素应注意锻炼身体，增强体质，避免过劳或感冒。

接触性睑皮炎

接触性睑皮炎（contact dermatitis of the lids）是眼睑皮肤对某种致敏原所产生的过敏反应。眼睑可被单独侵犯，亦可是头面部皮肤过敏反应的部分表现。单眼或双眼发病，以营养不良及过敏体质者多见。急性者眼睑红肿，随即出现丘疹、水疱或脓疱，疱内为黄色黏稠液体，继则糜烂，胶黏结痂，脱屑。有时睑结膜充血明显（彩图 10）。慢性者眼睑皮肤肥厚粗糙，表面有鳞屑样物脱落，呈苔藓状。本病为接触过敏原所致。常见的过敏原是药物，如眼局部应用的抗生素溶液、表面麻醉剂、阿托品、毛果芸香碱、磺胺、碘、汞等制剂；与眼睑接触的化学物质如化妆品、清洁剂、气雾剂、按摩膏、染发剂、眼影粉、眼镜及全身接触某些致敏物质等也可诱发本病。

本病属中医"风赤疮痍"（《秘传眼科龙木论》）范畴，又名"风赤疮疾"（《沈氏尊生书》）。多因风热外袭，客于胞睑；或脾胃蕴结湿热，循经上攻于目，郁于胞睑所致。若病情迁延，热邪灼津，血虚化燥生风，则可加重本病。

治疗原则立即脱离致敏原，若患者同时应用多种药物，难以确认何种药物导致过敏者，暂时停用所有药物。西医可局部及全身应用糖皮质激素；中医以祛风、清热、除湿为治疗要点。

第二节　眼睑的位置与功能异常

眼睑与眼球表面紧密接触，形成一个毛细间隙，使泪液能吸附在这一毛细间隙中，随着瞬目动作向内眦流动，同时润泽眼球表面；上、下睑的睫毛分别向前下、上方整齐排列，它们阻挡尘埃、汗水等侵入眼内，在内眦部睑缘前唇的上、下泪点，贴靠在泪阜基部，以保证泪液能顺利导入；睁眼时上睑至瞳孔上缘，闭睑时上下睑能紧密闭合。获得性或先天性眼睑位置异常，无法完成正常的生理功能，并会对眼球造成伤害。

睑内翻

睑内翻（entropion）是指眼睑，特别是睑缘部朝眼球方向卷曲的一种位置异常。当内翻达到一定程度时，睫毛亦随之倒向眼球而刺激角膜，称为"倒睫"。内翻和倒睫常同时存在。

睑内翻属中医"倒睫拳毛"（《秘传眼科龙木论》）范畴，又名"拳毛倒睫"（《银海精微》）、"倒睫拳挛"（《圣济总录》）。

【病因病理】

1. 西医病因病理

（1）瘢痕性睑内翻：本病主要由于睑结膜或睑板经受某种病变后瘢痕收缩所致。多由沙眼引起，其他如结膜灼伤、结膜天疱疮及白喉性结膜炎等病变之后亦可发生，上、下睑均可出现。

（2）痉挛性睑内翻：主要发生在下睑，常见于老年人。由于皮肤失去正常张力，皮下组织松弛，使睑板下缘处的眼轮匝肌纤维向前上方滑动而压迫睑板上缘；或因眶脂肪萎缩，眼球内陷，下睑失去依托，使其向内翻卷，故亦称为"老年性睑内翻"，或退变性睑内翻。若因炎症刺激，引起眼轮匝肌，特别是近睑缘的眼轮匝肌反射性痉挛，导致睑缘向内倒卷者，称之为"急性痉挛性睑内翻"。

2. 中医病因病机　本病多因脾虚气弱或肝血不足，风邪乘虚而入，眼睑筋脉或肌肉失养、紧缩所致。多发于胞睑或白睛疾病失治误治之后，亦见于年老体弱或先天禀赋不足者。

【临床表现】

1. 症状　不同程度的异物感、疼痛、畏光、流泪，甚至视力障碍。

2. 体征　先天性者常见于双眼，瘢痕性和痉挛性者可为单眼。睑缘向眼球方向卷曲，睫毛亦随之倒向眼球而刺激角膜。倒睫不断摩擦角膜，致角膜上皮脱落，荧光素染色呈弥漫性着色。若继发感染，则发展成为角膜溃疡。长期慢性刺激可使角膜表层发生混浊，失去透明性，并有新生血管生长。

【诊断】

1. 有异物感、畏光、流泪等刺激症状。

2. 睑缘内翻，部分或全部睫毛倒向眼球。

3. 角膜可有混浊等炎症性改变。

【治疗】

1. 治疗原则　本病应积极治疗原发病，以手术治疗为主，并配合抗生素滴眼液点眼。对于痉挛性睑内翻行中医针灸治疗结合辨证论治。

2. 西医治疗

（1）滴抗生素滴眼液，以防治角膜病变。

（2）老年性内翻患者，可试行肉毒杆菌毒素局部注射。

（3）手术治疗

①少量倒睫：只有少数倒睫而无明显内翻者，可用睫毛电解器破坏睫毛毛囊。

②先天性睑内翻：随年龄增长，可自行消失。若5～6岁时，睫毛仍然内翻者，可考虑行手术治疗。

③老年性睑内翻：药物治疗无效者，宜行手术治疗，以切除多余的松弛皮肤和切断部分眼轮匝肌纤维；较轻者可做单纯缝线结扎术。

④瘢痕性睑内翻：必须手术治疗，常用从睑皮肤面或睑结膜面作切口的睑板切断或楔形切除术矫正。

3. 中医治疗

（1）辨证论治：本病年老体弱或先天禀赋不足者，属脾虚气弱证，可用补中益气汤[70]加减；属阴血不足证，可用天冬饮子[12]加减。

（2）针刺治疗：主穴取攒竹、阳白、四白；配穴取太阳、合谷、行间。每次取主、配穴各

NOTE

2 个，每日 1 次。亦可按摩眼局部穴位。

睑外翻

睑外翻（ectropion）是睑缘向外翻转离开眼球，睑结膜不同程度暴露在外，常合并睑裂闭合不全。常见的致病因素有瘢痕收缩、面神经麻痹、老年人眼轮匝肌功能减弱等。

睑外翻属中医"脾翻粘睑"（《证治准绳》）范畴，又名"地倾""残风"（《目经大成》）、"皮翻粘睑"（《眼科菁华录》）。

治疗麻痹性睑外翻可用中药及针灸治疗；瘢痕性及老年性睑外翻通常需手术治疗。

上睑下垂

上睑下垂（ptosis）是指提上睑肌及 Müller 平滑肌功能不全导致上睑不能提起而呈下垂状态的眼病。轻者不遮盖瞳孔，只影响外观，重者则遮盖部分或全部瞳孔，妨碍视功能。本病可单眼发病，亦可为双眼，可突然发生，亦可缓慢起病。

本病属中医"眼睑垂缓"（《圣济总录》）范畴，又名"睢目""侵风"（《诸病源候论》），严重者称为"睑废"（《目经大成》）。

【病因病理】

1. 西医病因病理　本病的病因有先天与后天之分。先天者多与遗传有关，主要由于提上睑肌或动眼神经核发育不良，为常染色体显性遗传；后天者多为动眼神经麻痹引起，常见于脑血管硬化、颅内或眶内炎症、肿瘤及全身中毒等，亦可由交感神经麻痹所致，如颈部交感神经受伤。此外，重症肌无力、提上睑肌损伤，以及机械性开睑运动障碍，如上睑的炎症肿胀或新生物等亦可导致本病。

2. 中医病因病机　本病可因先天禀赋不足，发育不全，胞睑乏力所致；亦可因后天脾虚气弱，清阳之气不升，无力抬举胞睑；或脾失健运，聚湿生痰，风痰阻络，胞睑经脉迟缓引发。

【临床表现】

1. 症状　上睑下垂，影响视物；或伴有复视。

2. 体征　两眼自然睁开向前平视时，有不同程度的睑裂变窄，上睑遮盖角膜上缘超过 2mm，甚至遮盖部分或全部瞳孔（图 7-1）。

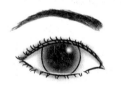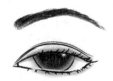

图 7-1　正常眼睑与上睑下垂对比图

患者常仰头视物，或需耸眉皱额，借额肌牵拉睁眼视物，日久则额部皱纹加深，眉毛高耸，或需用手指抬起上睑方能视物。检查时，用拇指紧压眉弓部，让患者向上注视，上睑抬举困难。

【诊断】

1. 上睑下垂，影响视物，常需仰头、耸眉、皱额以助视物。

2. 两眼向前平视时，上睑遮盖角膜上缘超过 2mm，睑裂变窄。

3. 皮下或肌肉注射甲基硫酸新斯的明 0.5mg，15 ～ 30 分钟后，若见上睑下垂减轻或消失者，多为重症肌无力眼睑型。

【治疗】

1. 治疗原则　先天者，以手术治疗为主，为避免引起视功能障碍应及早手术，以免造成弱视；后天者，应先进行病因或药物治疗，无效再考虑手术。

2. 西医治疗

（1）神经麻痹所致者：应用能量合剂、神经保护剂，如三磷腺苷、肌苷、维生素 B_1、维生素 B_{12} 等。

（2）重症肌无力者：可用抗胆碱酯酶药物，如新斯的明、吡啶斯的明等。

（3）手术治疗：先天性上睑下垂者，若提上睑肌功能未完全丧失，可做上睑提肌缩短术或徙前术；若提上睑肌已完全丧失，则采用借助额肌力量的术式，如额肌止点下移术或额肌瓣悬吊术。

（4）眶神经干刺激疗法：适用于麻痹性上睑下垂者。方法是取眶上神经与面神经刺激点，即位于眶上切迹与眼外眦连线的中点，眶上神经接负极，面神经刺激点接正极，每次 20 分钟，隔日 1 次，10 次为一疗程。

3. 中医治疗

（1）辨证论治

①脾虚气弱证

证候　上睑下垂，劳累加重，甚或眼珠转动不灵，四肢乏力，精神困倦；舌淡苔白，脉弱。

治法　健脾益气。

方药　补中益气汤[70]加减。可加僵蚕、全蝎祛风通络；食欲不振者，加怀山药、扁豆健脾以助运化。

②风痰阻络证

证候　突发上睑下垂，眼珠转动失灵，或视一为二；舌淡苔白腻，脉弦滑。

治法　祛风化痰。

方药　正容汤[23]加减。可加全蝎、伸筋草祛络中之风；眼珠转动失灵日久者，加桃仁、地龙活血通络。

（2）针灸治疗

①选攒竹、鱼腰、足三里、血海、脾俞、胃俞、阳陵泉，每次取 2 ~ 3 穴，每日针刺 1 次，用补法。局部穴可加用按摩，远端穴可针与灸并用。

②梅花针点刺患侧眼睑及眼眶部皮肤。

述评：很多眼睑疾病，虽然症状表现在该部位，但结合眼睑的功用，也需将眼球的位置是否失常等其他因素考虑进去，从而站在一个整体的观念里，选用更适合的联合治疗方案，提高治愈概率。在睑腺炎的早期治疗中，可首选物理方法，如热敷治疗、耳穴、按摩足部反射区、中药制剂电离子导入等，目前有诸多采用放血疗法结合中药治疗的分析报道。还应考虑到其他影响因素，如白内障超生乳化术等眼部手术并发症可能对眼睑的影响等。睑板腺囊肿在诊断时，尤应注意与睑腺炎的区分。手术治疗为该病的常用方法之一，睑板腺囊肿手术为眼科最小的手术，但应引起注意的是，忌轻视疏忽。近年有越来越多的研究证实，囊腔内注射皮质类固醇联合中药辨证治疗可有效地促进囊肿的吸收与消失。而临床治疗睑内翻以及上睑下垂等病也已摒弃单纯局部用药，手术方法仍有不断的改良，除了依据患者的年龄、具体病情等各有不同选择，还会涉及医学美学的观点，努力提高患者的术后生活质量。相信随着不断的临床与实验研究，将会出现更加精细完善的眼睑的治疗手段。

第八章 泪器病

泪器是由泪液分泌部（secretory apparatus）和泪液排出部（excretory apparatus）组成。泪液分泌部具有分泌泪液的功能，包括泪腺、副泪腺、睑板腺、结膜杯状细胞等外分泌腺。泪液排出部具有排泄泪液的作用，包括上、下泪小点和泪小管、泪总管、泪囊和鼻泪管。泪器病分为泪腺病和泪道病两大类。泪液分泌不足是引起眼表疾病的重要因素之一。

泪器病属中医眼科学两眦疾病的范畴。两眦属五轮中的血轮，内应于心，心与小肠相表里，故两眦疾病与心和小肠关系密切。

第一节 泪液排出系统疾病

泪 溢

泪溢（epiphora）指泪液不能从泪道正常排出而溢出眼睑外的病症。以间歇性或经常性流泪，泪液清稀为临床特征。多见于老年人，常双眼发病，属中医学"无时泪下"（《诸病源候论》）的范畴。

【病因病理】

1.西医病因病理 泪小点位置异常、狭窄、闭塞或缺如，泪小点不能接触泪湖，泪液不能进入泪道；炎症、肿瘤、外伤等因素引起泪道狭窄或阻塞，泪液不能排出；泪囊周围眼轮匝肌松弛，泪液泵的作用降低或丧失，或球结膜松弛等，使泪液排出障碍而导致功能性泪溢。

2.中医病因病机 泪为肝之液，肝肾亏虚，精血不能上荣于目，泪窍空虚，风邪乘虚引泪而出；或气血不足，不能约束泪液而致冷泪常流；或椒疮邪毒侵犯泪窍，窍道闭塞，泪液无以排泄而致无时泪流。

【临床表现】

1.症状 自觉泪溢，遇刺激时流泪加重。

2.体征 功能性泪溢者，泪道通畅。器质性阻塞者，泪道狭窄或阻塞。

3.并发症 泪液长期浸渍，易引起慢性结膜炎，颜面皮肤湿疹；泪道阻塞者常形成慢性泪囊炎，或发展为急性泪囊炎；经常揩拭眼泪，可致下睑外翻。

【实验室及其他检查】

1.染料试验 于结膜囊内滴入荧光素钠溶液，2分钟后用湿棉棒擦拭下鼻道。若棉棒为绿黄色，提示泪道通畅或不完全性阻塞；若棉棒无染色，提示泪道阻塞。

2.泪道冲洗法 从泪小点注入生理盐水，根据冲洗液的流向判断泪道是否阻塞并估计阻塞

NOTE

的部位：①泪道通畅：冲洗液顺利进入咽部；②泪小管阻塞：冲洗液全部从注入原路反流；③泪总管阻塞：冲洗液自下（或上）泪点注入，液体从上（或下）泪小点反流；④鼻泪管狭窄：冲洗有阻力，部分自泪小点返流，部分流入咽部；⑤鼻泪管阻塞合并慢性泪囊炎：冲洗液自泪小点反流，伴有黏液脓性分泌物（图8-1）。

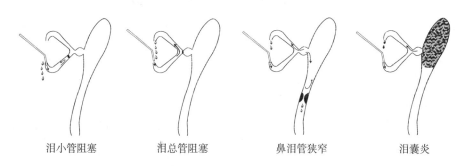

泪小管阻塞　　　　　泪总管阻塞　　　　　鼻泪管狭窄　　　　　泪囊炎

图8-1   常见泪道阻塞部位

3. 泪道探通术   以判断泪道阻塞部位。

4. X 线碘油造影   可显示泪囊的大小和阻塞部位。

【诊断】

1. 诊断要点

（1）泪溢。

（2）冲洗泪道或通畅，或狭窄，或阻塞。

2. 鉴别诊断   与慢性泪囊炎鉴别：两病都以流泪为主要症状。慢性泪囊炎者，指压泪囊区或冲洗泪道时，常有黏液性或脓性分泌物从泪小点溢出。本病指压泪囊区或冲洗泪道时，无分泌物从泪小点溢出。

【治疗】

1. 治疗原则   功能性泪溢者，以中医治疗为主；器质性泪溢者，以手术治疗为主，术后可配合中药治疗。

2. 西医治疗

（1）功能性泪溢：用1%硫酸锌滴眼液滴眼。

（2）泪小点狭窄：用泪小点扩张器扩张；若闭锁或缺如，或泪小管阻塞者，用泪小点扩张器扩张后，再行泪道探通。

（3）婴幼儿泪道阻塞或狭窄：用手指自下睑眶下线内侧与眼球之间向下有规律地压迫泪囊区数次，促使鼻泪管下端开放，压迫后滴抗生素滴眼液。若保守治疗无效，6个月以后可行泪道探通术。

（4）手术治疗

①睑外翻致泪小点位置异常者，可于泪小点下方切除一水平椭圆形结膜及结缔组织，以矫正睑外翻；或电灼泪小点下方结膜，借助结膜瘢痕收缩使泪小点复位。若眼睑松弛，可做眼睑水平缩短术；球结膜松弛者，行部分结膜切除术。

②鼻泪管阻塞者，行泪道探通联合逆行鼻腔泪道插管术或泪囊鼻腔吻合术。

3. 中医治疗

（1）辨证论治

①肝肾亏损证

证候　溢泪清稀；头晕耳鸣，腰膝酸软；舌淡红，苔薄，脉细。

治法　补益肝肾。

方药　左归饮[27]加减。迎风流泪显著者，选加木贼、防风、白芷，以增祛风之功。

②气血两虚证

证候　无时泪下；面色无华，心悸健忘，神疲乏力，或产后失血过多；舌质淡，苔薄白，脉细弱。

治法　益气养血。

方药　八珍汤[8]加减。可加蒺藜、防风、白芷等以祛风止泪；伴畏寒肢冷者，加桂枝、细辛等以温经散寒。

③肝血不足证

证候　冷泪绵绵，迎风更甚；面色少华，头昏目眩；舌质淡，苔薄白，脉细。

治法　补养肝血。

方药　止泪补肝散[16]加减。可加菊花、白薇、石榴皮等以祛风止泪。

（2）针灸治疗：主穴取睛明、四白、肝俞、太冲、合谷、风池、肾俞、脾俞、足三里。针法以补法为主，针灸并用。若流泪清冷者，可加神阙艾灸及同侧睛明穴温针治疗。

4.综合治疗方案

（1）功能性泪溢者，多属气血不足、肝肾两虚，以中医治疗为主，配合针灸治疗效果更佳。若有慢性结膜炎者，应同时治疗。

（2）泪道阻塞者，手术治疗为主，根据阻塞的部位和病程选择手术方式。病程较短者，用泪道探通联合逆行鼻腔鼻泪管插管术或泪道激光成形术；病程长者，用泪囊鼻腔吻合术，术后配合中药治疗。

【预防与调护】

1.注意个人卫生。

2.户外活动戴防护眼镜，减少强光、风沙和尘埃的刺激。

3.积极治疗慢性结膜炎、矫正屈光不正。

慢性泪囊炎

慢性泪囊炎（chronic dacryocystitis）多因鼻泪管狭窄或阻塞，泪液滞留于泪囊，伴发细菌感染所致。多见于中老年妇女，可单眼或双眼发病。

本病属中医学"漏睛"（《太平圣惠方》）范畴，又称"热积必溃之病"（《银海精微》）、"目脓漏"（《目经大成》）、"窍漏"（《证治准绳》）。

【病因病理】

1.西医病因病理　常因睑缘炎、沙眼、鼻部急慢性炎症或结构异常等因素，致鼻泪管阻塞，泪液潴留在泪囊，感染后导致泪囊黏膜的慢性炎症，导致组织增生，产生黏液性或脓性分泌物。常见致病菌，有肺炎链球菌和白色念珠菌等。

2.中医病因病机　多因风热邪毒侵袭，停留泪窍，日久成脓；或心脾火热，循经上犯内

NOTE

眦，积聚成脓；或椒疮邪毒侵犯泪窍，窍道闭塞，风热邪毒外袭所致。

【临床表现】

1. 症状　患眼常溢黏液性或黏液脓性分泌物。

2. 体征　挤压泪囊区可见黏液性或脓性分泌物从泪小点溢出，亦见泪囊区皮肤潮红、浸渍、糜烂或粗糙增厚。若分泌物大量潴留，使泪囊扩张，可形成泪囊黏液囊肿。

3. 并发症　角膜损伤，或实施内眼手术，可并发细菌性角膜溃疡或化脓性眼内炎。

【实验室及其他检查】

泪道冲洗：冲洗液从上、下泪小点反流，同时伴有黏液脓性分泌物随冲洗液反流。

【诊断】

1. 诊断要点

（1）溢黏液性或脓性分泌物。

（2）冲洗泪道时，冲洗液全部反流，并有黏液性或脓性分泌物自泪小点反流。

2. 鉴别诊断　应与泪溢鉴别，两病都以流泪为主要症状。泪溢者，在冲洗泪道时，不管通畅与否，无黏液性或脓性分泌物从泪小点反流。本病冲洗泪道时，冲洗液全部反流，并有黏液性或脓性分泌物随冲洗液从泪小点反流。

【治疗】

1. 治疗原则　手术治疗为主。可用中药治疗，或滴抗生素滴眼液，或冲洗泪道等以缓解症状。

2. 西医治疗

（1）抗生素滴眼液滴眼。

（2）用生理盐水或抗生素稀释液冲洗泪道，以清除泪囊分泌物。

（3）经药物和冲洗泪道治疗，分泌物消失后，可行泪道探通术。

（4）泪囊区直流电药物离子导入，选黄连液等。

（5）手术治疗是治疗本病的根本措施，根据病情选择手术方式。

①泪道探通联合逆行鼻泪管插管术：适用于泪小点、泪小管正常，无严重鼻腔疾病者。

②泪囊鼻腔吻合术：适用于泪小点、泪小管正常、泪囊无过小者。

③泪囊摘除术：适用于兼有萎缩性鼻炎、泪囊过小及年老体弱者。

④鼻泪管激光重建术：各类型慢性泪囊炎。

3. 中医治疗

心脾湿热证

证候　溢黏液脓性泪；小便黄赤，大便干结；舌尖红，苔黄腻，脉濡。

治法　清心利湿。

方药　竹叶泻经汤[59]加减，如脓多黏稠，去羌活，加败酱草、蒲公英、桔梗以清热排脓，祛瘀消积。

4. 综合治疗方案

（1）手术治疗：根据泪囊炎的病情选择手术方式。

（2）手术治疗前或不接受手术者：可用内服中药，或滴抗生素滴眼液，或冲洗泪道等方法对症治疗，以暂时缓解症状。

【预防与调护】

1.慢性泪囊炎发生眼外伤或施行内眼手术，易引起化脓性感染，并发细菌性角膜溃疡或化脓性眼内炎。

2.若患沙眼、慢性结膜炎及鼻部疾病者，应及时治疗，防止本病的发生发展。

3.滴眼药前应按压泪囊区，排空分泌物后再滴眼药。

急性泪囊炎

急性泪囊炎（acute dacryocystitis）是以泪囊及周围组织突发红、肿、热、痛为主要临床特征的急性感染性炎症。常见于中老年妇女，多单眼发病。

本病属中医学"漏睛疮"（《疮疡全书》）的范畴，又称"大眦漏"（《证治准绳》）等。

【病因病理】

1.西医病因病理　多因慢性泪道阻塞，致病菌在泪囊繁殖、感染而发生急性化脓性炎症，或因泪道黏膜的创伤性感染、鼻腔黏膜等邻近组织感染性病变蔓延而致。致病菌多为金黄色葡萄球菌或溶血性链球菌。严重时，炎症向周围组织扩散，引起泪囊周围蜂窝织炎。

2.中医病因病机　多因心火炽盛，结于大眦；脾胃积热，热毒蕴结于大眦；素有漏睛，热毒内蕴，复感风热，内外合邪，侵袭大眦；素嗜辛辣厚味，热蕴心经，复感风邪，结聚成疮。

【临床表现】

1.症状　发病突然，泪囊区红肿热痛，严重者伴恶寒发热。

2.体征　泪囊区红肿、坚硬、压痛，重者蔓延至眼睑、鼻根部及颊部，甚至形成脓肿或溃疡。偶有耳前或颌下淋巴结肿痛。

3.并发症　可并发眶蜂窝织炎。若泪囊脓肿穿破皮肤，脓液排出后，可形成泪囊瘘管。

【实验室及其他检查】

血液分析　白细胞总数及中性粒细胞增高。

【诊断】

1.诊断要点

（1）有慢性泪囊炎病史，或泪道阻塞和泪道外伤史。

（2）泪囊区红肿，坚硬，压痛。

2.鉴别诊断

（1）皮脂腺囊肿继发感染：继发感染前，多有囊肿存在，冲洗泪道通畅。

（2）急性筛窦炎和急性上颌窦炎：以鼻塞、流脓涕、头痛为主要症状，冲洗泪道通畅。鼻腔检查和副鼻窦X线摄片可明确诊断。

【治疗】

1.治疗原则　本病为急性感染，其治疗必须及时使用抗生素控制感染。中医治疗原则是：早期疏风清热；中期解毒排脓，祛瘀消肿；后期宜扶正祛邪，托里排脓。

2.西医治疗

（1）局部治疗：抗生素滴眼液滴眼。

（2）全身治疗：应用广谱抗生素，如妥布霉素注射液，每次8万单位，肌内注射，每日2次。

（3）手术治疗

①局部脓肿形成，须手术切开排脓，放置引流条，每日换药至伤口愈合。

②若泪囊瘘管形成，行泪囊摘除联合瘘管切除术。

3. 中医治疗

（1）辨证论治

①风热外侵证

证候 初起泪热多眵，内眦部红肿疼痛，或兼恶寒；舌质红，苔薄黄，脉浮数。

治法 祛风散邪，清热解毒。

方药 仙方活命饮[43]加减。热甚者去防风，加紫花地丁、蒲公英、野菊花，以清热消肿。

②热毒炽盛证

证候 内眦部充血肿胀，重者蔓延至颊面、眼睑，疼痛拒按；常伴身热口渴，小便赤涩，大便秘结；舌质红，苔黄厚，脉数有力。

治法 清热解毒散结。

方药 黄连解毒汤[123]加减。热盛者可加金银花、紫花地丁，以增强清热解毒之效；大便燥结者加大黄、芒硝、厚朴，以通腑泄热；或加枳实、皂角刺，以加强消瘀散结之效。

③正虚邪留证

证候 患处微红微肿，轻度压痛，但不溃破，或溃破后创口难愈，脓液常流不断；面色苍白，神疲食少；舌质淡，苔薄白，脉细弱。

治法 扶正祛邪。

方药 托里消毒散[50]加减。脓液黄稠者加连翘、黄芩，以增清热之力；热盛伤阴者，加天花粉、麦冬，以养阴清热。

（2）专方专药

①黄连上清丸，每次 6g，每日 2 次。功效：清心泻火。用于心经蕴热型。

②用紫金锭涂患处皮肤。

【预防与调护】

1. 本病病变部位位于危险三角区，发病时切忌挤压泪囊区；炎症期禁止泪道冲洗或泪道探通，以防止细菌随血流扩散，引起眶内或颅内转移。

2. 积极治疗慢性泪囊炎。

3. 注意个人卫生。

4. 忌食辛辣炙煿之品。

新生儿泪囊炎

新生儿泪囊炎（neonatal dacryocystitis）多为先天泪道发育障碍所致。胎儿时，鼻泪管下端有一薄膜，出生前该膜消失，如出生后此膜仍然存在，使鼻泪管膜闭，导致泪液潴留，细菌感染引起泪囊炎；或由于鼻泪管畸形，使泪道阻塞；或新生儿结膜炎的炎性分泌物阻塞所致。多在出生后数日或数周，发现患儿泪溢，逐渐变成脓性分泌物。本病以保守治疗为主，常用抗生素滴眼液滴眼及泪道冲洗，结合按摩泪囊区；无效者，行泪道探通术。

第二节　泪液分泌系统疾病

泪液分泌系统疾病主要包括泪腺炎和泪腺肿瘤。

泪腺炎

泪腺炎（dacryoadenitis）是不同原因引起的泪腺组织炎症性病变的总称。根据其病变缓急分为急性和慢性泪腺炎。

本病属中医学"胞肿如桃"（《银海精微》）范畴。

【病因病理】

1. 西医病因病理　急性泪腺炎多为邻近组织的炎症蔓延，或全身性炎症病变的血行扩散。常见致病菌有金黄色葡萄球菌、肺炎球菌与链球菌，少数由病毒感染引起。主要病理改变是局部早期大量嗜中性粒细胞浸润、组织血管扩张、充血或灶性坏死，后期代之以淋巴细胞。

慢性泪腺炎可能与沙眼、结核、梅毒、不明原因的泪腺肉芽肿样病变、Mikulicz病及急性泪腺炎未愈相关。

2. 中医病因病机　多为风热毒邪客于胞睑肌肤之间；或脾肺壅热，上犯胞睑；或肝经实热传脾，风热壅于胞睑；或脾失健运，痰湿内聚，与气血混结于胞睑所致。

【临床表现】

1. 症状　急性者，表现为眼痛头痛，常伴发热；慢性者，无明显疼痛，或可出现复视。

2. 体征

（1）急性者：外上眶眼睑皮肤红肿，可扪及肿胀的泪腺包块，压痛。严重者，睑结膜及泪腺附近穹隆部结膜水肿、膨出；外直肌与下斜肌功能障碍者，眼球向内下方移位，眼球运动受限，耳前淋巴结肿胀压痛。严重时，泪腺化脓，若脓腔溃破，脓液从结膜囊溢出。

（2）慢性者：泪腺肿大，多无压痛；眼球向内下侧偏位，眼球运动受限。

3. 并发症　常见有泪腺瘘管或囊肿、泪腺萎缩、干眼等，严重者可并发脑膜炎、海绵窦感染。

【实验室及其他检查】

1. 眼眶及鼻窦 X 线片　可排除眶内疾患及鼻窦炎。

2. 病因学相关检查　如结核菌素试验、梅毒确诊试验、沙眼衣原体检查等。

【诊断】

1. 诊断要点

（1）外上眶缘下可触及肿大的泪腺；急性者伴有眼睑红肿、压痛。

（2）眼球向内下方移位，眼球运动受限。

（3）急性者多伴有发热、感冒等病史。

2. 鉴别诊断

（1）急性者与眼睑脓肿相鉴别：眼睑脓肿可见眼睑肿胀，球结膜水肿；病灶局限后，脓肿

NOTE

溃破而外溢；重者可向眶深部蔓延，发展为眶蜂窝织炎。

（2）慢性者与眶骨膜炎、眶骨髓炎等鉴别：眶骨膜炎、眶骨髓炎 CT 检查可见眶壁骨质破坏。

（3）与良性淋巴增殖性病变或恶性淋巴瘤鉴别：主要通过组织病理活检以明确诊断。

【治疗】

1. 治疗原则　中医以疏风清热、清肺泻热、化痰散结为治法，兼以解毒排脓、祛瘀消肿。

2. 西医治疗

（1）抗生素类滴眼液，如诺氟沙星滴眼液，或磺胺醋酰钠滴眼液滴眼。

（2）局部湿热敷，每次 20 分钟，每天 3 次。以减少疼痛，促进炎症吸收。

（3）病毒所致者，选用抗病毒滴眼液滴眼。

（4）青霉素注射液，每次 400 万～600 万单位，加入 0.9% 氯化钠注射液 500mL，静脉滴注，每日 2 次；或妥布霉素注射液，每次 8 万单位，肌肉注射，每日 2 次。

（5）可用超短波理疗或微波电疗，每日 1 次。

（6）若泪腺脓肿形成，需切开排脓。

3. 中医辨证治疗

（1）风火热毒证

证候　目赤肿痛，肿胀如桃；兼见头痛身热，恶风鼻塞；苔薄黄，脉浮数。

治法　清热泻火，祛风解毒。

方药　普济消毒饮[136]加减。眼睑红肿甚者，加金银花、生地黄、赤芍；头痛甚者，加白芷、菊花、蒺藜以祛风止痛。

（2）肺热壅盛证

证候　目赤疼痛，畏光流泪，眼睑肿胀，结膜充血、水肿；伴壮热头痛，口渴引饮，溲黄便秘；舌红，脉数。

治法　泻肺清热。

方药　桑白皮汤[116]加减。泪腺肿胀显著者，可选加龙胆草、金银花、黄芩、苦参、蒲公英以增强清热解毒之效。

（3）痰瘀互结证

证候　眼睑内生有硬结，皮色如常；舌暗红或有瘀点，苔白或腻，脉弦滑。

治法　化痰散结，祛瘀消肿。

方药　化坚二陈汤[18]合桃红四物汤[103]加减。可加白术、山楂、鸡内金以健脾消食，化痰散结。

4. 综合治疗方案

（1）辨证应用中药，局部热敷。严重者，应配合使用广谱抗生素和激素控制炎症，但对于病毒感染者应慎用激素治疗。

（2）有邻近及全身炎性病灶者，应针对病因或原发疾病及时治疗。

【预防与调护】

1. 如有发生流行性感冒、肺炎、葡萄膜炎、麻疹、眶内炎症、扁桃体炎、中耳炎等病变者，应及时治疗。

2. 切忌用手挤压病变部位，以防病菌血行扩散，引起急性脓毒血症。

3. 饮食宜清淡而富含营养，忌食辛辣炙煿之品。

述评：中医对泪道的非器质性病变、急性泪囊炎和急性泪腺炎有较好的疗效。控制感染和手术是治疗慢性泪囊炎的主要手段，但如何减少术后复发仍然是临床亟待解决的关键。

第九章　眼表疾病

眼表病（ocular surface disease，OSD）是指角膜上皮、结膜上皮及泪膜三部分的疾病。眼表是指从睑缘的唇间灰线向后，经眼睑内面至穹隆再返折回来，越过眼球前方，覆盖在角膜和结膜表面的整个上皮层（图9-1）。泪膜是指覆盖于眼前表面的一层泪液膜，泪膜从前向后依次分为三层（图9-2），即脂质层、水液层和黏液层。三层中水液层最厚，是构成泪膜的主要成分，泪膜的形成和破裂与眼睑的瞬目运动休戚相关。瞬目时眼轮匝肌等的活动使睑板腺的脂质及副泪腺的水液排出，同时睑缘将泪膜均匀地覆盖于角膜上皮表面，并随眼球运动和眼睑的瞬目作用而不断更新。泪膜具有润滑眼表、在角膜表面形成并维持光滑的光学界面、湿润并保护角膜及结膜、提供角膜营养、转运角膜细胞的代谢产物、抵抗微生物侵袭等作用。眼表干细胞主要分布于角膜缘，是自我更新组织内细胞增殖分化的源泉，当其供给功能不良时，角膜表面的稳定性将发生破坏。因而从广义的角度来说，眼表疾病应包括睑缘、角膜及结膜浅层疾病和可导致泪膜功能异常的疾病。而从狭义的角度来说，眼表疾病仅指由于泪液量或质的异常引起的泪膜不稳定和眼表面损害而导致眼不适症状的一类疾病，即"干眼"，本章主要就狭义的眼表病进行讨论。

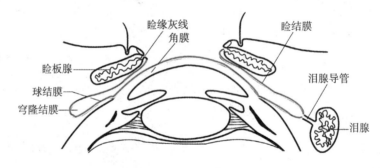

图 9-1　眼表范围示意图

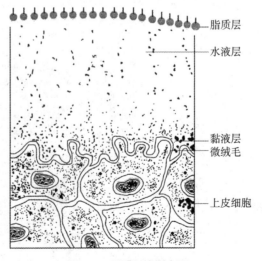

图 9-2　泪膜组成示意图

第一节　常见的眼表疾病类型

眼表的健康是通过外源性因素为眼球表面提供稳定的泪膜，以及内源性因素调控上皮干细胞，以维持正常的眼表状态。临床上根据角膜、结膜上皮病变类型及印迹细胞学的方法，可将其划分为两类主要的眼表功能异常。

1.各种病因所致的眼表功能异常　如 Stevens-Johnson 综合征、化学或热灼伤及眼部天疱疮、多形性红斑等疾病，可导致眼表的鳞状上皮化，使角、结膜上皮的非角化上皮向病理性角化型化生，引起干眼症。

2.角膜缘干细胞缺失或功能低下　角膜上皮增殖能力丧失，角膜缘屏障功能下降，常以角膜上皮被结膜上皮侵占、新生血管化及炎性细胞浸润和角膜基底膜破坏为特征。

（1）损伤造成的角膜缘干细胞缺乏：如眼的化学烧伤、角膜缘多次手术或睫状体冷凝术、局部使用抗代谢药物的毒性、角膜接触镜引起的相关性角膜病变，以及严重的微生物感染等。

（2）基质微环境异常导致的角膜缘干细胞缺乏：如先天性无虹膜、遗传性多种内分泌缺乏相关性角膜病、维生素 A 缺乏症、神经麻痹性角膜炎、放射线所致的角膜病、边缘性角膜溃疡、慢性角膜缘炎及翼状胬肉等。

第二节　眼表疾病的治疗原则

眼表病治疗原则包括对角膜上皮、结膜上皮和泪膜三方面健康的有效维持和重建。眼表重建多指角膜、结膜表面的重建，它包括结膜移植、羊膜移植、板层角膜移植及角膜缘干细胞移植。健康的眼表上皮及大致正常的泪膜是保证眼表重建的前提条件，对严重的干眼患者，任何的角膜、结膜移植性重建手术都将失败。对于泪膜不稳定者，应首先寻找病因，针对性地进行治疗，包括局部滴眼液、暂时性或永久性的泪小点栓塞或封闭、眼睑热敷按摩，中药辨证施治及手术治疗等。

第三节　干　眼

干眼（dry eye），又称"角结膜干燥症"（keratoconjunctivitis sicca，KCS），是指任何原因引起泪液的量或质异常或动力学异常，导致的泪膜稳定性下降、并伴有眼部不适和（或）眼表损害特征的疾病。有症状及泪膜变化，但无眼表损害者，称为"干眼症"；而将有症状和眼表损害体征者，称为"干眼病"，如同时合并全身免疫性疾病者，则为干眼综合征。多为双眼发病，我国现有的流行病学研究显示，其发生率在 21%～30%，发病与年龄、性别、荧光屏接触时间、工作环境、吸烟和糖尿病，以及手术等因素关系密切。

本病属中医学"白涩症"（《审视瑶函》）范畴，又名"干涩昏花症"（《证治准绳》）及"神水将枯症"(《审视瑶函》)、"神气枯瘁"(《目经大成》)。

【病因病理】

1. 西医病因病理

（1）泪液分泌不足型：病因包括先天性泪腺发育不良及三叉神经发育不良；与全身疾病有关的获得性泪腺功能低下、感染、外伤、口服减少泪液产生的药物、面神经麻痹、久戴接触镜，以及 LASIK 手术后暂时性的反射性泪液分泌减少等。

（2）蒸发过强型：主要有以下两个方面：① 睑板腺病变，如睑板腺阻塞、睑板腺囊肿、内睑腺炎、全身性疾病如皮脂腺性皮炎、酒糟鼻、牛皮癣，以及前睑缘炎等，其中最为常见的为睑板腺功能障碍。② 瞬目异常，见瞬目减少或间期延长而引起眼表发干，如 VDT 综合征、帕金森病等。

（3）泪液动力学异常型：球结膜松弛、眼睑皮肤松弛或瘢痕，以及翼状胬肉使泪液的动力学异常引起泪液排出延缓致眼表炎症或泪液敷布异常等。

2. 中医病因病机

明·傅仁宇《审视瑶函》谓："不肿不赤，爽快不得，沙涩昏蒙，名曰白涩……乃气分伏隐之火，脾肺络湿热，秋天多患此。""干干涩涩不爽快，渺渺蒸蒸不自在，奈因水少精液衰，莫待枯干光损坏……因劳瞻竭视，过虑多思，耽酒恣燥之人，不忌房事，致伤神水……"指出白涩症多见于秋季，暴风客热或天行赤眼治疗不彻底，湿热未清，伏隐脾肺，或因用眼过多、思虑过度、嗜食烟酒辛辣之品、房劳过度而至神水亏损，目失濡养。

本病多因外感疫邪停留或余邪未尽，隐伏脾肺两经，阻碍津液之敷布；或外感燥热之邪内客于肺，久病伤阴致肺阴不足，致肺卫气郁不宣，目失所荣；或陈酒恣燥、肥甘厚味，致脾胃蕴结湿热，郁久伤阴；或劳瞻竭视、过虑多思、房劳太过致肝肾亏虚，精血暗耗，目失濡泽。

【临床表现】

1. 症状　眼干涩、异物感、烧灼感，时有眼痒、眼红，喜眨眼、畏光，视物模糊，疲劳感、不适感等。

2. 体征　睑缘充血、增厚、不规整、变钝、外翻，睑板腺功能障碍者睑缘后层出现自后向前的永久性血管扩张，睑板腺开口堵塞，挤压后分泌物呈泡沫样、颗粒样或牙膏样；结膜充血、乳头增生，或结膜上皮干燥皱缩；角膜上皮角化干燥、混浊无光泽，荧光素染色着色或丝状物附着，甚则角膜溃疡；泪河线宽度小于 0.3mm；泪膜破裂时间小于 10 秒；泪液分泌实验低于 10mm/5min。

【实验室及其他检查】

1. 泪液渗透压测定　是诊断干眼症较敏感的方法。

2. 泪液乳铁蛋白（lactoferrin，LF）含量测定　反映泪液分泌功能。

3. 泪液羊齿状物试验（tear ferning test，TFT）　了解泪液电解质和糖蛋白含量的比例。

4. 干眼仪（tearscope plus）检查　了解泪膜脂质层。

5. 印迹细胞学检查　了解眼表上皮细胞的病理及病理生理变化。

6. 泪液清除率（tear clearance rate，TCR）检查　了解泪液清除有无延迟。

7. 血清学检查　了解自身抗体的存在。

【诊断】

1. 诊断要点 目前干眼症的诊断尚无统一标准。一般来说，诊断包括症状、体征、泪膜稳定性改变及泪液渗透压改变等四个方面。在临床上综合此四个方面内容，基本可以对大多数患者做出诊断，其中症状在诊断中具有重要的价值。

2. 鉴别诊断

（1）视疲劳：由多种原因引起的一组疲劳综合征，症状多种多样，常见的有近距离工作不能持久，出现眼及眼眶周围疼痛、视物模糊、眼睛干涩、流泪等，严重者头痛、恶心、眩晕，但泪膜稳定性及泪液渗透压无异常。

（2）过敏性结膜炎：眼部奇痒，出现结膜充血、乳头、滤泡增生等体征。泪膜稳定性及泪液渗透压多无异常，糖皮质激素、抗组胺药常能缓解症状。

【治疗】

1. 治疗原则 治疗目标是尽可能重建完整的泪膜，治愈后形成上皮，重建眼表功能，缓解症状。完成这些目标需依赖多种途径：首先要消除引起干眼的一切诱因，此为治疗的关键及最佳方法；对于不同病情干眼症患者，选择泪液补充、保存、刺激分泌、抗炎等方法，或联合使用多种方法结合中医辨证论治，以滋阴润燥、补益肝肾调整机体内环境，必要时戴硅胶眼罩、湿房镜或潜水镜；对重症干眼症患者，除上述治疗外，需配合手术治疗。

2. 西医治疗

（1）局部用药

①泪液成分的替代治疗：泪液分泌不足型干眼，应尽量使用不含防腐剂的人工泪液。

②抗炎和免疫制剂：眼表面的免疫反应和炎症是影响干眼病情十分重要的因素，用0.1%～0.5%的免疫抑制剂环孢素A滴眼液治疗，可抑制泪腺及副泪腺的炎症，改善泪液分泌功能，亦可治疗Sjögren综合征所致的干眼症。低浓度的皮质类固醇滴眼液对减轻症状有效，但有可能引起激素性青光眼、晶体后囊下混浊及角膜上皮损害等并发症，故只能短期应用。对睑板腺功能障碍等引起的蒸发过强型干眼，除局部热敷、按摩和擦洗及使用人工泪液外，还可配合局部1%甲硝唑膏或1%克林霉素洗液治疗。

（2）口服药物

①泪液不足型治疗：口服必嗽平、盐酸毛果云香碱、新斯的明等药物，可以促进部分患者泪液的分泌，但疗效尚不肯定。全身应用糖皮质激素或雄性激素，可抑制免疫介导的Sjögren综合征，提高泪腺分泌功能。

②蒸发过强型治疗：口服抗生素，如强力霉素等。

（3）手术治疗：泪小点封闭术、泪小管栓塞术，以减少泪液流失；自体游离颌下腺移植再造泪腺术，以增加泪液分泌。

3. 中医治疗

（1）辨证论治

①邪热留恋证

证候 患暴风客热、天行赤眼之后期，目干涩痛，眵少羞明，轻微畏光流泪，白睛赤丝少而久不退；舌质红，苔薄黄，脉浮数。

治法 清热利肺。

方药　桑白皮汤[116]去泽泻、茯苓，加金银花、薄荷以加强疏散外邪之力。

②肺阴不足证

证候　目珠干燥乏泽，干涩，磨痛，口干鼻燥，大便干；舌红少津，脉细数。

治法　养阴清肺，生津润燥。

方药　养阴清肺汤[95]加减。黑睛生翳，加木贼、蝉蜕、密蒙花以疏风退翳；白睛赤丝少而久不退者，酌加金银花以加强疏散外邪之力。

③脾胃湿热证

证候　目珠干燥，涩痛不适，视物模糊，眼眵呈丝状，口黏或口臭，便秘不爽，溲赤而短；舌红，苔黄腻，脉濡数。

治法　清利湿热，宣畅气机。

方药　三仁汤[9]加减。

④肝肾阴虚证

证候　目珠干燥乏泽，羞明畏光，视物模糊，视疲劳，口干唇燥，头晕耳鸣，失眠多梦；舌红，少苔或无苔，脉沉细。

治法　补益肝肾，滋阴养血。

方药　杞菊地黄汤[64]加减。

（2）针刺治疗：攒竹、承泣、迎香、睛明、少泽、后溪等穴针刺。

（3）热敷和按摩：睑板腺功能障碍者，可用热的湿毛巾等热敷眼部，然后按摩眼部周围的几个穴位（四白、承泣、攒竹、睛明、鱼腰），尤其是在上眼睑的中部从上向下挤压。睡前和早晨醒后各做一遍。

4.中西医结合治疗

随着社会信息化的全面普及、视屏终端的频繁应用，干眼发病率逐年上升，呈低龄化发展趋势，西医治疗有一定局限。中西医结合治疗即发挥中医药优势，同时将干眼的西医临床分型与中医辨证对应：①蒸发过强型：选加眼部中药封包热敷及按摩治疗；②泪液生成不足型：选加针刺合用内服中药刺激泪液的产生；③混合型：同时选用上述方法；伴有角膜损害荧光素染色阳性者加蝉蜕、木贼、谷精草、密蒙花等退翳明目药。

5.其他疗法

（1）戴硅胶眼罩、湿房镜或潜水镜：提供一密闭环境，减少眼表面空气流动及泪液的蒸发以达到保留泪液目的。

（2）绷带角膜接触镜：轻症患者伴有丝状角膜炎时，可收良效，但需保持镜片湿润状态。

【预防与调护】

1.避免熬夜、过用目力及风沙烟尘。

2.多食胡萝卜、豆类、动物肝脏等富含维生素 A 的食品，少食辛辣炙煿之品，并戒烟慎酒。

3.老年人可经常轻轻按摩眼球，促进结膜杯状细胞的分泌。

述评：中医眼科对眼表病的疗法种类丰富，除全身辨证用药外，还包括针灸、中药雾化、中药热敷、按摩理疗等。对部分病种疗效确切，其中干眼是中医眼科的优势病种，在西医尚无病因治疗或疗效不佳的治疗中，发挥中医药的优势，将干眼的西医临床分型与中医辨证对应：①蒸发过强型，选加眼部中药封包热敷及按摩治疗可有效治疗睑板腺功能障碍；②泪液生成不足型，针药并用，可提高神经反射的敏感度，降低角膜－泪腺反射弧阈值，增加泪液分泌；③混合型选用上述两种方法。有眼表损害者，加退翳明目药。干眼分型的个体化治疗，在临床上取得了较好的疗效。值得大力推广。

第十章　结膜病

结膜（conjunctiva）是一层薄而半透明的黏膜组织。结膜起自睑缘，终止于角巩膜缘，包括睑结膜、球结膜、穹隆部结膜。结膜的杯状细胞分泌黏液，为泪液的成分之一，有稳定泪膜的重要作用。大部分结膜暴露于外界，且有适当的温度和湿度，所以结膜极易遭受外部环境、理化因素的刺激和各种微生物的感染。此外，结膜与眼睑、角膜关系密切，病变常相互影响，故结膜疾病为眼科多发病、常见病。结膜疾病多种多样，但以结膜炎症最为常见，结膜的变性、增生、出血、肿瘤等也较为常见。

1. 结膜炎分类　按病因分类可分为感染性与非感染性结膜炎；按病程分为超急性、急性与慢性结膜炎；按病理形态分为肉芽肿性、瘢痕性、膜性、乳头性与滤泡性结膜炎。

2. 结膜炎病因　可分为外因、内因和邻近组织的炎症蔓延所致。常见外因为微生物感染，如细菌、病毒、衣原体等；也见于化学性、物理性损伤，如酸碱及有毒气体，以及烟尘、风沙、光、热、紫外线等。内因常见于某些全身病，如结核、梅毒、糖尿病及维生素缺乏等；邻近组织，如角膜、巩膜、眼睑、眼眶、泪器等炎症蔓延均可引起结膜的炎性病变。

3. 结膜炎临床表现　主要的自觉症状有眼表的异物感、灼热感及痒涩。如炎症累及角膜，可伴有畏光、流泪及疼痛。最基本的体征就是结膜充血，其他常见的体征有结膜水肿、分泌物增多、结膜下出血、乳头增生、滤泡形成、膜或假膜形成及耳前淋巴结肿大等。某些结膜炎有很强的传染性，甚至可引起广泛流行。

结膜充血与睫状充血形态不同，鉴别如下：结膜充血之血管起源于表面的结膜血管，呈鲜红色，越靠近穹隆部越明显；当推动结膜时，充血的血管可随之移动；将 0.1% 肾上腺素滴入结膜囊内时，充血消失。睫状充血的血管起源于角膜缘深层血管网，呈深红色，越靠近角膜缘越明显；充血的血管不随结膜的移动而移动；将 0.1% 肾上腺素滴入结膜囊时，充血不消失。当结膜充血与睫状充血同时存在时，称为"混合性充血"。

当球结膜充血严重时，渗出液可引起球结膜水肿，水肿严重时，球结膜甚至突出于睑裂之外。

结膜炎引起的分泌物增多，因病因不同而性状各异。细菌性结膜炎的分泌物常为浆液性、黏液性或脓性；淋菌性结膜炎的特征性表现，为大量的脓性分泌物；病毒性结膜炎的分泌物呈水样或浆液性；干眼病或过敏性结膜炎的分泌物常呈黏稠丝状。

某些病毒引起的结膜炎可出现点片状的结膜下出血。

乳头增生是结膜炎的非特异性体征，是由于结膜上皮过度增生和多形核白细胞浸润所致，表现为结膜表面红色凸起。较小的乳头呈天鹅绒样外观，见于沙眼；较大的乳头见于免疫性结膜炎或异物引起的刺激反应。

滤泡形成是结膜下的腺样组织受刺激后引起的淋巴增殖，是结膜上皮下淋巴细胞的局限性聚集。滤泡多呈半球形，直径 0.5 ~ 2.0mm，白色或灰色，中央无血管，小血管在其周边绕行。沙眼、某些病毒性结膜炎及某些寄生虫性结膜炎均可见到滤泡形成。

白细胞、病原体、渗出物与脱落的结膜上皮细胞混合，共同形成假膜，覆盖在睑结膜上。假膜与结膜结合较疏松，故易剥离。腺病毒性结膜炎、单纯疱疹病毒性结膜炎和溶血性链球菌性结膜炎均可有假膜形成。真膜与结膜紧密粘连，强行剥离易出血，见于白喉杆菌性结膜炎。

4. 结膜炎的实验室检查　病原学检查包括结膜分泌物涂片和病原体的培养。涂片可初步查找细菌和真菌；病原体培养可区别微生物的种类，进一步的药敏试验可指导选择有效药物。细胞学检查有助于结膜炎的鉴别诊断：衣原体感染时，可在细胞浆内见到包涵体，并见等量的中性粒细胞和淋巴细胞；病毒感染时，则以淋巴细胞为主，并见单核细胞；细菌感染时，多形核白细胞增多；而大量嗜酸和嗜碱性粒细胞则见于过敏性结膜炎；嗜酸性粒细胞结节多见于春季结膜炎。

5. 结膜炎的治疗原则　首先要去除病因，局部用药为主，必要时辅以全身治疗。局部治疗包括滴滴眼液、涂眼药膏和结膜囊冲洗。感染性结膜炎最合理的用药，是根据病原体培养和药敏试验结果，选择敏感抗生素或抗病毒滴眼液、眼药膏，或直接选择广谱抗生素或抗病毒滴眼液。急性期应频滴眼液，30 分钟 1 次，睡前涂眼药膏，待病情好转，可减少滴眼次数。当分泌物较多时，可用生理盐水或 3% 硼酸溶液冲洗结膜囊，可有效清除结膜囊内分泌物。全身用药适合于淋菌性结膜炎和衣原体性结膜炎，在局部用药的基础上，全身给予抗生素。应注意的是：急性结膜炎切勿包扎患眼，因包扎会使局部温度升高，有利于致病微生物的繁殖。

6. 中医学对结膜炎的认识　结膜病归属于中医眼科外障眼病范畴，属胞睑和白睛疾病范畴，如沙眼、包涵体性结膜炎、结膜结石属胞睑疾病，其他则属于白睛疾病。在五轮学说中，眼睑属肉轮，内应于脾和胃；球结膜属气轮，内应于肺和大肠。外因（六淫或疫疠侵袭、理化因素刺激）、内因（脾、胃、肺、大肠功能失调）都可引起结膜疾病，或为内外因素共同作用的结果，所谓"正气存内，邪不可干；邪之所凑，其气必虚"。结膜疾病起病急、发病快、外部症状明显，证候有虚有实。实证多用疏风散邪、清热解毒、泻火通腑、除湿止痒、凉血退赤等法；虚证多用滋阴润燥、益气生津等法。眼局部可用具有清热解毒、祛风止痒的药物熏洗，或用清热解毒药物制成的滴眼液滴眼。

第一节　感染性结膜炎

细菌性结膜炎

结膜炎中最多发的就是细菌性结膜炎。细菌性结膜炎有超急性、急性、慢性之分。细菌性结膜炎最具代表性的临床表现，就是结膜充血、脓性或黏液脓性分泌物。某些细菌性结膜炎具有较强的传染性。

NOTE

一、急性细菌性（卡他性）结膜炎

由细菌感染引起的急性细菌性结膜炎（acute conjunctivitis），又称"急性卡他性结膜炎"（acute catarrhal conjunctivitis），俗称"红眼病"。多见于春秋季节，可散发，也可流行于家庭、幼儿园、学校、工厂等集体场所。潜伏期短，发病急，双眼同时或相隔 1～2 日发病。

本病属中医"暴风客热"（《银海精微》）范畴，又名"暴风"（《龙树菩萨眼论》）、"暴风客热外障"（《秘传眼科龙木论》）。

【病因病理】

1. 西医病因病理　致病菌常见为肺炎双球菌、Koch-Weeks 杆菌、流感嗜血杆菌、金黄色葡萄球菌等。

2. 中医病因病机　风热之邪外袭，客于内热阳盛之人，风热相搏，内外相和交攻于目而发。

【临床表现】

1. 症状　初起有干涩、异物感。继而自觉流泪、灼热、刺痛、异物感加重。由于分泌物多，常使上下睫毛粘在一起，早晨起床时睁眼困难。视力一般不受影响，分泌物过多时可有暂时性视物模糊和虹视。

2. 体征　眼睑肿胀，结膜充血，以穹隆部和睑结膜最为显著。结膜表面有分泌物，分泌物先为黏液性，后呈脓性。若为肺炎双球菌、Koch-Weeks 杆菌引起的严重结膜病，结膜表面可覆盖一层假膜，可发生结膜下出血斑点。

3. 并发症和后遗症　有时可并发卡他性边缘性角膜浸润或溃疡。婴幼儿有时并发泡性结膜炎，一般见于葡萄球菌感染者。儿童流感嗜血杆菌感染可引起眶周蜂窝织炎，部分患儿有体温升高、身体不适等全身症状。

【实验室及其他检查】

发病早期和高峰期，其分泌物涂片或结膜刮片检查可见中性粒细胞和细菌。细菌培养可见肺炎双球菌、Koch-Weeks 杆菌、流感嗜血杆菌和葡萄球菌等。

【诊断】

1. 起病急，或有接触史。

2. 结膜高度充血，分泌物多。

3. 分泌物涂片或结膜刮片检查见多形核白细胞和细菌菌体。

4. 细菌培养可见致病菌。

【治疗】

1. 治疗原则

（1）西医治疗：以局部应用敏感抗生素为主。

（2）中医治疗：以局部外治加上内治，内治法以祛风清热散邪为本。

本病具有自限性，即使不予治疗也可在 10～14 天痊愈，但有时也能转为慢性结膜炎，用药后 1～3 天可恢复。急性发作时，可用冷敷以减轻症状；并根据细菌培养及药敏试验结果选择有效抗生素滴眼液，或广谱抗生素滴眼液，睡前涂抗生素眼膏。在患眼分泌物较多时，可用生理盐水冲洗结膜囊。并发角膜炎时，按角膜炎治疗原则处理。

2. 西医治疗

（1）抗生素滴眼液：对革兰阳性菌所致者，常用的滴眼液有 0.25% ~ 0.5% 氯霉素、0.1% 利福平、10% 磺胺醋酰钠等，眼膏有红霉素、多黏菌素 B 等。对革兰阴性菌所致者，可选用氨基糖苷类或喹诺酮类药物，如 0.4% 庆大霉素、0.3% 环丙沙星等滴眼液或眼膏。急性发作时，眼液要频滴，每 30 分钟 1 次。待病情得到控制后，可改为每日 3 次，用药 2 ~ 3 周。

同时可加用 0.2% 鱼腥草滴眼液，急性期频滴，每 30 分钟 1 次，病情控制后，可改为每 2 小时 1 次。

（2）病情急重，或伴全身症状者：可口服敏感抗生素。

3. 中医治疗

（1）辨证论治

①风重于热证

证候 涩痒交作，灼热感，畏光，结膜充血、黏液性或脓性分泌物，眼睑微肿等；可伴有恶风发热，头痛鼻塞；舌质红，苔薄白或微黄，脉浮数。

治法 疏风散邪，兼以清热。

方药 银翘散[127]加减。若球结膜充血明显，酌加野菊花、紫草等清热解毒，凉血退赤；若眼痒严重，加蝉蜕、蒺藜等祛风止痒。

②热重于风证

证候 患眼灼热疼痛较重，怕热畏光，分泌物多而黏稠，流泪，眼睑红肿，结膜充血；可兼有口渴，便秘，溲赤；苔黄，脉数。

治法 清热泻火，疏风散邪。

方药 泻肺饮[85]加减。球结膜充血水肿明显，可重用桑白皮，酌加桔梗、葶苈子以利水泻肺消肿；加野菊花、紫草等以清热解毒，凉血退赤。便秘者，加大黄、芒硝等泻火通腑。

③风热俱盛证

证候 患眼焮热疼痛，刺痒较重，恶热畏光，球结膜充血，甚至水肿；兼见恶风发热，头痛鼻塞，口渴，便秘，溲赤；苔黄，脉数。

治法 祛风清热，表里双解。

方药 防风通圣散[63]加减。根据恶寒发热的轻重及便秘溲赤的程度加减化裁：若热毒较重，去麻黄、川芎辛热之品；若刺痒较重，加蝉蜕、蒺藜等祛风止痒。

（2）针灸治疗

①针刺：合谷、外关、曲池、攒竹、丝竹空、睛明、太阳、瞳子髎、风池等穴，每次选 3 ~ 4 穴，每日针 1 次，7 天为一疗程。

②点刺：眉弓、眉尖、耳尖、太阳放血。

③耳针：选眼、肝、目 2、肺穴，每日 1 次。

（3）中药外洗：可选用蒲公英、紫花地丁、野菊花、防风、黄连、黄芩等清热解毒药物熏洗患眼，每日 2 ~ 3 次。

【预防与调护】

1. 为减轻急性期症状，可适当冷敷。

2. 急性期患者需隔离，以免传染，防止流行。

NOTE

3. 严格消毒患者用过的洗脸用具、手帕及使用过的医疗器皿。

4. 医护人员在接触患者之后必须洗手消毒，以防交叉感染。

5. 在流行季节，可用菊花、夏枯草、桑叶等煎水代茶饮。

二、慢性结膜炎

慢性结膜炎（chronic catarrhal conjunctivitis）为各种原因引起的结膜慢性炎症，多为双眼发病，以眼干涩不适、轻度的结膜充血和少量的黏液性分泌物为特征。

本病属中医"赤丝虬脉"（《审视瑶函》）范畴，又名"赤丝乱脉"（《证治准绳》）。

【病因病理】

1. 西医病因病理　慢性结膜炎致病因素分两类：感染性者，既包括急性结膜炎未愈而转成慢性者，也可为其他毒力不强的菌类感染而表现为慢性者，常见的致病菌包括葡萄球菌、卡他球菌、链球菌、变形球菌和 Morax-Axenfeld 双杆菌等，可同时存在内翻倒睫、睑缘炎、慢性泪囊炎、慢性鼻炎等周围组织炎症。非感染性者可因有毒气体的刺激，风沙、粉尘的刺激，眼部长期使用刺激性药物，强光，屈光不正，烟酒过度，睡眠不足等引起。

2. 中医病因病机　本病多因暴风客热或天行赤眼治疗不彻底，外感风热，客留肺经；或饮食不节，过食辛辣，嗜酒过度，致使脾胃蕴积湿热，上熏于目；或肺阴不足，或热病伤阴，阴虚火旺，上犯白睛。

【临床表现】

1. 症状　临床症状轻微或无明显不适，主要有眼痒、异物感、眼干涩和视疲劳。

2. 体征　结膜充血，扩张的血管循行清楚。少量乳头增生和滤泡形成，以睑结膜为主。晨起内眦部有分泌物，白天眦部可见白色泡沫状分泌物。炎症持续日久者，可有结膜肥厚，但无瘢痕和角膜血管翳。Morax-Axenfeld 菌可引起眦部结膜炎，伴外眦角皮肤结痂、溃疡形成及睑结膜乳头和滤泡增生。

3. 并发症和后遗症　金黄色葡萄球菌引起者，常伴有溃疡性睑缘炎或角膜周边点状浸润。

【实验室及其他检查】

分泌物涂片或结膜刮片检查，可见嗜中性粒细胞和细菌。细菌培养可见葡萄球菌、卡他球菌、大肠杆菌、链球菌、变形球菌和 Morax-Axenfeld 菌等。

【诊断】

根据临床表现、分泌物涂片或结膜刮片检查见嗜中性粒细胞和细菌，即可诊断。

【治疗】

1. 治疗原则

（1）西医治疗：包括病因治疗和局部应用抗生素。

（2）中医治疗：实证宜疏风清热利湿，虚证宜滋阴降火。

2. 西医治疗　针对不同致病原因进行治疗。

（1）细菌感染者，局部使用抗生素，用药同急性细菌性（卡他性）结膜炎。

（2）如用药效果不好，可经结膜刮片作细菌培养和药敏试验，根据结果调整用药。

（3）非感染因素引起者，去除病因，局部用 0.25% ~ 0.5% 硫酸锌滴眼液滴眼。

3. 中医辨证治疗

（1）肺经风热证

证候 眼内痒涩，有异物感，晨起内眦部有分泌物，白天眦部可见白色泡沫状分泌物；球结膜正常或轻度充血；舌质红，苔薄白，脉数。

治法 疏风清热。

方药 桑菊饮[117]加减。眼干涩较重者，加沙参、麦冬等养阴生津。

（2）肺胃湿热证

证候 眼内痒涩隐痛，有异物感，白天眦部可见白色泡沫状分泌物，较多且黏结；球结膜轻度充血，病程持久难愈；可伴有口臭或口黏，尿赤便溏或秘结不爽；舌质红，苔黄腻，脉濡数。

治法 清热利湿。

方药 三仁汤[9]加减。若球结膜充血显著，可酌加黄芩、桑白皮、牡丹皮以清热泻肺，凉血退赤。

（3）阴虚火旺证

证候 眼干涩不爽，不耐久视，球结膜轻度充血，病情迁延；舌红少苔，脉细数。

治法 滋阴降火。

方药 知柏地黄丸[78]加减。若眼痒干涩较重，酌加当归、蝉蜕、蒺藜等祛风止痒；球结膜充血者，加地骨皮、桑白皮清热退赤。

【预防与调护】

1. 去除诱因，注意眼部卫生。

2. 彻底治疗细菌和病毒性结膜炎。

3. 积极治疗倒睫、慢性泪囊炎、矫正屈光不正等。

三、超急性细菌性结膜炎

超急性细菌性结膜炎（hyperacute bacterial conjunctivitis），包括淋菌性与奈瑟脑膜炎球菌性结膜炎。其中以淋菌性结膜炎（gonococcal conjunctivitis）多见，是一种传染性极强、破坏性很大的急性化脓性结膜炎。是急性传染性眼病中较严重的一种，发病急，进展快，眼睑高度水肿，结膜有大量脓性分泌物，治疗不及时可出现角膜溃疡、穿孔等多种并发症，造成严重视力危害。偶可由奈瑟脑膜炎球菌引起，称"奈瑟脑膜炎球菌性结膜炎"，处理不当可引起脑膜炎。

中医古籍中无本病的相关记载，近代根据其病症特点，命名为"脓漏眼"。

【病因病理】

1. 西医病因病理 为淋球菌或奈瑟脑膜炎球菌感染所致。成人淋球菌直接来自性器官或通过感染的手、衣物等作为媒介间接传播到眼部，多为自身感染。新生儿感染多由患有淋球菌性阴道炎的母体产道感染，也有被污染淋球菌的纱布、棉花等感染。奈瑟脑膜炎球菌常由血源性播散感染途径感染，多见于儿童。

2. 中医病因病机 外感风热邪毒，或眵泪相染，热毒上攻于目，以致邪毒炽盛。

【临床表现】

淋球菌性结膜炎，成人潜伏期为 10 小时至 3 天，起病急，双眼同时受累。新生儿淋菌性结膜炎，一般在出生后 2～3 天发病，症状和成人相似而较重，发热明显。脑膜炎球菌性结膜炎的潜伏期仅为数小时到 1 天，多见于儿童，常双眼发病，症状与淋球菌性结膜炎相似。严重者，可发展成化脓性脑膜炎，甚至危及生命。

1. 症状　眼红、眼痛、畏光、流泪、大量分泌物。

2. 体征　初期眼睑和结膜轻度水肿，继而症状迅速加重。眼睑高度水肿，球结膜充血水肿，可有假膜形成。分泌物最初为浆液性，很快转为黄色脓性，量多，不断从睑裂流出，故又称"脓漏眼"。常伴耳前淋巴结肿大和压痛，是引起耳前淋巴结肿大的唯一细菌性结膜炎。

3. 并发症和后遗症　严重者，可并发角膜溃疡和穿孔，继而发展成眼内炎，导致眼球萎缩而失明。

【实验室及其他检查】

分泌物涂片和结膜刮片检查，可见革兰染色阴性双球菌。

【诊断】

1. 淋病史或接触史。

2. 临床表现。

3. 结膜刮片或分泌物涂片见革兰染色阴性双球菌。

【治疗】

1. 治疗原则

（1）中医治疗：以泻火解毒为主。

（2）西医治疗：以局部治疗和全身用药并重为原则。

2. 西医治疗

（1）用大量生理盐水或 1/1000 高锰酸钾或 3% 硼酸溶液冲洗结膜囊，直至分泌物消失。眼局部滴用抗生素眼液，可用 5000～10000U/mL 青霉素滴眼液，或用 15% 磺胺醋酰钠、0.1% 利福平、0.3% 诺氟沙星、多黏菌素 B 等滴眼液频繁滴眼，10 分钟 1 次。同时，应用 0.5% 四环素或红霉素眼膏。用药时，注意头偏向患侧，以防感染健眼。

（2）成人宜大剂量抗生素肌注或静脉滴注，首选青霉素或头孢类药物；青霉素过敏者，可用大观霉素或喹诺酮类药物。

（3）补充抗衣原体感染的药物。约有 30% 的淋球菌性结膜炎患者伴有衣原体感染，因此应补充对衣原体有效的抗生素，如红霉素、强力霉素、阿奇霉素等。

（4）新生儿可用青霉素每日每公斤体重 10 万单位，静脉滴注或分 4 次肌注，连用 7 天。

3. 中医辨证治疗

（1）热毒炽盛证

证候　起病急，患眼灼热疼痛，流泪畏光，球结膜高度充血，甚至水肿，分泌物多而黄稠，拭之即有，源源不断；重症者可并发角膜感染，甚至角膜穿孔；舌质红，苔黄，脉数。

治法　泻火解毒。

方药　龙胆泻肝汤[30] 合五味消毒饮[15] 加减。若角膜溃疡者，加白芷、夏枯草、决明子以清热退翳；大便秘结者，加大黄、芒硝以泻热通腑。

（2）余热未尽证

证候 起病数日后，脓性分泌物减少，灼热疼痛减轻，干涩不舒，睑结膜可见滤泡，球结膜充血减轻，角膜留有云翳；舌质红，苔黄，脉细数。

治法 清热消瘀，明目退翳。

方药 石决明散[29]加减。宜去方中的羌活、大黄；加川芎、牡丹皮以活血消瘀，谷精草、密蒙花以增明目退翳之功。

【预防与调护】

1. 宣传性病防治知识，控制性病传播。

2. 患者需隔离。医生检查患者时，应戴保护眼镜，并在检查后洗手。严格消毒患者及医生用过的器具。

3. 婴儿出生后，应立即常规应用抗生素滴眼液，或涂 0.5% 四环素眼膏预防。

病毒性结膜炎

病毒性结膜炎（viral conjunctivitis）是一种常见的由病毒引起的结膜炎症。可由多种病毒引起，患者临床表现有很大不同，主要与个体免疫机能及致病病毒的毒力有关。临床上归纳为两组：一组主要表现为急性滤泡性病毒性结膜炎，包括流行性角结膜炎、咽结膜热、单纯疱疹病毒性结膜炎、流行性出血性结膜炎、新城鸡瘟病结膜炎；另一组表现为相对亚急性或慢性结膜炎，包括传染性软疣睑结膜炎、水痘－带状疱疹性睑结膜炎、麻疹性角结膜炎等。此组患者除结膜炎表现外，还伴有眼睑、角膜及全身的临床表现。轻度的病毒性结膜炎有自限性，但典型患者有较严重的症状，甚至留有一定的后遗症状。本节仅介绍两种临床常见的病毒性结膜炎。

一、流行性结角膜炎

流行性结角膜炎是一种由腺病毒引起的急性传染性眼病。可散发，也常造成流行。临床特点是急性滤泡性或假膜性结膜炎及角膜上皮细胞下浸润。

本病可归属于中医"天行赤眼暴翳"（《古今医统大全·眼科》）范畴，又名"大患后生翳"（《银海精微》）。

【病因病理】

1. 西医病因病理 本病由腺病毒感染所致，主要由腺病毒 8、19、29 和 37 型（人腺病毒D 亚组）引起。通过接触传染，常引起流行。

2. 中医病因病机 外感疠气，内兼肺肝火旺，内外合邪，上攻于目而发病。

【临床表现】

急性发病，潜伏期 5 ～ 7 天。

1. 症状 眼部有异物感、疼痛、畏光、流泪、水样分泌物。病变波及角膜，可有视力下降。

2. 体征 眼睑水肿，球结膜水肿，睑球结膜严重充血，耳前淋巴结肿大、压痛。三天内睑结膜和穹隆结膜有大量滤泡形成，结膜下出血，或形成伪膜。

3.并发症 结膜炎于 7 ~ 10 天开始消退，约半数患者症状加重，畏光流泪加重和视物模糊，出现腺病毒性角膜炎。早期为上皮型角膜炎，继而发生皮下和浅基质层点状浸润。点状损害数量多少不等，一般直径在 0.5 ~ 1.5mm，多位于角膜中央，少数侵犯角膜周边部。视力可略受影响，以后恢复正常。角膜损害可持续数月或数年后逐渐吸收或永久遗留。

4.后遗症 较重患者可遗留圆形云翳，一般对视力影响不大。

【实验室及其他检查】

裂隙灯检查角膜上皮下和浅基质层点状浸润；分泌物涂片染色镜检，可见单核细胞增多；病毒培养有腺病毒 8、19、29 和 37 型。

【诊断】

1.双眼同时或者先后发病。

2.临床表现可见异物感、疼痛、畏光、流泪、水样分泌物、眼睑水肿、球结膜水肿、睑球结膜严重充血、耳前淋巴结肿大与压痛等症，并发浅层点状角膜炎。

3.分泌物涂片染色镜检可见单核细胞增多；培养分离出病毒；有伪膜形成时，中性粒细胞数增加。

4.新生儿结膜炎应进行结膜刮片检查，以鉴别衣原体、淋球菌等感染。

【治疗】

1.治疗原则 西医以局部用药为主。中医以肺肝同治，泻火退翳为主。

2.西医治疗

（1）局部抗病毒药常用的有 0.1% 阿昔洛韦滴眼液或眼膏、0.15% 更昔洛韦眼用凝胶，每小时 1 次。可与抗生素滴眼液交替滴眼，预防混合感染。

（2）局部冷敷和使用血管收缩剂，可缓解症状。

（3）可配合全身抗病毒治疗。口服无环鸟苷片，每日 5 次，每次 200mg，连服 1 ~ 2 周。

3.中医治疗

（1）辨证论治

①风热外袭证

证候 病初起，畏光流泪，涩痒刺痛，球结膜充血，分泌物清稀，眼睑轻度水肿，角膜少量点状浸润；兼见发热，耳前淋巴结肿大，头痛，鼻塞流涕；舌红，苔薄白，脉浮数。

治法 泻肺利气，兼以退翳。

方药 泻肺饮[85]加减。加蝉蜕、蒺藜以祛风退翳。

②热毒炽盛证

证候 患眼碜涩刺痛，流泪畏光，球结膜混合充血，视物不清，角膜浸润灶增加；兼见口苦，咽干，便秘，耳鸣；舌红，苔黄，脉弦数有力。

治法 清肝泻火，退翳明目。

方药 龙胆泻肝汤[30]加减。可酌加蝉蜕、密蒙花疏风清热退翳。若大便秘结，去木通，加玄明粉、茯苓。

③余邪未清证

证候 眼干涩，轻度畏光流泪，视物不清；球结膜充血消退，角膜点片状薄翳；舌红少津，脉细数。

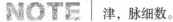

治法　养阴祛邪，退翳明目。

方药　消翳汤[111]加减。角膜浸润明显者，加石决明、蝉蜕、谷精草、海螵蛸以清肝明目退翳。

（2）针刺治疗：同"急性细菌性结膜炎"。

（3）中药制剂滴眼：0.2%鱼腥草滴眼液频频滴眼，急性期每小时2次。

（4）中药熏洗：大青叶、金银花、蒲公英、紫花地丁、菊花、防风水煎液熏洗患眼，每日2次。

【预防与调护】

1. 本病为接触传染，其传染性强，易流行，故应注意隔离。

2. 严格消毒患者用过的洗脸用具、手帕及使用过的医疗器皿。

3. 医护人员接触患者后必须洗手消毒，以防交叉感染。

4. 保持局部清洁，患眼严禁遮盖。

二、流行性出血性结膜炎

流行性出血性结膜炎（epidemic hemorrhagic conjunctivitis）是一种暴发流行的自限性的急性结膜炎。特点是发病急，传染性强，刺激症状重，结膜滤泡，结膜下出血，角膜损害及耳前淋巴结肿大。本病属我国丙类传染病。

本病属中医"天行赤眼"（《银海精微》）范畴，又称"天行后赤眼外障"（《秘传眼科龙木论》）、"天行赤目"（《世医得效方》）、"天行气运"（《目经大成》）、"天行赤热证"（《证治准绳》）。

【病因病理】

1. 西医病因病理　病原体为微小型核糖核酸（RNA）病毒中的70型肠道病毒。偶由A_{24}柯萨奇病毒引起。

2. 中医病因病机　中医认为，外感疫疠之气，或兼肺胃积热，肺金凌木，内外合邪，交攻于目而发病。

【临床表现】

潜伏期短，大部分在24～48小时发病，多同时侵犯双眼，也可先后发病。

1. 症状　自觉症状明显，有明显眼红、畏光、流泪、异物感、分泌物和剧烈眼痛等。

2. 体征　眼睑及结膜充血水肿，球结膜点状或片状出血，睑结膜有滤泡。耳前淋巴结肿大。角膜上皮有一过性、细小点状的上皮型角膜炎。

婴幼儿一般不患此病，如果感染，症状亦很轻微。

【实验室及其他检查】

结膜分泌物涂片及结膜刮片镜检以单核细胞为主。

【诊断】

1. 有接触史。

2. 急性滤泡性结膜炎的临床表现，同时有显著的结膜下出血。

3. 耳前淋巴结肿大。

【治疗】

1. 治疗原则　西医治疗同"流行性结角膜炎"。中医以疏风清热，泻火解毒为主。

2. 西医治疗

（1）局部用药：同"流行性结角膜炎"。

（2）配合全身抗病毒治疗：用药同"流行性结角膜炎"。

3. 中医治疗

（1）辨证论治

①初感疠气证

证候　病初起，双眼同时或先后发病，碜涩灼热、畏光流泪、球结膜下点片状出血、分泌物稀薄等眼部症状悉具，但不严重，全身症状多不明显。

治法　疏风清热。

方药　驱风散热饮子[75]加减。可酌加金银花、黄芩、蒲公英、板蓝根等增强清热解毒之功；若溢血严重，可加生地黄、牡丹皮、紫草以清热、凉血、退赤。

②热毒炽盛证

证候　患眼灼热疼痛，眼睑红肿，球结膜充血明显，弥漫点片状出血，流泪，耳前淋巴结肿大；兼有头痛烦躁，或便秘溲赤；苔黄脉数。

治法　泻火解毒。

方药　普济消毒饮[136]加减。若眼睑红肿，球结膜充血明显，加生石膏、知母、桑白皮清泻肺热；若球结膜出血严重，加生地黄、牡丹皮、赤芍以清热凉血；便秘可加大黄、芒硝清腑泻热。

（2）针灸治疗：同"急性细菌性结膜炎"。

（3）超声雾化：鱼腥草注射液或穿心莲制剂10mL配等量生理盐水，眼局部超声雾化，每日2次。

【预防与调护】

同"流行性角结膜炎"。

第二节　免疫性结膜炎

免疫性结膜炎（immunologic conjunctivitis）是结膜对某种致敏原的免疫性反应。致敏原，包括植物、动物、药物、尘埃、某些化学物质及微生物等。速发型免疫性结膜炎是由体液免疫介导的，如枯草热结膜炎、春季结膜炎、异位性结膜炎；迟发型免疫性结膜炎是由细胞免疫介导的，如泡性结膜炎。药物导致的结膜炎有速发和迟发两种类型。

春季结膜炎

春季结膜炎（vernal conjunctivitis）又称"春季卡他性结膜炎"或"角结膜炎"（vernal keratoconjunctivitis），是一种季节性、反复发作的免疫性结膜炎。多在春夏发作，秋冬缓解。

好发于儿童、少年，男性多见，常侵犯双眼，每年复发。

本病因其每年复发，可归属于中医"时复证"（《证治准绳》）范畴，又称"时复之病"（《眼科菁华录》）。

【病因病理】

1. 西医病因病理 病因尚未明确，近来研究发现其与体液免疫及细胞免疫均有关系，是对外源性过敏原的高度过敏反应。过敏原通常是花粉及各种微生物的蛋白质成分、动物皮屑、羽毛、紫外线等，目前尚未能鉴定出特异性反应原。

2. 中医病因病机 风邪侵袭，经络受阻；或脾胃湿热内蕴，外感风邪，风湿热相搏，上壅于目；或肝血亏虚，血虚生风。

【临床表现】

发病与季节有关。

1. 症状 奇痒难忍。有轻微畏光、灼热、流泪及异物感，侵犯角膜时刺激症状加重。

2. 体征 临床按病变部位可分为三型，即睑结膜型、球结膜或角膜缘型及混合型。

（1）睑结膜型：病变位于上睑结膜，一般不侵犯穹隆结膜及下睑结膜。上睑结膜有大小不等、硬韧而扁平的淡红色粗大乳头，排列如铺路石样（彩图 11）。表面似覆盖一层假膜，擦下时为透明索状物。分泌物量少、色白、黏稠呈丝状。预后良好，乳头完全消退，不遗留瘢痕。

（2）球结膜或角膜缘型：初始病变多发生在上方角膜缘附近，睑裂区角膜缘的球结膜呈黄褐色或污红色胶样增厚，病变可扩展波及上 1/2 周或整个角膜缘。

（3）混合型：同时兼有以上两种病变。

各型都可发生角膜受累，常为弥漫性上皮型角膜炎，表现为角膜弥漫性上皮点状病变。偶见局部角膜炎，常为局限于上方和中央的椭圆形或三角形病灶，愈合后遗留轻微的角膜瘢痕。部分患者在角膜缘病变区内出现小的灰白斑点，称为"Hornor–Trantas 点"。

【实验室及其他检查】

1. 结膜分泌物涂片及结膜刮片可找到较多嗜酸性粒细胞。

2. 过敏原筛选可筛选出特定过敏源。

3. 体液免疫与细胞免疫检查可见血清和泪液中 IgG 增高。

【诊断】

1. 男性青少年好发，季节性反复发作。

2. 典型的临床表现，如奇痒、睑结膜乳头增生呈扁平的铺路石样或结膜缘部胶样结节等。

3. 结膜分泌物中有较多的嗜酸性粒细胞、血清和泪液中 IgG 增高等，可予以诊断。

【治疗】

1. 治疗原则

（1）西医治疗：以对症为主，包括抗组胺药物、血管收缩剂和糖皮质激素。

（2）中医治疗：以疏风、清热、养血为主。

本病季节性强，不发生合并症，有自限性，预后较好。由于患眼奇痒难忍，故治疗以减轻症状为主。避开可能的过敏原，避免阳光刺激。

2. 西医治疗

（1）应用血管收缩剂，如 0.1% 肾上腺素溶液；冷敷；抗组胺药物，如特非那丁；0.05%

富马酸依美斯汀滴眼液；应用细胞膜稳定剂，如 2% ~ 4% 色苷酸钠对消除瘙痒、畏光症状有明显疗效；非甾体类消炎药等。

（2）局部应用糖皮质激素。在症状加重时，间歇应用皮质类固醇滴眼液或眼膏。但长期用药会引起激素性青光眼、白内障等。非甾体固醇类滴眼液也可减轻症状，且副作用较小，如普拉洛芬滴眼液、双氯芬酸钠滴眼液等。

（3）局部应用免疫抑制剂。对屡发不愈的病例，可用环孢霉素 A、FK-506 等，有较好效果。

（4）0.5% 熊胆眼液，每日 3 次，滴眼。

3. 中医治疗

（1）辨证论治

①外感风热证

证候 眼部奇痒，灼热微痛，分泌物胶结如白色丝样；睑结膜遍生弥漫性滤泡，状如卵石，球结膜暗红污秽；舌红，苔薄白，脉浮数。

治法 疏风止痒。

方药 驱风一字散[74]加减。若球结膜充血明显，加牡丹皮、赤芍、桑白皮、郁金以清热凉血退赤；痒甚者，加桑叶、菊花、蒺藜以增祛风止痒之功。

②湿热熏蒸证

证候 眼部奇痒，痒涩不适，泪多畏光，分泌物胶结呈黏丝状；睑结膜弥漫性滤泡，状如卵石，球结膜污黄，或球结膜、角膜交界处呈胶样隆起；舌红，苔黄腻，脉数。

治法 清热除湿，疏风止痒。

方药 除湿汤[102]加减。痒甚者，加白鲜皮、地肤子、茵陈、乌梢蛇以增疏风除湿止痒之功；睑内颗粒明显及有胶样结节者，酌加郁金、川芎等消瘀除滞。

③血虚生风证

证候 双眼痒痛较轻，干涩不适，时作时止；睑结膜滤泡颗粒大而扁平，球结膜稍污红；面色无华，或失眠多梦；舌淡苔白，脉细或弦细。

治法 养血息风。

方药 四物汤[34]加减。宜加僵蚕、防风、白芷、蒺藜以祛风止痒；若失眠多梦，加夜交藤、酸枣仁、合欢花、远志等养血安神。

（2）针刺治疗：针刺取光明、承泣、外关、合谷等穴，每日 1 次，10 天为一疗程。

【预防与调护】

1. 避开可能的过敏原，避免阳光刺激。

2. 条件允许，迁至空调房或寒冷地区。

3. 避免进食辛辣厚味之品。

过敏性结膜炎

过敏性结膜炎（allergic conjunctivitis）是由接触药物或其他抗原过敏而引起的结膜炎，分迟发型和速发型两种。

【病因病理】

1. 西医病因病理 速发型过敏原有花粉、接触镜、清洗液等。迟发型过敏原有各种药物，如阿托品、新霉素、广谱抗生素、毛果芸香碱等。也有因使用化妆品、染发剂等引起迟发型结膜变态反应者。

2. 中医病因病机 中医认为患者先天禀赋不足，或后天脏腑失调，复感外邪，风热上壅于目所致。

【临床表现】

速发型发病急剧。

1. 症状 双眼极度瘙痒，并有畏光、烧灼感等刺激症状。

2. 体征 速发型眼睑皮肤红肿，并有小丘疹、渗出和睑缘炎等。睑球结膜充血、球结膜乳头增生、滤泡形成，以下睑为重，有少量浆液和黏液性分泌物。角膜炎不常见，极个别严重病例可出现角膜实质性损害及虹膜炎。

停用致敏药物后，症状和体征可自行消失，不留瘢痕，若再次用药可复发。

【实验室及其他检查】

结膜囊分泌物涂片可见变性上皮细胞和少量多核和单核细胞。

【诊断】

1. 药物或其他过敏原接触史。

2. 临床表现。

3. 脱离过敏原后，炎症迅速消退。

4. 结膜囊分泌物涂片见变性上皮细胞和少量多核和单核细胞。

【治疗】

1. 治疗原则

（1）西医治疗：以去除过敏原、局部短期应用糖皮质激素为主。

（2）中医治疗：以疏风、清热、止痒为主。

2. 西医用药

（1）短期局部应用糖皮质激素滴眼液，如0.5%醋酸氢化可的松滴眼液；也可用抗组胺药物，如2%色苷酸钠滴眼液等；亦可用抗生素滴眼液预防并发感染，如眼睑皮肤红肿、渗液严重，可用3%硼酸溶液湿敷。

（2）可服用抗过敏药物如西替利嗪或咪唑斯汀，成人和12岁以上儿童每次10mg，每日1次；口服钙剂或静脉注射葡萄糖酸钙。

3. 中医治疗

（1）辨证论治

风热外袭证

证候 眼部奇痒难耐，灼热畏光，分泌物少，黏稠如丝，睑结膜充血、水肿，或破溃流水，球结膜充血，睑结膜可有乳头、滤泡；舌红，苔黄，脉数。

治法 清热、疏风、止痒。

方药 羌活胜风汤[69]加减。若眼睑皮肤湿烂、痒甚者，加白鲜皮、地肤子、茵陈、乌梢蛇以增疏风除湿止痒之功；球结膜充血明显，加桑白皮、连翘、牡丹皮等以清热泻肺，凉血退赤。

（2）局部中药洗眼或湿冷敷：可用艾叶、苦参、蛇床子、地肤子各15g，煎水，过滤澄清，作湿冷敷或加冷开水至1000mL洗眼。

【预防与调护】

避免接触过敏原，立刻停用致敏药物。

泡性角结膜炎

泡性角结膜炎（phlyctenular keratoconjunctivitis）是一种由微生物蛋白质引起的迟发型免疫性结膜炎。病变以角结膜泡性结节形成为特点。好发于春秋季，多见于营养不良，体质虚弱的儿童和青少年，女性多于男性。

本病若病变局限于结膜，可归属于中医"金疳"（《证治准绳》）的范畴，又名"金疡""金疡玉粒"（《目经大成》）；若病变在角膜缘有新生血管束状伸入，发展成束状角膜炎者，可归属于中医"风轮赤豆"（《证治准绳》）范畴。

【病因病理】

1. 西医病因病理　本病确切病因尚不清楚，一般认为是结膜、角膜上皮组织局部对微生物蛋白质发生的迟发型过敏反应。相关微生物有结核杆菌、金黄色葡萄球菌及真菌、衣原体、寄生虫等。

2. 中医病因病机　肺经燥热，宣发失职，致气血瘀滞而成；肺阴不足，虚火上炎，球结膜血络瘀滞不行所致；脾胃虚弱，土不生金，肺脾失调而成；或肺火太盛，金乘肝木所致。

【临床表现】

1. 症状　病初发有轻微畏光、灼热、流泪及异物感等刺激症状，侵犯角膜时刺激症状加重，可有严重的畏光、流泪及眼睑痉挛。

2. 体征　球结膜出现局限性隆起的疱疹结节，呈灰红色，周围局限性充血，直径为1～4mm。中央溃烂坏死形成溃疡，溃疡破溃后10～12天愈合，不留瘢痕。位于角膜缘的疱疹常较小，呈灰白色，周围局限性充血，愈合后角膜部分留有瘢痕，使角膜缘呈虫蚀状。若在角膜上皮下形成浸润或溃疡，向角膜中央区发展，形成一带状混浊，中央有新生血管延伸，称"束状角膜炎"。

【诊断】

根据典型临床表现，如球结膜或角膜缘圆形结节样小泡、周围充血等，即可诊断。

【治疗】

1. 治疗原则

（1）西医治疗：以局部糖皮质激素点眼为主。但应做X-ray等检查，以确定是否患有结核等疾病，特别是儿童患者。

（2）中医治疗：以治肺为本，初起泻肺利气散结；反复发作，则以润肺益气为主。

2. 西医治疗

（1）局部应用糖皮质激素滴眼，可同时用抗生素滴眼液等滴眼。

（2）寻找和治疗诱发本病的急性睑缘炎、细菌性结膜炎、结核病等疾病，补充各种维生素，加强营养，增强体质。

3. 中医治疗

（1）辨证论治

①肺燥郁热证

证候 双目涩痛，泪热畏光，分泌物少而黏结，球结膜浅层有小泡样颗粒隆起，周围局限性充血，或见小泡生于角膜边缘。可兼有口渴鼻干，便秘溲赤；舌红少津，苔薄黄，脉数。

治法 泻肺散结。

方药 泻肺汤[84]加减。可加牡丹皮、赤芍、郁金等以清热活血，凉血退赤；大便秘结者，可加大黄以泻大肠之积热；如小泡生于角膜边缘，可加蒺藜、草决明、木贼、夏枯草等清肝泻火退翳。

②气火郁结证

证候 患眼涩痛难开，畏光流泪，颗粒小泡侵及角膜，并有新生血管伸入，口苦咽干，烦躁不宁；舌红，苔黄，脉弦数。

治法 清热，散结，利气。

方药 龙胆泻肝汤[30]加减。加浙贝、连翘清热散结，牛蒡子、桑叶清肺火。若球结膜充血明显，加桑白皮、牡丹皮、赤芍以清热退赤。

③肺阴不足证

证候 眼部干涩不适，分泌物干结，球结膜生小泡，颗粒不甚高隆，周围充血，病久难愈，反复发作；可有干咳，五心烦热；舌红，少苔，脉细数。

治法 滋阴润肺，兼以散结。

方药 养阴清肺汤[95]加减。可酌加黄芩、连翘、夏枯草等清热解毒散结。

（2）熏洗疗法：可用红花9g，丝瓜络9g，忍冬藤18g，水煎熏洗患眼。

【预防与调护】

1. 补充多种维生素，增加营养，加强锻炼，增强体质。

2. 少食辛辣厚味之品，以免助热伤阴。

第三节 其他常见结膜病

翼状胬肉

翼状胬肉（pterygium）是睑裂部肥厚的结膜及结膜下的纤维血管组织，呈三角形向角膜表面攀爬的慢性进行性眼病，状似昆虫的翅膀而得名。中老年人多发，尤其是长期从事户外工作者多发，单眼或双眼发病，分为静止期和进行期。本病属中医"胬肉攀睛"（《银海精微》）范畴，又名"胬肉侵睛外障"（《秘传眼科龙木论》）、"攀睛"（《原机启微》）、"瘀肉攀睛"（《卫生宝鉴》）、"肺瘀证"（《证治准绳》）、"胬肉扳睛"（《一草亭目科全书》）、"目中胬肉"（《医宗金鉴·外科心法要诀》）、"蚂蟥积证"（《证治准绳·七窍门》）。若本病处于静止期，胬肉薄而泛白，不易发展者，则名"内泛"（《中国医学大辞典》）。

【病因病理】

1. 西医病因病理　病因不清，此病的发病率越靠近赤道地区越高，长期户外工作的人群发病率也偏高，故可能与紫外线照射、风沙烟尘刺激有关，还可能与营养缺乏、眼干燥、过敏等因素有关。

2. 中医病因病机　外因为长期风沙阳光刺激，或风热外袭。内因有虚有实：饮食不节，恣嗜肥甘厚腻、五辛酒浆，脾胃湿热蕴积，壅滞目眦，或情志过急，气郁化火，上犯于目；劳欲过度，真阴暗耗，水不制火，虚火上炎。以上各种因素皆可导致脉络瘀滞，导致胬肉攀睛。

【临床表现】

按病变进展情况分为进行期和静止期。可单眼或双眼同时发病。可见于鼻侧或颞侧，或双侧同时发病，但以鼻侧为多见。初起多无明显自觉症状，内眦部结膜充血，有胬肉自眦部向角膜生长，角膜缘发生灰白色混浊，结膜形成充血肥厚的三角形组织，尖端向角膜攀爬。胬肉分头、颈、体部，尖端为头部，球结膜宽大部分为体部，二者之间为颈部（彩图12）。

1. 静止期无明显自觉症状。检查可见胬肉头部扁平，境界清晰，体部不充血或轻度充血，表面光滑呈薄膜状。

2. 进行期眼痒涩有异物感。检查可见胬肉头部稍隆起，侵犯角膜前弹力层及基质浅层，体部肥厚，表面不平，胬肉组织高度充血。

若胬肉已爬至瞳孔缘，可引起视力下降，或发生逆规性散光。严重者或术后复发病例，可有不同程度的眼球运动受限。

【诊断】

1. 诊断要点　睑裂部有成翼状的三角形纤维血管膜向角膜攀爬。

2. 鉴别诊断

（1）假性翼状胬肉：有角膜溃疡、化学性烧伤病史或其他外伤史，与附近结膜组织粘连，可发生于眼球表面的任何部位。

（2）睑裂斑：通常呈黄色，不充血，基底朝向角膜缘，无向角膜攀爬趋势。

【治疗】

1. 治疗原则　若胬肉较小但处于静止期者一般不需治疗；进行期胬肉以局部用药和辨证论治为主；若胬肉发展较快，已影响视力或有影响视力的趋势时，宜手术治疗。

2. 西医治疗

（1）局部用药：胬肉小但处于进行期时，用糖皮质激素类或非甾体固醇类滴眼液，同时给予抗生素类眼液滴眼，以预防继发感染。

（2）手术治疗

①适应证：胬肉接近或侵及瞳孔区，且发展较快。

②手术方法：手术应在显微镜下进行。有多种术式，如胬肉切除术、胬肉切除联合游离结膜瓣移植术、胬肉切除联合结膜瓣转位术、胬肉切除联合羊膜移植术、联合角膜缘干细胞移植等。

③注意事项：胬肉术后较易复发，术中、术后抗增生药物的应用可减少复发。术中用蘸有丝裂霉素 C 液的棉片放在结膜瓣下 2 分钟，然后用 20mL 生理盐水冲洗；术后用糖皮质激素和抗生素混合滴眼液点眼，或滴用非甾体固醇类滴眼液；或丝裂霉素 C 滴眼及 β 射线照射。

3. 中医治疗

（1）辨证论治

①心肺风热证

证候　沙涩感、异物感明显，畏光流泪，胬肉向角膜攀爬，体部肥厚，充血明显；苔黄，脉数。

治法　祛风清热，退翳明目。

方药　栀子胜奇散[91]加减。充血明显者，加赤芍、牡丹皮、郁金以退赤散瘀；便秘者去羌活、荆芥，酌加大黄以通腑泄热。

②脾胃实热证

证候　患眼痒涩不舒，分泌物多而黏结，胬肉头尖高起，体厚而大，赤瘀如肉，生长迅速；口渴喜饮，便秘溲赤；舌红，苔黄，脉洪数。

治法　泻热通腑。

方药　泻脾除热饮[87]加减。体不虚者，去黄芪加夏枯草、连翘以加强泻火散结之作用；无便秘者，去大黄、芒硝；充血重者，酌加紫草、生地黄、赤芍、牡丹皮等以清热凉血退赤。

③心火上炎证

证候　患眼痒涩刺痛，胬肉肥厚，结膜限局性充血，眦头尤甚；口舌生疮，心烦多梦，小便短赤；舌尖红，脉数。

治法　清心泻火。

方药　导赤散[61]合泻心汤[81]加减。小便短赤甚者，酌加泽泻以清热导赤；目眦疼痛，胬肉色暗红者，酌加川芎、延胡索以凉血通络止痛。

④阴虚火旺证

证候　患眼痒涩间作，胬肉淡红，时轻时重；五心烦热，口渴不欲饮；舌红，少苔，脉细数。

治法　滋阴降火。

方药　知柏地黄丸[78]加减。失眠心烦重者，酌加五味子、麦冬、酸枣仁、栀子、夜交藤等以滋阴安神除烦。

（2）针刺治疗：胬肉有发展趋势者，选用太阳、睛明、丝竹空、四白，配合风池、足三里、少商等穴，每日1次，7日为一疗程。

【预防与调护】

1. 避免紫外线与强光刺激，戒烟限酒，避免过食刺激性食物。

2. 对胬肉术后复发的患者，不宜立即进行手术，应在病情稳定6个月后再考虑手术。

结膜结石

结膜结石（conjunctival concretion）是指在睑结膜表面出现的黄白色凝结物，常见于老年人、沙眼或慢性结膜炎患者。

本病属中医"睑内结石"（《中医眼科学》五版）的范畴，又名"粟子疾"（《龙树菩萨眼论》）、"目中结骨"（《目科捷径》）。

【病因病理】

1. 西医病因病理 组织病理检查显示，结膜结石为上皮细胞堆积和变性白细胞凝固而成，极少发生钙化，为上皮包裹性囊肿，而非真正的结石。

2. 中医病因病机 风邪客于脾经，上壅眼睑，郁久化热，津液受灼，瘀阻睑内所致。

【临床表现】

一般无症状。当结石突出于结膜表面，可有异物感，甚至引起角膜损伤而出现刺激症状。

【诊断】

根据典型的临床表现可做出诊断。

【治疗】

1. 治疗原则

（1）西医治疗：以手术治疗为主。

（2）中医治疗：以清热散结为主。

2. 西医治疗 一般不需治疗。当结石高出结膜有异物感时，可在表面麻醉下用尖刀或注射针头剔出。术后用抗生素滴眼液滴眼。

3. 中医治疗

脾经风热证

证候 睑结膜内有一个或多个黄白色小颗粒，状若碎米，或隐于结膜内，或突出于外，触之坚硬。周围轻度充血，或有球结膜充血。突出于外者，摩擦眼球，自觉涩痛、流泪、畏光。

治法 清泻脾经风热。

方药 内疏黄连汤[17]加减。

【预防与调护】

本病多在沙眼、慢性结膜炎的基础上发生，故需及时治疗原发病。

结膜下出血

球结膜下出血（subconjunctival hemorrhage）常由球结膜下血管破裂或血管壁渗透性增加所引起。一般单眼发病，可发生于任何年龄组。

本病属中医"白睛溢血"（《中医眼科学》五版）范畴，又名"色似胭脂症"（《证治准绳》）。

【病因病理】

1. 西医病因病理 常无明确病因，为自发性出血。与出血有关的原因常有外伤、腹内压升高（如剧烈咳嗽）、高血压、结膜炎症、动脉硬化、出血性疾病等。

2. 中医病因病机 热客肺经，肺气不降，迫血妄行；年老精亏，或素体阴虚，虚火上炎，灼伤络脉，血溢络外；或剧烈咳嗽、呕吐导致气逆上冲；酗酒过度而湿热上熏，以及妇女逆经、眼外伤等均可导致血不循经、目络破损而血溢络外。

【临床表现】

结膜下出血，自觉症状常不明显。由于球结膜下组织疏松，出血常常积聚成片状，局部或弥漫整个睑裂部。出血初期呈鲜红色，以后逐渐变成棕黄色。出血一般在 7 ~ 12 天内自行吸收。

【治疗】

1. 治疗原则

（1）西医治疗：主要治疗原发病。

（2）中医治疗：以清肺散血、滋阴降火为原则。

2. 西医治疗 早期出血可局部冷敷以止血，两天后改为热敷以促进血液吸收。

3. 中医辨证治疗

（1）热客肺经证

证候 球结膜下出血，血色鲜红；兼咳嗽气逆，咯痰色黄而稠，咽干口渴；舌红，苔黄少津，脉数。

治法 清肺散血。

方药 退赤散[98]加减。可酌加丹参、红花、郁金以增凉血散瘀之功。

（2）阴虚火旺证

证候 球结膜下出血，血色鲜红，反复发作；兼头晕耳鸣，心烦少寐，口燥咽干；舌红，少苔，脉细数。

治法 滋阴降火。

方药 知柏地黄丸[78]加减。若出血量多者，可加赤芍以助凉血活血散瘀之功；若失眠多梦明显者，可加酸枣仁、五味子以养心安神。

【预防与调护】

少食辛辣肥甘食物；劳逸结合，以达阴平阳秘、气血调和；避免眼外伤，避免用力过猛。

述评：结膜干细胞研究进展表明，保持眼表功能正常的重要因素之一是结膜上皮的完整。有关结膜干细胞的生物学特性、干细胞移植治疗研究等方面已有较大进展。目前的研究表明，在结膜上皮中肯定存在干细胞，结膜上皮细胞和角膜上皮细胞属于不同的细胞表型，由不同的干细胞分别完成它们的新陈代谢。结膜干细胞位于穹隆部结膜和睑缘部结膜的可能性大。结膜干细胞的研究对治疗眼部创伤，特别是碱烧伤患者有重要的指导意义。

在眼表重建的研究中，目前研究较多的，除干细胞移植外，就是羊膜移植。据报道，用于治疗翼状胬肉的成功率为84.8%。

第十一章　巩膜病

巩膜是眼球壁的最外层，与角膜共同维持眼球形状，保护眼球内容物。巩膜血管和神经少的特点，决定了巩膜的病理改变比较单纯，多为肉芽组织增殖反应。巩膜疾病中以炎症最为常见，易发生在表层血管相对较多，特别是前睫状血管穿过巩膜处。其次为变性性疾病。一旦发生炎症，病程长，反复发作，药物治疗反应差。

巩膜属中医学"白睛"范畴，属五轮中之气轮，内应于肺。因肺与大肠相表里，故其发病多与肺和大肠关系密切。火热是巩膜病最为常见的病因，热邪壅肺，宣降失职，气血运行不利，壅滞于白睛，可见结节隆起、赤脉怒张。因此，巩膜病的治疗以清泻肺与大肠为要。

第一节　表层巩膜炎

表层巩膜炎（episcleritis）是巩膜表层组织的非特异性炎症，以眼红、局限性结节样隆起或伴有疼痛为特征。病变多位于角膜缘至直肌附着点之间的赤道前部，尤以睑裂部最为常见。成年女性多见，男女比约为1∶2。本病常单眼发病，部分患者也可双眼同时或先后发病。病程一般较短，有自限性，但有复发倾向。

本病属中医学"火疳"（《证治准绳》）之轻症范畴，是临床常见的白睛疾病之一。又名"火疡"（《目经大成》）。

【病因病理】

1. 西医病因病理　确切病因不明确，不少病人合并有全身疾病。

2. 中医病因病机　本病多因肺经蕴热，宣降失职，气血不畅；或心肺热盛，宣泄不利，上攻白睛；或肺阴不足，虚火上攻，致白睛里层脉络瘀滞而发病。

【临床表现】

根据临床表现，可分为结节性表层巩膜炎和单纯性表层巩膜炎两型。

1. 结节性表层巩膜炎（nodular episcleritis）

（1）症状：羞明、流泪、疼痛不适，视力一般不受影响。

（2）体征：巩膜表层局限性暗红色结节，呈圆形或椭圆形隆起，压痛，结节表面及周围结膜充血水肿。

2. 单纯性表层巩膜炎（simple episcleritis）

（1）症状：周期性发作，发病突然，持续时间短暂，轻微疼痛和灼热感。

（2）体征：表层巩膜和球结膜弥漫性充血水肿，色泽鲜红或粉红，充血多局限于一个象限或呈扇形，有时伴有眼睑神经血管性水肿。

3. 并发症　表层巩膜炎唯一的并发症是角膜炎。

【诊断】

1. 诊断要点　球结膜充血，呈象限性或扇形。充血区巩膜表层局限性结节隆起、压痛，伴有疼痛和刺激症状；或呈周期性发作。

2. 鉴别诊断

（1）巩膜炎：又称"深层巩膜炎"，是巩膜基质的炎症。病变范围广泛，病情较重，疼痛剧烈，视力下降明显；巩膜充血紫暗，滴肾上腺素后不褪色，结节完全不能推动。而表层巩膜炎症状、体征均较轻，肾上腺素滴眼后，充血可迅速消退。

（2）泡性结膜炎：本病是结膜变态反应性病变，患者多无明显不适，结膜表面出现孤立的、粟粒状疱疹，周围绕以局限性充血。疱疹无压痛，在巩膜表面可推动，愈合后不留痕迹。

【治疗】

1. 治疗原则　本病有自限性，中西医结合治疗能够缩短病程，减少复发，避免或减轻激素类药物的毒副作用。

2. 西医治疗

（1）糖皮质激素滴眼液滴眼，每日3～4次。还可选用非甾体类抗炎药物。

（2）进行全身检查，针对相关病因进行治疗。

3. 中医治疗

（1）辨证论治

①肺经郁热证

证候　球结膜层局限性结节隆起，球结膜充血，伴有刺痛灼热感；舌红，苔黄，脉数。

治法　清热泻肺，利气散结。

方药　泻白散[82]加减。结节隆起明显者，加红花、赤芍、夏枯草活血散结。可加葶苈子、杏仁以泻肺利气，宣畅气机。

②心肺热盛证

证候　突发球结膜充血，结节大而隆起显著，色泽暗红，疼痛；口干口苦，小便短赤；舌红，苔黄，脉数。

治法　清心泻火，散结止痛。

方药　泻肺汤[84]加减。疼痛明显者，可加郁金、红花活血止痛；大便秘结者，加生大黄、玄参泻火通便，引热下行。

③久病伤阴证

证候　反复发作日久，白睛结节隆起不高，暗红难消，咽干口燥；舌红少苔，脉细数。

治法　养阴清热散结。

方药　养阴清肺汤[95]加减。白睛结节日久难消者，加郁金、石斛、夏枯草活血养阴散结；阴虚火旺者，加知母、地骨皮清降虚火。

（2）针刺治疗：取双侧列缺、尺泽、合谷、曲池、攒竹、太阳。平补平泻，每日1次。

【预防与调护】

1.饮食宜清淡，少食辛辣炙煿之品，保持心情舒畅，戒烟酒。

2.局部冷敷，收缩血管，以减轻眼部症状。

第二节 巩膜炎

巩膜炎（scleritis）是巩膜基质的炎症，以眼痛、眼红和视力减退为主要临床特征，其病情和预后均比表层巩膜炎严重。该病多见于中青年，女性明显多于男性，双眼发病占50%以上。本病病情顽固，易反复发作，并发症较多，严重者可发生巩膜葡萄肿，甚至穿孔。

本病属中医学"火疳"（《证治准绳》）之重症范畴，病情严重，属眼科急症。

【病因病理】

1.西医病因病理 巩膜炎除少数感染外，大部分与系统性结缔组织病变有关。

2.中医病因病机 本病多因肺、心、肝三经火热亢盛，上攻白睛深层，火邪郁滞无从宣泄，煎灼血络，血热瘀滞而成。轻者肺热壅滞，重者心肺火郁，甚至肝肺实火上攻，其病机特点为热壅血瘀。

【临床表现】

巩膜炎因病变部位、类型和性质的不同，临床表现和预后均有较大的差异。

1.前巩膜炎（anterior scleritis） 前巩膜炎病变位于赤道之前，临床更为常见，并可分为弥漫性、结节性和坏死性三种类型。

（1）症状：疼痛、眼红和视力下降是前部巩膜炎的主要症状。疼痛为持续性，夜间加重，并向周围放射；合并角膜炎和葡萄膜炎时，可引起不同程度视力下降。

（2）体征

①结节性前巩膜炎（nodular anterior scleritis）：病变区巩膜紫红色充血，炎性结节隆起，推之不动，压痛明显，结节可单发或多发。结节性巩膜炎多伴有表层巩膜炎。

②弥漫性前巩膜炎（diffuse anterior scleritis）：巩膜弥漫性充血，巩膜上组织水肿，病变可累及部分巩膜，也可累及整个前部眼球。

③坏死性前巩膜炎（necrotizing anterior scleritis）：临床少见，常伴有严重自身免疫性疾病。早期表现为局限性炎性浸润斑块，周围充血，血管迂曲阻塞，压痛明显。病情发展，形成大面积巩膜坏死，严重者可累及整个前部眼球。

2.后巩膜炎（posterior scleritis） 病变位于赤道后方，多无明显外部体征，具有一定隐蔽性。

（1）症状：以疼痛和视力下降为特征。疼痛程度不一，与前部巩膜炎症状程度有关。视力减退的主要原因是并发视网膜和视神经病变。

（2）体征：眼睑及球结膜水肿，眼球压痛，眼球突出，复视。眼后节检查可见玻璃体混浊、视盘水肿、视网膜条纹，以及渗出性视网膜脱离和黄斑水肿等，部分患者可见眼压升高。

【实验室及其他检查】

1.实验室检查 包括血常规、血沉、结核菌素皮内试验；免疫指标包括类风湿因子、免疫复合物、抗核抗体等。

2.B超、CT、MRI 对后巩膜炎诊断有重要意义，表现为后部巩膜增厚。

【诊断】

1. 诊断要点

（1）前巩膜炎：以疼痛、眼红和不同程度的视力下降为主要症状。

①结节性前巩膜炎：病变巩膜局限性充血，结节隆起，压痛明显。

②弥漫性前巩膜炎：表现为巩膜弥漫充血和组织水肿。

③坏死性前巩膜炎：表现为局限性炎性浸润斑块，压痛显著，进展迅速，严重者发生坏死。

（2）后巩膜炎：多单眼发病，诊断比较困难。表现为眼痛、视力下降、眼球突出、压痛、眼球运动受限和复视，严重者出现玻璃体混浊、葡萄膜炎、视神经和视网膜水肿。B超、CT具有典型征象。

2. 鉴别诊断

（1）眶蜂窝织炎：主要与后巩膜炎相鉴别。本病是以眼球突出、运动受限和疼痛为特征的眶内软组织急性感染性病变。眼球向正前方突出，伴有眼睑和球结膜高度充血、水肿，常伴有高热、寒战等全身症状，中性粒细胞升高。CT、超声波及血象检查有助于诊断。

（2）眶炎性假瘤：表现类似后巩膜炎，急性发作、疼痛、眼睑水肿、上睑下垂、结膜充血与水肿、眼球运动障碍，部分患者眶缘可触及结节状肿物。CT检查有助于鉴别诊断。

【治疗】

1. 治疗原则 巩膜炎是一种严重眼病，病因复杂，病情顽固，常需中西医结合治疗。中医药能有效减轻症状，缩短病程，减少复发。由于热毒壅盛、脉络瘀滞是本病主要病机特点，故治疗中应注重清热解毒、凉血散瘀法的应用。对严重的巩膜炎，特别是坏死性巩膜炎治疗则必须给予足量的糖皮质激素，以控制病变的进程，必要时可给予免疫抑制剂。

2. 西医治疗

（1）局部用药

①糖皮质激素滴眼液，如0.1%地塞米松滴眼液或0.5%醋酸氢化可的松滴眼液滴眼，每日3~4次。还可配合非甾体类消炎药滴眼液，如普拉洛芬滴眼液等。

②顽固性巩膜炎可选用0.5%环孢霉素A滴眼液。该药是新型强效免疫抑制剂，能选择性地干扰白细胞介素-2的活性，有效治疗T细胞介导的疾病。

③并发虹膜睫状体炎者，用美多丽-P滴眼液，活动性散瞳。

（2）口服药物

①抗炎治疗：配合非糖皮质激素类抗炎药，如吲哚美辛25mg，每日2~3次；病情严重者，则应给予足量糖皮质激素。甲基强的松龙多用于冲击疗法，应用剂量为500~1000mg，加入生理盐水500mL中，静脉点滴，每日1次，3天为一疗程。根据病情，3天后可重复使用2~3个疗程。

②免疫抑制剂：免疫抑制剂适用于顽固性巩膜炎，或作为糖皮质激素减免剂使用。常用的有甲氨蝶呤、环孢霉素、环磷酰胺等。

（3）其他治疗

①对坏死和穿孔的巩膜可试行异体巩膜移植术。对自身免疫性疾病相关的巩膜炎，应切除坏死组织，以清除抗原。

②针对相关病因进行治疗；出现并发症者，对症处理。

3. 中医治疗

（1）辨证论治

①肺热亢盛证

证候 发病稍缓，眼痛流泪，前部巩膜局限性隆起、压痛、色泽暗红，结膜充血水肿，伴有咽痛便秘；舌红苔黄，脉数。

治法 清热泻肺，利气散结。

方药 泻肺汤[84]加减。疼痛明显者，加赤芍、红花、郁金化瘀散结止痛；热甚者，加连翘、生石膏等加强清热之功。

②心肺热毒证

证候 发病较急，疼痛较重，羞明流泪，视物不清，巩膜结节隆起赤紫，压痛明显，周围及表面血管扩张；常伴有口苦咽干，心烦失眠，便秘溲赤；舌红苔黄，脉数有力。

治法 泻火解毒，凉血散结。

方药 还阴救苦汤[65]加减。临证时，上方可去苍术、升麻等以防辛温助火，加石膏、金银花增强清热泻火之功。

③肺肝实热证

证候 患眼胀痛难忍，羞明流泪，视力下降明显，巩膜深层结节大而隆起显著，色泽紫暗，甚至出现多个环绕角膜，疼痛拒按，球结膜充血水肿；伴有烦躁易怒，口苦耳鸣；舌边尖红，苔黄，脉弦数。

治法 清肝泻肺，解毒散结。

方药 泻肝散[83]加减。结节高耸紫暗者，加赤芍、郁金、生地黄、红花、夏枯草凉血散瘀、软坚散结；疼痛剧烈者，加乳香、没药、鸡血藤凉血止痛。

④肺虚阴伤证

证候 反复发作日久，眼感酸痛，视物不清，巩膜结节低平，色暗，压痛不明显；咽干口燥，便秘不爽；舌红少津，脉细数。

治法 养阴清热，兼以散结。

方药 养阴清肺汤[95]加减。火旺者，加知母、地骨皮、连翘清降虚火；结节日久不消者，加郁金、赤芍、夏枯草以祛瘀散结。

（2）专方专药：雷公藤片可作为糖皮质激素减量过程中的替代剂，能减少复发，且无耐药性。每次20mg，每日3次。

（3）针刺治疗：取双侧攒竹、睛明、丝竹空、承泣、太阳、肺俞、列缺、合谷、曲池、太冲。每次选穴4～5个，每日1次。

【预防与调护】

1.忌辛辣炙煿之品，清淡饮食，保持心情舒畅，并戒烟酒。

2.局部热敷，避免潮湿，注意寒暖适中，减轻眼部症状，缩短病程。

述评：巩膜炎是一种免疫相关性眼病，其病因的多样性和病变机理的复杂性，决定了其临床需采取综合性治疗。到目前为止，应用糖皮质激素仍是治疗巩膜炎最有效的方法。糖皮质激素能够迅速控制炎症反应，缓解症状，减少并发症，但不能阻止病情复发。同时，长期大剂量应用激素可导致机体免疫机制紊乱和诸如激素性青光眼、白内障等一系列眼部并发症，而这些影响都将是长远的。从病因病机来看，无论是肺热亢盛、心肺热毒、肝肺实热，还是肺虚阴伤，热壅血瘀是其发病的主要机理。因此，中医治疗在辨证论治的基础上，应重视清热散瘀法的应用。中药对机体免疫功能具有双向调节作用，中西医协同治疗，不仅能减轻激素的副作用，还可减少复发。因此，中医药的全身辨证和整体观在本病治疗中具有重要临床价值。

第十二章　角膜病

　　角膜位于眼球前部，和巩膜一起构成眼球壁的外层，角膜透明没有血管，是眼球屈光系统的重要组成部分。

　　角膜病的发生主要与炎症、外伤、变性和营养不良、肿瘤、先天性异常等因素有关。其中感染性角膜炎（infectious keratitis）占有重要地位，故在本章中重点介绍。

　　角膜炎的病因主要有：①感染源性：如病原体包括细菌、病毒、真菌、衣原体、棘阿米巴及梅毒螺旋体等；②内源性：某些全身病可以影响角膜，如维生素A缺乏引起角膜干燥或软化；③局部蔓延：角膜被邻近组织的炎症所波及，如结膜、巩膜、虹膜睫状体等的炎症。

　　当致病因子侵袭角膜时，炎性渗出及炎症细胞侵入病变区，形成局限性角膜浸润。经有效治疗后，浸润吸收，角膜可恢复透明而不留瘢痕。若治疗不及时或全身抵抗力低下，浸润及水肿继续加重，角膜炎发展形成角膜溃疡。发生角膜溃疡后，若角膜炎症得到控制，则溃疡凹面为瘢痕组织所充填，形成角膜瘢痕（图12-1）。若角膜炎症未得到控制，溃疡可继续向深部发展，甚至发生角膜穿孔；若穿孔口位于角膜中央，可形成角膜瘘。角膜瘘和角膜穿孔的患眼，极易发生眼内感染而导致全眼球炎，最终眼球萎缩失明。

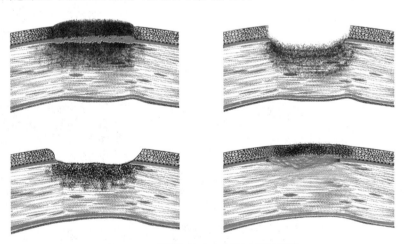

图12-1　角膜炎的病理变化过程示意图

　　角膜炎主要表现为不同程度的视力下降、疼痛、畏光、流泪、眼睑痉挛、睫状充血、角膜浸润混浊、角膜溃疡等；严重者可引起虹膜睫状体炎，出现前房积脓、瞳孔缩小、虹膜前后粘连等。如角膜溃破，虹膜脱出，可出现角膜葡萄肿及继发性青光眼；若溃口不能修复，可形成角膜瘘，出现感染性眼内炎，甚则全眼球炎，终为眼球萎缩。

　　角膜炎的治疗原则是去除病因，积极控制感染，增强全身或局部抵抗力，促进溃疡愈合，减少瘢痕形成。在早期针对不同病原体，选用相应抗感染药物；细菌性角膜炎，宜选用敏感抗生素治疗；真菌性角膜炎宜采用联合或全身运用抗真菌药物；单纯疱疹病毒性角膜炎以抗病毒药物为首选，与干扰素联合应用可提高疗效；出现虹膜炎者，需滴散瞳药物；激素可以抑制炎症反应，但仅限于深层角膜炎，对于浅层炎症及上皮没有修复者，切不可轻易使用。重症感染者或因耐药菌株所致角膜溃疡，药物治疗难以控制，一旦溃疡穿孔或即将穿孔，应适时采取治疗性角膜移植术，清除病灶，术后继续药物治疗，绝大多数患者可以恢复一定视力。

中医学将角膜称为"黑睛""黑珠""黑仁""乌睛""乌珠"等，角膜病称为"黑睛疾病"。黑睛属五轮学说中之风轮，内应于肝，肝与胆相表里，故角膜病常与肝胆相关。中医病因多为外感六淫、肝经风热、肝胆实火、肝胆湿热、肝阴不足等。此外，外伤、白睛疾病也可导致黑睛病变的发生。黑睛疾病的辨证多从肝胆着手，如障翳浮嫩，病情轻者，多为肝经风热；障翳色黄，溃陷深大者，多为肝胆实火；障翳时隐时现，反复发作者，多为肝阴不足等。但也有兼夹其他脏腑病机者，故要全面辨证，不能仅责之于肝胆。中医治疗原则为早期多以祛风清热为主；中期常以清肝泻火，通腑泄热，清热利湿为主；后期常用退翳明目之法。中西医结合治疗可减轻症状，缩短疗程，减少并发症和防止复发。

角膜病是我国主要致盲眼病之一，积极采用中西医结合方法开展角膜病的防治，对防盲治盲工作有重要意义。

第一节 角膜炎症

细菌性角膜炎

细菌性角膜炎（bacterial keratitis）是由细菌感染引起的化脓性角膜炎症。本病起病急、病情多较危重、变化多，如得不到有效治疗，可发生一系列并发症，如角膜溃疡穿孔，甚至眼内感染、眼球萎缩等。即使病情得以控制也可能残留角膜瘢痕、角膜新生血管或角膜葡萄肿等后遗症，严重影响视力，甚至导致患者失明。

细菌性角膜炎因其溃疡面状如凝脂，故属中医学"凝脂翳"（《证治准绳》）范畴。如并发前房积脓则称"黄液上冲"（《目经大成》），引起角膜溃破则名为"黑翳如珠"或"蟹睛"（《证治准绳》）。

【病因病理】

1. 西医病因病理 细菌性角膜炎的致病菌以葡萄球菌属、链球菌属、假单胞菌属及肠杆菌科为主，约87%的细菌性角膜炎是由上述四类细菌所致。感染多见于角膜异物损伤后，如树枝、稻草、麦芒等擦伤或角膜异物剔除术后；其亦与全身状况有很大的关系，如营养不良、年老体弱、糖尿病、长期应用免疫抑制剂等；某些局部因素如干眼状态、泪道阻塞、倒睫、接触镜等亦是造成感染的重要因素。以上因素可破坏角膜上皮的完整性，当机体抵抗致病菌能力下降，一些存在于结膜囊的条件致病菌也可造成角膜感染。

2. 中医病因病机 多因黑睛表层外伤，风热邪毒乘虚入侵；或肝胆热盛，上炎于目，熏灼黑睛；或久病体虚，外邪滞留，致黑睛溃陷而成。

【临床表现】

1. 症状　发病急，常在角膜外伤 24～48 小时后发病，自觉症状明显，眼及眉弓部疼痛、眼睑痉挛、畏光、流泪、异物感、视力下降，伴有较多脓性分泌物。偶尔出现全身症状如头痛、畏寒、发热等。绿脓杆菌所致的角膜溃疡，常在伤后数小时或 1～2 天内发病，症状更为明显剧烈。

2. 体征　眼睑红肿痉挛，睫状充血或混合充血，角膜损伤处出现上皮溃疡，溃疡下有致密的灰黄色浸润灶，病灶边界模糊，周围组织水肿。浸润灶迅速扩大，坏死组织脱落，形成溃疡。

3. 并发症和后遗症　细菌毒素引起虹膜严重的炎症反应，表现为前房积脓，如治疗及时，则溃疡逐渐清洁修复，前房积脓吸收，遗留角膜白斑，保存部分视力。如果治疗不及时，溃疡继续向深部发展，进而角膜穿孔，虹膜脱出，成为角膜葡萄肿，痊愈后形成粘连性白斑。但少数病例因细菌侵入眼内，亦可发生眼内炎甚至全眼球炎而失明，最终导致眼球萎缩。

【实验室检查】

角膜刮片、涂片检查，微生物培养可发现金黄色葡萄球菌、肺炎球菌或绿脓杆菌等致病菌，药敏试验可发现敏感药物。

【诊断】

1. 诊断要点

（1）常有角膜外伤史。

（2）起病急，自觉眼痛、畏光、流泪等角膜刺激症状。

（3）角膜溃疡面有大量脓性分泌物，常伴前房积脓。

（4）角膜刮片、涂片及细菌学培养有助于诊断。

2. 鉴别诊断

（1）匐行性角膜溃疡：由肺炎球菌等革兰阳性菌感染引起，起病较急，常有慢性泪囊炎、角膜擦伤史，病情发展较快，疼痛显著，有黄色脓性分泌物，角膜中央匐行性溃疡，有潜掘状进行缘，早期有前房积脓。

（2）绿脓杆菌性角膜溃疡：由绿脓杆菌感染引起，有佩戴角膜接触镜或外伤异物史，溃疡发展迅速，常伴有剧痛、睑痉挛，有大量黄绿色脓液及分泌物，角膜环行溃疡，中央迅速破溃、坏死，2～3 日可穿孔，前房大量积脓。

【治疗】

1. 治疗原则　及早明确病因，积极控制感染，增强全身及局部抵抗力，促进愈合，减少瘢痕形成。初期风热壅盛者，治以祛风清热解毒；中期肝胆火炽者，治以清肝泻火解毒；后期虚实兼夹者，治以补虚泻实，退翳明目。

2. 西医治疗

（1）局部用药：根据药敏试验选择药物，急性期每 15～30 分钟滴眼 1 次。严重的病例，开始 30 分钟内每 5 分钟滴药 1 次。病情控制后，逐渐减少滴眼次数。药物常选用头孢菌素类、喹诺酮类、氨基糖苷类滴眼液等。绿脓杆菌感染者，首选妥布霉素滴眼液、多黏菌素 B 滴眼液。睡前可用抗生素眼膏。溃疡愈合后，除继续滴抗生素眼液外，可慎重加用激素类滴眼液，以减少局部浸润。亦可选用清热解毒类如鱼腥草滴眼液。

（2）球结膜下注射：病情严重或不适合滴眼的患者，可选用敏感抗生素注射液结膜下注射。

（3）散瞳：使用散瞳剂，直到溃疡愈合、浸润明显消退为止。

（4）抑制溃疡形成：局部使用胶原酶抑制剂及促进上皮生长药物。角膜溃疡恢复期，选用清热退翳明目眼药。

（5）溃疡穿孔或接近穿孔：可用金霉素眼膏和1%阿托品眼膏涂入结膜囊内，绷带加压包扎，每日换药1次，并可结合口服降眼压药物。

（6）口服药物：①病情严重、发展较快的溃疡，特别在年老、体弱而有全身感染性疾病同时存在者，除局部用药外，还应口服或注射抗生素。②口服大量维生素C、B有助于溃疡的愈合。

（7）手术治疗：药物治疗无效，病情急剧发展，可能导致溃疡穿孔，眼内容物脱出，可考虑治疗性角膜移植。前房积脓量多而顽固者，可施行前房穿刺术。若角膜已穿孔，眼球内容物脱出，则需行眼内容物剜出术。

3. 中医治疗

（1）辨证论治

①风热壅盛证

证候　病变初起，头痛眼痛，畏光流泪，视力下降；睫状充血，角膜出现炎性浸润，边缘不清，表面污浊；舌红苔薄黄，脉浮数。

治法　祛风清热。

方药　新制柴连汤[14]加减。若混合性充血，分泌物多，色黄黏稠，可加金银花、千里光、蒲公英以清热解毒；加红花以活血散瘀。

②里热炽盛证

证候　头眼剧烈疼痛，畏光流泪；眼睑红肿痉挛，结膜水肿、充血，角膜溃疡凹陷深大，前房充满脓液，溃疡表面及结膜囊内分泌物呈黄绿色；可伴发热口渴，溲赤便秘；舌红苔黄厚，脉数有力。

治法　泻火解毒。

方药　四顺清凉饮子[38]加减。口干便燥明显者，加天花粉、石膏、芒硝以增清热生津、泻火通腑之功；眼部红肿疼痛严重者，可加水牛角、牡丹皮、乳香、没药等凉血化瘀；分泌物呈黄绿色，邪毒炽盛者，再加金银花、蒲公英、败酱草、菊花、千里光等清热解毒之品。

③正虚邪留证

证候　眼痛，畏光较轻，或眼内干涩；结膜充血不明显，角膜溃疡逐渐变浅，但迁延不愈；常伴体倦便溏；舌红，脉细数，或舌淡脉弱。

治法　扶正祛邪。

方药　托里消毒散[50]去皂角刺。可酌加蒺藜、木贼、蝉蜕、海螵蛸以增强祛风退翳的功效。

（2）针刺治疗：取睛明、承泣、丝竹空、攒竹、翳明、合谷、肝俞、阳白等穴。每次局部取1～2穴，远端1～2穴，交替使用，根据病情虚实而定补泻手法。

【预防与调护】

1.积极预防角膜外伤，注意劳动保护。若有角膜上皮损伤，应及时滴用抗生素滴眼液和眼膏，必要时还应包扎患眼，逐日随访，直至角膜上皮愈合为止。处理角膜异物时，应严格注意无菌操作，防止角膜感染。

2. 对于绿脓杆菌感染的住院患者，应实行床边隔离，防止交叉感染。

3. 慢性泪囊炎是造成细菌性角膜溃疡的重要原因，应予彻底治疗。

单纯疱疹病毒性角膜炎

单纯疱疹病毒性角膜炎（herpes simplex keratitis，HSK）是指由单纯疱疹病毒引起的角膜感染。其发病率和致盲率均占角膜病首位，一般为单侧发病，少数可双侧同时或先后发病。治疗较为困难，有复发倾向。依其病变形态的不同，又分别命名为树枝状角膜炎、地图状角膜炎、盘状角膜炎。

本病可归属于中医学的"聚星障"（《证治准绳》）范畴。

【病因病理】

1. 西医病因病理 本病主要是由单纯疱疹病毒Ⅰ型感染所致，偶见Ⅱ型致病。人的原发性单纯疱疹病毒Ⅰ型感染常发生于幼儿，其病毒在三叉神经节内长期潜伏。近年来的研究表明，角膜也可作为病毒的潜伏地，一旦机体抵抗力下降，如发热、感冒、月经、角膜外伤，全身或局部使用皮质类固醇、免疫抑制剂后，便可发病。

2. 中医病因病机 中医学认为，本病多因风热毒邪上犯于目；或肝经伏火，复受风邪，上攻于目；或湿热蕴积，熏蒸黑睛；或肝肾阴虚，虚火上炎引起。

【临床表现】

本病临床表现分为原发性感染和复发性感染。原发性感染多见于6个月至5岁的小儿，主要表现为全身发热和耳前淋巴结肿痛，唇部和皮肤单纯疱疹感染，眼部可表现为眼睑皮肤疱疹、急性滤泡性结膜炎、假膜性结膜炎、点状或树枝状角膜炎等，甚至可发生角膜基质炎和葡萄膜炎。复发性感染是由潜伏病毒的再活化所致，多由发热、疲劳、紫外线照射、外伤、精神压力、月经以及一些免疫缺陷病等诱因引发，多为单侧，也有4%～6%为双侧发病，主要表现为畏光、流泪、眼睑痉挛等，中央角膜受累时视力下降明显。因角膜敏感性下降，患者早期自觉症状轻微，可能贻误就诊时机。临床上以复发性感染最为常见，根据病变深浅而有不同的表现。

1. 症状 轻者没有症状或眼内轻度异物感，畏光、流泪、视物模糊。重者眼内刺痛、灼热、畏光、热泪频流、视力障碍。

2. 体征

（1）树枝状角膜炎（dendritic keratitis）：初起时角膜表面发生细小颗粒状小泡，呈点状、线状或星状排列。小泡破溃后即相互融合成线条状溃疡，溃疡连接融合成沟状，并向两端发展，形成树枝状角膜炎。荧光素染色呈典型的树枝状结构（彩图13）。病损区角膜知觉减退，持续一至数周后，病灶修复，遗留云翳。若病情进展，向周围或深层扩展，形成地图状角膜炎或盘状角膜炎。

（2）地图状角膜炎（geographic keratitis）：树枝状角膜炎病变向基质层侵犯，溃疡面积扩展，边缘不整齐，呈灰白色地图状，故名地图状角膜炎。溃疡基底混浊，后弹力层皱褶，自觉症状与树枝状角膜炎相似，常并发虹膜睫状体炎，治愈后多遗留瘢痕。

（3）盘状角膜炎（disciform keratitis）：多由浅层角膜炎向深层发展而来，也有一开始即表现为深层混浊者。角膜表面粗糙，颗粒状水肿，或光滑完整；而基质层浸润，水肿增厚呈灰白色毛玻璃状。多位于角膜中央部，呈境界清楚的盘状混浊，故名盘状角膜炎。病程长，痊愈后混浊大部分可吸收，仅遗留较薄的瘢痕。

3.并发症和后遗症 病情严重者可并发虹膜睫状体炎，合并感染时可出现前房积脓、继发性青光眼。角膜深层可有新生血管长入，痊愈后可形成致密白斑，严重影响视力。反复发作者可引起坏死性角膜基质炎，甚至角膜穿孔。

【实验室检查】

1.病灶刮片或组织切片中，用普通染色法找到多核细胞及嗜酸性核内包涵体。

2.将角膜组织或刮片做荧光抗体染色，常检出病毒抗原。

3.病毒培养为最准确的方法，对原发性感染和上皮型病变的检出率较高，对复发性的基质型则常无价值。

【诊断】

1.诊断要点

（1）既往有皮肤疱疹性损害或单纯疱疹性角膜结膜炎病史，近期可有发热、感冒、角膜外伤等。

（2）眼部出现异物感，畏光流泪，视物模糊。

（3）角膜出现典型的树枝状或其他形状（如点状、星状、地图状、盘状等）损害。

（4）角膜知觉减退。

2.鉴别诊断

（1）带状疱疹性角膜炎：病变不超过中线，面部有沿皮区神经分布的疼痛性皮肤疱疹，疼痛可先于皮肤疱疹出现，角膜假树枝为略高起的浸润，病灶细小，分叉或末端无结节样膨大，荧光素着染不良。

（2）棘阿米巴角膜炎：有软性接触镜佩戴史，慢性病程，睫状充血，与炎症不相称的眼部剧烈疼痛，由角膜中央沿神经分布向角膜周边部呈放射状细胞浸润。

【治疗】

1.治疗原则 中西医结合治疗如中药内服联合西药抗病毒药局部点眼疗效好，疗程短，复发率低。

2.西医治疗

（1）抗病毒药物：常用的抗病毒滴眼液有0.15%更昔洛韦滴眼液、0.1%阿昔洛韦滴眼液、1%三氟胸腺嘧啶核苷滴眼液、0.05%安西他滨滴眼液、0.1%及0.5%利巴韦林滴眼液，急性期每1～2小时滴眼1次。晚上涂用0.15%更昔洛韦、3%阿昔洛韦、0.1%安西他滨、0.5%利巴韦林眼膏或凝胶。阿昔洛韦合并高浓度干扰素有较好疗效，并可酌情选用抗生素眼药，以防继发性细菌感染。

（2）糖皮质激素：树枝状和地图状角膜溃疡禁用糖皮质激素，否则可导致感染扩散。对于盘状角膜炎，可在滴用足量抗病毒滴眼液的同时加用激素滴眼或结膜下注射，但应在医生的严密观察下使用，且及时减少浓度和频率。

（3）免疫制剂：环孢霉素滴眼、干扰素滴眼、结膜下注射等免疫增强治疗，对控制病情和防止复发非常重要。

（4）散瞳：病变范围较广而深者，尤其有虹膜睫状体炎时，应充分散瞳。

（5）清创：在溃疡阶段宜清创治疗，如用 20%硫酸锌或 5%碘酊烧灼溃疡面，或用液氮冷冻等均可以促使溃疡愈合。

（6）抗病毒：可口服抗病毒药物，如阿昔洛韦片剂及更昔洛韦片剂。口服阿昔洛韦片剂，每日 2 次，每次 400mg，持续 1 年，可减少复发率。

（7）手术治疗：穿孔病例或后遗角膜白斑者，可行角膜移植术。

3. 中医治疗

（1）辨证论治

①风热上犯证

证候　患眼异物感，畏光流泪，睫状充血，角膜浅层点状混浊；伴发热恶风，咽痛溲黄；舌苔薄黄，脉浮数。

治法　疏风散热。

方药　银翘散[127]加减。结膜睫状充血，眼痛明显者，可加板蓝根、大青叶、菊花、紫草以增加清热解毒之功，加柴胡、黄芩以驱肝经风热之功；眼睑红肿、畏光流泪明显者，可加蔓荆子、防风、桑叶以清肝明目。

②肝火炽盛证

证候　眼睑红肿，畏光流泪，疼痛异物感，结膜混合充血，角膜混浊扩大加深；伴有头痛、溲赤、口苦；舌红苔黄，脉弦数。

治法　清肝泻火。

方药　龙胆泻肝汤[30]加减。若大便秘结，加大黄、芒硝以通腑泄热；便通去大黄、芒硝；若病灶色黄，团聚一片，加金银花、蒲公英、千里光等以清热解毒。

③湿热蕴蒸证

证候　眼睑肿胀，畏光流泪，睫状充血，角膜病灶多次发作，反复不愈；伴有头重胸闷，溲黄便溏，口黏；舌红苔黄腻，脉濡。

治法　清热化湿。

方药　三仁汤[9]加减。若病灶色污秽兼见胸闷恶心、咳嗽有痰者，加黄芩、川贝母，以清热化痰。

④阴虚邪留证

证候　病情反复，迁延不愈，眼内干涩不适，轻度睫状充血，畏光较轻，角膜病灶时愈时发；常伴口干咽燥；舌红少津，脉细或数。

治法　滋阴散邪。

方药　加减地黄丸[47]去枳壳、杏仁。若气阴不足，眼干涩者，可加党参、麦冬益气生津；虚火甚者，睫状充血较明显，可加知母、黄柏滋阴降火；加菊花、蝉蜕等以增退翳明目之功。

（2）专方专药

①清开灵注射液 20～40mL，加入 0.9%氯化钠注射液 100mL，静脉滴注，每日 1 次，连续 7～10 天。

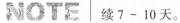

②抗病毒冲剂，每包 12g，每次 1 ~ 2 包，每日 3 次。

【预防与调护】

1. 增强体质，避免感冒发热及过度疲劳。

2. 在星点状及树枝状角膜炎阶段采取得力措施治疗，以预防病变向深层发展。禁用皮质类固醇。

3. 清淡饮食。

真菌性角膜炎

真菌性角膜炎（fungal keratitis）又称"角膜真菌病"，是一种由真菌引起的感染性角膜病变，致盲率极高。近年来，随着抗生素和糖皮质激素的广泛使用，本病发病率在我国有明显增高趋势。发病前多有农作物所致角膜外伤史，一旦患病，则病程较长，又可反复发作，严重者可导致整个角膜坏死而失明。

本病属中医学"湿翳"（《一草亭目科全书》）范畴。

【病因病理】

1. 西医病因病理 本病是真菌直接侵入角膜引起。多发生在温热潮湿的气候环境，尤其在我国南方收割季节多见。真菌常附着在农作物、农具或禽兽身上，通过灰尘、异物、动物皮毛或毛巾等带入眼内，当角膜上皮遭到损伤时，如树枝或农作物的擦伤、角膜接触镜擦伤或角膜手术后等易引起真菌感染。其次，全身或局部长期大量使用抗生素、皮质类固醇或免疫抑制剂而致机体免疫功能失调，促进霉菌生长，继发感染。

2. 中医病因病机 中医学认为，多因湿毒之邪乘伤侵入，湿邪内蕴化热，湿热上乘，熏灼黑睛所致。

【临床表现】

1. 症状 真菌侵入角膜后，起病相对缓慢，早期仅有异物感，以后逐渐出现眼部疼痛、畏光、流泪、视力障碍，有黏性分泌物。与细菌性角膜炎比较，眼部病变严重但自觉症状较轻，病程较长。

2. 体征 严重混合性充血。初起角膜溃疡较浅，角膜表面覆盖着灰白色或乳白色垢状物，似牙膏或豆腐渣样，外观干燥而粗糙，欠光泽，表面微隆起。溃疡周围因胶原溶解而出现浅沟，或因真菌抗原抗体反应而形成免疫环。溃疡边界因菌丝伸向四周，形成伪足；有时在其外周分布有结节状或分枝状"卫星"病灶，病灶表面的坏死组织易于刮除。角膜后出现斑块状沉着物，且伴有黏稠的前房积脓。

3. 并发症和后遗症 溃疡向深部发展可伴严重虹膜炎，导致角膜穿孔，真菌也可进入前房，引起真菌性眼内炎而失明。

【实验室及其他检查】

早期诊断真菌，常用角膜刮片 Gran 染色和 Giemsa 染色。真菌的培养可使用血琼脂培养基、巧克力培养基和 Sabouraud 培养基等。当角膜刮片及角膜培养均为阴性时，可考虑做角膜活检。共焦显微镜检查角膜病灶，可直接发现真菌病原体。

NOTE

【诊断】

1. 诊断要点

（1）常有农业性外伤史，如稻谷擦伤角膜、植物枝叶擦伤角膜等。

（2）发病缓慢，刺激症状较轻，病程较长，溃疡表面干燥易碎，如牙膏或豆腐渣样，易刮下；溃疡面大，溃疡周围可出现浅层基质浸润，可有"伪足"或"卫星灶"。

（3）真菌涂片检查和真菌的反复培养，可见真菌菌丝或真菌菌落。当角膜刮片及角膜培养均为阴性时，可考虑做角膜活检以明确诊断。

2. 鉴别诊断　本病应与细菌性角膜炎、病毒性角膜炎相鉴别（表 12-1）。

表 12-1　细菌性、病毒性及真菌性角膜炎鉴别

鉴别项目	真菌性角膜炎	细菌性角膜炎	单纯疱疹性角膜炎
诱因	植物性角膜外伤	一般性角膜外伤	感冒或劳累后
病程	起病缓，发展慢，病程较长，可有复发	起病急，发展快，无复发性	起病缓，发展慢，可反复发作
潜伏期	3～7日	1～2日	3～9日
刺激症状	轻重不一	重	可轻可重，角膜知觉减退
分泌物	水样或黏稠性，量少	脓性，量多	水样，量少
溃疡形态	早期为灰白色形态不一，其周边呈结节状或环状浸润，溃疡近似圆形，表面粗糙干燥，坏死组织如舌苔，牙膏状，无黏性，易刮下，周边可有树枝状伪足或卫星状浸润	早期为灰黄色单个性浓密浸润；溃疡呈淡黄色不规则圆形，覆以脓性坏死物，坏死组织呈黏性，常有基质浸润	初起为多个针尖样浸润，继则相互融合成溃疡如树枝状，上皮缺损，荧光素染色阳性。中晚期表现为地图状或盘状角膜炎
前房积液	常有，黏稠	大多有，淡黄色	多无
病原体检查	刮片及真菌培养可找到致病真菌	刮片可见细菌，培养有细菌生长	病灶刮片普遍染色法或荧光抗体染色，病毒培养
治疗反应	抗真菌药物有效	抗细菌药物有效	抗病毒药物有效

【治疗】

1. 治疗原则　西医积极抗真菌治疗的同时给予中药内服疗效较好，治疗宜清热祛湿。湿重于热者，以祛湿为主、清热为辅；热重于湿者，以清热为主、化湿为辅。

2. 西医治疗

（1）抗真菌：可选用 0.25% 两性霉素 B 滴眼液、0.2% 氟康唑滴眼液、5% 那他霉素滴眼液或 1% 氟胞嘧啶滴眼液滴眼，每小时 1 次，克霉唑眼膏晚上涂眼。病情严重者，在滴眼的同时，可使用全身抗真菌药，如咪康唑 400～600mg 静脉注射，或 0.2% 氟康唑 100mg 静脉滴注；亦可结膜下注射抗真菌药。溃疡愈合后仍应继续用药 2 周，以防复发。

（2）散瞳：并发虹膜睫状体炎者，应使用 1% 阿托品滴眼液或眼膏散瞳。

（3）手术治疗：药物治疗无效或效果不佳，角膜即将穿孔或已穿孔者，应及时考虑手术治疗。手术方式包括清创术、结膜瓣遮盖术和角膜移植术。

3. 中医治疗

（1）辨证论治

①湿重于热证

证候　患眼畏光流泪，疼痛较轻，结膜混合充血，角膜表面稍隆起，形圆而色灰白；表面如豆腐渣样堆积；多伴不思饮食，口淡无味；舌苔厚腻而白，脉缓。

治法 祛湿清热。

方药 三仁汤[9]加减。如泪液黏稠者，加黄芩、茵陈以清热利湿；口淡纳差者，可加茯苓、苍术以健脾燥湿。

②热重于湿证

证候 患眼异物感，不适，疼痛畏光，混合充血严重，角膜大片溃疡，表面如豆腐渣，粗糙干涩，色黄，前房积脓较多；常伴溲黄便秘；口苦，舌红苔黄腻，脉弦数。

治法 清热化湿。

方药 甘露消毒丹[25]加减。前房积脓较多者，可加薏苡仁、桔梗、玄参以清热解毒排脓；大便秘结者，可加芒硝、石膏以泻热通腑。

（2）中药熏洗：苦参 15g，白鲜皮 15g，车前草 15g，金银花 15g，龙胆草 15g，秦皮 10g。煎水过滤澄清，洗眼或先熏后洗。

【预防与调护】

1. 积极预防和避免角膜外伤，尤其在秋收季节，严防农作物或树枝擦伤角膜。

2. 眼部不宜长期使用抗生素及糖皮质激素，以防止真菌的继发感染。

棘阿米巴角膜炎

棘阿米巴角膜炎（acanthamoeba keratitis）是由棘阿米巴原虫感染引起的一种难治的、预后不良的感染性角膜疾病。自 1973 年 Jones 等报告首例棘阿米巴角膜炎以来，国外已有大量的病例报道。近年来，此病在我国有上升趋势，常表现为慢性、进行性的角膜溃疡，严重影响视力，病程可持续数月。

【病因病理】

生活环境适宜时，以滋养体的形式存在，当生活环境不利时，则形成包囊，对外界的抵抗力较强。本病常因角膜外伤、角膜接触棘阿米巴污染的水源及植物，特别是通过污染了的角膜接触镜或清洗镜片的药液感染发病。据国外报道，约 75% 棘阿米巴角膜炎患者是由佩戴角膜接触镜所致。

【临床表现】

1. 症状 常为单眼发病，双侧罕见，发病初期可有异物感、畏光、流泪和视力减退，中晚期眼部有严重的疼痛。

2. 体征 早期（1 个月以内）表现为点或线状角膜炎、上皮下浸润、假树枝状角膜炎及放射状角膜神经炎。移行期（7 ~ 10 天）表现为淡灰白色环形或半环形浸润。晚期（平均 2 个月以上）表现为浓密灰白色环形浸润（或溃疡）、盘状角膜浸润（或溃疡）、坏死性角膜基质炎，后弹力层膨出或穿孔，常有前房积脓。

3. 并发症和后遗症 误诊或药物治疗失败可发生角膜穿孔、继发性青光眼，甚至因眼内炎而摘除眼球。经药物治疗后，若感染控制，炎症消退，仍可残留角膜基质混浊而严重影响视力。

【实验室及其他检查】

角膜病灶刮片或刮片后染色，可找到棘阿米巴原虫。将角膜刮片组织加入培养基培养，阳性率较高。必要时，可做角膜活检。共焦激光显微镜可发现棘阿米巴滋养体和包囊，有助于活体诊断；对角膜接触镜保存液、清洗液的病原体检查，有助于诊断。

【诊断】

1.诊断要点

（1）常有佩戴角膜接触镜史或眼部擦伤、污物接触史。

（2）病程迁延可见剧烈神经痛，初期主要为角膜上皮性病变，晚期为典型的角膜环形浸润。

（3）角膜病灶刮片或刮片后染色，可找到棘阿米巴原虫，琼脂大肠杆菌平板培养基培养，阳性率高。

（4）共焦激光显微镜检查有较高的确诊率。

2.鉴别诊断　棘阿米巴角膜炎易与单纯疱疹病毒性角膜炎混淆，这是临床上经常发生的情况，也是常见的误诊原因，有以下几点可协助鉴别诊断（表12-2）。

表 12-2　棘阿米巴角膜炎与单纯疱疹病毒性角膜炎鉴别

鉴别项目	棘阿米巴角膜炎	单纯疱疹病毒性角膜炎
病因	棘阿米巴原虫	单纯疱疹病毒
诱因	佩戴角膜接触镜，角膜擦伤，污物接触	发热，感冒，劳累
病程	病程迁延，可有复发	相对发展快，有复发性
疼痛	严重神经痛	疼痛较轻
感染形态	早期沿神经分布的线状或不典型的分枝状，上皮完整，荧光素染色阴性；晚期为典型的角膜环形浸润	早期树枝状浸润，上皮缺损，荧光素染色阳性；中晚期表现为地图状或盘状角膜炎
病原体检查	角膜病灶刮片、大肠杆菌平板培养基培养、角膜活检、共焦激光显微镜	病灶刮片普通染色法或荧光抗体染色、病毒培养
治疗反应	对药物治疗反应不明显	抗病毒药物有效

【治疗】

1. 早期可选用 0.15% 羟乙磺酸双溴丙咪或 0.1% 咪康唑滴眼液每小时 1 次，晚上用眼膏，一周后减量，疗程需 4 个月以上。

2. 可加咪唑类药物口服，糖皮质激素不宜使用。

3. 早期可行上皮清创，中晚期可试行角膜局部病灶清除，同时联合应用氟康唑、甲硝唑及洗必泰等治疗。

4. 角膜移植一般应在药物控制感染半年以上或角膜发生穿孔、继发青光眼等严重并发症时才考虑施行。术后应继续药物治疗，以减少术后复发。

角膜基质炎

角膜基质炎（interstitial keratitis）是位于角膜基质深层的非化脓性炎症，主要表现为角膜基质水肿、深层血管形成，角膜上皮及基质浅层一般不受影响。发病年龄一般在 5 ～ 25 岁之间，初期为单侧发病，数周至数月后常累及双眼。病程缓慢，往往要经过数月治疗后才能逐渐痊愈，也有部分病例因遗留瘢痕而影响视力。

本病属中医学"混睛障"（《审视瑶函》）范畴，又名"混障证"（《证治准绳》）、"混睛外障"（《秘传眼科龙木论》）、"混睛"（《世医得效方》）。

【病因病理】

1. 西医病因病理　角膜基质炎常见的病因为先天性梅毒、结核、单纯疱疹、带状疱疹、麻风、腮腺炎等。致病微生物直接侵犯角膜基质或微生物抗原与血液中抗体在角膜基质内发生剧烈的免疫反应，从而导致角膜基质炎。

2. 中医病因病机　多因肝经风热或肝胆热毒蕴结，熏蒸于目，热灼津液，瘀血凝滞引起；或邪毒久伏，耗损阴液，肝肾阴虚，虚火上炎，上犯黑睛所致。

【临床表现】

1. 症状　畏光流泪，头痛眼痛，严重者视力明显下降。

2. 体征　梅毒性角膜基质炎是先天性梅毒最常见的迟发表现，常累及双眼，可见睫状充血，角膜基质深层细胞浸润及水肿；角膜实质性混浊先从周边开始，逐渐累及整个角膜，呈现出弥漫性毛玻璃状混浊，常伴有虹膜炎。炎症持续数周或数月后，角膜浸润和水肿逐渐被吸收，角膜深部可见红色毛刷状新生血管；炎症消退后，多数角膜可恢复透明，少数可遗留瘢痕。还常合并其他先天梅毒体征，如 Hutchinson 齿、听力障碍、马鞍鼻、唇角皲裂、马刀胫骨、血清康华反应阳性等。

结核性角膜基质炎表现为单眼发病，眼部刺激症状和睫状充血较轻，角膜实质层有灰黄色结节状浸润，常表现为扇形、周边形、单侧性且比较表浅。伴有较粗而不规则的新生血管侵入，角膜内壁可见羊脂状沉着物。

【实验室检查】

1. 血清学检查　康华反应、荧光素螺旋体抗体吸附试验（FTA-ABS）或微量血清梅毒螺旋体试验（TPHA）阳性。

2. 结核菌素（OT）试验　OT 试验阳性，或胸部 X 线检查发现肺部结核病灶。

【诊断】

1. 梅毒性角膜炎

（1）多双眼同时或先后发病。

（2）角膜全部混浊如毛玻璃样，大量红色毛刷状新生血管伸入角膜混浊区。

（3）伴有先天性梅毒体征，血清康华反应阳性。

2. 结核性角膜基质炎

（1）单眼发病，病程缓慢。

（2）由角膜表层到深层有一个或多个微黄色结节，表现为扇形、周边形，伴有较粗而不规则新生血管侵入。

（3）结核菌素试验阳性。

【治疗】

1. 治疗原则　首先针对病因治疗，在局部激素治疗的同时，给予辨证治疗。初期多由肝经风热引起，治宜疏风清热；病变发展，肝胆热毒较重，治宜泻肝解毒；湿热内蕴者，治宜清热化湿；病久不愈，阴虚火旺者，治宜滋阴降火。退翳明目法的应用需贯穿始终。

2. 西医治疗

（1）滴眼

①糖皮质激素：如 0.5％可的松或 0.1％地塞米松滴眼液滴眼，每 2 小时 1 次，炎症消退后减量；炎症较重者，可结膜下注射。

②散瞳：伴有虹膜炎者需用 1％阿托品滴眼液或眼膏。

③抗生素：为了预防继发感染，应同时滴抗生素滴眼液。

（2）口服药物：全身给予抗梅毒、抗结核和抗病毒治疗。

3. 中医治疗

（1）辨证论治

①肝经风热证

证候　眼球疼痛，畏光流泪，睫状充血，角膜深层呈灰白色混浊，由周边逐渐向中央蔓延；兼见头痛鼻塞；舌红，苔薄黄，脉浮数。

治法　祛风清热。

方药　羌活胜风汤[69]加减。结膜充血明显者，加金银花、菊花、蒲公英以清热解毒；若系梅毒引起者，加土茯苓以驱梅解毒。

②肝胆热毒证

证候　患眼刺痛，畏光流泪，视力下降，睫状充血或混合性充血，角膜深层呈圆盘状灰白色混浊肿胀，布满新生血管；伴全身口苦咽干，便秘溲黄；舌红苔黄，脉弦数。

治法　泻肝解毒。

方药　银花解毒汤[126]加减。若热毒甚者，重用金银花、蒲公英，再加野菊花、土茯苓以清热解毒；角膜肿胀增厚者，可加车前子、茺蔚子以利水消肿；若角膜新生血管明显，可选加当归尾、赤芍、红花、桃仁以活血化瘀；口渴欲饮者，可加生石膏、知母以助清热；若大便秘结，加玄明粉以助大黄通腑泄热。

③虚火上炎证

证候　病情迁延不愈或反复发作，疼痛不明显，轻度睫状充血，角膜深层混浊渐退；兼见咽干；舌红少苔，脉细数。

治法　滋阴降火。

方药　肺阴不足者，宜滋阴润肺，用百合固金汤[49]加减；肝肾阴亏，相火妄动者，可用知柏地黄丸[78]加减。

（2）滴眼及熏洗：可用鱼腥草滴眼液滴眼，每日 3 次，以清热解毒。或用野菊花、金银花、黄芩、蒲公英、千里光、荆芥、防风等祛风清热解毒药煎水，澄清过滤，熏洗患眼，每日 1 ～ 2 次。

【预防与调护】

1. 要积极预防梅毒、结核等原发病。

2. 医患配合，耐心调养，以免复发。

3. 饮食宜清淡。

蚕蚀性角膜溃疡

蚕蚀性角膜溃疡（Mooren's ulcer）是一种慢性、进行性、非感染性、边缘性、疼痛性角膜溃疡。多见于成年人，男性多于女性，常单眼发病，也可双眼先后发病，相隔时间可达数年之久。自觉有剧烈的眼痛，溃疡由周边向中央发展，如果不继发感染，一般不穿孔，但可侵蚀整个角膜表面，最终结成广泛性角膜薄瘢，严重影响视力。

本病属中医学"花翳白陷"（《世医得效方》）范畴，又名"花翳"（《太平圣惠方》）、"花翳白陷外障"（《秘传眼科龙木论》）、"枣花白陷"、"白陷鱼鳞"（《银海精微》）。

【病因病理】

1. 西医病因病理　某些炎症或感染因素使角膜的抗原性发生改变，从而激发自身免疫反应。补体活化释放胶原酶，引起角膜溶解，并使已发生变化的角膜抗原进一步变化和暴露，并不断循环，直到整个角膜被破坏。

2. 中医病因病机　素有肝经伏热，又感风邪，形成肺肝风热，上攻于目；或脾失健运，肝失疏泄，木郁生火，火灼津液成痰，痰火上乘，熏蒸目窍；或素体阳虚，寒伤厥阴，循经上侵目窍所致。

【临床表现】

1. 症状　多发于健康成年人，表现为剧烈的眼痛、畏光、流泪及视力下降。

2. 体征　眼睑痉挛，混合充血。早期周边角膜缘基质层出现数个灰白色浸润灶，病灶逐渐融合扩展而形成溃疡。病变部位逐渐出现上皮缺损和浅沟，溃疡沿角膜缘向中央进展，有时还波及巩膜。溃疡靠角膜中央一侧和进行缘呈灰白色，进行缘在角膜上皮层与浅基质层之下出现典型的穿凿性（蚕蚀性）边缘；同时，溃疡边进展边修复，溃疡底部被上皮生长覆盖，并有新生血管伸入，病经数月，侵蚀全部角膜，形成广泛薄瘢，导致角膜瘢痕化、血管化，严重影响视力。

3. 并发症和后遗症　如继发细菌或霉菌感染，可出现角膜穿孔；病变如向巩膜发展，可表现为球结膜充血肥厚，形成暗红色的堤状隆起。

【实验室及其他检查】

通过全血细胞计数和分类、血小板计数、血沉、类风湿因子、补体结合试验、抗核抗体、抗中性粒细胞胞浆抗体、荧光螺旋抗体吸收试验、胸部 X 线摄片等检查，以排除其他疾病，做出蚕蚀性角膜溃疡的诊断。

【诊断】

1. 诊断要点

（1）慢性、进行性病史。

（2）难以控制的剧烈眼痛，沿角膜缘进展并向角膜中央扩展，具有穿凿性的溃疡等临床表现。

（3）组织病理学改变。

（4）排除其他疾病。

2. 鉴别诊断

（1）周边性角膜溃疡：这种角膜变性的角膜上皮完整，不伴有疼痛，常在上、下方周边角膜起病。

（2）感染性角膜溃疡：有角膜外伤史，起病急，发展快，溃疡呈淡黄色不规则圆形，覆以脓性坏死物，刮片可见细菌，培养有细菌生长。

【治疗】

1. 治疗原则　缺乏特效治疗，多采用中西医结合、局部与全身综合治疗。

2. 西医治疗

（1）局部用药

①局部糖皮质激素或胶原酶抑制剂：如1%醋酸泼尼松龙滴眼液滴眼，每小时1次；2%乙酰半胱氨酸滴眼液滴眼，每日4～6次。联合应用散瞳药和预防性抗生素滴眼液。

②免疫抑制剂：1%～2%环孢霉素A油制剂或FK506滴眼液滴眼，每日3～4次。

（2）口服药物：病情顽固者，加服环磷酰胺50mg，每日3次；或100～200mg加生理盐水40mL，静脉注射，每日1次，7～10次为一疗程。应注意用药前后的白细胞计数变化。喋呤和环孢素也有一定疗效，或配合口服强的松片，每日20mg，症状及体征改善后逐步减量。

（3）手术治疗

①角结膜清创术：对病变组织加以切除，术后抗生素眼膏、糖皮质激素滴眼液或环孢素油剂滴眼。

②板层角膜移植术：对角膜变薄，有穿孔危险或病变已累及瞳孔区者，应行治疗性带板层巩膜瓣的板层角膜移植术。术后配合糖皮质激素滴眼液、环孢素滴眼剂或FK506滴眼液滴眼。

3. 中医辨证治疗

（1）肺肝风热证

证候　起病初期，患眼疼痛难忍，有异物感，畏光流泪；眼睑痉挛，混合充血，角膜边缘出现点状浸润，或已形成条状溃疡；伴口苦咽干；舌红苔黄或薄黄，脉数或浮数。

治法　疏风清热。

方药　加味修肝散[45]加减。若角膜边缘只出现点状浸润未形成溃疡者，为风重于热，去大黄、栀子；结膜充血严重者，加桑白皮以助清肺热；角膜溃疡扩展者，加龙胆草以助清肝热。

（2）热炽腑实证

证候　患眼视力下降，头眼疼痛，有异物感，畏光流泪；结膜混合性充血，角膜溃疡从周边向中央侵犯，迅速侵蚀整个角膜，或见前房积脓；多伴发热口渴，溲黄便结；舌红苔黄，脉数有力。

治法　通腑泄热。

方药　泻肝散[83]加减。若眼疼痛剧烈者，可加红花、赤芍、牡丹皮以凉血化瘀止痛；若结膜充血严重者，可加桑白皮、金银花、夏枯草以清肝泻肺；伴有前房积脓者，重用栀子、泽泻、生石膏、天花粉以清热泻火。

（3）阳虚寒凝证

证候　患眼视力下降，头眼疼痛；结膜充血呈暗红色，角膜溃疡不断进展如蚕蚀状，迁延不愈；常兼四肢不温；舌淡无苔或白滑苔，脉沉细。

治法　温阳散寒。

方药　当归四逆汤[52]加减。新生血管多者，加苏木、红花、丹参以活血化瘀。角膜翳明显者，加木贼、蝉蜕、防风以退翳明目。

暴露性角膜炎

暴露性角膜炎（exposure keratitis）是由于角膜失去眼睑保护而暴露于空气中，角膜上皮缺乏泪膜的润滑而引起干燥、上皮脱落，甚至继发感染的角膜炎症。单眼多见，任何年龄均可发病。若治疗不及时，常因继发感染使角膜溃烂，视力严重障碍。

本病属中医学"暴露赤眼生翳"（《银海精微》）范畴，又名"暴露赤眼症"（《张氏医通》）。

【临床表现】

1. 症状　自觉眼内干涩疼痛，异物感，轻度畏光，日久可引起视力下降。

2. 体征　病变多位于角膜下方，初期角结膜上皮干燥、粗糙，暴露部位的结膜充血、水肿、肥厚，角膜表面无光泽，呈灰白色混浊及细小点状上皮损害，逐渐融合成大片的上皮缺损，上皮下基质混浊，角膜新生血管形成。

3. 并发症和后遗症　重者因继发感染可发生化脓性角膜溃疡，甚至前房积脓和全眼球炎。

【诊断】

1. 诊断要点

（1）存在上述病因的相应表现，角膜暴露，眼睑不能覆盖角膜。

（2）自觉眼内干涩、羞明流泪、疼痛、视力下降等。

（3）角膜病变常限于暴露的部位，上皮干燥、剥脱，基质浸润性混浊，从而形成溃疡。

2. 鉴别诊断　本病应与神经麻痹性角膜炎相鉴别。神经麻痹性角膜炎虽有明显的球结膜充血及角膜损害，但无疼痛及角膜知觉消失。

【治疗】

1. 治疗原则　首先应针对病因进行综合治疗，去除暴露因素及局部治疗的同时，结合辨证论治可缩短病程，减轻症状。

2. 西医治疗

（1）治疗的关键在于去除暴露因素。局部频滴人工泪液等角膜保护剂及抗生素滴眼液，晚间用抗生素眼膏预防感染。佩戴软性角膜接触镜，可以预防或治疗角膜炎。若有继发感染，则按感染性角膜溃疡处理。

（2）治疗相应的全身疾病。

（3）根据造成角膜暴露的原因，可做眼睑缺损修补术、睑植皮术等。若睑裂闭合不全而又难以改善者，可行睑缘缝合术或结膜瓣遮盖术，以免角膜溃疡发展。

【预防与调护】

1. 去除病因，防止角膜暴露。

2. 对不能手术或眼睑闭合不全较重者，可加眼罩，或晚上睡前涂眼膏以保护角膜。

3. 佩戴软性角膜接触镜，可以预防角膜炎。

NOTE

第二节　角膜变性与营养不良

大泡性角膜炎

大泡性角膜炎（bullous keratopathy）是指角膜上皮发生大泡的病症。多发生在慢性眼病或失明的眼球上，是角膜长期水肿的结果。临床比较常见，多为老年患者，病程较长，治疗困难，预后较差。

【临床表现】

1. 症状　常有畏光流泪，眼有异物感、刺痛等刺激症状。

2. 体征　角膜上皮无光泽，呈弥漫性雾状混浊，有单个或多个混浊的水泡。水泡破裂后，引起眼球剧痛，反复发作，经久不愈，最终以血管伸入，发生变性角膜血管翳而告终（彩图14）。

【诊断】

1. 多继发于慢性眼病，如绝对期青光眼、穿孔性眼外伤、内眼手术失败等。

2. 常有畏光流泪、异物感、刺痛等症状。

3. 长期角膜水肿，角膜上皮发生大泡，大泡破裂后带来剧痛，且反复发作。

【治疗】

1. 治疗原则　本病是眼病晚期的一种并发症，以虚证为主。在积极治疗原发病的同时，应局部治疗配合辨证论治。

2. 西医治疗

（1）以病因治疗为主。

（2）滴高渗溶液，如5%氯化钠、50%葡萄糖液或纯甘油点眼，可暂时缓解。

（3）佩戴亲水性软性角膜接触镜，可减轻刺激症状。

（4）可用鱼腥草滴眼液滴眼。

（5）眼压高者，应静脉滴注20%甘露醇或口服乙酰唑胺。

（6）酌情考虑做穿透性角膜移植术；或为减轻症状，可行板层角膜移植术。

角膜瘢痕

角膜瘢痕（corneal scar）是由于角膜炎症、外伤及其他角膜病痊愈后遗留下不透明的结缔组织。

本病属中医学"宿翳"（《目经大成》）范畴，又名"钉翳根深"（《世医得效方》）、"冰瑕翳"、"斑脂翳"（《证治准绳》）。

【临床表现】

患眼无红肿疼痛、畏光流泪症状。角膜表面光滑，荧光素不着色。瘢痕较小或位于角膜周边未遮盖瞳孔者，多不影响视力，瘢痕较大或位于角膜中央遮盖瞳孔者，可不同程度影响视力。根据其厚薄程度分为以下几种：

1. 云翳 为浅层的瘢痕性混浊，薄如云雾状，通过混浊部分仍能看清虹膜纹理。与中医学"冰瑕翳"相似，即瘢痕菲薄，如冰上之瑕。

2. 斑翳 为稍厚的灰白色瘢痕，肉眼显而易见，边界比较清楚，仍可透见虹膜。与中医学"云翳"相似。

3. 白斑 为白色致密的混浊斑块，边界清楚，不能透见虹膜。与中医学"厚翳"相似。

4. 粘连性角膜白斑 是由于角膜穿孔，部分虹膜脱出，在愈合过程中，角膜瘢痕组织中嵌有虹膜组织。与中医学"斑脂翳"相当。

5. 角膜葡萄肿 角膜瘢痕大而薄，虹膜粘连范围广泛，因眼压的作用向前膨隆形成角膜葡萄肿。突出局限者称为"部分角膜葡萄肿"，整个角膜向前突起者称为"全角膜葡萄肿"。此与中医学"旋螺突起"相似。

【治疗】

1. 治疗原则 早期，应坚持治疗，耐心调理，可减小和减轻瘢痕。瘢痕日久，用药无效，可考虑手术治疗。

2. 西医治疗

（1）早期的角膜瘢痕，常伴有浸润、水肿，可用激素类滴眼液滴眼。

（2）对不能手术的角膜大白斑，可试戴一种具有正常虹膜、瞳孔色彩的角膜接触镜（所谓美容镜）以改善外观。

（3）位于瞳孔区的角膜白斑，散瞳后视力增加者，可考虑光学虹膜切除术。对于视力在0.1以下的角膜白斑者，可行角膜移植术。对于符合适应证者，可行准分子激光治疗。

3. 中医辨证治疗

（1）阴虚津伤证

证候 眼内干涩不适，视力障碍；轻度球结膜充血，角膜出现瘢痕混浊；舌质红，苔薄白，脉细。

治法 养阴退翳。

方药 滋阴退翳汤[139]加减。若觉痒涩有泪，加荆芥、薄荷以祛风散邪，加海螵蛸、蒲公英以增退翳明目之功。

（2）气血凝滞证

证候 视力下降，角膜瘢痕日久，新生血管侵入；舌红苔薄白，脉缓。

治法 活血退翳。

方药 桃红四物汤[103]加减。可加木贼、蝉蜕、谷精草、密蒙花等以退翳明目。

角膜软化症

角膜软化症（keratomalacia）是以缺乏维生素 A 为主的高度营养不良引起的角膜基质软化和坏死的眼病，也是全身营养不良的局部表现。多见于小儿，故又名小儿疳眼。

本病属中医学"疳积上目"（《中医眼科学》1964 年版）范畴，又名"小儿疳眼外障"（《秘传眼科龙木论》）。

【临床表现】

有高度营养缺乏史，多见于伴有高热、腹泻的幼儿或人工喂养不当的婴儿。

1.症状　早期主要为夜盲，患眼干涩不适，逐渐出现眼痛、畏光流泪、视力下降。

2.体征　球结膜及角膜表面失去光泽，弹性减退。当眼球转动时，球结膜可折叠成与角膜缘同心的皱纹圈，在睑裂部球结膜上出现典型的基底朝向角膜缘的三角形泡沫状上皮角化斑，称为"Biot斑"。随着病情发展，角膜知觉减退，上皮脱落，基质发生迅猛的变薄、溶解、坏死，继而形成溃疡。若继发细菌感染，则出现前房积脓；如处理不及时，可迅速恶化而穿孔，甚至出现眼内容物脱出等严重后果。

【治疗】

1.治疗原则　首先针对病因的全身治疗是关键，应将眼局部症状与全身症状相结合，进行整体辨证论治。病情严重者，应积极采取综合治疗，以迅速控制病情，挽救视力。

2.西医治疗

（1）为了预防感染，应同时滴用抗生素滴眼液或涂眼膏，也可用维生素A油剂滴眼。

（2）若出现角膜溃疡及前房积脓时，必须及时充分散瞳。

（3）在积极治疗内科疾病、改善营养的同时，应迅速补充大量维生素A及其他维生素，纠正水及电解质失调。可口服维生素AD丸、鱼肝油等。严重病例应每次肌注维生素A 2万单位，连续7～10天。

（4）若角膜穿孔，可行结膜瓣遮盖术或角膜移植术。如眼内容物有大量脱出、眼球无法保存时，则应行眼球摘除术或眼内容物剜除术。

3.中医治疗

（1）辨证论治

①肝血不足证

证候　夜盲，眼内干涩，角膜失去光泽，频繁眨眼；舌淡红，苔薄白，脉细。

治法　滋补肝血。

方药　猪肝散[125]加减。若食欲不振，加苍术3g研末，撒于肝内煮服以健脾燥湿；若脐周疼痛，加使君子3g研末空腹服以杀虫消积。

②脾气不足证

证候　夜盲，眼内干涩或角膜雾状混浊，食欲不振，大便溏薄；舌淡苔薄，脉弱。

治法　补脾益气。

方药　参苓白术散[89]加减。若脘腹胀满，加厚朴、陈皮以理气健脾；完谷不化，四肢不温，加熟附片以温阳健脾。

③脾虚肝旺证

证候　患眼畏光流泪，结膜、角膜干燥，角膜混浊或有溃疡；伴有烦躁不安，精神萎靡；舌红，脉细弱。

治法　健脾清肝。

方药　肥儿丸[79]加减。若见肚腹膨胀，青筋显露，加厚朴、莱菔子以健脾理气消积；若午后低热，去黄连，加鳖甲、青蒿以滋阴清虚热；若见前房积脓，加金银花、蒲公英、败酱草以清热解毒。

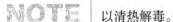

（2）针推治疗：针刺四缝、捏脊疗法等均可使用。

【预防与调护】

1.婴幼儿、孕妇和哺乳期妇女的饮食要合理，防止出现营养不良。

2.当婴幼儿患慢性腹泻等消耗性疾病时，要适当及时补充营养丰富的食品，防止无原则的忌口。

3.眼部症状严重者，医生检查或用药时，动作应轻柔，并防止患儿用手揉擦眼部，以防穿孔。

述评：近年来，随着分子生物学、免疫学、遗传学等众多基础学科的飞速发展和各学科之间交叉渗透的增加，角膜病的基础研究已经取得了长足的进步。

在病毒感染性角膜病的研究中，发现了单纯疱疹病毒（herpes simplex virus, HSV）可潜伏于人体的三叉神经节及角膜内，部分正常人角膜内也存在 HSV 核苷酸序列。当感染 HSV 后，由于免疫状态的不同而致不同的临床表现，这与病毒抗原引起的 T 淋巴细胞介导的迟发型变态反应有关，调节机体免疫状态可提高该病毒感染的治愈率。同时在 HSK 复发过程中，调节促炎性因子与抑制炎性因子之间的平衡还需进一步深入研究。

分子生物学技术的发展，使我们已知一些变性角膜病的发病机制是由于遗传或其他原因致使基因突变、基因位点异常引起的。以此为基础，基因治疗作为一种新的技术手段已经在各种角膜疾病的治疗中显示出了极大的应用前景。

一些角膜病中的细胞凋亡、细胞因子及生长因子表达异常方面的研究都取得了进展，而基因工程药物和眼用缓释药物的研究为创新性药物研究开辟了新的途径。

在组织工程学研究方面，已经在体外成功地用组织工程技术重建出结构较规则、透明度较高的角膜组织。角膜缘干细胞移植，目前已在羊膜上培养出自体或异体角膜缘干细胞，并应用于角膜移植以治疗严重的眼表疾病，取得了很好的效果。

在角膜病的临床研究方面，角膜地形图、共焦显微镜、聚合酶链反应（PCR）的应用，提高了角膜病的诊治水平，其中 PCR 技术对于检测单纯疱疹病毒 DNA、棘阿米巴原虫、真菌 DNA 等具有速度快、特异性和敏感性高的特点，有较好的临床应用前景。

中西医结合治疗角膜病具有独特的优势和较好的疗效，如在中西医结合治疗单纯疱疹病毒性角膜炎方面，根据该病的病因病理，采用体外组织培养技术，筛选出青木香、薄荷、蒲公英、鱼腥草等中草药具有抗 HSV-1 的作用。研究还发现，黄芪能抑制多种病毒，促进诱生干扰素及增加巨噬细胞的吞噬功能，从而提高免疫功能。党参、白术、茯苓有免疫促进作用。抗单纯疱疹病毒的实验研究发现，消单灵滴眼液、二秦滴眼液、黄精多糖滴眼液等对实验性 HSK 有明显疗效。中药微量元素的研究方面，应用紫丁香叶制剂治疗 HSK 患者，于治疗前后测定泪液中微量元素的变化，发现治疗前的锌、钙、镁含量有变化，治愈后则接近正常，从而对 HSK 的发病机理和中药药理有了新的认识。

第十三章　晶状体病

晶状体形如凸透镜，位于虹膜和瞳孔之后、玻璃体之前，借晶状体悬韧带与睫状体联结以固定其位置。晶状体相当于19D的凸透镜，具有调节功能，是眼屈光系统的重要组成部分。因其具有独特的屈光通透和折射功能，且可以滤去部分紫外线，故对视网膜有保护作用。晶状体的病变主要包括晶状体透明性或颜色的改变及晶状体位置和形态异常，这两类病变都可以引起明显的视力下降，临床以白内障最为多见，本章重点讲述白内障。

中医学将晶状体称为"晶珠"，又称"黄精"或"睛珠"。其病变属内障眼病，晶珠属五轮学说中的水轮（瞳神），晶状体病归属为瞳神疾病范畴。

第一节　白内障

晶状体混浊称为"白内障"。白内障以视力缓慢下降为主要临床表现，是全球第一位的致盲性眼病。世界卫生组织（WHO）于2010年发表视力损伤的估计，约有盲人3900万人，其中51%是由白内障引起的；2006年，我国九省眼病调查表明，在50岁及以上人群中致盲的患病率为1.93%，全国50岁以上人群中约有盲人540万，在引起致盲的原因中，白内障占66.9%。因此，白内障的防治是我国防盲治盲的重点工作。

1. 分类方法

（1）根据病因分类：先天性白内障、年龄相关性（老年性）白内障、并发性白内障、代谢性白内障、药物及中毒性白内障、外伤性白内障、后发性白内障等。

（2）根据晶状体混浊部位分类：核性、皮质性、囊性及囊下性白内障（图13-1）。

（3）根据发病年龄分类：先天性、婴儿性、青年性、成年性与老年性白内障。

（4）根据晶状体混浊形态分类：点状、冠状、板层状等。

2. 临床表现

（1）视力障碍：是白内障的主要症状，且与晶状体的混浊程度和部位有关。

（2）单眼复视或多视：由于晶状体纤维肿胀、断裂或水隙形成，使晶状体内屈光力改变，

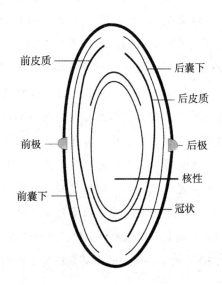

图 13-1　晶状体混浊部位示意图

前皮质　后囊下　后皮质　前极　后极　核性　前囊下　冠状

产生棱镜样作用。

（3）屈光变化：晶状体吸收水分，使体积增加，晶体核屈光力增高，患者可出现近视现象，自觉老视程度减轻。也可产生晶体性散光。

（4）眩光：晶状体混浊使进入眼内的光线散射所致。

（5）视觉对比敏感度下降：以高空间频率对比敏感度下降明显。

（6）色觉异常：由于混浊晶状体吸收蓝光端的光线增强，引起患者青蓝色觉敏感度下降。

（7）视野缺损：晶状体混浊使其视野的平均敏感度下降。

年龄相关性白内障

年龄相关性白内障（age related cataract）亦称"老年性白内障"（senile cataract），是最为常见的白内障类型，多见于 50 岁以上的中老年人，通常双眼先后发病。

本病属中医学"圆翳内障"（《证治准绳》）范畴，又名"偃月翳"（《世医得效方》）、"偃月内障"（《证治准绳》）、"如银内障"（《审视瑶函》）、"圆翳"（《眼科金镜》）、"半月障"（《银海指南》）等。

【病因病理】

1. 西医病因病理　年龄相关性白内障是晶状体老化的退行性病变。其危险因素有环境、营养、代谢、遗传、老化损伤、辐射、糖尿病、高血压、心血管病、过量饮酒、吸烟等。白内障的形成与氧化损伤有关，氧化作用一方面使晶状体上皮细胞膜蛋白如 Na^+-K^+-ATP 酶，$Ca^{2+}-ATP$ 酶降解，泵功能发生改变，细胞内钙离子浓度升高，细胞内水液流入晶状体内，逐渐形成皮质性白内障；另一方面使晶状体核内可溶性晶状体蛋白氧化、水解、糖化和脱酰胺，致晶状体蛋白聚合，形成不溶性高分子蛋白，发生核性白内障。

2. 中医病因病机　多因年老体衰，肝肾亏损，精血不足；脾虚失运，气血亏虚，精血不能上荣于目所致。此外，血虚肝旺，肝经郁热上扰或阴虚夹湿热上攻也可致晶珠混浊。

【临床表现】

1. 症状　病变初起时，视力缓降，视物模糊，眼前如有烟雾或纱幕状遮挡，逐渐加重，最终可致失明。还可见复视、眩光和色觉异常。

2. 体征　根据晶状体混浊部位的不同，将年龄相关性白内障分为皮质性、核性及后囊下三种类型。

（1）皮质性白内障（cortical cataract）：是临床上最为常见的类型，根据发展过程可分为初发期、膨胀期、成熟期和过熟期。

初发期：最初在晶状体皮质出现空泡、水裂和板层分离等晶状体水化现象，逐渐发展为楔形混浊。散瞳检查时，彻照法可见眼底红光反射中有辐轮状、楔形或花环样阴影。当混浊位于周边部时，对视力无影响；如果混浊位于瞳孔区，则引起视力障碍。

膨胀期：晶状体混浊加重，楔形混浊向瞳孔区发展并互相融合。晶状体吸收水分，体积膨胀，导致前房变浅，少数患者可诱发急性青光眼。因晶状体前囊下仍有透明皮质，斜照法检查可见虹膜投影。患者视力明显下降，眼底模糊。

成熟期：晶状体完全混浊，膨胀消退，前房深度恢复正常。部分患者可见前囊膜表面有白色斑点或皮质钙化。斜照法检查虹膜投影为阴性。患者视力严重障碍，只有手动或光感，眼底不能窥人。

过熟期：晶状体逐渐脱水，体积缩小，出现前房加深、虹膜震颤、皮质乳化、核下沉，此时视力可好转。可以出现以下并发症：晶状体囊膜更脆、皱缩、通透性增加或自行破裂，溶解的晶状体皮质可呈现闪光和胆固醇结晶，称为"Morgagnian 白内障"。此外，如晶状体核脱位到前房或玻璃体腔内，晶状体皮质颗粒或吞噬了晶状体皮质的巨噬细胞易积聚在前房角，阻塞小梁网，产生继发性青光眼，称为"晶状体溶解性青光眼"（phacolytic glaucoma）。进入前房的晶状体皮质具有抗原性，可诱发自身免疫反应，引起严重的葡萄膜炎，称为"晶状体过敏性葡萄膜炎"（phacoallergic uveitis）。

（2）核性白内障（neclear cataract）：发病年龄较早，进展较慢，核的混浊从胚胎核或成人核开始，初起时核呈黄色混浊，随着病程进展颜色逐渐加深而成为黄褐色、棕色、棕黑色，甚至黑色。由于核密度增加致屈光指数增强而产生核性近视；后期晶状体核严重混浊，眼底不能窥见，视力极度减退。

（3）后囊下白内障（posterior subcapsular cataract）：可以单独发生，也可以与其他类型的白内障合并存在。混浊位于后囊膜下，呈颗粒状、片状或囊泡状。病变一般从后囊膜下中央区开始呈小片状混浊，由于混浊位于视轴区，即使病程早期，病变范围很小很轻，也会引起严重的视力障碍。

【诊断与鉴别诊断】

1. 诊断要点

根据年龄、病史、症状及晶状体混浊体征等可以明确诊断。

（1）年龄 50 岁以上，双眼发病，视力渐进性下降。

（2）裂隙灯检查见晶状体混浊。

（3）排除引起晶状体混浊的局部眼病和全身性疾病。

2. 鉴别诊断　老年性晶状体核硬化是晶状体老化现象，多不影响视力，彻照法检查眼底可见核硬化为均匀红光；而核性白内障者，可见核呈不均匀圆形暗影。

【治疗】

1. 治疗原则　至今为止没有治疗白内障的有效药物，初发期可选择药物治疗以延缓其发展进程，手术治疗是白内障患者恢复视力的主要方法。中医针对其年老体衰及肝肾两亏、脾气虚弱等病机特点，通常在病变初期采用中医药治疗。

2. 西医治疗

（1）局部用药：可选用的滴眼液有卡他林、卡林 U、法可林、谷胱甘肽、苄达赖氨酸、麝珠明目滴眼液、障翳散等。

（2）补充微量元素及维生素：适当给予补充微量元素如钙、镁、钾、硒及维生素 C、E、B 等以对抗晶状体的氧化损伤。

（3）手术治疗：是白内障的主要治疗手段，现代白内障手术的理念与之前有很大变化，由单纯复明转变为提高生活质量，手术更加精细化，手术切口小，组织损伤小，视力恢复快，并且有朝着屈光手术发展的趋势。

①白内障超声乳化（phacoemulsification）联合人工晶体植入术：使用超声乳化仪，应用超声能量对晶状体核乳化后吸出，保留完整的后囊膜，再植入人工晶体的手术方法。此手术将手术切口缩小到3mm甚至更小，手术时间短，切口不用缝合，组织损伤小，愈合快，术后散光小，视力恢复快。

②白内障囊外摘除联合人工晶体植入术（图13-2）：制作角膜缘或巩膜切口，将晶状体核取出，同时清除残余的皮质，再植入人工晶体的手术方法。目前该手术方法已经改良为小切口，制作约6mm大小的巩膜隧道切口，取出晶状体核并吸出皮质，保留完整的后囊膜，同时植入人工晶体，该手术方法简单，成本低，适合基层医院开展。

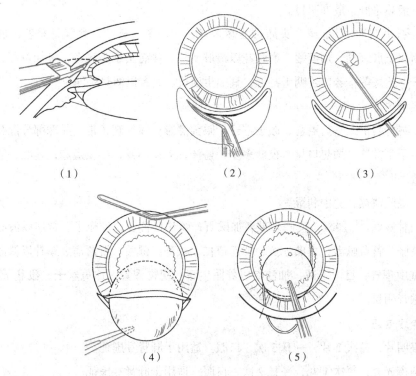

（1）　　　　　　　　（2）　　　　　　　　（3）

（4）　　　　　　　　　（5）

图13-2　白内障手术示意图
（1）（2）角膜缘切口　（3）撕前囊膜　（4）取核　（5）IOL 植入

③YAG 激光后囊膜切开术：术后发生后囊膜混浊而严重影响视力时，采用 YAG 激光切开瞳孔区后囊膜，恢复视力。

3. 中医治疗

（1）辨证论治

①肝肾亏损证

证候　视物模糊，眼目干涩，眼前有黑花飞舞或多视；眼部外观端好，晶珠部分混浊，眼底如常；伴有头晕耳鸣，腰膝酸软，面色白，小便清长，夜尿频多；舌红少苔或无苔，脉细。

治法　补益肝肾。

方药　六味地黄丸[21]加减。若眼干涩不适，可选加沙参、麦冬、五味子、玉竹、何首乌以益气养阴滋肾；若虚火上炎，口咽干燥者，加知母、黄柏以滋阴降火。

②脾气虚弱证

证候　视物昏蒙，眼前黑花飞舞，眼外观端好，晶珠部分混浊，眼底如常；兼有精神倦怠，肢体乏力，面色萎黄，食少纳差，少气懒言；舌质淡，舌体胖或有齿印，苔白，脉缓或细。

治法　益气健脾。

方药　补中益气汤[70]加减。食少纳差者，可选加神曲、炒谷芽、炒麦芽以健脾消食；大便溏泻者，可加炒薏苡仁、煨葛根以健脾渗湿。

③肝热犯目证

证候　视物昏蒙，目涩不爽，头痛目胀，心烦或不寐；眼外观如常，晶珠部分混浊，眼底正常；伴有口苦咽干，急躁易怒，便结溲黄；舌红，苔黄，脉弦。

治法　清热平肝，散邪明目。

方药　石决明散[29]加减。头痛目涩眵多者，加白芷、桑叶；急躁易怒者，加柴胡、青皮、制香附以疏肝理气，加蒺藜、密蒙花以清肝明目。伴有头晕头痛者，宜加黄芩、桑叶、菊花、蔓荆子、钩藤等；若口苦咽干甚者，宜加生地黄、玄参以清热生津。

④阴虚湿热证

证候　视昏目涩，午后更甚，眼干不适，眼前黑影；眼外观正常，晶珠部分混浊，眼底正常；兼有口干不欲饮，烦热口臭，夜寐多梦，盗汗，大便不畅，小便短赤；舌红，苔黄腻，脉细弦或细数。

治法　滋阴清热，宽中利湿。

方药　甘露饮[24]加减。夜寐多梦者加磁石；烦热口苦者，加栀子、黄连以清心除烦；大便不调、腹胀、苔黄腻者，去熟地黄，加薏苡仁、茯苓、佩兰、石菖蒲、厚朴以淡渗利湿，芳香化浊，宽中理气；目干不适，加沙参以养阴生津；视物昏蒙，加菟丝子、覆盆子、桑葚子、枸杞子以滋肾明目。

（2）专方专药

①障眼明片，每次2片，一日3次，口服。适用于肝肾亏虚证。

②石斛夜光丸，每次1丸，一日2次，口服。适用于肝肾亏虚证。

③六味地黄丸，每次10g，一日2次，口服。适用于肝肾亏虚证。

（3）针刺治疗：主穴：承泣、睛明、健明。配穴：球后、翳明、太阳、合谷、肝俞、肾俞。每次选2～3穴，主、配穴交替使用，中度刺激。

【预防与护理】

1. 养成良好起居习惯，避免强烈精神刺激或过度劳累。

2. 避免强阳光，佩戴有色眼镜以防红、紫外线照射。

3. 避免长时间用眼，减轻眼部疲劳。

4. 保持身心健康，适当运动。

先天性白内障

先天性白内障（congenital cataract）是儿童较常见的眼病，出生前发生或出生后逐渐形成的晶状体混浊，由胎儿发育过程中晶状体的发育障碍所致，是造成儿童失明和弱视的重要原因。先天性白内障的患病率是0.6～6/10000，新生儿人群中的发病率是

2.2 ～ 2.49/10000。本病可为家族性，也可散发；可单眼或双眼发病，也可伴发眼部或全身其他的先天性异常。

本病属中医学"胎患内障"（《秘传眼科龙木论》）范畴。

【病因病理】

1. 西医病因病理　各种影响胎儿晶状体发育的因素，都可能引起先天性白内障。主要与遗传有关，约占 1/3，常染色体显性遗传最为多见，其他还有隐性遗传或伴性遗传。分子遗传学研究显示，至少有 12 个先天性白内障的致病基因位于不同染色体的不同位点。此外，妊娠期头 3 个月内病毒感染，如风疹、流感、麻疹、水痘等；或照射了 X 线或服用磺胺类药物、糖皮质激素类药物，以及母亲自身代谢性疾病等均可干扰和破坏了胎儿的晶状体代谢，致使晶状体混浊，发生先天性白内障。

2. 中医病因病机　其发病与先天禀赋不足，或妊娠期间感受风毒，以及服用某些药物等有关，致胎儿脾肾两虚，晶珠失养而混浊。

【临床表现】

1. 症状　主要表现为视力障碍。

2. 体征　先天性白内障具有特征性的晶状体混浊形态，常见的有膜性、核性、前极性、后极性、冠状、点状、绕核状、粉尘状、板层状、锥形、珊瑚状，以及全白内障等各种形态（图 13-3）。

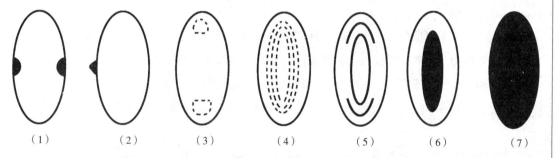

（1）　　　　（2）　　　　（3）　　　　（4）　　　　（5）　　　　（6）　　　　（7）

图 13-3　各种先天性白内障示意图

（1）极性白内障；（2）锥形白内障；（3）冠状白内障；（4）点状白内障；（5）板层白内障；（6）核性白内障；（7）全白内障

【诊断与鉴别诊断】

1. 诊断要点　主要根据患者的发病年龄、晶状体混浊形态和部位来诊断。当合并有其他系统先天异常时，可行染色体核型分析及血液生化相关检查。

2. 鉴别诊断　视网膜母细胞瘤：两者均可出现瞳孔区白光反射，称为"白瞳症"（leukocoria）。视网膜母细胞瘤白光反射来自瞳孔区后面，通过 B 超、CT 或 MRI 检查可以进一步鉴别，视网膜母细胞瘤显示有占位病变。

【治疗】

1. 治疗原则　本病影响视觉的正常发育，容易导致形觉剥夺性弱视，治疗的目的是最大程度恢复视功能，减少弱视发生。对于静止性且不影响视力者，如点状、冠状、前极白内障等，可以密切观察，定期复查。针对中医先天禀赋不足，致胎儿脾肾两虚的病机特点给予补益肝肾、健脾益气中药。弱视的治疗参考相关章节。

NOTE

2. 西医治疗　严重影响视力者，应及早行手术治疗，术式可以选择白内障超声乳化吸除术，为防止术后增殖，通常联合前节玻璃体切除术。对是否同期植入人工晶体目前尚存有争议。

并发性白内障

并发性白内障（complicated cataract）是指由眼部病变引起的晶状体混浊。

本病属中医学"金花内障"（《眼科统秘》）范畴。

眼前节和后节的炎症或者退行性病变，使晶状体营养或代谢障碍，导致晶状体混浊。常见的病因有葡萄膜炎、严重角膜炎、视网膜色素变性、高度近视、青光眼、视网膜脱离、眼内肿瘤、视网膜血管性疾病、内眼手术、低眼压等。

治疗上首先治疗原发病。若眼部原发病稳定且白内障影响视力较为严重，可考虑行白内障手术，是否植入人工晶体应根据病情而定。不同类型葡萄膜炎对手术反应不同，术后应根据不同情况对症处理。

外伤性白内障

由眼球穿通伤、钝挫伤、辐射性损伤及电击伤等引起的晶状体混浊，称"外伤性白内障"（traumatic cataract）。

本病可归属于"惊振内障（《秘传眼科龙木论》）"范畴，又名"惊振翳"（《审视瑶函》）。

中医学认为，本病多因钝器等因素震击晶珠，气血失和，脉络郁结，晶珠失其晶莹透明之色而变混浊；或因锐器刺伤，晶珠破裂，膏脂外溢，凝结而成内障。

因致伤原因不同，晶状体混浊的部位、形态及其发生、发展和预后各有特点，以机械伤多见。

1. 钝挫伤白内障　眼部钝挫伤后，脱落的色素上皮细胞、前房的出血、纤维素性渗出等引起的晶状体前囊混浊及前皮质混浊；挫伤严重者，晶状体前囊膜破裂或者晶状体脱位等发生白内障。

2. 穿通伤白内障　角膜或者巩膜穿通伤直接损伤晶状体前囊膜，房水渗入到晶状体，造成局限性或完全性混浊。当较多的晶状体皮质溢出至前房而阻塞前房角时，可以继发青光眼，此时需手术治疗。

3. 辐射性白内障　主要发生于从事野外作业的工作人员、从事放射线工作的医务人员、电焊工，以及生活在高原地区的人群，可以发生红外线性白内障、紫外线性白内障、电离辐射性白内障等。

4. 电击性白内障　由触电或雷电击伤所致，引起晶状体局部或者全部混浊。

代谢性白内障

代谢性白内障是指由内分泌障碍性疾病所致机体代谢改变、内环境生化异常引起的白内障。

1. 糖尿病性白内障（diabetic cataract） 血糖升高使细胞内渗透压升高，晶状体纤维吸水肿胀混浊，产生白内障。可分为两类：一类是发生于 2 型糖尿病患者，症状体征与老年性白内障相似；另一类见于 1 型的青少年糖尿病患者，多为双眼发病，常伴有屈光改变，病情发展较迅速，可以在短时间内发展为全白内障。

2. 半乳糖性白内障（galactose cataract） 多见于儿童，为染色体隐性遗传病。是由于与半乳糖代谢有关的酶缺乏所致，因半乳糖激酶、半乳糖 –1– 磷酸尿苷转移酶等缺乏，晶状体糖代谢障碍使半乳糖在晶状体内堆积，从而引起晶状体皮质水肿、变性、混浊。

3. 手足搐搦性白内障（tetany cataract） 又称"低钙性白内障"，由血清钙过低引起。多发生于甲状腺切除手术后，或先天性甲状旁腺功能不足、营养障碍、佝偻病及妊娠期、哺乳期等导致血钙过低。晶状体混浊为囊膜下散在或密集分布的点状混浊，可杂有彩色结晶，混浊可进行性发展。婴幼儿可形成晶状体板层混浊。

4. 肝豆状核变性（hepatolenticular degeneration） 又称"Wilson 病"。是一种常染色体隐性遗传的铜代谢障碍性疾病，角膜色素环（kayser–fleischer ring，KF 环）为其特征性的眼部表现。由于棕黄色的铜氧化物颗粒沉积在晶状体的前囊和后皮质，晶状体混浊呈典型的葵花型，通常不影响视力。

代谢性白内障的治疗，首先应积极治疗原发病。针对白内障可以行药物或手术治疗。

药物与中毒性白内障

药物或中毒性白内障是指长期应用某些药物或接触某些化学物品引起的晶状体混浊。常见的药物有糖皮质激素、氯丙嗪、抗肿瘤药物、避孕药物、缩瞳剂等；化学物品有三硝基甲苯、铜、铁、汞、银、锌、铝等。晶状体损害表现为：囊膜下点状、水泡状、颗粒状混浊，可有彩色结晶。

治疗首先应根据病情对正在使用的药物减量，必要时停药。

后发性白内障

后发性白内障（after cataract）是因白内障术后或晶状体外伤后，残留的晶状体皮质或者上皮细胞增生而形成混浊。

临床表现为视力减退和晶状体后囊膜混浊。

对于本病的治疗，若后发性白内障严重影响视力者，可行后囊膜切开术，包括手术或者YAG 激光后囊膜切开术。

第二节 晶状体异位和脱位

先天性、外伤性，或者其他病变使晶状体悬韧带部分或全部缺损，导致晶状体的位置异常，统称"晶状体异位"（ectopia lentis）或"脱位"（dislocation of lens）。若晶状体出生时就不在正常位置，称为"晶状体异位"；若出生后因先天因素、外伤或疾病使晶状体位置改变，称为"晶状体脱位"。临床上，晶状体异位和脱位有时很难区分，故两词常通用。

【病因病理】

1.先天性晶状体异位或脱位

（1）悬韧带发育不良。

（2）合并晶状体异位的眼部先天性异常，如球形晶状体、晶状体缺损、无虹膜等。

（3）常见的全身综合征，如 Marfan 综合征、Marchesani 综合征、同型胱氨酸尿症等。

2.外伤性晶状体脱位　眼外伤是晶状体脱位的主要原因，常伴有外伤性白内障。

3.自发性晶状体脱位　由于眼内病变引起悬韧带损伤所致，包括眼内肿瘤、眼内炎、巩膜葡萄肿、玻璃体机化条索牵引等。

【临床表现】

1.晶状体不全脱位（彩图 15）　患者可有视力下降、单眼复视等症状。晶状体移位，但仍在虹膜后方的晶状体平面上，可以在瞳孔区看到晶状体的一部分边缘。

2.晶状体全脱位　是指晶状体完全离开了瞳孔区。晶状体全脱位多为单侧发病，视力显著下降，晶状体可以脱位到以下几个部位：

（1）瞳孔嵌钝：晶状体一部分进入前房。

（2）前房内：晶状体脱入前房后多下沉在前房的下方，当虹膜被脱位的晶状体挤压，影响到前房角，使房水外流受阻时，可以导致眼压急剧升高。

（3）玻璃体腔内：晶状体向后脱位进入玻璃体腔内。早期在玻璃体腔内见到可以活动的透明晶状体，后期晶状体变混浊并与视网膜粘连，导致晶状体过敏性葡萄膜炎和继发性青光眼。

此外，严重眼外伤时，晶状体可因眼球破裂而脱失于眼球外。

3.晶状体脱位的并发症　晶状体脱位后，首先是形成严重的屈光不正，其次可引起葡萄膜炎、继发性青光眼、视网膜脱离、角膜混浊等并发症。

【治疗】

对于晶状体透明、未引起严重并发症的晶状体不全脱位或者玻璃体腔脱位者，可以密切随访。部分患者可以用凸透镜或者角膜接触镜矫正获得部分有用视力。脱位的晶状体溶解、混浊引起葡萄膜炎、青光眼、视网膜脱离者，以及脱位于前房和瞳孔嵌顿的晶状体均需及时手术治疗。

述评：白内障是我国第一位致盲性眼病，随着分子生物学的研究进展，对白内障的发病机制研究更加深入。氧化损伤是白内障形成的最初因素，多因素综合作用参与白内障的形成过程，致使晶状体蛋白结构的改变。白内障形成的危险因素包括：老化、糖尿病、心血管疾病、营养不良、饮酒、高血压、吸烟、外伤、药物与毒物及辐射等。白内障的治疗仍以手术为主。目前手术治疗方面取得了较大进展：白内障超声乳化联合人工晶体植入手术；手术设备如超声乳化仪、激光乳化仪及飞秒激光等，人工晶体的材料、设计、光学效果等更符合生理需求，如折叠式人工晶体、非球面人工晶体、多焦点人工晶体、可调节人工晶体等已应

用于临床。现代白内障手术的理念与之前有很大变化，由单纯复明转变为提高生活质量，手术更加精细化，手术切口小，组织损伤小，视力恢复快，白内障的手术正向着屈光手术方向发展。

第十四章　青光眼

青光眼（glaucoma）是指与眼压升高有关的以视网膜神经纤维萎缩、视盘凹陷和视野缺损为主要特征的一组疾病，为临床常见病和主要致盲眼病。全球共有 7000 万青光眼患者，估计 2020 年将达到 8000 万，而全球青光眼的发病率将达到 2.86%。目前中国 40 岁以上人群青光眼患病率为 2.3%，致盲率约 30%，预计到 2020 年，我国将有 2100 万的青光眼患者。本病有一定的遗传趋向，在患者直系亲属中，10% ~ 15% 的个体可能发生青光眼。由于青光眼是一种终生性疾病，对视功能的损伤具有不可逆性，发病具有隐匿性和突然性，且早期诊断困难，因而加强对青光眼的早期诊治显得更有意义。

眼球内容物对眼球壁的压力，称为"眼内压"（简称"眼压"）。统计学角度将正常人眼压确定为 10 ~ 21mmHg，临床上以不引起视神经损害的眼压值为标准，但这一眼压值存在较大的个体差异，不能简单、机械地把眼压大于 21mmHg 认为是病理值。有些人具有正常眼压但却发生了视神经损害，称为"正常眼压性青光眼"（normal tension glaucoma，NTG），有些人眼压虽超过统计学的正常上限，但经长期观察并不出现视神经和视野损害，称为"高眼压症"（ocular hypertension）。研究表明，高眼压是青光眼损害的重要因素，但不是唯一的因素。正常人双眼眼压差小于 5mmHg，24 小时眼压波动小于 8mmHg，而当 24 小时眼压差超过 8mmHg，高压超过 21mmHg 或两眼眼压差大于 5mmHg 时，应视为异常，需进一步检查。单次眼压升高并不足以做出青光眼的诊断，当患者有持续高眼压、而视盘和视野检查均正常时，即所谓的高眼压症，应作为可疑青光眼进行定期随访。

房水生成量与排出量的动态平衡，决定了生理性眼压的稳定性。眼压高低主要取决于睫状突生成房水的速率、房水通过小梁网流出的阻力和上巩膜静脉压这三个因素。当房水生成量不变，房水循环途径中任何一环发生阻碍，房水流通受阻时，眼压即可升高，这是青光眼的基本病理过程。因此，采用各种方法使房水生成和排出重新恢复平衡，以降低眼压和保护视功能，这是青光眼治疗的根本目的。

青光眼视神经损害机制，主要有机械学说和缺血学说两种。机械学说认为是视神经纤维直接受压，轴浆流中断所致；缺血学说认为是视神经供血不足，对眼压耐受性降低所致。一般认为，青光眼的视神经损害很可能是上述两者的联合作用。因此，对青光眼的治疗，除降低眼压外，还要改善视神经的血液供应，进行视神经保护性治疗。

青光眼治疗的目的是降低眼压和保护视神经。目前主要有三种降低眼压的治疗方法（药物、激光和手术），在降低眼压和防止病变发展方面都是有效的。一般首选药物或激光治疗，最后选择手术。

在视神经保护治疗方面，尽管钙离子通道阻滞剂、神经营养因子、抗氧化剂等具有视神经保护作用，但尚未广泛运用于临床。中医中药具有一定的优势，采用益气养阴、活血利水等中药及针刺治疗均可取得一定疗效。

临床上一般将青光眼分为原发性、继发性和先天性三大类。原发性青光眼包括闭角型青光眼（急性闭角型青光眼、慢性闭角型青光眼）和开角型青光眼；先天性青光眼包括婴幼儿型青光眼、青少年型青光眼、先天性青光眼伴有其他先天异常等三种。

青光眼属中医学"五风（青风、绿风、黄风、乌风、黑风）内障"范畴。根据青光眼的瞳孔颜色和大小、证候类型、临床特征、预后转归等，将其统称为"五风内障"。一般认为，青风内障类似于原发性开角型青光眼、绿风内障类似于急性闭角型青光眼、黄风内障类似于绝对期青光眼、乌风内障类似于某些继发性青光眼、黑风内障类似于慢性闭角型青光眼。我国的中医眼科工作者遵循中医学基本理论，运用现代科学技术和方法，对青光眼进行了多方面的临床观察与实验研究，积累了经验，取得了一定的进展。

第一节　原发性青光眼

原发性青光眼（primary glaucoma）是一类发病机制尚未完全明了的青光眼。因眼压升高时，前房角可开放或关闭，故又分为开角型青光眼（open angle glaucoma，OAG）和闭角型青光眼（angle-closure glaucoma，ACG）。我国闭角型青光眼居多，欧美则开角型青光眼多见。

原发性开角型青光眼

原发性开角型青光眼（primary open angle glaucoma，POAG）又称"慢性单纯性青光眼"（chronic simple glaucoma），是一种由眼压升高而致视神经损害、视野缺损，最后导致失明的眼病。其特点是眼压升高，但房角宽而开放，即房水外流受阻于小梁网–Schlemm管系统。本病进展缓慢，且无明显自觉症状，不易早期发现，部分患者直到视野损害明显时才就诊。约50%原发性开角型青光眼患者早期检查眼压正常，故多次随访检查眼压十分必要。本病多见于20～60岁的患者，男性略多于女性，多为双眼发病。

本病属中医学"青风内障"（《太平圣惠方》）范畴，又名"青风"（《千金翼方》）。

【病因病理】

1. 西医病因病理　本病病因尚不完全明了，可能与遗传有关。目前认为，房水外流受阻于小梁网–Schlemm管系统。病理改变包括小梁网胶原纤维和弹性纤维变性，小梁内皮细胞脱落或增生，小梁条索增厚，网眼变窄或闭塞，Schlemm管内壁下的近小管结缔组织内有高电子密度斑块物质沉着，Schlemm管壁内皮细胞的空泡减少等。分子生物学研究表明，开角型青光眼具有多基因或多因素的基因致病倾向性。

2. 中医病因病机　多因情志抑郁，忧忿悖怒，肝气郁结，郁而化火，上扰清窍；或素有头风痰火，又因情志不舒，肝郁化火，痰火相搏，升扰于目；或劳瞻竭视，真阴暗耗，肝肾阴亏，阴不潜阳，肝阳上亢等致气血不和，脉络不利，玄府闭塞，神水瘀积，酿生本病。

【临床表现】

本病发病较为隐蔽，进展相当缓慢。一般为双眼发病，可有先后轻重之分。多数人早期自

NOTE

觉症状不明显或无自觉症状。少数人可因视力过度疲劳或失眠后眼压升高出现眼胀、头痛、视物模糊或虹视。随着病情进展，眼胀头痛等自觉症状可以加重。晚期可见视野缩小、视力减退或失明。

检查可见双眼眼压、视盘、视野改变及瞳孔对光反射的不对称性。

1.眼压　早期表现为眼压的不稳定性，可正常或一天之内有数小时眼压升高，随病情发展，眼压逐渐增高。

2.眼前节　多无明显异常。当双眼视神经损害程度不一致时，可发生相对性传入性瞳孔阻滞。

3.眼底　表现为视盘凹陷进行性扩大加深，垂直径杯/盘（C/D）值增大，常大于0.6；或两眼视盘凹陷不对称，杯/盘之差值＞0.2；视盘上或盘周浅表线状出血；视网膜神经纤维层缺损；病至晚期，视盘边缘呈穿凿状，盘沿几乎消失，视盘血管偏向鼻侧，由凹陷边缘呈屈膝状爬出，视盘颜色苍白（彩图16、17）。有的病例在视盘上还可见动脉搏动。

4.视野　视野缺损在视盘出现病理性改变时就会出现。早期主要有孤立的旁中心暗点、弓形暗点、与生理盲点相连的鼻侧阶梯。进展期可出现环状暗点、扇形缺损、鼻侧视野缺损和向心性视野收缩。晚期形成管状视野或仅存颞侧视岛（图14-1）。

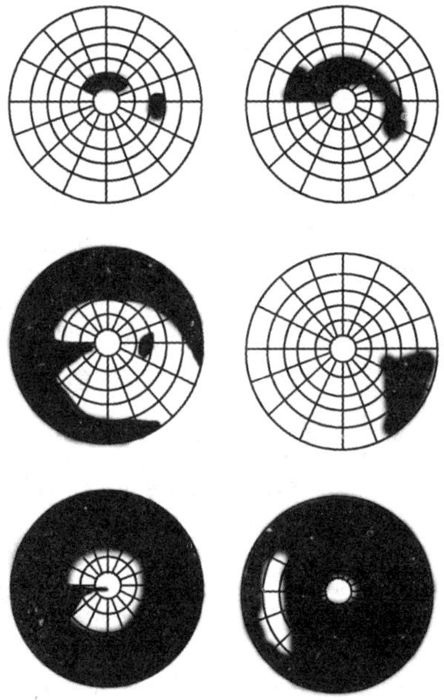

图14-1　开角型青光眼视野改变示意图

【实验室及其他检查】

1.眼压描记及激发试验　眼压描记之房水流畅系数低于正常；激发试验阳性。测量24小时眼压曲线，眼压波动大于8mmHg、双眼压差大于5mmHg时有诊断意义。

2.色觉检查　可有色觉障碍。青光眼患者的蓝-黄色觉比红-绿色觉易受侵犯且更严重。

3.对比敏感度检查　空间对比敏感度下降；时间对比敏感度检查时，可见在旁中心视野有弥漫性闪烁敏感度下降。

4.眼电生理检查　P-ERG振幅下降，P-VEP峰潜时延迟等。

5.眼底荧光素血管造影检查　可显示视盘普遍性低荧光。在视盘的上下极近边缘处，可有局限性绝对性充盈缺损，常与视野缺损的部位和严重程度相一致。

6.视神经乳头立体照相或计算机辅助眼底视盘影像分析仪检查　如偏振光或激光共焦扫描等定量分析，可判断视盘细微的形态结构变化，有助于本病的诊断。

7.光学相干断层扫描检查　可发现青光眼视网膜神经纤维层的萎缩和缺损改变，且其改变早于视盘和视野的损害，是青光眼眼底结构改变的最早表现之一。

8.其他检查　裂隙灯加接触镜无赤光检查、眼底照相、激光偏振扫描测量法（scanning laser polarimetry，SLP）。

【诊断】

本病多无自觉症状，在早期极易漏诊，大多数病例是通过健康体检发现的。其主要诊断指标为眼压升高、视盘损害和视野缺损。此三项指标中，只要其中两项为阳性，房角检查为开角，诊断即可成立。

1. 眼压升高（Goldmann 眼压计）≥ 24mmHg，或 24 小时眼压波动幅度＞ 8mmHg。

2. 典型的视野缺损，有可重复性旁中心暗点和鼻侧阶梯。

3. 视盘损害，C/D ＞ 0.6，或双眼 C/D 差值＞ 0.2。

4. 房角检查为宽角，永久开放，不随眼压高低而变化。

5. 对比敏感度下降，获得性色觉异常等。

【治疗】

1. 治疗原则 本病若通过药物能使眼压控制在安全水平，视野和视盘损害不继续加重者，可不行手术治疗；若药物治疗无效或无法耐受长期用药者，须手术治疗。中医辨证论治和专方专药，可保护视功能和缓解患者的临床症状。

2. 西医治疗

（1）局部用药：药物使用以浓度最低、次数最少、效果最好为原则。

①缩瞳剂：如 1% ~ 2% 毛果芸香碱滴眼液（pilocarpine）滴眼。

② β 肾上腺素受体阻滞剂：常用 0.25% ~ 0.5% 噻吗洛尔滴眼液或 0.3% 美替洛尔滴眼液。但有心传导阻滞、窦房结病变、支气管哮喘者，应忌用。

③肾上腺素能受体激动剂：常用 β - 受体激动剂有 1% 肾上腺素滴眼液，对严重高血压、冠心病患者不宜使用；常用 α - 受体激动剂有 0.2% 溴莫尼定滴眼液，对心肺功能无明显影响。

④碳酸酐酶抑制剂：如 1% 布林佐胺滴眼液，全身副作用较少。

⑤前列腺素制剂：如 0.005% 拉坦前列素滴眼液，0.004% 曲伏前列素，0.03% 贝美前列腺素，以通过增加葡萄膜巩膜旁道的房水引流来降低眼压。

（2）口服药物：碳酸酐酶抑制剂，如口服乙酰唑胺，每次 0.125g；或醋甲唑胺，每次 25mg，但不宜久服。

（3）静滴高渗剂：常用 50% 甘油 2 ~ 3mL/kg 口服，或用 20% 甘露醇 1 ~ 2g/kg 快速静脉滴注。甘油参加体内糖代谢，糖尿病患者慎用。

（4）手术治疗

①激光治疗：如药物治疗不理想，可试用氩激光小梁成形术。

②滤过性手术：近来有人主张一旦诊断明确，且已有明显视盘、视野改变时，此术可作为首选的治疗手段，并认为比长期药物治疗失败后再做手术的效果更好。

3. 中医治疗

（1）辨证论治

①气郁化火证

证候 常在情绪波动后出现头目胀痛，或有虹视，眼压升高，情志不舒，胸胁满闷，食少神疲，心烦口苦；舌红苔黄，脉弦细数。

治法 疏肝清热。

方药 丹栀逍遥散[19] 加减。若因肝郁而阴血亏虚较甚者，加熟地黄、女贞子、桑葚滋阴养血；若肝郁化火生风，去薄荷、生姜，加夏枯草、菊花、钩藤、羚羊角等以增清热平肝息风之功。

②痰火上扰证

证候　头眩目痛，眼压偏高，心烦而悸，食少痰多，胸闷恶心；口苦舌红，苔黄而腻，脉弦滑或滑数。

治法　清热祛痰，和胃降逆。

方药　黄连温胆汤[122]加减。

③阴虚阳亢证

证候　劳倦后眼症加重，头痛目胀，眼压偏高，瞳神略有散大，视物昏蒙，心烦面赤；舌红少苔，脉弦细。

治法　滋阴潜阳。

方药　平肝息风汤[31]加减。若心烦失眠，加酸枣仁、茯神养心安神；阴虚风动而头眩者，可改用阿胶鸡子黄汤[73]滋阴养血，柔肝息风。

④肝肾亏虚证

证候　病久瞳神渐散，中心视力日减，视野明显缩窄，眼珠胀硬；头晕耳鸣，失眠健忘，腰膝酸软；舌红少苔或无苔，脉沉细数。或面白肢冷，精神倦怠，夜间多尿；舌淡苔白，脉沉细。

治法　补益肝肾。

方药　偏阴虚者，用杞菊地黄丸[64]加减。偏阳虚者，金匮肾气丸[77]加减。若嫌力薄，可加菟丝子、五味子等补肝肾明目；若嫌气血不足，可酌加黄芪、党参、当归、川芎、白芍等补益气血。

（2）专方专药

①益脉康片，活血化瘀。适用于经药物或手术治疗后眼压已控制的青光眼视野缺损，并可用于治疗青光眼性视神经病变，有助于扩大或保持视野。

②复明片，滋补肝肾，养阴生津，清肝明目。适用于早、中期肝肾阴虚者。

③杞菊地黄丸，适用于肝肾阴虚者。

④石斛夜光丸，适用于肝肾不足者。

（3）针刺治疗：常选用攒竹、睛明、承泣、球后、太阳、风池、合谷、内关、三阴交、阳陵泉等穴。或针刺耳穴目1、目2、眼降压点、肝阳1、肝阳2等。

【预防与调护】

1.早期发现、早期诊断和早期治疗。

2.保持心情舒畅，生活有规律，少用目力。

3.饮食宜清淡，戒除烟酒，少食辛辣炙煿，保持大便通畅。

4.颈椎小关节错位患者要及时检查复位，排除对眼压影响的因素。

原发性闭角型青光眼

原发性闭角型青光眼（primary angle-closure glaucoma，PACG）是一种因周边虹膜堵塞小梁网，或与小梁网产生永久粘连，使房水外流受阻，引起以眼压升高、视功能损害为主要表现的一类青光眼。患眼具有房角狭窄、周边虹膜易与小梁网接触的解剖特征，临床上根据眼压升高的急与缓，又分为急性和慢性两种。急性闭角型青光眼多见于 50 岁以上老年人，女性更常见，男女之比约为 1 ∶ 2。慢性闭角型青光眼以男性较多见，发病年龄较急性闭角型青光眼为早。

根据本病的临床表现，急性闭角型青光眼与中医学"绿风内障"（《太平圣惠方》）相似，慢性闭角型青光眼与中医学"黑风内障"（《秘传眼科龙木论》）相似。

【病因病理】

1. 西医病因病理 闭角型青光眼的病因尚未完全阐明。其局部解剖因素主要是眼轴较短，角膜较小，前房浅，房角狭窄，且晶状体较厚、位置相对靠前，使瞳孔缘与晶状体前表面接触紧密，房水越过瞳孔时阻力增加相关。随着年龄的增长，由于晶状体厚度增加，与虹膜更加贴近，以至房水经过晶状体与虹膜之间的空隙时阻力增加，形成生理性瞳孔阻滞，导致后房压力比前房高。当瞳孔中度散大时，则周边虹膜更加前移，在房角入口处与小梁面相贴，房角关闭，以至房水排出受阻，引起眼压急剧升高，这是急性 ACG 最常见的局部解剖因素（图 14-2）。

慢性闭角型青光眼眼球的解剖变异，其程度较急性闭角型青光眼者为轻，瞳孔阻滞现象也不如急性闭角型青光眼明显。其眼压升高是因周边虹膜与小梁网发生粘连，使小梁功能受损所致。但其房角粘连是由点到面逐步发展，小梁网损害为渐进性，眼压水平也随着房角粘连范围的缓慢扩展而逐步上升。

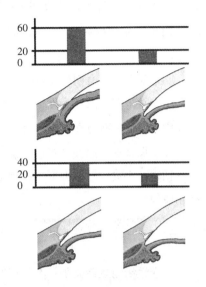

图 14-2 原发性青光眼房角与眼压的变化关系示意图

2. 中医病因病机 本病的病因与发病多因七情内伤，情志不舒，郁久化火，火动风生，肝胆风火上扰；或肝气乘脾，聚湿生痰，痰郁化热生风，肝风痰火上扰清窍；或肝气郁结，气机阻滞，疏泄失权，气火上逆；或劳神过度，嗜欲太过，阴精内损，肝肾阴虚，阴不制阳，风阳上扰；或脾胃虚寒，浊气不化，饮邪上犯；或肝肾阴虚，水不制火，虚火上炎等诸种因素，均可导致气血失和，气滞血瘀，眼孔不通，目中玄府闭塞，神水瘀滞而酿生本病。

【临床表现】

1. 急性闭角型青光眼 本病有几个不同的临床阶段（分期），不同的病期各有其一定的特点。

（1）临床前期：如一眼发生急性闭角型青光眼，具有浅前房、窄房角、虹膜膨隆等局部解剖因素，而没有任何症状的另一眼则为临床前期；或有家族史，暗室试验阳性，双眼具有浅前房、窄房角、虹膜膨隆等局部表现，但未发作，则为临床前期。

（2）前驱期（先兆期）：表现为一过性或反复多次的小发作，如一过性虹视、雾视、眼胀，或伴同侧鼻根部酸胀、额部疼痛，经休息后自行缓解或消失。若即刻检查可发现眼压升高（常在 40mmHg 以上），眼局部或有轻度充血，角膜轻度雾状混浊，前房浅，瞳孔稍扩大，对光反射迟钝。

（3）急性发作期：起病急，自觉患眼剧烈胀痛，甚至眼胀欲脱，伴同侧头痛、虹视、畏光、流泪、视力急剧下降，严重者仅留眼前指数或光感，可有恶心、呕吐等全身症状。检查时，可见眼睑水肿，混合充血，角膜上皮水肿呈雾状或毛玻璃状，角膜后色素沉着，前房极浅，瞳孔中度散大，常呈竖椭圆形及淡绿色，对光反射消失。眼压一般在 50mmHg 以上，个别严重病例可高出本人舒张压。因角膜水肿，眼底多看不清。眼压下降后，症状减轻或消失，视力好转，但常留下角膜后色素沉着、虹膜扇形萎缩、房角广泛后粘连、瞳孔无法恢复正常形态和大小等眼前节改变。高眼压可引起瞳孔区晶状体前囊下呈多数性、卵圆形或点片状灰白色混浊，称为"青光眼斑"。临床上凡见青光眼斑，提示曾有急性闭角型青光眼的大发作。

（4）间歇期：有明确小发作史；房角开放或大部分开放；不用药或少量缩瞳药即能使眼压稳定在正常范围。急性大发作经积极治疗后，症状和体征消失，视力部分或完全恢复，或进入间歇期，但随时有急性发作可能。

（5）慢性期：急性大发作或反复小发作后，病情呈慢性进展，视力下降，视野改变，房角广泛粘连，小梁网功能大部分遭受破坏，眼压中度升高，眼底视盘呈病理性凹陷及萎缩，并出现相应视野缺损。

（6）绝对期：持续性高眼压，使视神经遭受严重损害，视力全部丧失，有时可出现眼部剧烈疼痛。

2. 慢性闭角型青光眼　本病在发作时眼前部没有充血，自觉症状也不明显，如果不查房角易被误诊为开角型青光眼。

本病发作时常有虹视，其他自觉症状如头痛、眼胀、视物模糊等都比较轻微，眼压中度升高，多在 40mmHg 左右，发作时房角大部或全部关闭，充分休息和睡眠后，房角可再开放，眼压下降，症状消失。随病情发展或反复发作，房角即发生粘连，继而眼压持续升高，晚期则出现视神经萎缩，视野缺损，最后完全失明。

【实验室及其他检查】

1. 房角镜检查　是证实房角关闭的重要依据。角膜水肿严重者，需要先用药物降压，待角膜情况好转后才能看清房角情况。

2. 超声生物显微镜（ultrasound biomicroscope，UBM）　可分析青光眼患者的前房容积，计算其房角开放的程度，并了解眼前节局部组织结构的变异。

3. 激光扫描偏振仪（scanning laser polarimetry，SLP）　即神经纤维分析仪（nerve fiber analyzer，NFA）检查。高眼压者的延迟值比正常人低，其特点是下方延迟比上方明显，且 SLP 延迟值的改变与视野损害程度相一致，但比视野要敏感。

【诊断】

1. 诊断要点

（1）急性闭角型青光眼急性发作期

①视力急剧下降。

②眼压突然升高，眼球坚硬如石。

③角膜水肿，瞳孔呈竖椭圆形散大且带绿色外观。

④眼局部混合充血。

⑤前房极浅，前房角闭塞。

⑥伴有剧烈的眼胀痛、同侧头痛、恶心、呕吐等。

（2）慢性闭角型青光眼：症状不明显时，要观察高眼压和正常眼压下的前房角状态。

①周边前房浅，中央前房深度略浅或接近正常，虹膜膨隆现象不明显。

②房角中等狭窄，有不同程度的虹膜周边前粘连。

③眼压中等度升高，常在40mmHg左右。

④眼底有典型的青光眼性视盘凹陷。

⑤伴有不同程度的青光眼性视野缺损。

2. 鉴别诊断

（1）急性闭角型青光眼应与急性虹膜睫状体炎和急性结膜炎相鉴别（表14-1）

表14-1　急性闭角型青光眼、急性虹膜睫状体炎、急性结膜炎鉴别

症状	急性闭角型青光眼	急性虹膜睫状体炎	急性结膜炎
眼痛	剧烈胀痛	眼痛，夜间甚	无
视力	剧降	明显下降	正常
分泌物	无	无	黏液脓性
虹视	有	无	无（如有，冲洗后即无）
充血	混合充血	睫状充血或混合充血	结膜充血
角膜	水肿呈雾状混浊	透明，角膜后有沉着物	透明
前房	浅	正常，房水混浊	正常
瞳孔	散大	缩小	正常
眼压	明显升高	正常或轻度升高	正常
呕恶	可有	无	无

此外，本病如合并有恶心、呕吐、腹泻等胃肠道症状时，应注意眼部检查，与急性胃肠炎进行鉴别。

（2）慢性闭角型青光眼与开角型青光眼相鉴别：最主要的鉴别方法是在高眼压情况下检查房角，如高眼压下房角开放则为开角型青光眼。

【治疗】

1. 治疗原则　闭角型青光眼一经确诊，多须手术治疗，但术前应将眼压降至正常范围。术前中医辨证论治，可减轻患者的自觉症状，改善局部体征；术后使用祛风活血中药，可减少术后反应，并提高患者的视功能。

急性闭角型青光眼是容易致盲的眼病之一，必须进行紧急处理。其处理程序是：先用缩瞳剂、β-肾上腺素能受体阻滞剂及碳酸酐酶抑制剂或高渗剂等迅速降低眼压，使已闭塞的房角开放；并选用激素类制剂减轻局部充血等炎症反应；待眼压下降后及时选择适当手术防止再发。

2. 西医治疗

（1）滴眼

①缩瞳剂：1%～2%毛果芸香碱滴眼液。急性大发作时，可用1小时疗法；待眼压降低、瞳孔缩小后，改为每日4次。

②β-肾上腺素能受体阻滞剂：常用0.25%～0.5%噻吗洛尔滴眼液或0.25%～0.5%盐酸倍他洛尔滴眼液。

③ α-受体激动剂：常用 0.2% 溴莫尼定滴眼液。

（2）口服碳酸酐酶抑制剂：能抑制房水分泌，常用醋甲唑胺、乙酰唑胺。

（3）静滴高渗剂：本类药能提高血浆渗透压，吸取眼内水分，使眼压迅速下降，但作用时间短，一般仅用在术前降压。常用的有 20% 的甘露醇、50% 的甘油等。

（4）手术治疗：临床前期适宜做 Nd：YAG 激光虹膜切开术（虹膜周边打孔）或做虹膜周边切除术（图 14-3）。一般认为，间歇期房角粘连小于 1/3 周者，可做虹膜周边切除术；大于 1/2 周者则需做眼外引流术。对于眼压不能控制到正常范围，房角已发生广泛前粘连者，应考虑施行小梁切除术或其他滤过性手术。慢性闭角型青光眼在房角出现周边虹膜前粘连及小梁受损害之前，一般采用虹膜周边切除

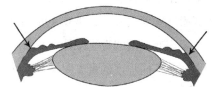

急性闭角型青光眼的瞳孔阻滞及虹膜膨隆状态

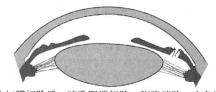

周边虹膜切除后，瞳孔阻滞解除，膨隆消除，房角增宽

图 14-3　急性闭角型青光眼手术前后局部结构示意图

术，以防止病情进一步恶化；对于晚期病例，房角大部分闭塞，一般应做小梁切除术等滤过性手术。

3. 中医治疗

（1）辨证论治

①肝郁化火证

证候　头目胀痛，视物昏蒙，虹视，角膜雾状混浊，瞳孔散大，眼压增高；情志不舒，胸闷嗳气，食少纳呆，呕吐泛恶，口苦；舌红苔黄，脉弦数。

治法　清热疏肝，降逆和胃。

方药　丹栀逍遥散[19]加减。若肝郁化火而生风者，可去薄荷、生姜，加羚羊角、钩藤、夏枯草等以平肝息风。

②风火攻目证

证候　眼胀欲脱，头痛剧烈，视力锐减，角膜水肿，瞳孔散大，色呈淡绿，眼压显著增高，混合充血，烦躁口干；舌红苔薄黄，脉弦数。

治法　清热泻火，凉肝息风。

方药　绿风羚羊饮[134]加减。若混合充血明显，加赤芍、牛膝凉血散瘀；若恶心呕吐，加竹茹、半夏和胃降逆；大便秘结，加芒硝泻腑通便；溲赤短少，加猪苓、木通清利小便；口苦胁痛，加龙胆草、栀子清泻肝胆；若热极生风，阴血已伤，用羚羊钩藤汤凉肝息风。

③痰火上壅证

证候　眼症同上；伴有面赤身热，动辄头晕，恶心呕吐，胸闷不爽，溲赤便秘；舌红苔黄腻，脉弦滑数。

治法　降火逐痰，平肝息风。

方药　将军定痛丸[93]加减。可加石决明、草决明以增强平肝清热之力。呕吐甚者，加竹茹、草豆蔻、石菖蒲。

④饮邪上犯证

证候 头痛眼胀，痛牵巅顶，眼压增高，视物昏蒙，瞳孔散大；干呕吐涎沫，食少神疲，四肢不温；舌淡苔白，脉沉弦。

治法 温肝暖胃，降逆止痛。

方药 吴茱萸汤[68]加减。眼胀痛甚者，加石决明、珍珠母；巅顶痛者，加藁本、细辛。

⑤阴虚阳亢证

证候 眼胀头痛，视物模糊，虹视，眼压中等度升高，瞳孔散大，时愈时发；腰膝酸软，面红咽干，眩晕耳鸣；舌红少苔，脉弦细。

治法 滋阴养血，平肝息风。

方药 阿胶鸡子黄汤[73]加减。若见五心烦热，加知母、黄柏以降虚火，或改用知柏地黄汤[78]滋阴降火。

（2）专方专药

①杞菊地黄丸或石斛夜光丸，适用于慢性期患者。

②逍遥丸，适用于慢性期肝郁气滞者。

（3）针刺治疗

①体针：常选用太冲、行间、内关、足三里、合谷、曲池、风池、承泣、睛明、攒竹、翳明、球后等穴。

②耳针：可取耳尖、目1、目2、眼降压点、肝阳1、肝阳2、内分泌等。

【预防与调护】

1. 早期诊断、早期治疗。

2. 对已确诊的闭角型青光眼患者，应积极治疗，定期检查。

3. 保持心情开朗，避免情绪过度激动，平时应起居有常，饮食有节，劳逸得当。

4. 室内光线要充足，不宜做暗室工作，不看或少看电视。老年人要慎用或不用散瞳剂。

5. 如一眼已确诊，另眼虽未发作，亦须密切观察，定期检查，必要时做预防性激光虹膜切除。

第二节 高眼压症

高眼压症是指眼压高于正常上限而不伴视盘和视野异常，房角开放者。在高眼压症患者中约有10%可能发展为青光眼，故应常规检查视盘、眼压和视野。有学者认为，本病应归类于可疑青光眼或尚未发生损害的原发性开角型青光眼。

本病自觉症状多不明显，或在情绪波动后或劳倦后出现眼球轻度胀痛，或伴有头部不适，主要体征为眼压升高，超过21mmHg。因中央角膜厚度与压平眼压测量值高度相关，临床上有必要根据个体中央角膜厚度对眼压测量值进行校正，以获得较为真实的眼压值。

一般认为，对轻度高眼压症，如眼压＜30mmHg且未伴可造成视野损害的危险因素者，应定期随访观察而暂不作治疗；对眼压＞30mmHg，伴有青光眼家族史、高度近视、糖尿病、心脑血管疾病、高黏血症等危险因素者，应采用保护性的降眼压治疗，并定期随访。中医学多从七情所伤、肝气郁结或劳伤肝肾、阴不潜阳、肝阳上亢以致气血不和，脉络不利，玄府闭塞考虑。据其发病诱因和临床表现，应从疏肝清热或滋阴潜阳着手治疗。

高眼压是青光眼发病的重要危险因素，因此，对于高眼压症患者，不管是否接受治疗，都应定期进行随访。

第三节　继发性青光眼

继发性青光眼（secondary glaucoma）是因其他眼部或全身疾病干扰和破坏了正常的房水循环，引起眼压升高的一组青光眼。多单眼患病，一般无家族史。根据其在高眼压状态下房角是否开放，也可分为开角型和闭角型两大类。常见的继发性青光眼有睫状环阻塞性青光眼（ciliary-block glaucoma）、新生血管性青光眼（neovascular glaucoma）、青光眼睫状体炎综合征（glaucomatocyclitic crisis）、糖皮质激素性青光眼（corticosteroid-induced glaucoma）、虹膜角膜内皮综合征（iridocorneal endothelial syndrome，ICE）、晶状体源性青光眼、虹膜睫状体炎引起的继发性青光眼、眼钝挫伤引起的继发性青光眼、视网膜玻璃体手术后继发性青光眼等。

睫状环阻塞性青光眼

睫状环阻塞性青光眼又称"恶性青光眼"（malignant glaucoma）或房水引流错向性青光眼（aqueous misdirection glaucoma），是一组多因素的难治性青光眼。由睫状环小而晶状体过大，睫状环与晶状体之间间隙狭窄，房水流通受阻引起。多为继发性，多见于眼前段手术，特别是抗青光眼手术之后，亦可由长期使用缩瞳剂而引发。除眼压升高外，前房极度变浅或消失、缩瞳无效、散瞳缓解是其特征。本病为双眼发病，男女均可发生，但以女性居多。如治疗不当，常可导致失明。

本病属中医学"绿风内障"（《太平圣惠方》）范畴。

【临床表现】

本病常有诱发因素，最常见的是抗青光眼术后数小时、数日或数月，或长期点用缩瞳剂。发作时与急性闭角型青光眼发作期相同，即眼球胀痛伴头痛、视力下降，严重者恶心呕吐。

检查可见眼压升高，眼前部混合充血，角膜雾状水肿，前房中部及周边普遍极浅，甚至虹膜与角膜紧紧粘连，用裂隙灯通过虹膜缺损区检查，可见睫状突与晶状体赤道部相连，玻璃体腔内可有房水透明区。

如有下列情况者，要警惕本病的发生。如闭角型青光眼，眼压难以控制，术前眼压较高；角膜横径 < 10.5mm；虹膜明显膨隆，前房极浅；晶状体前移，并顶住虹膜；一眼发病，另眼必须高度警惕。

【诊断】

1. 诊断要点

（1）常发生于小眼球、小角膜、短眼轴、前房浅、睫状环小、晶状体过大的患者。

（2）常发生于抗青光眼术后或长期使用缩瞳剂之后。

（3）眼压持续升高。

（4）前房极浅或消失，虹膜与角膜粘连。

（5）点缩瞳剂及一般抗青光眼手术无效。

2. 鉴别诊断　本病应与急性闭角型青光眼相鉴别。急性闭角型青光眼多发生于老年女性，前房周边部变浅而轴部仅中度变浅，双眼前房深度基本相同，应用缩瞳剂可使眼压下降。本病可发生于任何年龄，前房轴部及周边部普遍变浅，另一眼前房可以正常，用缩瞳剂治疗无效，甚至恶化，而使用睫状肌麻痹剂散瞳可使眼压下降。

【治疗】

1. 治疗原则　一旦确诊，应立即采取积极措施，如睫状肌麻痹剂散瞳、降眼压、抗炎、激光光凝、手术治疗等，以恢复前房，降低眼压。中医药治疗有助于降低眼压和改善局部症状。

2. 西医治疗

（1）滴用睫状肌麻痹散瞳剂：常选用1%～4%阿托品滴眼液和5%～10%新福林滴眼液，夜间加用阿托品眼膏，以松弛睫状肌，加强晶状体悬韧带的张力，使前移的晶状体-虹膜隔后退。也可局部使用糖皮质激素抗炎治疗，以减少组织水肿和炎症反应，促进睫状环阻滞的解除。

（2）激光治疗：常选用氩激光，可直视或经房角镜做睫状突的激光光凝，使其皱缩而解除阻滞。也可用 Nd：YAG 激光作玻璃体前界膜的切开治疗，使玻璃体内积液向前引流。

（3）全身用药

①高渗剂：50%甘油口服或20%甘露醇快速静滴、醋氮酰胺口服等，以使玻璃体脱水浓缩，降低眼压。

②糖皮质激素：以减少组织水肿和炎症反应，促进睫状环阻滞的解除。

（4）手术治疗：如药物治疗无效，则需手术治疗。可行抽吸玻璃体积液术，并重建前房。必要时做晶状体及前段玻璃体切除术。

3. 中医治疗　中医辨证论治为风火上扰证。治法以清肝息风，活血利水为主。方用绿风羚羊饮[134]加减。恶心呕吐，加法半夏、代赭石和胃降逆；若体质肥胖并常有头晕，为有痰湿，合温胆汤[137]清热祛痰。服药后症状减轻，应以调理肝之阴阳为主。

【预防与调护】

1.有上述局部解剖因素异常的闭角型青光眼，或另一眼曾发生过本病的患者，应提高警惕，不要轻易施行降眼压手术。

2.对急性闭角型青光眼，手术前应尽量用药以降低眼压，手术中勿使房水流出过猛，术后应滴睫状肌麻痹剂散瞳，直至前房恢复为止。

新生血管性青光眼

新生血管性青光眼是一组以虹膜和房角新生血管为特征的难治性青光眼。虹膜和小梁表面有新生的纤维血管膜，使虹膜与小梁和房角后壁粘连，而致眼压升高的严重眼病。由于虹膜上的新生血管形成血管丛，致使虹膜组织模糊不清，色呈暗红，为虹膜红变，故又称"虹膜红变性青光眼"（rubeotic glaucoma）。因新生血管极易破裂而致前房出血反复发生，故又名"出血性青光眼"（hemorrhagic glaucoma）。本病病情顽固，预后不良，常导致失明。

NOTE

　　本病类似于中医学的"乌风内障"(《太平圣惠方》)。

【临床表现】

　　本病常先有血液循环障碍的眼底疾病。早期自觉症状较轻，眼压正常，仅见瞳孔缘虹膜有细小新生血管。新生血管渐向虹膜根部进展，最后遍及房角与小梁。患者常因眼压突然升高（常在 60mmHg 以上）、剧烈疼痛、视力急降就诊。检查可见中到重度睫状充血，角膜水肿，瞳孔散大，瞳孔缘色素上皮层外翻；虹膜有新生血管，色暗红；若脆弱的新生血管破裂，则发生前房出血，甚至出血流入玻璃体内；房角镜检查见小梁新生血管膜形成，虹膜周边前粘连，甚至房角完全闭塞。如能查见眼底，则可见视网膜不同程度出血，或新生血管形成，或呈增殖性视网膜病变；视盘变化不大，但也可有新生血管膜形成。

【诊断】

1. 诊断要点

　　（1）常有引起视网膜缺血缺氧的疾病，如视网膜中央静脉阻塞、糖尿病性视网膜病变、视网膜中央动脉阻塞等。

　　（2）虹膜表面有新生血管（虹膜红变）。

　　（3）房角周边粘连，前房角小梁网上可见新生血管和纤维膜。

　　（4）眼压升高，常在 60mmHg 以上，瞳孔散大，瞳孔缘色素外翻，中到重度睫状充血。

　　（5）有头目剧烈疼痛等青光眼症状。

2. 鉴别诊断

　　（1）外伤出血引起的青光眼：外伤造成前房或玻璃体积血，出血量多，房角小梁间隙被血液残渣、溶解的红细胞及变性细胞所阻塞，引起眼压增高。

　　（2）原发性青光眼：原发性开角型青光眼容易发生视网膜中央静脉阻塞，因为高眼压使中央静脉在筛板区受压而血流障碍，易使血栓形成。青光眼与视网膜中央静脉阻塞的因果关系容易混淆。

　　新生血管性青光眼与以上两病区别的关键，在于仔细检查虹膜及房角，具有虹膜新生血管及房角粘连者，方可诊断为新生血管性青光眼。

【治疗】

1. 治疗原则　　视网膜缺氧和毛细血管无灌注是虹膜新生血管形成的根源，因此对视网膜缺血现象应尽早采用全视网膜激光光凝术或全视网膜冷凝术，以预防虹膜新生血管的形成和青光眼的发生。当发生新生血管性青光眼时，加用降眼压药物治疗，行滤过性手术并加抗代谢药物，或人工引流装置植入手术。对于眼压不能控制且已无有用视力的终末期或绝对期新生血管性青光眼患者，减轻眼痛等症状是主要治疗目的。中医辨证治疗有助于缓解眼珠胀痛等自觉症状。

2. 西医治疗

　　（1）局部用药：局部用 0.5% 噻吗洛尔滴眼液滴眼；局部散瞳及滴用激素类眼液可有止痛效果。

　　（2）全身用药：为了降低眼压，可口服醋氮酰胺以减少房水生成，亦可口服甘油、异山梨醇及静脉滴注高渗剂等。

　　（3）眼内注药：玻璃体腔注射抗血管内皮细胞生长因子药物，可以有效改善视网膜缺血及消除眼前段新生血管，对防止术中术后前房出血和延长滤过泡寿命也有一定作用。

（4）手术治疗：药物治疗无效者，可行手术治疗，如滤过性手术加抗代谢药物，或人工引流装置植入手术。视功能丧失者，可采用睫状体破坏性手术如睫状体冷凝、热凝、光凝等，部分患者眼压可以得到控制。对不能或不愿接受这些手术者，可行球后酒精注射以解痛，最终可行眼球摘除术。

3. 中医辨证治疗

（1）风火攻目证

证候 眼胀欲脱，头痛如劈，眼压增高，眼球胀硬，睫状充血，角膜雾浊，瞳孔中等散大，虹膜红变；舌红苔黄，脉弦。

治法 清肝泻火，活血清热。

方药 羚羊角饮子[133]加减。

（2）风痰上扰证

证候 头目抽痛，眼压增高，眼胀明显，虹膜红变，瞳孔散大，胸闷不适；舌苔白滑而腻，脉滑或濡。

治法 祛风除痰。

方药 白附子散[41]加减。若头晕眼胀，加僵蚕、羚羊角、石决明平肝息风；若前房出血，舌质紫暗，加丹皮、三七祛瘀止血。

（3）气滞血瘀证

证候 眼底出血，久不吸收，静脉怒张迂曲，时断时续，动脉狭细；眼胀头痛，眼压增高，虹膜红变；舌紫暗，脉弦数。

治法 活血化瘀，利水平肝。

方药 血府逐瘀汤[60]加减。可加泽兰、车前子利水明目；石决明平肝潜阳；三七粉活血止血。诸药合用，共奏活血化瘀，利水平肝明目之功。前房有新鲜出血者，去桃仁、红花、川芎，加大黄、黄芩、白茅根、大蓟、小蓟等凉血止血。

【预防与调护】

1. 视网膜有缺血现象时及时行激光光凝术，以预防虹膜新生血管的形成。

2. 当虹膜已出现新生血管时，亦可应用全视网膜激光凝固术来防止本病的发生。

3. 采用中医中药辨证治疗视网膜中央静脉阻塞，以防止继发性青光眼，也是一个有效途径。

青光眼睫状体炎综合征

青光眼睫状体炎综合征，即青光眼睫状体炎危象，又称"Posner Schlossmann综合征"，是前部葡萄膜炎伴青光眼的一种特殊形式，以既有明显眼压升高，又同时伴有角膜后沉着物的睫状体炎为特征。此为常见的继发性开角型青光眼，多发生于20~50岁的青壮年，女性多于男性。以单眼发病居多，偶可双眼发病，起病甚急，常反复发作，如不伴有原发性青光眼则预后良好。

【临床表现】

本病多骤然起病，单眼发生，轻度头痛，眼胀不适，视物模糊，虹视。眼压中等度升高，通常为 40 ~ 60mmHg，前房不浅，瞳孔轻度散大或散大不明显，对光反射好；同时可有睫状体炎的表现，如睫状充血，角膜后壁有灰白色、大小不一、数目不多的沉着物（KP），房水丁道尔征阳性。但患者房角开放，无粘连，从不发生瞳孔后粘连，也无瞳孔缩小。

本病反复发作，炎症发作和眼压升高可持续数小时至数周，1 ~ 2 周内能自行缓解，缓解后眼压、房水流畅系数、视野、激发试验等均属正常。

【诊断】

1. 自觉症状轻，视物模糊，眼胀不适，无头目剧痛。

2. 眼压中度升高，前房不浅，房角开放，眼压升高与自觉症状不成比例。

3. 角膜后壁有数量不多、大小不等的灰白色沉着物，大的如油脂状。

4. 虽反复发作，但不发生瞳孔后粘连。

【治疗】

1. 治疗原则　本病是一种自限性疾病，局部使用糖皮质激素虽有利于控制炎症，但又可升高眼压，应尽量缩短使用时间。高眼压时，可用降眼压药物治疗，如发生视功能损害，可施行眼外引流手术治疗。中医药治疗有利于控制炎症和降低眼压。

2. 西医治疗

（1）局部用药：在发作期，局部滴用糖皮质激素类滴眼液或非甾体类消炎药。眼压偏高时，滴用降眼压药物。

（2）口服药物：吲哚美辛（消炎痛）或氟灭酸。如表现为原发性开角型青光眼，则按该病处理。

3. 中医治疗

（1）辨证论治

①肝郁气滞证

证候　眼胀不适，视物模糊，虹视，眼压偏高；情志不舒，胸胁胀满，烦躁易怒，妇女月经不调，行经则发，经后缓解，口苦咽干；舌质红，苔薄黄，脉弦。

治法　疏肝理气，活血利水。

方药　丹栀逍遥散[19]加减。若眼胀明显者，加香附、川芎疏肝行气；眼压较高，舌质紫暗者，加泽泻、丹参利水活血。

②痰湿上泛证

证候　目胀头重，视物不清，角膜后灰白色羊脂状沉着物（KP），间有虹视，眼压偏高，胸闷纳少；舌红苔白腻，脉弦滑。

治法　祛痰化湿，利水明目。

方药　温胆汤[137]加减。若舌苔黄腻，加黄连清热除湿；角膜后羊脂状沉着物迟迟不退者，加党参、薏苡仁、肉豆蔻健脾化湿。

（2）专方专药：知柏地黄丸，适用于青光眼睫状体炎综合征间歇期治疗，如能坚持服药，可阻止其反复发作。

【预防与调护】

患者应少用眼，勿过劳；饮食宜清淡，少食辛辣肥甘厚味，以免化火生痰。

第四节　先天性青光眼

先天性青光眼（congenital glaucoma）是一类在胎儿发育过程中，前房角组织发育异常，小梁网–Schlemm 管系统不能发挥有效的房水引流功能而使眼压升高的眼病。一般分为婴幼儿型青光眼（infantile glaucoma）和青少年型青光眼（juvenile glaucoma）。部分患者有家族遗传史，多双眼发病，男女之比大约为 2 ∶ 1。

【病因病理】

1.西医病因病理　本病病因尚未充分阐明。以往认为小梁网上有一层无渗透性的膜覆盖，但缺乏组织学证明。在病理组织学上，发现虹膜根部的附着点前移，有时可见到过多的虹膜突覆盖在小梁表面，葡萄膜小梁网致密而缺乏通透性等，都提示房角结构发育不完全，与胚胎后期分化不完全的房角形态相似。晚期病例还可见到 Schlemm 管闭塞，这可能是长期眼压升高的结果而不是发病的原因。

2.中医病因病机　多由于先天禀赋不足，眼部发育异常，肝肾阴虚，肝阳上亢，或肾虚不能化气行水，眼孔不通，神水瘀积所致。

【临床表现】

若为婴幼儿，90% 在 1 岁时即出现症状。早期多有畏光流泪、眼睑痉挛。角膜及眼珠不断增大，角膜横径超过 12mm，角膜呈毛玻璃样混浊，有时可见到后弹力层膜破裂及条状基质混浊；瞳孔散大，眼压升高，房角异常及青光眼性视盘凹陷。若为青少年，一般在 6 岁以后、30 岁以前发病，其表现与原发性开角型青光眼基本一致，症状隐匿，病久可有视盘凹陷萎缩及视野缺损。

【诊断】

1.婴幼儿角膜、眼球较同年龄人增大，有"水牛眼"之称。

2.畏光、流泪、眼睑痉挛。

3.眼压增高，角膜混浊，前房角发育异常，视盘凹陷萎缩及视野缺损。

【治疗】

1.治疗原则　先天性青光眼一旦确诊，应尽早手术治疗。抗青光眼药物在儿童的全身不良反应严重，耐受性差，仅用作短期的过渡治疗，或适用于不能手术的儿童。药物治疗的原则，也是选择低浓度和全身影响小的制剂。

2.西医治疗

（1）局部用药：如用 0.25% 噻吗洛尔滴眼液、1% 毛果芸香碱滴眼液等滴眼。

（2）口服药物：醋甲唑胺或乙酰唑胺。

（3）手术治疗：手术是治疗本病的主要措施，约 80% 的病例可望通过房角切开术或小梁切开术控制眼压，晚期病例则以选用小梁切除术为妥。眼压控制后，还须矫正合并存在的近视性屈光不正，以防弱视形成。

3.中医治疗　主要为辨证论治。对于阴虚阳亢证者，可用滋阴潜阳的阿胶鸡子黄汤[73]加减；肝肾虚弱证者，可用补益肝肾之补肾丸[72]加减。

　　述评：近年来，在青光眼的药物治疗、手术治疗（如激光虹膜打孔、激光小梁成形、睫状体光凝、睫状体冷冻、巩膜激光打孔等）以及为提高滤过性手术的成功率，防止滤过性瘢痕化而局部应用丝裂霉素C（MMC）、5-氟尿嘧啶、组织纤维酶原激活剂及高三尖杉酯碱等，以抑制成纤维细胞增殖的研究方面均取得了满意的效果。而中医药防治青光眼的优势在于减轻和控制眼压而不需手术的青光眼或正常眼压性青光眼的视神经损害，保护视功能；对于经药物治疗，眼压不能长期控制而需手术治疗的青光眼，术前应用中医药可减轻眼局部症状和减轻高眼压对视神经的损害，术后应用中医药可提高其视功能。

　　随着对青光眼视神经损害机制认识的逐步深入，临床上如应用 OCT、ICG、HRT、RTA、SLO 等针对视网膜视神经乳头形态学改变和 PVEP、mfERG、计算机视野、色觉、运动觉、对比敏感度等视功能评价的检测技术也不断完善，为青光眼的早期诊断和疗效评价提供了更精确的客观依据。视神经的保护治疗和视神经的创伤修复、应用胚胎干细胞或视网膜干细胞与治疗性克隆研究神经的再生是当前研究的热点。已有研究资料显示，中医药在视神经的保护治疗方面具有较好的前景。

第十五章　葡萄膜病

葡萄膜（uvea）由虹膜、睫状体、脉络膜三部分组成，三者相互连接，属于相同血源，故发生病变时，常相互影响。葡萄膜组织内血管密集，色素丰富，为眼内组织提供必要的营养，在保证生理光学效能中起着重要作用，同时也易遭受各种疾病的损害，引起葡萄膜病变。在诸多葡萄膜疾病中，以葡萄膜炎最为多见，其次为肿瘤及先天异常等。

虹膜属中医之"黄仁"（《银海精微》），又称"眼帘"（《中西医汇通医经精义》）、"虹彩"（《眼科易知》）；脉络膜属中医之"视衣"，二者均属广义"瞳神"范畴，因而葡萄膜病归属于中医瞳神疾病。由于目为肝窍，瞳神属肾，故葡萄膜病变常与肝肾有关。

第一节　葡萄膜炎

葡萄膜炎（uveitis）是一类由多种原因引起的葡萄膜的炎症，它包括葡萄膜、视网膜、视网膜血管及玻璃体的炎症。本病多发生于 20 ~ 50 岁人群，男女所占比例大致相等，常累及双眼，反复发作，可产生严重的并发症与后遗症，4% ~ 10% 致盲是由葡萄膜炎所致，占致盲眼病的第 5 ~ 7 位。

葡萄膜炎按发病部位可分为前葡萄膜炎、中间葡萄膜炎、后葡萄膜炎、全葡萄膜炎；按病因可分为感染性葡萄膜炎、非感染性葡萄膜炎；按临床病理可分为肉芽肿性葡萄膜炎、非肉芽肿性葡萄膜炎。

葡萄膜炎按其发病的部位及病症特点，分别属于中医学"瞳神紧小"（《证治准绳》）、"瞳神干缺"（《秘传眼科龙木论》）、"云雾移睛"（《证治准绳》）、"视瞻昏渺"（《证治准绳》）、"狐惑病"（《伤寒杂病论》）等范畴。因急性虹膜睫状体炎出现瞳孔缩小体征，中医称之为"瞳神紧小"；因虹膜睫状体炎反复发作可致虹膜后粘连而见瞳孔不圆，中医称之为"瞳神干缺"；因中间葡萄膜炎或后葡萄膜炎可见眼前黑影飘动及视物昏蒙，中医分别称之为"云雾移睛"和"视瞻昏渺"；因 Behcet 病可见眼赤及口腔、生殖器溃疡，中医称之为"狐惑病"。

【病因病理】

1. 西医病因病理

（1）感染因素：由细菌、病毒、真菌、寄生虫、立克次体等病原体直接侵犯葡萄膜及眼内组织，引起炎症；或由此诱发的抗原抗体及补体复合物而引起葡萄膜炎；病原体与人体或眼组织的交叉反应也可引起免疫反应。

（2）非感染因素：可分为外源性与内源性。前者多因眼球穿通伤、手术创伤及酸碱等化学物质损伤所致；后者主要由于自身免疫反应所致，如正常眼组织中含有致葡萄膜炎的抗原，在机体免疫功能紊乱时，就出现对自身抗原的免疫反应而发生本病。

（3）免疫遗传因素：现已发现，多种类型的葡萄膜炎与 HLA 抗原有关。HLA 抗原为组织相关抗原，凡与其有关联的病变多有一定程度的遗传倾向。如强直性脊柱炎合并葡萄膜炎与 HLA-B27 有关等。

2. 中医病因病机

（1）前葡萄膜炎：多因肝经风热或肝胆火炽，循经上犯黄仁，或风湿热邪相搏，熏蒸黄仁；或久病伤阴，肝肾阴亏，虚火上炎，灼伤黄仁，以致瞳神持续缩小，甚者干缺不圆。

（2）中间葡萄膜炎及后葡萄膜炎：多因痰浊上泛，或湿热蕴蒸，上攻于目；或肝肾阴虚，目失濡养所致。

前葡萄膜炎

前葡萄膜炎（anterior uveitis）包括虹膜炎、虹膜睫状体炎和前部睫状体炎三种类型，其中以虹膜睫状体炎最为常见。

根据病症特点，急性前葡萄膜炎可归属于中医学"瞳神紧小"（《证治准绳》）范畴，慢性前葡萄膜炎可归属于中医学"瞳神干缺"（《银海精微》）范畴。

【临床表现】

1. 症状　眼痛，畏光流泪，视物模糊。

2. 体征

（1）结膜：睫状充血或混合充血。

（2）角膜后壁沉着物（keratic precipitates，KP）：炎症细胞或色素沉积于角膜后面，称为"KP"。

KP 按形状可分为尘状、中等大小和羊脂状三种类型。尘状 KP 与中等大小 KP 主要由嗜中性粒细胞、淋巴细胞和浆细胞沉积而成，前者多见于非肉芽肿性葡萄膜炎，后者多见于 Fuchs 虹膜异色性葡萄膜炎及病毒性角膜炎并发的前葡萄膜炎。羊脂状 KP 主要由类上皮细胞及巨噬细胞构成，多见于肉芽肿性葡萄膜炎（图 15-1）。

（3）房水闪辉（aqueous flare）：发生炎症时，由于血-房水屏障功能破坏，血管通透性增加，大量蛋白质或纤维素性成分的渗出物及炎性细胞渗出至房水中，使房水混浊不清，裂隙灯下表现为光束增强，如阳光透过灰尘空气之状，称为"Tyndall 现象"，又称"房闪"。

（4）房水细胞：葡萄膜炎症时，房水中可出现炎症细胞、红细胞和色素细胞，在裂隙灯下可见到大小一致的灰白色尘状颗粒（彩图 18），近虹

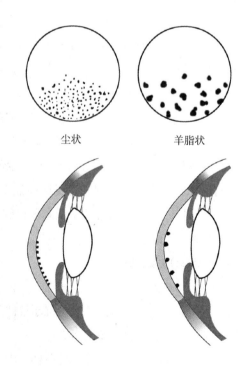

尘状　　　　　羊脂状

图 15-1　角膜后 KP 沉着示意图

膜面向上运动，近角膜面向下运动。房水细胞是反应眼前段炎症的可靠指标。若房水中大量炎性细胞沉积于下方房角，呈一液平面，称为"前房积脓"（hypopyon）。

（5）虹膜改变：虹膜充血水肿，纹理不清，虹膜与晶状体因渗出物黏附，称为"虹膜后粘连"（posterior synechia of the iris，图 15-2）。

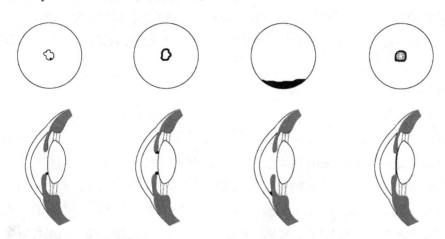

图 15-2　虹膜粘连及瞳孔闭锁示意图

（6）瞳孔改变：因炎症刺激，睫状肌痉挛和瞳孔括约肌的持续性收缩，故瞳孔缩小。散瞳后，虹膜后粘连不能完全拉开，瞳孔常出现梅花状、梨状等多种外观；如瞳孔周围与晶状体呈环状后粘连，则称为"瞳孔闭锁"（seclusion of pupil，图 15-2）；如渗出物形成的机化膜覆盖整个瞳孔，则称为"瞳孔膜闭"（occlusion of pupil）。

（7）晶状体改变：发生前葡萄膜炎时，晶状体前囊可有色素沉着。虹膜后粘连被拉开时，晶状体前囊可有色素环。

（8）玻璃体及眼后段改变：玻璃体可出现炎症细胞，也可出现反应性黄斑或视盘水肿。

3. 并发症和后遗症

（1）并发性白内障：炎症反复发作可造成房水成分改变，影响了晶状体的营养与代谢，故可引起白内障。

（2）继发性青光眼：由于炎性细胞、纤维蛋白渗出及组织碎片阻塞小梁网，或因虹膜周边前粘连，使房水外流受阻；亦可由瞳孔闭锁、瞳孔膜闭阻断了房水交通而继发青光眼。

（3）低眼压及眼球萎缩：炎症反复发作或病程日久，可致睫状体萎缩，房水分泌减少，眼压降低，眼球变软、缩小，终至眼球萎缩。

【实验室及其他检查】

查血常规、血沉、类风湿因子、HLA-B27 抗原、C 反应蛋白、PPD 实验、胸部 X 线摄片等，有助于寻查病因。

【诊断】

1. 诊断要点　根据眼痛、畏光流泪、视力减退等症状，睫状充血或混合充血、角膜后壁沉着物、房水闪辉、瞳孔缩小、虹膜后粘连等体征，即可诊断。起病较急，病程在 12 周以内者为急性前葡萄膜炎；起病缓慢，病程长于 12 周者为慢性前葡萄膜炎。

2. 鉴别诊断

（1）急性结膜炎：该病虽有目赤、畏光流泪，但其以结膜充血为主，分泌物多，眼痛较轻，视力无变化，瞳孔大小正常，且能传染流行。

（2）急性闭角型青光眼：该病虽有混合充血或睫状充血、眼痛、视力下降，但其头目胀痛剧烈，视力骤降，常伴恶心呕吐，角膜水肿，前房浅，瞳孔散大，眼压急剧升高。

【治疗】

1. 治疗原则　对本病早期应迅速散瞳，防止虹膜后粘连，减少并发症的发生；局部配合适量的糖皮质激素，同时宜寻查病因，注重病因治疗。中医则以辨证论治为主，有较好的临床疗效。

2. 西医治疗

（1）局部用药

①迅速散瞳：局部可点用1%阿托品滴眼液或眼膏，每日2～3次，滴药后必须压迫泪囊部，以免滴眼液进入鼻腔引起毒性反应。若瞳孔因虹膜后粘连不能散开，可结膜下注射散瞳合剂（1%阿托品、1%可卡因、0.1%肾上腺素等量混合液）0.1～0.2mL。

②糖皮质激素的局部应用：局部滴0.5%醋酸氢化可的松滴眼液，或其他糖皮质激素滴眼液，每日4～8次；病情严重者，每半小时或1小时1次，睡前涂四环素可的松眼膏。

③非甾体类消炎药滴眼液：局部滴双氯芬酸钠滴眼液或普拉洛芬滴眼液，可促进局部炎症的消退。

（2）口服药物

①病因治疗：由感染因素引起者，应抗感染治疗。其他因素所致者，应结合相应的病因治疗。

②糖皮质激素：病情严重者，可口服强的松片，每日30～50mg，早餐后一次顿服，待病情缓解后逐渐减量。

③非甾体消炎药：可口服吲哚美辛，每次25mg，每日2～3次。

（3）并发症治疗：对继发性青光眼者，宜配合房水抑制剂、脱水剂以降低眼压。瞳孔阻滞者在炎症控制后，可行虹膜周边切除术或激光虹膜切开术，以恢复房水循环通道。如房角粘连广泛者，可行滤过性手术。对并发性白内障者，在炎症控制后，可行白内障摘除及人工晶体植入术。

3. 中医治疗

（1）辨证论治

①肝经风热证

证候　起病较急，眼珠疼痛，畏光流泪，视力减退，睫状充血，角膜后壁尘状或点状沉着物，房水混浊，虹膜纹理不清，瞳孔缩小；舌红苔薄黄，脉浮数。

治法　祛风清热。

方药　新制柴连汤[142]加减。若目赤疼痛较甚者，可酌加牡丹皮、生地黄、茺蔚子凉血散瘀，退赤止痛。

②肝胆火炽证

证候　眼球疼痛较剧，痛连眉棱、颞颥，睫状充血或混合充血，角膜后壁尘状或点状沉着物，瞳孔甚小，或前房积脓，或前房出血；全身多伴有口苦咽干，小便黄赤，大便干结；舌红苔黄，脉弦数。

治法 清泻肝胆。

方药 龙胆泻肝汤[30]加减。若大便秘结者，加大黄、玄明粉通腑导热；兼前房积脓者，加知母、生石膏清热泻火；兼前房出血者，加赤芍、牡丹皮、紫草凉血散瘀。

③风湿夹热证

证候 发病或急或缓，眼球坠痛，眉棱、颞颥闷痛，睫状充血或混合充血，瞳孔缩小或变形，房水混浊；常伴头重胸闷，肢节酸痛；舌红苔黄腻，脉濡数或弦数。

治法 祛风除湿清热。

方药 抑阳酒连散[66]加减。若湿重者，可去生地黄、知母、寒水石等寒凉泻火药物；火热偏重者，可酌减羌活、独活等辛温发散之品；赤痛较甚者，酌加茺蔚子、赤芍、牡丹皮散瘀止痛。

④虚火上炎证

证候 病势较缓，或日久不愈，目赤痛时轻时重，视物昏蒙，瞳孔变形不圆，房水混浊，或晶状体混浊。常兼头晕耳鸣，腰膝酸软；舌红苔少，脉细数。

治法 滋阴降火。

方药 知柏地黄丸[78]加减。若虚火较甚，咽干舌燥者，酌加麦冬、天冬滋养阴液。若虚火较轻，以肝肾阴亏，精血不足为主者，可改用杞菊地黄丸[64]滋养肝肾。

（2）专方专药

①龙胆泻肝丸，用于肝胆火炽证，每次3～6g，每日3次。

②知柏地黄丸，用于虚火上炎证，每次6g，每日3次。

（3）针灸治疗：体针常用穴为睛明、攒竹、丝竹空、肝俞、足三里、合谷等。每次局部取2穴，远端配1～2穴。

中间葡萄膜炎

中间葡萄膜炎（intermediate uveitis）是一类累及睫状体平坦部，玻璃体基底部，周边视网膜和脉络膜的炎症性和增殖性疾病。本病多发于40岁以下，常累及双眼，可同时或先后发病。其起病隐伏，通常表现为慢性炎症的过程。

本病属中医"云雾移睛"（《证治准绳》）、"视瞻昏渺"（《证治准绳》）范畴。

【临床表现】

1. 症状 轻者无明显不适，重者眼前似有阴影飘浮，视物模糊，暂时性近视。若出现黄斑囊样水肿，并发白内障时，视力可明显下降，少数有目赤疼痛等症。

2. 体征

（1）眼前段改变：大多正常或仅有轻微炎症改变，少数患者可有少量尘点状角膜后沉着物，轻度的房水闪辉，虹膜可出现后粘连，周边前粘连。一般无充血，但儿童患者可出现睫状充血、明显的房水闪辉、多量的角膜后沉着物等急性前葡萄膜炎的体征。

（2）玻璃体及睫状体平坦部改变：玻璃体呈雪球样混浊，以晶状体后隙和下方玻璃体基底部最为明显。睫状体平坦部呈雪堤样改变，多见于下方，由大量渗出物形成，呈白色或黄白色。

（3）视网膜脉络膜损害：易发生下方周边部视网膜炎、视网膜血管炎和周边部视网膜脉络膜炎。

3. 并发症和后遗症

（1）黄斑病变：常见黄斑囊样水肿，亦可出现黄斑前膜、黄斑裂孔等。

（2）并发白内障：以晶状体后囊下混浊较为常见。

【诊断】

根据典型的玻璃体雪球样混浊，睫状体平坦部雪堤样改变，以及下方出现周边视网膜血管炎改变等，即可做出诊断。

【治疗】

1. 治疗原则　由于中间葡萄膜炎病因不明，目前尚无特异性治疗，西医以对症治疗为主，中医对本病宜分辨虚实。实者多为痰浊上泛，治宜化痰降浊；虚者多为肝肾不足，治宜补益肝肾。

2. 西医治疗

（1）局部用药：局部滴用0.5%醋酸氢化可的松滴眼液及其他糖皮质激素滴眼液，每日3~4次。

（2）口服药物

①糖皮质激素：病情严重者，可口服强的松，初始量为每日每公斤体重1~1.2mg，随病情好转而逐渐减量。

②免疫抑制剂：若炎症难以控制，可选用环孢霉素A、环磷酰胺、甲氨蝶呤、硫唑嘌呤等免疫抑制剂。由于需长时间的治疗，故应注意药物的毒副作用。

（3）手术治疗：对药物治疗效果不佳者，可行玻璃体切割手术，清除炎性碎屑组织。

3. 中医治疗

（1）辨证论治

①痰浊上泛证

证候　眼前似有蚊蝇或云雾样黑影飘浮，视物昏蒙，玻璃体呈雪球样混浊，睫状体平坦部呈雪堤样改变；或兼有头晕胸闷；舌苔白腻或黄腻，脉弦滑。

治法　化痰降浊。

方药　温胆汤[137]加减。若热邪偏重者，酌加黄芩、黄连清热泻火；若湿邪偏重者，酌加猪苓、泽泻渗湿利水。

②肝肾阴虚证

证候　眼前似有黑花飞舞，视物模糊，玻璃体雪球样混浊，睫状体平坦部呈雪堤样改变；兼有头晕耳鸣，腰膝酸软；舌红苔少，脉弦细。

治法　滋养肝肾。

方药　明目地黄丸[76]加减。若虚热偏重者，酌加知母、黄柏滋阴降火；若兼瘀滞者，酌加茺蔚子、丹参活血明目。

（2）专方专药：杞菊地黄丸，用于肝肾阴虚证，每次6g，每日3次。

后葡萄膜炎

后葡萄膜炎（posterior uveitis）是一组累及脉络膜、视网膜、视网膜血管和玻璃体的炎症性疾病，临床以视力减退、眼前似有黑影飘浮、玻璃体混浊、眼底黄白色渗出为主要特征。根据其发病特点，属于中医之"云雾移睛""视瞻昏渺"等范畴。

【临床表现】

1. 症状　眼前似有阴影飘浮或有闪光感、视力减退或视物变形。

2. 体征

（1）眼前段大多无改变，如炎症波及睫状体时，偶见少量角膜后沉着物。

（2）玻璃体呈尘状或絮状混浊，由炎性细胞及渗出物进入玻璃体所致。

（3）急性期眼底呈局灶性或弥漫性边界不清的黄白色渗出灶，病灶位于视网膜血管之下。晚期形成瘢痕病灶，眼底出现色素或脱色素区。

（4）视网膜血管炎者，可出现血管鞘、闭塞和出血等。

（5）可见黄斑水肿，甚者可发生渗出性视网膜脱离、增殖性视网膜病变和玻璃体积血。

【实验室及其他检查】

眼底荧光素血管造影可见脉络膜视网膜屏障破坏，有明显的荧光素渗漏，后期视网膜呈普遍强荧光。眼底吲哚青绿血管造影有助于发现脉络膜新生血管、渗漏，光学相干断层成像、超声检查均有利于病情诊断和评估。

胸部摄片、血沉、类风湿因子、HLA-B27抗原、结核菌素实验、梅毒血清学实验、抗核抗体、眼内组织活检等检查有助于查找病因。

【诊断】

根据玻璃体炎性混浊，眼底局灶性或弥漫性黄白色渗出等临床表现，结合眼底荧光素血管造影及眼底吲哚青绿血管造影，即可诊断。

【治疗】

1. 治疗原则　西医对本病以病因治疗及糖皮质激素或免疫抑制剂为主，中医则重在辨证论治。实者多为湿热蕴蒸，治宜清利湿热；虚者多为肝肾阴虚，治宜滋养肝肾。

2. 西医治疗

（1）病因治疗：应查找病因，针对病因治疗。若确定有感染因素者，应予抗生素抗感染。

（2）糖皮质激素的应用：口服强的松，一般开始剂量为每日每公斤体重 1 ~ 1.2mg，根据病情逐渐减量。甚者可给予甲基强的松龙静脉滴注。

（3）免疫抑制剂：若糖皮质激素治疗无效，可选用环孢霉素A、苯丁酸氮芥、环磷酰胺、硫唑嘌呤等免疫抑制剂，但应注意其毒副作用。

3. 中医辨证治疗

（1）湿热蕴蒸证

证候　眼前似有黑影飘动，视物模糊或变形，玻璃体呈尘状或絮状混浊，眼底有黄白色渗出物，或黄斑水肿；或兼头重胸闷；舌红苔黄腻，脉濡数。

治法　宣化畅中，清利湿热。

方药 三仁汤[9]加减。若心烦口苦、热邪偏重者，酌加黄芩、栀子、金银花、连翘清热解毒；若眼底水肿渗出较重者，酌加猪苓、泽泻、车前子、浙贝母祛湿化痰。

（2）阴虚火旺证

证候 眼前黑花飞舞，视物模糊或变形，眼内干涩，玻璃体混浊，眼底色素紊乱和色素脱落；或兼有头晕耳鸣，腰膝酸软，五心烦热，口干咽燥；舌红苔少，脉弦细。

治法 滋阴降火。

方药 知柏地黄汤[78]加减。若兼心烦失眠者，酌加麦冬、五味子滋阴安神；若视物昏蒙较甚，酌加桑葚子、女贞子滋阴明目。

附：全葡萄膜炎

全葡萄膜炎（generalized uveitis, or panuveitis）是指虹膜、睫状体及脉络膜三者同时或先后发生炎症，其临床表现及治疗参照前葡萄膜炎、中间葡萄膜炎及后葡萄膜炎。

第二节 常见特殊类型葡萄膜炎

Vogt- 小柳原田综合征

Vogt- 小柳原田综合征（Vogt–Koyanagi–Harada syndrome，VKH 综合征）又称"特发性葡萄膜大脑炎"，是一种累及全身多器官系统，如眼、耳、皮肤和脑膜的临床综合征。本病主要表现为双眼弥漫性渗出性葡萄膜炎，同时伴有头痛、耳鸣、颈强直，以及白发、脱发、皮肤白癜风等皮肤损害。若以前葡萄膜炎为主者，称为"Vogt- 小柳综合征"，属于中医学"瞳神紧小"（《证治准绳》）、"瞳神干缺"（《银海精微》）范畴；若表现以后葡萄膜炎为主者，称为"原田综合征"，属于中医学"视瞻昏渺"（《证治准绳》）、"云雾移睛"（《证治准绳》）范畴。

【病因病理】

1.西医病因病理 病因不明，可能由自身免疫反应所致，还与 HLA-DR4、HLA-DRW53 相关，近来研究发现与感染因素如单纯疱疹病毒、带状疱疹病毒等有关。

2.中医病因病机 多因风湿热邪，上犯清窍；或肝胆火炽，上攻于目；或肝肾阴虚，虚火上炎所致。

【临床表现】

1.症状

发病前常先有头痛、耳鸣、听力下降及头疼、发热、鼻塞等感冒样先驱症状，随后双眼视力急剧下降。

2.体征

（1）Vogt- 小柳综合征：表现为前葡萄膜炎，睫状充血或混合充血，角膜后沉着物，房水混浊，前房积脓，瞳孔缩小或闭锁，虹膜后粘连，虹膜 Koeppe 结节，虹膜囊肿或新生血管等。

（2）原田综合征：表现为后葡萄膜炎，视盘充血或出血、水肿，视网膜水肿，黄白色点状渗出，浆液性视网膜脱离等。病情稳定后，视网膜脱离平复，脉络膜及视网膜色素上皮脱失。典型的表现为复发性肉芽肿性葡萄膜炎，眼底呈晚霞样改变（彩图19）、Dalen-Fuchs结节（彩图20）。

（3）全身体征：耳鸣、听力下降、毛发变白、脱发、白癜风、颈项强直、皮肤过敏等。

3. 并发症和后遗症　主要有并发白内障、继发性青光眼，后遗渗出性视网膜脱离、黄斑裂孔、牵引性视网膜脱离、角膜带状变性等。

【实验室及其他检查】

眼底荧光素血管造影可见早期多发性细小的荧光素渗漏点，以后扩大融合；部分患者脑脊液淋巴细胞增高。B超、OCT及UBM检查亦有助于诊断。

【诊断】

根据典型病史及葡萄膜炎伴有头痛、耳鸣、听力减退、脱发、毛发变白及白癜风等临床表现，即可诊断。

【治疗】

1. 治疗原则　西医对本病主要是对症治疗和控制炎症反应，糖皮质激素为首选药，必要时用免疫抑制剂及抗生素治疗。中医则以辨证论治为主。因本病有全身损害，且西医以激素治疗为主，故中西医结合治疗在改善全身症状和减轻激素毒副作用方面具有优势。

2. 西医治疗

（1）局部用药

①糖皮质激素：局部可滴醋酸氢化可的松滴眼液及其他糖皮质激素滴眼液。

②散瞳剂：宜充分散瞳，可滴1%阿托品滴眼液（或眼膏），每日3次。

（2）口服药物

①糖皮质激素：对初发者主要给予强的松片口服，一般起始剂量为每日每公斤体重1～1.2mg，于10～14日开始减量。维持剂量为每日20mg，治疗多需12个月以上。

②免疫抑制剂：对于复发性者，可给予免疫抑制剂。免疫抑制剂：若糖皮质激素治疗无效，可选用环孢霉素A、环磷酰胺、硫唑嘌呤等免疫抑制剂，但应注意其毒副作用。

3. 中医治疗

（1）辨证论治

①风湿夹热证

证候　病初起，发热恶风，头目疼痛，视力下降，睫状充血，角膜后壁有尘状或点状沉着物，房水混浊，瞳孔缩小，或眼底水肿，黄白色渗出；舌红苔黄腻，脉濡数或滑数。

治法　疏风清热除湿。

方药　除湿汤[102]加减。若热重于湿，酌加栀子、金银花、蒲公英清热解毒；若湿重于热，酌加猪苓、泽泻利湿清热；若目赤痛较甚，酌加牡丹皮、赤芍、茺蔚子凉血散瘀通络。

②肝胆火炽证

证候　视力急剧下降，或视物变形，玻璃体混浊，眼底视盘充血，视网膜水肿，有黄白色渗出；或兼有头痛耳鸣，胸胁闷胀，夜寐不安，口苦咽干，小便黄赤；舌红苔黄，脉弦数。

治法　清泻肝胆。

方药　龙胆泻肝汤[30]加减。若头痛耳鸣较甚，加石决明、夏枯草清肝泻火；若玻璃体混

NOTE

浊及视网膜水肿较甚，加淡竹叶、通草清热利湿。

③阴虚火旺证

证候　眼干涩不适，视力下降或视物变形，眼底呈晚霞样改变，黄斑色素紊乱，中心凹反光不清，毛发变白或脱发，四肢躯干或面部皮肤散在性白斑；或兼有心烦失眠，头晕耳鸣；舌红少苔，脉弦细数。

治法　滋阴降火。

方药　滋阴降火汤[138]加减。若阴虚津伤，口干舌燥者，加沙参、天冬养阴生津；视物昏蒙较甚，加桑葚子、女贞子益精明目。

（2）专方专药

①清开灵注射液，每次 40mL 加入 5% 葡萄糖注射液或 0.9% 氯化钠注射液 250mL，静脉滴注，每日 1 次，10 次为一疗程。

②离子导入：对于前葡萄膜炎可以用银翘散水煎液离子导入，每日 1 次，10 次为一疗程。

【预防与调护】

同"前葡萄膜炎"。

Behcet 病

Behcet 病（Behcet disease）是一种以葡萄膜炎、口腔溃疡、皮肤损害和生殖器溃疡为特征的多系统受累的疾病。本病多为双眼发病，好发于 20 ~ 40 岁青壮年，是我国常见的葡萄膜炎之一，约占葡萄膜炎患者总数的 16.5%，男性多于女性，复发率高，病程较长，缠绵难愈。

根据本病目赤、口腔和生殖器溃疡的特点，属于中医学"狐惑病"（《伤寒杂病论》）范畴；因其眼部表现为葡萄膜炎，故又可归属中医学"瞳神紧小"（《证治准绳》）、"瞳神干缺"（《银海精微》）、"黄液上冲"（《目经大成》）、"视瞻昏渺"（《证治准绳》）、"云雾移睛"（《证治准绳》）等范畴。

【病因病理】

1.西医病因病理　与细菌、单纯疱疹病毒感染有关，主要通过诱发自身免疫反应致病，闭塞性小动脉炎和小静脉炎是本病的基本病理改变，全身性血管炎是各种不同表象的共有特征。

2.中医病因病机　多因心脾湿热，熏蒸于目；或肝胆湿热，上攻于目；或肝肾阴虚，虚火上炎所致。

【临床表现】

1.症状　眼球疼痛，畏光流泪，视物模糊；全身常伴有低热，乏力倦怠，食欲不振，四肢肌肉关节疼痛等症。

2.体征

（1）眼部损害：主要表现为反复发作的全葡萄膜炎，呈非肉芽肿性。眼前段受累者，以前葡萄膜炎伴前房积脓为特征，眼后段病变者多表现为视网膜炎、视网膜血管炎，以及后期出现的视网膜血管闭塞。

（2）全身损害：主要表现为复发性口腔溃疡、生殖器溃疡、多形性皮肤损害（皮肤结节性红斑、痤疮样皮疹、溃疡性皮炎、脓肿、针刺处出现结节和疱疹等）、关节炎、神经系统损害等。

3. 并发症和后遗症　常见并发白内障、继发性青光眼、增殖性视网膜病变和视神经萎缩。

【实验室及其他检查】

1. 免疫学检查　有些病例可检测出 HLA-B5、HLA-B51 抗原。

2. 眼底荧光素血管造影、OCT、B 超等检查　亦有助于诊断。

【诊断】

根据反复发作的葡萄膜炎，以及复发性口腔溃疡、生殖器溃疡、多形性皮肤损害等典型的临床表现，即可诊断。1990 年国际 Behcet 病研究组制定的诊断标准为：

1. 复发性口腔溃疡　1 年内至少复发 3 次。

2. 符合以下 2 项即可诊断　①复发性生殖器溃疡或瘢痕；②眼部损害（前葡萄膜炎、后葡萄膜炎、玻璃体混浊、视网膜血管炎）；③皮肤损害（结节性红斑、假性毛囊炎、皮肤脓包样损害、发育期后的痤疮样结节）；④皮肤过敏反应试验阳性。

【治疗】

1. 治疗原则　由于本病病因复杂，西医主要对症治疗和糖皮质激素或免疫抑制剂治疗。中医则重在辨证论治，以清利湿热、清肝利湿、滋阴降火为主。

2. 西医治疗

（1）局部用药

①散瞳剂：用于眼前段受累者，可用 1% 阿托品滴眼液（或眼膏）滴眼，每日 2 ～ 3 次。

②糖皮质激素的应用：眼前段受累者，可局部滴醋酸氢化可的松滴眼液及其他糖皮质激素滴眼液。

（2）口服药物

①糖皮质激素：若出现严重的视网膜炎或视网膜血管炎时，宜全身使用糖皮质激素，口服强的松片，每次 30mg，每日早上 1 次顿服，随病情好转后逐渐减量。

②免疫抑制剂：常用环孢素、苯丁酸氮芥、环磷酰胺等。其中环孢素开始剂量 3 ～ 5mg/kg，维持剂量 2 mg/kg，通常服用时间 1 ～ 2 年。

（3）激光治疗：视网膜和视盘的新生血管、视网膜血管阻塞及有大面积视网膜毛细血管无灌注者，可行激光治疗，以避免玻璃体出血、黄斑水肿的发生。

3. 中医治疗

（1）辨证论治

①心脾湿热证

证候　目赤涩疼痛，视物模糊，睫状充血，角膜后壁尘点状沉着物，房水混浊，前房积脓，瞳孔缩小；常伴有复发性口腔溃疡或舌部溃疡，小便短赤；舌红苔黄腻，脉濡数。

治法　清心泻脾利湿。

方药　竹叶泻经汤[59]加减。若眼病缠绵难愈，兼多形性皮肤病变，生殖器溃疡，为湿热壅盛，可加苦参、地肤子、蛇床子、白鲜皮清利湿热；若心烦少寐，口舌糜烂，为心经热毒较甚，可加木通、连翘、金银花清心解毒。

②热毒炽盛证

证候　目疼剧烈，视力急剧下降，前房积脓；眼底视网膜水肿，大量渗出、出血，视神经乳头充血、水肿；兼口苦，咽干，大便秘结；舌红，苔黄厚，脉弦数。

治法 清热利湿，解毒凉血。

方药 黄连解毒汤[123]合清营汤[131]加减。若眼底出血者，重加三七、紫草。

③肝胆湿热证

证候 眼球疼痛，视物昏蒙，混合充血，角膜后壁尘点状沉着物，房水混浊，前房积脓；常伴口苦咽干，口腔溃疡及生殖器溃疡，小便赤涩；舌红苔黄腻，脉弦数。

治法 清肝利湿。

方药 龙胆泻肝汤[30]加减。若肝火偏重者，加石决明、夏枯草、青葙子清肝泻火；若湿热偏重者，加苍术、黄柏、土茯苓、萆薢清利湿热。

④阴虚火旺证

证候 视物蒙昧不清，瞳孔缩小或变形不圆，或眼底呈晚霞样改变；常伴有口腔溃疡，生殖器溃疡，时轻时重，反复发作，五心烦热，夜寐不安；舌红少苔，脉细数。

治法 滋阴降火。

方药 知柏地黄汤[78]加减。若虚烦失眠，可加天冬、麦冬、夜交藤滋阴安神；若视物昏蒙较重，可加桑葚子、女贞子、楮实子滋养肝肾，益精明目。

（2）专方专药：若口腔黏膜溃疡者，可用锡类散、冰硼散等中成药局部涂擦。

急性视网膜坏死综合征

急性视网膜坏死综合征（acute retinal necrosis syndrome，ARN）是由疱疹病毒感染引起的以急性坏死性视网膜炎、脉络膜炎、玻璃体炎、视网膜动脉炎和后期视网膜脱离为特征的眼病。本病起病急骤，发展迅速，预后极差。可发生于任何年龄，以 15 ~ 75 岁多见。发生在年轻患者的多为单纯疱疹病毒Ⅰ型所引起，发生于年龄较大患者的多为水痘 - 带状疱疹病毒引起。大约 1/3 的患者双眼发病，多数患者在第一只眼发病后的 6 周内第二只眼发病。

本病属中医学"暴盲"（《证治准绳》）、"视瞻昏渺"（《证治准绳》）、"云雾移睛"（《证治准绳》）等范畴。

【病因病理】

1. 西医病因病理 由疱疹病毒（主要为水痘 - 带状疱疹病毒和单纯疱疹病毒）感染引起免疫复合物性病变，导致弥漫性肉芽肿性葡萄膜炎，引起视网膜血管炎和视网膜坏死、脱离。

2. 中医病因病机 多因素体阳气内盛，外感风热毒邪，或内有肝胆热毒，上攻于目；或痰瘀互结，阻滞目络所致。病久热灼伤阴，阴液亏虚，目失所养。

【临床表现】

1. 症状 早期表现为眶周疼痛，眼赤痛畏光，视力下降。随着病情发展、视力急剧下降，甚者失明。

2. 体征

（1）急性期：轻度睫状充血，角膜后壁有尘点状或羊脂状沉着物，玻璃体混浊，眼底周边部视网膜有散在浓密的黄白色渗出斑，呈圆形或地图形，逐渐向后极部扩展，视网膜逐渐变薄，甚至出现视网膜裂孔。多伴有活动性视网膜血管炎，表现为血管旁出血，血管周围出现白鞘及血管闭塞。

（2）缓解期：发病 1 个月后，眼前节炎症减轻或消退；视网膜白色病灶开始吸收，留下色素紊乱和视网膜脉络膜萎缩灶，视网膜血管闭塞呈白线。

（3）晚期：发病 2 ～ 3 月后，眼前节炎症渐不明显，但玻璃体混浊加重，形成增殖性玻璃体视网膜病变而加剧或导致视网膜脱离。

【实验室及其他检查】

1. 急性期 荧光造影动脉期，视网膜病灶处脉络膜荧光遮蔽，视网膜动脉或其分支阻塞有渗漏。

2. 缓解期 视网膜萎缩病灶区因色素沉着呈斑驳状荧光斑。

3. 晚期 视网膜可见荧光渗漏。

4. 病毒分离培养 阳性即可确诊。

5. 房水或玻璃体抗体测定 发现抗疱疹病毒抗体，有助于诊断。

【诊断】

主要根据临床表现诊断，但对非典型及疑难病例则需借助于实验室检查，如血清抗体测定、玻璃体及视网膜组织活检等。PCR 检测可在眼内液中发现感染病毒 DNA 的成分。

【治疗】

1. 治疗原则 西医对本病治疗以抗病毒为主，配合糖皮质激素及抗凝剂。中医对本病早期重在清肝解毒，凉血散瘀；后期则以化痰祛瘀，养肝明目为主。

2. 西医治疗

（1）局部用药

①糖皮质激素：局部滴醋酸氢化可的松滴眼液及其他糖皮质激素滴眼液。

②散瞳剂：病变累及眼前段者，局部滴 1% 阿托品滴眼液（或眼膏），每日 2 ～ 3 次。

（2）静滴

①抗病毒制剂：阿昔洛韦为治疗本病的首选药物。剂量为每日每公斤体重 15 ～ 30mg，分 3 次加入 0.9% 氯化钠注射液 500mL 内，缓慢静脉滴注，21 日为一疗程，以后逐渐减少剂量。

②抗凝剂：本病患者血小板功能亢进，可加重视网膜血管阻塞，宜给予抗血小板聚集药物。常用阿司匹林片，每次 20mg，每日 3 次。

（3）口服糖皮质激素：在抗病毒治疗的同时，可选用强的松片 0.5 ～ 1mg/kg，口服治疗，1 周后逐渐减量，总疗程 2 ～ 8 周。

（4）激光治疗：激光光凝可阻止早期的视网膜脱离。

（5）玻璃体切割手术：可有效阻止疾病发展，治疗视网膜脱离，保存一定视力。

3. 中医治疗

（1）辨证论治

①肝经风热证

证候 起病较急，眼珠疼痛，畏光流泪，视力减退，睫状充血，角膜后壁尘状或点状沉着物，房水混浊，虹膜纹理不清，瞳孔缩小；舌红苔薄黄，脉浮数。或伴头痛、发热、颈硬。

治法 祛风清热解毒。

方药 新制柴连汤[142]加减。若目赤疼痛较甚，可酌加牡丹皮、生地黄、茺蔚子凉血散瘀，退赤止痛。

②肝胆热毒证

证候　目赤疼痛，眶周疼痛，视力急剧下降，或眼前似有蚊蝇飞舞，玻璃体混浊；眼底可见视网膜水肿，黄白色渗出，或视网膜出血；兼见口苦咽干；舌红苔黄，脉弦数。

治法　清肝解毒，凉血散瘀。

方药　龙胆泻肝汤[30]加减。若视网膜出血量多色红，加紫草、牡丹皮、赤芍清热凉血，散瘀通络；目赤痛较甚，加石决明、夏枯草、决明子清肝泻火，退赤止痛。

③痰瘀互结证

证候　视力急剧下降，甚者仅存光感。眼底病变为多灶性黄白色渗出，视网膜出血或血管旁有白鞘及血管闭塞；舌质暗红或有瘀斑，苔腻，脉弦涩或弦滑。

治法　活血祛瘀，化痰通络。

方药　血府逐瘀汤[60]合温胆汤[137]加减。前方重在行气活血，散瘀通络；后方重在化痰降浊，理气散结。两方合用，有活血祛瘀，化痰散结之功。若玻璃体有增殖性病变，加昆布、海藻软坚散结；瘀滞较甚者，加牡丹皮、茺蔚子、田三七散瘀通络。

④阴虚火旺证

证候　病势较缓，或日久不愈，目赤疼痛时轻时重，视物昏蒙，瞳孔变形，房水混浊，或晶状体混浊；常兼头晕耳鸣，腰膝酸软；舌红苔少，脉细数。

治法　滋养肝肾。

方药　知柏地黄丸[78]加减。咽干舌燥者，酌加麦冬、天冬滋养阴液。视网膜血管闭锁者，酌加丹参。

（2）专方专药

清开灵注射液每次40mL，加入至5%葡萄糖注射液或0.9%氯化钠注射液250mL中静脉滴注，每日1次，10日为一疗程。

述评：葡萄膜炎病因复杂，是眼科难治病之一。对于急性前葡萄膜炎，西医治疗早期宜迅速滴散瞳剂，防止虹膜后粘连，同时使用适量的糖皮质激素，并结合病因治疗；中医则以辨证论治为主，重在祛风清热，清肝泻火，配合清开灵注射液、双黄连注射液等中药针剂治疗。若治疗及时，病情大多可有效控制。对于慢性前葡萄膜炎、中间葡萄膜炎、后葡萄膜炎，西医治疗以糖皮质激素为主，甚者使用免疫抑制剂，但激素若用量不够，炎症常难以控制而迁延不愈，过早停用激素常导致炎症反复，若使用过长又会引起许多副作用。因此，必须合理使用激素，有规律递减。中医辨治则重在清热利湿，滋阴降火。中西医结合治疗，不仅可取长补短，提高效率，缩短病程，而且可以减少并发症发生。

Vogt-小柳原田综合征、Behcet病均是与免疫有关的眼病，改善机体免疫力是治疗关键，西医以糖皮质激素与免疫抑制剂为主，但长期使用会使患者产生依赖性，副作用亦较大，结合中医辨证论治及专方专药治疗，既可增强机体免疫调节，又可减少糖皮质激素依赖性及副作用。急性视网膜坏死综合征与疱疹病毒感染有关，西医治疗早期以抗病毒为主，阿昔洛韦是目前公认治疗本病的首选药物。中医治疗以辨证论治为主，早期重在清肝解毒、凉血散瘀，后期则宜化痰祛瘀、养肝明目。由于本病发病急，变化快，预后差，故宜早期发现，早期治疗，迅速控制病情，抢救视力。

第十六章　玻璃体病

　　玻璃体是位于玻璃体腔内特殊的凝胶体，具有透明性、黏弹性和渗透性三大特征，为眼屈光间质的组成部分，在维持眼球形状、缓冲外力对视网膜的震荡和对眼内组织物质交换等方面起重要作用。正常玻璃体无血管，新陈代谢缓慢，一旦感染，易致病原体繁殖。因存在血-视网膜屏障，全身或眼外途经给药难以进入玻璃体腔，故玻璃体病的药物治疗较为困难。

　　玻璃体的病理改变，主要有原发性和继发性两类。原发性表现为玻璃体的液化、浓缩等退行性改变；继发性主要是由于葡萄膜、视网膜等组织的炎症、出血、变性、肿瘤和外伤因素导致玻璃体的病变。无论是原发性或继发性玻璃体病变，临床常见的自觉症状是眼前出现不同形态的暗影，并随眼球转动而飘动；主要体征有玻璃体的混浊、液化、后脱离、积血等，可单眼或双眼发病。玻璃体混浊按其病因可分为炎症性混浊、出血性混浊和退行性混浊三类。裂隙灯加前置镜检查、B型超声扫描是玻璃体病重要的辅助检查方法，有助于玻璃体病的诊断、治疗和预后评估。

　　中医学称玻璃体为"神膏"。根据患者自觉症状和视力损害程度，玻璃体病分属于中医学"云雾移睛""暴盲"等范畴。其病位在瞳神，瞳神属水轮，内应于肾，与肝同源，故玻璃体病与肝肾密切相关。病因病机多为外感六淫、内伤七情，导致脏腑功能失调，精、气、血、津液失和。病性有虚有实，或虚实相兼。

　　玻璃体病的治疗主要是病因治疗。现代中医对炎症性病变多以清利法治之，出血性病变多以活血祛瘀法治之，退行性病变多以补益法治之。自20世纪70年代末期开展的玻璃体显微手术，丰富了玻璃体病变的治疗方法，提高了临床疗效。

第一节　玻璃体积血

　　玻璃体积血（vitreous hemorrhage）是指由眼内组织疾病或眼外伤所致眼内血管破裂出血，使血液进入玻璃体腔内，导致视功能障碍的常见疾病。

　　本病属中医学"云雾移睛"《证治准绳》、"暴盲"《证治准绳》、"血灌瞳神"《证治准绳》、"血贯瞳神"《眼科菁华录》、"血灌瞳人内障"《眼科纂要》等范畴。

【病因病理】

　　1. 西医病因病理　玻璃体积血常见于各种原因所致视网膜或葡萄膜血管及其新生血管破裂出血，血液进入玻璃体腔并积存于内。如视网膜中央静脉阻塞、视网膜静脉周围炎、糖尿病视网膜病变等视网膜血管性疾病引起病变血管或新生血管破裂出血；或眼外伤、眼部手术造成眼球壁血管破裂，血液进入玻璃体腔内；或年龄相关性黄斑变性、眼内肿瘤、玻璃体后脱离、视网膜裂孔形成时撕裂血管所致出血。

2.中医病因病机　多因情志内伤，肝气郁结，肝失调达，血行不畅，脉络瘀滞，久则脉络破损而出血；或肝肾阴亏，虚火上炎，血不循经而溢于络外；或劳瞻竭视，致脾虚气弱，血失统摄，血溢络外；或过食肥甘厚味，痰湿内生，痰凝气滞，血脉瘀阻，迫血妄行；或撞击伤目、手术创伤，血络受损等因素所致。

【临床表现】

1.症状　眼前有暗影飘动或遮挡；视力下降，严重者仅见光感。

2.体征　出血量少者，玻璃体内可见尘状、块状、片状、絮状的黄色或红色混浊灶。大量积血时，检眼镜下玻璃体仅见红光反射或无红光反射，眼底看不清。

3.并发症　玻璃体积血久不吸收，容易引起增殖性玻璃体视网膜病变。

【实验室及其他检查】

B型超声波检查　可见玻璃体腔内有均匀点状回声或斑块状回声；陈旧性积血者回声不均匀。

【诊断】

1.诊断要点

（1）眼前有暗影飘动或遮挡，视力下降。

（2）有导致玻璃体积血的原发病表现。

（3）玻璃体见出血性混浊。

2.鉴别诊断

（1）退行性玻璃体混浊：常见于高度近视或视网膜色素变性者，多双眼发病，病程长，视力逐渐下降。检眼镜下见玻璃体呈絮状、条状混浊。

（2）炎症性玻璃体混浊：常由葡萄膜炎、眼内炎及眼球穿通伤后的感染引起。检眼镜下见玻璃体呈灰白色点状、线状或棉絮状混浊。若玻璃体腔充满脓液后，瞳孔区则呈黄白色反光。

【治疗】

1.治疗原则　出血早期以中医治疗为主，"急则治其标"，先以止血为先；出血稳定后，以活血祛瘀为主。同时治疗原发病。若积血量大，难以吸收，为避免增殖导致牵拉性视网膜脱离时，应选择手术，术后配合中药治疗，以助视功能修复。

2.西医治疗

（1）药物治疗：主要是应用止血剂和促进出血吸收的药物，如巴曲酶注射液或蝮蛇抗栓酶粉针剂或尿激酶冻干粉制剂静脉滴注。也可用卵磷脂络合碘片口服，或氨碘肽滴眼液滴眼。

（2）手术治疗：玻璃体积血保守治疗无效，可行玻璃体切割术。若已有玻璃体机化牵引视网膜，应尽早手术。眼球穿通伤引起严重玻璃体积血，应在伤后2周左右手术，过早可能伴有活动性出血或玻璃体尚未后脱离，过迟可能发生牵引性视网膜脱离。对糖尿病性视网膜病变患者控制血糖后，若伴有牵引性视网膜脱离，或黄斑水肿，或反复玻璃体积血未能吸收，应尽早手术切除病变玻璃体，剥除增殖膜，术中辅以全视网膜光凝或合玻璃体腔填充。

3.中医治疗

（1）辨证论治

①络损出血证

证候 视力突然下降，重者仅存光感，眼前有暗影飘动，玻璃体混浊，色较鲜红；或伴心烦胁痛，口干便秘；或头晕腰酸，潮热盗汗；或少气懒言，肢倦乏力。舌红或兼少苔，脉数或细数；或舌淡苔白，脉缓无力。

治法 凉血止血。

方药 宁血汤[44]加减。血色偏暗者，可加生蒲黄、三七以化瘀止血；热盛者，加大黄炭、藕节以增凉血止血之效；气虚者，加黄芪、党参以补气止血。

②气血瘀结证

证候 眼前暗影遮挡，视力剧降，玻璃体积血；兼见头目作痛或情志不舒，烦躁易怒，或眼底出血日久不散；舌质暗红，脉弦或涩。

治法 行气通滞，活血化瘀。

方药 血府逐瘀汤[60]加减。积血日久不散，可酌加鳖甲、苏木、瓦楞子、三棱、莪术以破血散瘀；瘀久化热者，加栀子、黄连以清肝泻火；气虚者，加黄芪、陈皮以补气祛瘀。

③痰浊瘀阻证

证候 眼前暗影，视力骤降，玻璃体积血；兼见头重头晕，烦躁胸闷，痰稠口苦；舌暗红，苔黄腻，脉弦滑。

治法 化痰散结，活血祛瘀。

方药 涤痰汤[112]合桃红四物汤[103]加减。积血成块者，加地龙、麝香、牛膝、桔梗以增通络化痰之效。

④脾不统血证

证候 眼外观端好，视力下降，甚至仅见光感，眼底见各种形态之出血，玻璃体积血；兼见神疲纳少；舌质淡嫩，苔薄，脉细弱。

治法 健脾摄血。

方药 归脾汤[32]加减。加阿胶、三七、鸡血藤以助止血化瘀之效。

（2）专方专药：如复方血栓通胶囊，每次3粒，每日3次，口服。活血化瘀，益气养阴。适用于血瘀兼气阴两虚证。

【预防与调护】

1.寻找病因，积极治疗原发病。

2.出血早期适当卧床休息，必要时包扎双眼。

3.饮食宜清淡，忌食腥发辛辣炙煿之品。

第二节 增殖性玻璃体视网膜病变

增殖性玻璃体视网膜病变（proliferative vitreoretinopathy，PVR）是指在孔源性视网膜脱离或视网膜复位手术后，或眼球穿通伤后，由于玻璃体内及视网膜表面的细胞膜增殖和收缩，造成牵引性视网膜脱离的病变。

本病在中医学文献中无相应病名的记载，因其为有形之物，属中医学"积聚"范畴。

NOTE

【病因病理】

1. 西医病因病理　多因孔源性视网膜脱离、视网膜手术过度冷凝及反复巩膜压陷、多次手术、注气、放液等操作造成创伤性炎症；或眼球穿通伤、钝挫伤、玻璃体积血而诱发，是眼内组织的损伤修复反应。病理过程是眼外伤和炎症性因素引起视网膜色素上皮细胞、神经胶质细胞、成纤维细胞和巨噬细胞等游走、增生，形成有收缩能力的膜与视网膜粘连，细胞性膜收缩牵拉视网膜，造成视网膜脱离。视网膜脱离与增殖性玻璃体视网膜病变互为因果。

2. 中医病因病机　多因痰瘀互结于视网膜前或玻璃体内，形成有形之物，导致玻璃体视网膜增殖性改变。

【临床表现】

1. 症状　可出现不同程度的视力下降，或视野缺损。

2. 体征　玻璃体混浊，视网膜皱褶，重者玻璃体内见增殖性视网膜全层固定皱褶隆起。

国际视网膜学会根据视网膜表面膜及视网膜脱离的程度和范围，将增殖性玻璃体视网膜病变分为 A、B、C1 ~ C3、D1 ~ D3 四级。

A 级：玻璃体轻度混浊，玻璃体有色素游离及色素团块堆积。

B 级：视网膜有皱褶，裂孔卷边，血管扭曲抬高。

C 级：

C1：一个象限全层的视网膜固定皱褶。

C2：两个象限全层的视网膜固定皱褶。

C3：三个象限全层的视网膜固定皱褶。

D 级：指固定皱褶累及 4 个象限，视网膜脱离呈漏斗状。

D1：视网膜全脱离，呈宽漏斗。

D2：视网膜全脱离，呈窄宽漏斗，漏斗前口在 45°范围内。

D3：视网膜全脱离，呈看不到视盘的窄漏斗，称"闭合性漏斗"。

【实验室及其他检查】

B 型超声检查：可见玻璃体区内有不规则点状、斑块状或条状回声。

【诊断】

1. 诊断要点

（1）有孔源性视网膜脱离、视网膜多次手术、玻璃体积血、眼外伤等病史。

（2）玻璃体出现增殖性病灶。

2. 鉴别诊断

同"玻璃体积血"的鉴别诊断。

【治疗】

1. 治疗原则　以手术治疗为主。手术前、后可用中药辅助治疗，以减轻手术反应。

2. 西医治疗

（1）激素治疗：可用糖皮质激素以减轻手术的炎症反应。

（2）手术治疗

① 对 A 级、B 级、C1 级及 C2 级病例，可酌情选用巩膜外加压、环扎、放液和冷凝术。

② 对 D 级病例，可施行玻璃体内手术，如剥膜、增生条索剪切，眼内电凝、光凝及眼内

充填等。必要时对阻止复位的视网膜切除。

3. 中医治疗　主要用于手术前、后的辅助治疗，以软坚散结、活血化瘀法为主，用涤痰汤[112]合桃红四物汤[103]加减，以减轻手术反应，减少并发症，助其康复，巩固疗效。

【预防与调护】

及时治疗诱发本病的相关性疾病。

第三节　玻璃体液化、后脱离

玻璃体液化

玻璃体液化（synchysis）是指玻璃体由凝胶状态变为液态，玻璃体腔内出现含水的腔隙。多见于老年人和高度近视患者。

本病属中医学"云雾移睛"（《证治准绳》）范畴，又名"蝇翅黑花"（《银海精微》）、"眼见黑花"（《太平圣惠方》）、"蝇影飞越"（《一草亭目科全书》）、"眼见黑花飞蝇"（《东医宝鉴》）等。

【病因病理】

1. 西医病因病理　多种因素导致玻璃体由凝胶状态变为液态。如伴有高度近视，或随着年龄增长，玻璃体发生胶体脱水凝缩，形成液腔。期间，有形成分被析出，形成点状、线状和网状等多种形态的浮游物，随眼球运动而飘动。

2. 中医病因病机　多因肝肾亏损，阴精不足，神膏失于五脏六腑精气之濡养；或脾胃虚弱，气血不足，养目之源匮乏，导致神膏混浊。

【临床表现】

1. 症状　眼前有黑点或丝状物飘动，在明亮处或白色背景衬托下更明显。若飘游物停留在视线中央，可影响视力。

2. 体征　裂隙灯下见液化区呈黑色空间，无反光面，有少量纤细的透明纤维随眼球运动而飘动。非液化区可发生收缩或移位，重叠而成小片状或膜状混浊物，薄而松弛如绸带。检眼镜下见点状、丝状或絮状物漂浮。

【治疗】

目前尚无有效治疗。可予补益肝肾、益气健脾中药，以控制病情的发展。

玻璃体后脱离

玻璃体后脱离（posterior vitreous detachment）是指玻璃体后皮质与视网膜的分离，多见于玻璃体液化者。

本病属中医学"云雾移睛"《证治准绳》范畴。

【病因病理】

1. 西医病因病理　尚未液化的胶样玻璃体较水样液稍重，当液腔移至后部视网膜时，胶样的玻璃体下沉并前移，导致玻璃体后皮质与视网膜完全分开，形成玻璃体脱离。

2. 中医病因病机　多因肝肾亏损，阴精不足，瞳神失于五脏六腑精气之濡养；或脾胃虚弱，气血不足，养目之源匮乏；或眼外伤，损伤脉络而致。

【临床表现】

1. 症状　眼前有暗影或环形暗影飘动，眼球转动时症状加剧，可伴有闪光感。

2. 体征　在玻璃体腔浮游物中可见一半透明的类似环形物，称为"Weiss 环"；或在视盘边缘前下方见不规则的团块弧形混浊，随眼球运动而浮动，眼球静止后，逐渐回到原位（图16-1）。视盘边缘见少量出血。

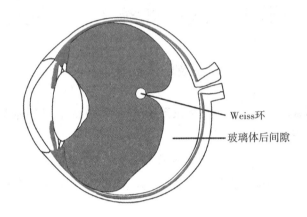

图 16-1　玻璃体后脱离示意图

3. 鉴别诊断

（1）早期视网膜脱离：眼底检查可见病变区域之视网膜呈灰白色隆起，可发现裂孔。

（2）生理性飞蚊症：患者除感觉眼前有暗影飘动外，眼部无其他病理性体征。

【治疗】

1. 目前尚无有效治疗。可予补益肝肾、益气健脾、活血化瘀中药以控制病情的发展。

2. 如在玻璃体后脱离过程中伴发周边部视网膜裂孔，应及时行激光或手术等治疗。

述评：玻璃体积血的病因病机复杂，出血稳定后，则以中药活血祛瘀为主要治法。临床应根据病因、病程和体质的不同，注意掌握气与血、止与行、血与痰等辨证关系，兼予行气、补气、化痰、祛瘀、软坚散结等法，或加用中药注射液静脉滴注或眼部电离子导入等，疗效更佳。如保守治疗3个月无效者，当选择玻璃体手术，术后配合中药治疗，以期减少手术反应，巩固疗效。玻璃体的液化与变性，目前尚无确切疗法，部分患者以滋养肝肾、健脾渗湿的方药治疗可减轻症状，但疗程久长。增殖性玻璃体视网膜病变则以手术治疗为主。

第十七章 视网膜病

视网膜由单层的色素上皮层和有九层结构的视网膜神经感觉层（又称"神经上皮层"）组成。视网膜色素上皮层与脉络膜最内层的 Bruch 膜（又称"玻璃膜"）粘连紧密，不易分开，而与视网膜神经感觉层间存在着潜在的间隙，是发生视网膜脱离的解剖基础。

视网膜外五层的营养来自脉络膜毛细血管，由色素上皮层传递，同时由色素上皮吞噬降解脱落的视细胞外节盘膜，并向脉络膜排泄。视网膜色素上皮层与脉络膜毛细血管、玻璃膜共同组成重要的功能体，称"色素上皮 – 玻璃膜 – 脉络膜毛细血管复合体"，对维持光感受器微环境有重要作用。色素上皮细胞之间连接紧密，并有完整的封闭小带存在，形成视网膜的外屏障，亦称"脉络膜 – 视网膜屏障"（choroid–retinal barrier），具有阻止脉络膜血管的正常漏出液进入视网膜的功能。

视网膜内五层的营养来自视网膜中央动脉。其毛细血管壁内皮细胞之间完整的封闭小带（zonula occludens）和壁上周细胞（intramural pericyte）形成视网膜内屏障，亦称"血 – 视网膜屏障"（blood–retinal barrier），阻止血浆等物质渗漏到视网膜神经上皮内。

视网膜生理功能的正常有赖以上两个屏障的完整，任一屏障受损，均可引起水肿、出血等病变。视网膜的动、静脉血管交叉处有一共同的外膜包绕，是视网膜静脉阻塞的解剖基础。视网膜疾病复杂，其病理改变与视网膜结构与功能特点密切相关，可归纳为以下几方面：

一、视网膜屏障损害或视网膜缺血

1. 视网膜水肿 可分为细胞外水肿与细胞性水肿。

（1）细胞外水肿：由视网膜毛细血管的内皮细胞受损，血液成分渗漏所致，通常是可逆的。表现为视网膜模糊，失去正常光泽。黄斑区由于 Henle 纤维的放射状排列，液体聚积于 Henle 纤维之间，形成特殊的花瓣状外观，称为"黄斑囊样水肿"（cystoid macular edema, CME）。

（2）细胞性水肿：由视网膜动脉阻塞所致局部缺血、缺氧，导致双极细胞、神经节细胞以及神经纤维层吸收水分而发生混浊、水肿。水肿的范围取决于血管阻塞的部位，水肿的程度与缺血程度和持续时间有关，有时可逆，有时不可逆。

2. 视网膜渗出 临床上又称为"硬性渗出"或"脂质渗出"。因血 – 视网膜屏障受损后，渗出液中较难吸收的脂质、脂蛋白及变性的巨噬细胞等沉积于视网膜外丛状层形成。表现为边界清晰的黄白色小点，其形态和大小不一，可融合成片状，亦可呈环状或弧形排列。位于黄斑区者，可沿 Henle 纤维的排列而呈星芒状或扇形。去除病因后，最终可缓慢吸收而不留痕迹。

3. 视网膜棉绒斑 表现为大小及形态不规则、灰白色边界不清的棉花或绒毛状斑块，故称"棉绒斑"（cotton-wool spot）。以往曾误称为"软性渗出"，其实并非"渗出"，乃视网膜毛细

NOTE

血管前小动脉阻塞后，相应视网膜局部缺血，引起视网膜神经纤维的微小梗死，轴浆运输发生阻断，轴浆及变性的细胞器在此聚积而形成。如果血管重新开放，棉绒斑可以消退。

4. 视网膜出血 色鲜红者为新鲜出血；病程稍久，出血缓慢吸收，逐渐变成黄色，最终完全吸收。据出血部位不同可分为：

（1）深层出血：为深层毛细血管出血，位于外丛状层和内颗粒层之间，出血沿细胞垂直空隙延伸，故表现为圆点状或椭圆形，色暗。多见于静脉性损害疾病，如糖尿病性视网膜病变。

（2）浅层出血：为浅层毛细血管出血，位于视网膜神经纤维层，出血沿神经纤维走行延伸，故表现为线状、条状及火焰状，色鲜。多见于动脉性损害疾病，如高血压性视网膜病变。

（3）视网膜前出血：为视网膜浅层大量出血，血液聚集于神经纤维层与内界膜，及内界膜与玻璃体后界膜之间，因重力原因而多表现为半月形积血，上方常可见液平面（彩图 21）。

（4）玻璃体积血：又称"玻璃体出血"。玻璃体本身并无血管，出血可来自大量视网膜前出血，或视网膜新生血管出血，血液穿破内界膜及玻璃体后界膜进入玻璃体中，详见第十六章。

（5）视网膜下出血：出血来自视网膜下新生血管或脉络膜毛细血管，位于视网膜锥细胞层与色素上皮层之间，或色素上皮层下，表现为色暗红，甚至黑褐色，边界清晰，易误诊为脉络膜肿瘤。

5. 视网膜脱离 由于视网膜色素上皮损害引起脉络膜 – 视网膜屏障破坏，脉络膜毛细血管漏出的液体进入视网膜神经上皮下，表现为局限性、境界清晰的圆屋顶状的扁平隆起。如果屏障破坏广泛，引起普遍的渗漏，则可引起浆液性视网膜脱离。

二、视网膜血管异常

1. 视网膜血管形态异常

（1）血管变细或闭塞：正常视网膜动、静脉管径比为 2 ：3。若因动脉痉挛、狭窄变细或静脉扩张，管径比可变为 1 ：（2 ~ 3）或管径粗细不匀。某些疾病可使毛细血管或前小动脉、后小静脉闭塞，荧光造影表现为无灌注区。

（2）血管扩张或迂曲：动静脉均可因病变发生节段性扩张，表现为局部血管呈豆状、囊状、腊肠状等，或形成血管瘤；也可发生普遍性管壁扩张和走行迂曲。

（3）动脉硬化：表现为动脉反光增强，管壁透明度下降，血柱变为亮铜色甚至消失而呈"铜丝"或"银丝"状；动静脉交叉处可见静脉被隐蔽，或移位，或呈驼峰状，或变窄呈梭形，甚至被完全遮断，在动脉两侧出现空白区，称为"动静脉交叉征"；相应动静脉管径之比为 1 ：2 甚至 1 ：3。

（4）血管白鞘：表现为血管壁两侧伴随有均匀一致的白线，多见于静脉。

2. 视网膜异常血管

（1）侧支血管：多见于视网膜血管阻塞区附近，为视网膜毛细血管或前小动脉、后小静脉代偿性扩张，形成袢状或卷曲状血管，或动脉间或静脉间出现侧支，或小动脉与小静脉间形成短路。荧光造影时管壁无渗漏。

（2）视网膜新生血管：是视网膜血循环严重障碍所致的反应性改变，为视网膜血管增生部分，沿视网膜表面生长，可延伸至内界膜或视网膜外层无血管区，在有玻璃体粘连处伸入玻璃体。表现为大小、形态及走行均无一定规律的条状、带状或丛状血管，往往伴有纤维组织，称"新生血管膜"，可引起玻璃体出血和牵拉性视网膜脱离。由于其管壁内皮细胞间无紧密连接，因此容易渗漏、出血，荧光造影表现为大量荧光素迅速渗漏，与侧支血管明显不同。

（3）视网膜下新生血管：又称"脉络膜新生血管"（choroidal neovascularization，CNV）。脉络膜玻璃膜受损、局部炎症或 RPE 代谢产物积聚等诱发脉络膜毛细血管向内生长，到达色素上皮层或神经感觉层下而形成。眼底往往以渗出、出血和机化瘢痕为表现，多在荧光造影时发现。

三、视网膜色素上皮病变

1. 视网膜增殖膜 在多种刺激因素下，视网膜色素上皮细胞游走进入玻璃体，化生为成纤维细胞样细胞，分泌胶原，产生大量纤维组织而形成。

2. 视网膜色素改变 视网膜色素上皮细胞因代谢障碍等发生萎缩、变性、增生或死亡引起，表现为视网膜色素脱失、色素紊乱或色素增殖、骨细胞状沉着等。

四、中医对视网膜病的认识

中医称视网膜为"视衣"。古代医家限于历史条件，不能直视眼内结构，无法细辨眼内组织，将瞳孔及其后之全部内眼组织（包括视网膜）统称为"瞳神"。《证治准绳·杂病·七窍门》说"五轮之中，四轮不鉴，唯瞳神乃照物者"，说明其在视觉形成过程中的重要性。

视网膜疾病属中医内障眼病范畴，归于瞳神疾病。根据五轮学说，瞳神为水轮，内应于肾，而肝肾同源，故视网膜发病多责之肝肾。但视网膜病的病因病机十分复杂，除与肝肾有关外，和其他脏腑及气血津液密切相关。"内眼组织与脏腑经络相属"学说与眼底局部辨证方法，均依据视网膜等眼底组织与五脏六腑相关的理论认识。因此，中医治疗视网膜疾病往往根据局部眼底征象，结合发病及全身情况进行辨证。如视网膜出血，根据其颜色、性状、部位及发病时间等不同，而有心肝火盛、灼伤目络，或阴虚阳亢、肝失藏血，或脾虚气弱、气不摄血，或肝气郁结、气滞血瘀等不同病机；视网膜水肿，根据其部位、范围及病因等不同，而有脾虚有湿，或脾肾阳虚、水湿泛滥，或气滞血瘀等不同。

视网膜疾病有虚有实。虚证主要由脏腑内损，气血不足，真元耗伤，不能上荣于目所致；实证多因火邪攻目，痰湿内聚，气郁血疾，目窍不利而起。至于临床常见之阴虚火旺、肝阳化风、脾虚湿停、气虚血滞等证候，又属虚实夹杂之证。

第一节 视网膜血管病

糖尿病视网膜病变

糖尿病视网膜病变（diabetic retinopathy，DR）是糖尿病早期微血管并发症之一，在欧美是主要的致盲眼病。近年来，我国糖尿病发病率逐渐增高，糖尿病视网膜病变致盲者也呈上升趋势。我国的糖尿病患者将超过 1.1 亿。糖尿病人群中 30%～50% 合并视网膜病变，其中 1/4

有明显视力障碍，生存质量与健康水平严重下降，其致盲率为 8% ~ 12%。该病的发生发展与糖尿病的类型、病程、发病年龄及血糖控制等情况密切相关，高血压、高血脂、肾病、肥胖、吸烟等均可使其加重。其发病与性别无关，多双眼发病，以视力下降、眼底出现糖尿病视网膜病变特征性改变为主要表现。

消渴（即"糖尿病"）所致眼部并发症属中医学"消渴目病"，包括消渴内障、消渴翳障等。虽然古代医家对其没有具体记述，但已认识到消渴最终可致盲，如《三消论》指出"夫消渴者，多变聋盲"，《秘传证治要诀》更进一步指出"三消久之，神血既亏或目无所见，或手足偏废"。糖尿病视网膜病变属中医学"消渴内障"范畴。

【病因病理】

1. 西医病因病理　糖尿病主要是长期糖代谢紊乱损害视网膜的微循环。早期的病理改变为基底膜增厚，内皮细胞增生，毛细血管周细胞的选择性丧失；血管扩张导致的微动脉瘤和血管结构改变，血-视网膜屏障的损害；随之毛细血管管腔狭窄甚至闭塞，血流改变，致使视网膜缺血缺氧，最终形成新生血管等增殖性改变。

2. 中医病因病机　本病的主要病机是病久伤阴，阴虚燥热，虚火上炎，灼伤目中血络；消渴日久，耗气伤阴，气阴两虚，瘀阻于目；饮食不节，脾胃受损，气不摄血，血不循经，溢于络外，或水液外渗；消渴病久，肝肾亏虚，目失濡养；久病伤阴，阴损及阳，致阴阳两虚，寒凝血瘀，目络阻滞，痰瘀互结，最终均伤及于目。

多中心证候研究表明，糖尿病视网膜病变为虚实夹杂、本虚标实的证候特点；气阴两虚始终贯穿于病变发展的全过程；气阴两虚，气虚渐重，燥热愈盛，内寒更著，瘀血阻络，阴损及阳，阴阳两虚是其主要证候演变规律；而阳虚是影响病情进展的关键证候因素。

【临床表现】

1. 症状　早期眼部多无自觉症状，病久可有不同程度视力减退，眼前黑影飞舞，或视物变形，甚至失明。

2. 体征　眼底表现包括微动脉瘤、出血、硬性渗出（彩图 22）、棉绒斑、静脉串珠状、视网膜内微血管异常（intraretinal microvascular abnormalities IRMA）、黄斑水肿、新生血管、视网膜前出血及玻璃体积血等。

3. 并发症　本病的并发症有玻璃体脱离、牵拉性视网膜脱离、虹膜新生血管及新生血管性青光眼等，其中后两种最常见，也是致盲的重要原因。

（1）牵拉性视网膜脱离：视网膜增殖膜及新生血管膜收缩，是引发牵拉性视网膜脱离的主要原因。

（2）虹膜新生血管及新生血管性青光眼：糖尿病视网膜病变广泛视网膜缺血，诱生血管生长因子，刺激虹膜及房角产生新生血管。虹膜新生血管表现为虹膜表面出现的细小弯曲、不规则血管，多见于瞳孔缘，可向周边发展；房角新生血管阻塞或牵拉小梁网，或出血而影响房水引流，导致眼压升高，形成新生血管性青光眼。

【实验室检查】

1. 眼底荧光素血管造影（FFA）　眼底镜下未见糖尿病视网膜病变眼底表现者，FFA 检查可出现异常荧光，如微血管瘤样高荧光、毛细血管扩张或渗漏、视网膜无灌注区、新生血管及黄斑囊样水肿等（彩图 23）。因此，FFA 可提高其诊断率，有助于评估疾病的严重程度，并指导治疗，评价临床疗效。

2. 暗适应和电生理检查　糖尿病视网膜病变患者可出现暗适应功能异常，表现为杆阈、锥阈升高；多焦 ERG 检查表现为黄斑区反应密度降低；标准闪光 ERG 检查 a 波、b 波振幅降低；患病早期可见视网膜振荡电位（OPs）异常，表现为总波幅降低，潜伏期延长，由于 OPs 能客观而敏感地反映视网膜内层血循环状态，故能显示糖尿病视网膜病变病程的进展。

【诊断与鉴别诊断】

1. 诊断

（1）有糖尿病病史。

（2）眼底检查，可见微动脉瘤、出血硬性渗出、棉绒斑、静脉串珠状、视网膜内微血管异常、黄斑水肿、新生血管、视网膜前出血及玻璃体积血等表现。

（3）眼底荧光素血管造影可帮助确诊。

2. 分级标准　2002 年全球糖尿病视网膜病变项目组（the Global Diabetic Retinopathy Project Group）根据糖尿病视网膜病变早期治疗研究（ETDRS）和 Wisconsin 糖尿病视网膜病变流行病学研究（WESDR）两个大样本多中心临床研究证据制定了国际糖尿病视网膜病变及糖尿病性黄斑水肿分级标准（表 17-1、表 17-2）。

表 17-1　糖尿病性视网膜病变国际临床分级

分级	病变严重程度	散瞳眼底检查所见
1	无明显视网膜病变	无异常
2	轻度非增生性糖尿病性视网膜病变	仅有微动脉瘤
3	中度非增生性糖尿病性视网膜病变	除微动脉瘤外，还存在轻于重度非增生性糖尿病性视网膜病变的改变
4	重度非增生性糖尿病性视网膜病变	出现以下任一改变，但无增生性视网膜病变的体征： （1）在 4 个象限中的每一象限均出现多于 20 处视网膜内出血 （2）在 2 个或以上象限中出现静脉串珠样改变 （3）至少有 1 个象限出现明显的视网膜内微血管异常
5	增生性糖尿病性视网膜病变	出现下列一种或一种以上改变： （1）新生血管 （2）玻璃体出血或视网膜出血

表 17-2　糖尿病性黄斑水肿国际临床分级

程度	散瞳眼底检查所见
无	在后极部无明显视网膜增厚或硬性渗出
轻	后极部存在部分视网膜增厚或硬性渗出，但远离黄斑中心
中	视网膜增厚或硬性渗出接近但未累及黄斑中心凹
重	视网膜增厚或硬性渗出累及黄斑中心凹

3. 鉴别诊断　本病应与高血压性视网膜病变、视网膜静脉阻塞相鉴别，详见相应章节。

【治疗】

1. 治疗原则　本病作为糖尿病的并发症，血糖控制情况与疾病的进展和视力预后有密切关系，其治疗的基本原则是有效控制血糖。同时，控制高血压和高血脂也十分重要。

本病的病理机制复杂，目前仍未完全清楚，西医常以眼底激光治疗或玻璃体切割手术为

NOTE

主，药物治疗为辅，尚无特效专药。中医则根据气阴两虚，肝肾不足，阴阳两虚而致脉络瘀阻，痰浊凝滞的本虚标实基本病机。以益气养阴、滋养肝肾、阴阳双补治其本，通络明目、活血化瘀、化痰散结治其标。实验研究及多中心临床研究结果表明，中医在保护视功能，改善眼底病变及全身症状方面有一定优势。总之，治疗本病应在西医有效控制血糖基础上，以中医辨证论治为主，适时采用眼底激光光凝或手术的中西医结合治疗方案，提高疗效和减少失明。

2. 西医治疗

（1）控制血糖：采用饮食控制或联合降糖药物。长期稳定地控制血糖，能延缓疾病的发展，短时间内快速降低血糖，反而会加重病情。

（2）导升明（国产药名"多贝斯"）：可降低毛细血管通透性，降低血黏度，减少红细胞和血小板聚集及其释放反应。预防用药：每日 500mg，分 1～2 次服用；非增生性糖尿病视网膜病变，每日 750～1500mg，分 2～3 次服用；增生性糖尿病视网膜病变每日 1500～2000mg，分 3～4 次服用。疗程为 3～6 个月。

其他药物如口服阿司匹林、肌注安妥碘等，可促进出血吸收。

（3）光凝治疗：主要适用于国际分级标准第 4 级，过早激光治疗弊大于利。根据治疗目的不同，糖尿病视网膜病变各期的光凝方法也不同。黄斑水肿可采用氩激光做局部格栅样光凝；增殖前期，视网膜出血和棉絮状斑增多，广泛微血管异常，毛细血管无灌注区增加，提示有产生新生血管进入增殖期的危险时，应做全视网膜光凝，防止发生新生血管；如果视网膜和／或视盘已有新生血管时，应立即做全视网膜光凝以防止新生血管出血和视力进一步下降。

（4）玻璃体切除术：用于大量玻璃体出血和／或有机化条带牵拉致视网膜脱离。手术的目的是清除混浊的玻璃体，缓解玻璃体视网膜牵拉，封闭裂孔，使脱离视网膜复位。

3. 中医治疗

（1）辨证论治

①阴津不足，燥热内生证

证候　视力正常或减退，病变为临床分级 1~3 级；口渴多饮，口干咽燥，消谷善饥，大便干结，小便黄赤；舌质红，苔微黄，脉细数。

治法　养阴生津，凉血润燥。

方药　玉泉丸[22]合知柏地黄丸[78]加减。若眼底以微血管瘤为主，可加丹参、郁金、凉血化瘀；出血明显者，可加生蒲黄、旱莲草、牛膝止血活血，引血下行；有硬性渗出者，可加浙贝、海藻、昆布清热消痰、软坚散结。

②气阴两虚，络脉瘀阻证

证候　视物模糊，或视物变形，或自觉眼前黑花漂移，视网膜病变多为 2~4 级；神疲乏力，气短懒言，口干咽燥，自汗便干或稀溏；舌胖嫩、紫暗或有瘀斑，脉细乏力。

治法　益气养阴，活血通络。

方药　六味地黄丸[21]合生脉散[39]或优糖明Ⅰ号方[58]加减。视网膜出血量多，可酌加三七、旱莲草、赤芍以增凉血、活血、止血之功；伴有黄斑水肿者，酌加白术、薏苡仁、车前子利水消肿；自汗、盗汗，加白术、牡蛎、浮小麦以益气固表。

③脾失健运，水湿阻滞证

证候　视物模糊，或视物变形，或自觉眼前黑花漂移，视网膜病变多为 2~4 级，以视网膜水肿、棉绒斑、出血为甚；面色萎黄或无华，神疲乏力、头晕耳鸣，小便量多清长；舌质淡，脉弱。

治法 健脾益气，利水消滞。

方药 补中益气汤[70]加减。可加巴戟天、郁金、车前子补肾活血利水；棉绒斑多者，加法夏、浙贝、苍术以化痰散结；黄斑水肿重者，加茯苓、薏苡仁利水消肿。

④肝肾亏虚，目络失养

证候 视物模糊，甚至视力严重障碍，视网膜病变多为2~4级；头晕耳鸣，腰膝酸软，肢体麻木，大便干结；舌暗红苔少，脉细涩。

治法 滋补肝肾，润燥通络。

方药 六味地黄丸[21]或优糖明II号方[57]加减。视网膜出血量多色红有发展趋势者，可合用生蒲黄汤[40]；出血静止期，则可合用桃红四物汤[103]。

⑤阴阳两虚，血瘀痰凝证

证候 视力模糊或严重障碍，视网膜病变多为3~5级；神疲乏力，五心烦热，失眠健忘，腰酸肢冷，阳痿早泄，下肢浮肿，夜尿频多，小便混浊如混膏脂，大便溏结交替；唇舌紫暗，脉沉细。

治法 滋阴补阳，化痰祛瘀。

方药 偏阴虚者选左归丸[26]，偏阳虚者选右归丸[28]。酌加瓦楞子、浙贝、海藻、昆布软坚散结，三七、生蒲黄、花蕊石化瘀止血，菟丝子、淫羊藿补益肝肾而明目。

（2）专病专药

①芪明颗粒，口服，每次4.5g，一日3次。适用于肝肾不足，气阴两虚，目络瘀滞者。

②递法明（difrarel），口服，一日3~6片。对血管有一定保护作用。

（3）针刺治疗

体针：取睛明、球后、攒竹、血海、足三里、三阴交、肝俞、肾俞、胰俞等穴，可分两组轮流取用。每次取眼区穴1~2个，四肢及背部3~5个，平补平泻，留针30分钟。每日1次，10次为一疗程。

【预防与调护】

1.严格、合理控制血糖、血压、血脂，调整起居、饮食，适当运动。

2.定期进行眼科检查，及时进行针对性治疗。

视网膜动脉阻塞

视网膜动脉阻塞（retinal artery occlusion）是视网膜中央动脉及其分支的阻塞引起的视网膜组织急性缺血，表现为无痛性的视力突然下降甚至盲目。其中视网膜中央动脉阻塞（central retinal artery occlusion，CRAO）最严重，若抢救不及时，可导致永久性视力损害，是致盲的急重症之一。本病多发生于老人，特别是伴有心血管疾病老人，多为单眼发病，男性比女性发病率稍高。

本病属于中医学"暴盲"（《证治准绳》）的范畴，又名"落气眼"（《抄本眼科》）。

【病因病理】

1. 西医病因病理　各种血管栓子阻塞动脉是本病的主要原因之一，常发生于筛板和动脉分叉处。动脉硬化或炎症导致血栓的形成而发生本病，而血管反射性痉挛和血管的舒缩神经兴奋异常是发生本病的另一个重要原因。此外，血黏度增加、血流变慢、外伤、动脉的灌注压和眼内压之间的平衡关系失调、动脉供血不足等，均可诱发本病；球后注射偶可引起本病。

2. 中医病因病机　本病的主要病机是血络瘀阻，目窍失养。多因暴怒，肝气上逆，气血郁闭，脉络阻塞；或肝阳上越，上扰清窍，血流阻滞；或因劳视竭思，房劳过度，暗耗真阴，阴虚阳亢，气血失调；或因偏食肥甘厚味，痰热内生，上壅目窍；或因年老真阴渐绝，肝肾亏虚，肝阳上亢，气血并逆；或因心气亏虚，无力推动血行，络脉不利等。

【临床表现】

1 症状　突然起病，视力骤降，甚至失明，多无疼痛。部分病人在发病前可有一过性的黑蒙和头痛头晕等。

2. 体征

（1）视网膜中心动脉阻塞：外眼正常，瞳孔直接对光反射消失，间接对光反射存在。眼底检查可见视网膜呈乳白色半透明混浊、水肿，以后极部为甚；黄斑区可透见脉络膜红色背景，呈樱桃红色，又称"樱桃红斑"，是本病的特征性体征。视盘色淡、水肿，边界模糊，动脉高度变细，甚至呈白色线条样，部分血管腔内的血柱呈间断状，静脉亦变狭窄。

（2）分支动脉阻塞：在其供血区出现视网膜灰白色水肿，血管变细，并有相应的视野缺损。

3. 并发症和后遗症

新生血管性青光眼：近年文献报道，本病患者中的15% ~ 20% 可发生新生血管性青光眼，但同时显示大多数此类患者合并有颈动脉狭窄。

【实验室检查】

眼底荧光素血管造影（FFA）：在病变发生时很难及时进行造影检查，多在病变发生后数小时、数日，甚至数周后才进行此项检查，因此差异较大。其常见的变化有以下几种：中央动脉主干或分支无灌注；视网膜循环时间延长，脉络膜迟缓充盈；检眼镜下所见的血流"中断"部位，仍有荧光素通过，动脉出现层流（彩图24）；大片毛细血管无灌注；部分血管壁的荧光素渗漏；晚期患者可能因阻塞动脉的开放而无阻塞的荧光征象。

【诊断与鉴别诊断】

1. 诊断要点

（1）突然视力下降或丧失。

（2）视网膜动脉极细，血柱呈节段状。

（3）视网膜中央动脉阻塞时，后极部视网膜广泛性灰白水肿混浊，黄斑樱桃红点；分支动迟缓脉阻塞时，其供血区视网膜灰白水肿混浊。

（4）眼底荧光素血管造影有助于诊断。

2. 鉴别诊断

（1）眼动脉阻塞：眼动脉阻塞时，视网膜中央动脉和睫状动脉同时供血缺失，故视力损害更严重，多为光感或无光感。视网膜乳白色水肿混浊更重，40%的病人眼底无樱桃红点。眼底荧光素血管表现为造影脉络膜弱荧光。病变晚期，黄斑部有较重的色素紊乱。

（2）缺血性视盘病变：分支动脉阻塞和不完全总干阻塞应与缺血性视盘病变鉴别。后者视力可正常或有程度不等的降低，但不如动脉阻塞者严重；视野也可为象限缺损，但常与生理盲点相连；眼底荧光素血管造影表现为视盘充盈不均匀。

【治疗】

1. 治疗原则　本病为眼科的急症，常造成不可逆的视功能损害，应尽早挽救病人的视力，综合应用各种治疗方法，务求视力恢复至最大限度。同时做全身详细检查，以尽可能去除病因。

2. 西医治疗

（1）扩张血管：①阿托品或山莨菪碱（654-2）球后注射。②立即吸入亚硝酸异戊酯或舌下含硝酸甘油。罂粟碱 30 ～ 60mg 静脉滴注，每日 1 次；葛根素注射液 200 ～ 400mg 静脉滴注，每日 1 次。同时口服烟酸 50 ～ 100mg，每日 3 次。

（2）降低眼压：①按摩眼球，至少 15 分钟；或 24 小时内前房穿刺放液 0.1 ～ 0.4mL。②口服醋氮酰胺 250mg，每日 3 次。

（3）纤溶制剂：眶上动脉注射纤维溶解剂，或动脉介入灌注治疗。同时口服胰激肽释放酶片，每次 1 ～ 2 片，每日 3 次。

3. 中医治疗

（1）辨证论治

①气滞血瘀证

证候　外眼端好，视力骤失，眼胀，眼底可见视网膜中央或分支动脉阻塞；兼见情志抑郁或易怒，胸胁胀满，头昏头痛，胸闷等症；舌质紫暗或有瘀斑，脉弦或涩。

治法　理气活血通窍。

方药　通窍活血汤[118]加减。胸胁胀满者，酌加郁金、青皮、香附以理气；头昏者，酌加天麻平肝降逆；视网膜水肿者，酌加泽兰、车前子利水消肿，活血化瘀。

②痰热上壅证

证候　眼症同前，兼见头眩而重，胸闷烦躁，食少恶心，痰稠口苦；舌苔黄腻，脉弦滑。

治法　涤痰通络，活血开窍。

方药　涤痰汤[112]加减。酌加地龙、川芎、牛膝、泽兰以助活血利水，通络开窍。若热邪较甚，可去人参、生姜、大枣，酌加黄连、黄芩以增清热涤痰之功。

③阴虚阳亢证

证候　眼症同前，兼见头昏耳鸣，心烦失眠；舌红苔薄白，脉弱或弦细等。

治法　滋阴潜阳。

方药　镇肝息风汤[143]加减。失眠者，酌加酸枣仁、夜交藤；视网膜水肿者，酌加泽兰。

④气虚血瘀证

证候　眼症同前，多因年老气虚、劳累诱发，兼见头晕乏力；舌质嫩胖，边有瘀斑，脉细涩。

治法　益气活血。

方药　补阳还五汤[71]加减。酌加泽兰、牛膝利水消肿，活血化瘀。

（2）专方专药

①葛根素注射液，200～400mg加入低分子右旋糖酐或5%葡萄糖500mL内，静脉滴注，每日1次。

②丹参注射液，20～40mL加入低分子右旋糖酐或5%葡萄糖500mL内，静脉滴注，每日1次。

（3）针灸治疗

①体针：眶周围穴位有睛明、球后、瞳子髎、承泣、攒竹、太阳等；远端穴位有风池、合谷、内关、太冲、翳风、足光明。每日选眶周穴2个，远端穴2个，轮流使用，留针15分钟，或强刺激不留针，每日1次，10次为一疗程。

②耳针：取肝、胆、脾、肾、心、耳尖、目1、目2、眼、脑干、神门等穴，针刺与压丸相结合，2天1次。

③头针：取视区，每日或隔日1次，10次为一疗程。

④穴位注射：通窍活血注射液2mL球后注射。

⑤穴位放血：取耳尖、耳背小静脉，刺放少许血液。

（4）其他治疗：毛冬青煎剂或复方丹参注射液作电离子导入。

【预防与调护】

1. 注意休息，避免劳累。

2. 做好精神调护，避免情绪激动。

3. 戒烟防冷，多食蔬菜、水果及清淡饮食，忌食肥甘油腻之品。

4. 参加力所能及的体育活动，促使血液流畅。

5. 一旦发现视力骤降，应及时去医院诊治，以免延误病情。

视网膜静脉阻塞

视网膜静脉阻塞（retinal vein occlusion，RVO）是各种原因引起视网膜中央静脉的主干或分支发生阻塞，以阻塞远端静脉扩张迂曲、血流瘀滞、出血和水肿为特征的病变，是最常见的视网膜血管病，也是致盲眼病之一。多见于中老年人，单眼发病，偶见于双眼，多伴有高血压、动脉硬化、糖尿病等全身性疾病。

本病无对应中医病名，以其发病急、外眼正常而视力骤降，乃至失明的特点，应属于中医学"暴盲"（《证治准绳》）、"视瞻昏渺"（《证治准绳》）的范畴。

【病因病理】

1. 西医病因病理　视网膜静脉阻塞的病因复杂，可能是多种因素的综合影响。高血压、高血脂、动脉硬化、炎症、血液高黏度及血流动力学等均与本病的发生有关。视网膜动、静脉血管交叉处有一共同的外膜包绕，动脉发生硬化，静脉受压迫而管腔狭窄或发生内皮增生；静脉血管炎症致使血管内壁粗糙，或血液的黏稠度和凝集性增高，或血循环动力障碍引起血流速度减慢等均易形成血栓，导致本病的发生。此外，口服避孕药、眼压增高、情绪激动等可以诱发本病。

2. 中医病因病机　本病的病机关键是脉络瘀阻，血溢脉外而遮蔽神光。可因情志郁结，肝失条达，气滞血瘀，血溢络外，蒙蔽神光；或因年老体弱，阴气渐衰，劳视竭思，房劳过度，暗耗精血，阴虚阳亢，气血逆乱，血不循经，溢于目内；或因嗜食烟酒，辛辣厚味，痰热内生，上扰目窍，血脉瘀阻出血而成。

【临床表现】

1. 症状 起病突然，外眼正常，视力骤降，视力下降程度与黄斑水肿及出血情况有关。中央静脉阻塞者视力较差，分支静脉阻塞者视力稍好。

2. 体征

（1）中央静脉阻塞：可分为缺血型和非缺血型。①缺血型：视盘明显充血、水肿，边界模糊，视网膜水肿，静脉高度迂曲怒张，色紫红而呈节段状，有时隐藏于水肿的网膜组织内或混杂于出血斑中，周围伴有白鞘，动脉呈高度收缩。视网膜及视神经乳头上有大量浅层的火焰状、放射状和深层圆形或片状之出血斑，以及棉团状渗出（彩图25）。出血量多而进入玻璃体者，眼底无法窥清。②非缺血型：视盘及网膜轻度水肿，静脉迂曲，扩张，有斑状或点状出血。

（2）分支静脉阻塞：可分为缺血型和非缺血型。表现为阻塞点远端网膜水肿，静脉迂曲扩张，沿血管走行有火焰状出血（彩图26）。缺血型较非缺血型严重。

3. 并发症和后遗症

（1）黄斑水肿：静脉阻塞后黄斑区弥漫性水肿，其发生时间、严重程度及持续长短与阻塞的部位及轻重有关。轻者数月后水肿消退，黄斑呈暗红色，可有色素改变。病久可发展为囊样水肿，在黄斑区呈现界限清楚的泡状隆起。

（2）新生血管：是视网膜静脉阻塞缺血型最常见的并发症，可在视神经乳头表面和受累的静脉周围出现新生毛细血管网，其发生率在中央静脉阻塞为29.7% ~ 66.7%。

（3）新生血管性青光眼：是视网膜静脉阻塞最严重的并发症，预后极差。

【实验室检查】

眼底荧光素血管造影早期可见视网膜静脉充盈时间延长，出血区遮蔽荧光，阻塞区毛细血管扩张，后期可见荧光素渗漏、静脉管壁染色，缺血型较非缺血型重。晚期阻塞区可见大量微动脉瘤，或有无灌注区、黄斑区水肿，以及新生血管的荧光征象。

【诊断与鉴别诊断】

1. 诊断要点

（1）视力急降，严重者失明。

（2）视网膜广泛性火焰状出血，视网膜水肿，视网膜静脉扩张、迂曲，呈腊肠状；或某一静脉扩张、迂曲，远端分布区域视网膜水肿、散在出血。

（3）眼底荧光素血管造影可帮助确诊，并明确阻塞部位。

2. 鉴别诊断

（1）糖尿病视网膜病变：该病多双眼发病，眼底可多个象限出现微血管瘤、硬性渗出及出血、棉絮斑等病理改变，且多种病理改变可同时并见。其视网膜静脉改变及出血不如视网膜静脉阻塞严重，易反复出血。

（2）高血压性视网膜病变：详见相应章节。

【治疗】

1. 治疗原则 西医对本病无理想的治疗方法，一般以对症治疗为主。中医学认为本病的基本病机为气滞血瘀，一般以调理气机、活血化瘀立法，结合全身情况，综合辨治，可促进视网膜出血吸收，减轻水肿，减少并发症。

2. 西医治疗

（1）光凝治疗：黄斑水肿可采用氩激光做局部格栅样光凝；封闭无灌注区预防和治疗新生血管。

（2）纤溶制剂：特别适用于纤维蛋白原增高的患者。可应用去纤酶或尿激酶静脉滴注，或口服胰激肽释放酶片。

（3）抗血小板聚集剂：可服阿司匹林、潘生丁等。

（4）血液稀释疗法：可降低血液黏度，改善微循环。

（5）激素：病因治疗，主要针对青年患者视网膜静脉炎症所致者，可减轻水肿，改善循环。

3. 中医治疗

（1）辨证论治

①气滞血瘀证

证候 视力骤降，眼底检查同眼部表现；头胀头痛，胸胁胀闷；舌质紫暗或有瘀斑，脉弦紧或涩。

治法 理气活血，止血通络。

方药 血府逐瘀汤[60]加减。眼底出血色鲜红者，宜加白茅根、荆芥炭、侧柏叶等止血之品；眼底出血色紫暗者，宜加生蒲黄、茜草、生三七等化瘀止血之品；视网膜水肿甚者，加泽泻、车前子、茯苓、猪苓等利水之品；肝郁气滞较甚者，加郁金、青皮以增理气解郁之功。

②肝阳上亢证

证候 眼症同前。兼头痛眩晕，口苦，耳鸣，心烦失眠，烦躁易怒；舌红脉弦或弦细数。

治法 平肝潜阳止血。

方药 天麻钩藤饮[13]加减。根据眼底情况加减用药同前，失眠梦多者，加珍珠母镇静安神。

③痰浊痹阻证

证候 眼症同前。兼头重眩晕，胸闷脘胀，体胖；舌淡苔腻，脉弦滑。

治法 化痰降浊止血。

方药 菖蒲郁金汤[121]加减。根据眼底情况加减，用药同前。

④阴虚火旺证

证候 眼症同前。兼头晕目眩，耳鸣，五心烦热，口干咽燥；舌红少津，脉细数。

治法 滋阴降火，凉血散瘀。

方药 知柏地黄丸[78]合二至丸[3]加减。根据眼底情况，加减用药同前。

（2）专方专药

①丹红化瘀口服液，每次1～2支，每日3次。

②丹参注射液、葛根素注射液、川芎注射液等活血化瘀中成药静脉滴注，用法用量同"视

网膜动脉阻塞"。

（3）其他治疗

①水蛭粉 3g，温开水送服，每日 2 次。

②生三七粉 3g，温开水送服，每日 2 ～ 3 次。

③麝香 0.2g，舌下含化，每日 2 次。

④三七、丹参、红花等注射液做电离子导入，每日 1 次，10 次为一疗程，用于出血后期。

【预防与调护】

1. 出血期应注意休息，少运动。

2. 做好精神调护，避免情绪激动。

3. 戒烟酒，忌辛辣，多食蔬菜水果及清淡饮食。

视网膜静脉周围炎

视网膜静脉周围炎（retinal periphlebitis），又称"Eales 病"，或青年复发性视网膜玻璃体出血。其特点是周边部血管发生阻塞性病变，尤以静脉为明显，血管有白鞘，视网膜出血，晚期产生新生血管，导致反复玻璃体出血。20 ～ 40 岁男性多发，双眼常先后发病。反复发作者，视力明显减退。

本病无对应中医病名，据其眼症表现可分属于"云雾移睛""暴盲"（《证治准绳》）等范畴。

【病因病理】

1. 西医病因病理 本病病因不明，可能与多种因素有关。本病可并发于全身免疫性或全身多种感染或眼其他部位炎症，也可独立发病。

2. 中医病因病机 本病多因肝肾阴虚，虚火上炎，热入血分，灼伤脉络，眼内出血；或因肝胆火旺，迫血妄行，血溢眼内；或因气虚不能摄血，血溢络外；或因湿热熏蒸，浊气上泛而致。

【临床表现】

1. 症状 早期可无症状。一般患者就诊时，自觉眼前黑影飞舞，视力正常或轻度下降；或视力骤降，仅见手动，甚至光感。

2. 体征 外眼正常。早期病变多发生在视网膜周边部，小静脉迂曲，不规则扩张，可扭曲呈螺旋状，周围有白鞘，两侧视网膜有水肿、浅层出血及渗出。随着病情发展，病变波及范围增加，逐渐扩展到大静脉，黄斑可产生水肿或囊样水肿。晚期周边部小血管闭塞产生大片无灌注区，诱发视网膜新生血管形成，从而导致大量玻璃体出血。反复出血则发生机化而形成增殖性玻璃体视网膜病变，最终导致牵拉性视网膜脱离，或严重者晚期发生新生血管性青光眼，终至失明。

3. 预后及并发症 本病自然病程较长，约数年左右，也有反复发作迁延十几年或几十年者，视力根据病情轻重和反复发作频率不同而预后不同。

本病主要并发症有视网膜新生血管、增殖性玻璃体视网膜病变、牵拉性视网膜脱离、新生血管性青光眼、黄斑囊样水肿、并发性白内障等。

【实验室检查】

1. 眼底荧光素血管造影　可显示病变的部位和严重程度。受累静脉管壁有荧光素渗漏和组织染色，毛细血管扩张，可有微血管瘤形成。黄斑受累者，可出现点状渗漏或花瓣状渗漏。病变晚期视网膜周边部有无灌注区及新生血管形成，有时可见动静脉短路。

2. 其他　常规血尿化验、胸片、免疫球蛋白、类风湿因子、抗核抗体、循环免疫复合物等检查有助于查找病因，以利早期病因治疗。

【诊断与鉴别诊断】

1. 诊断要点

（1）青年男性发病多见，且反复发作，双眼先后发病。

（2）眼前有黑影或视力下降，甚至失明。双眼散瞳检查，可见周边视网膜有出血、渗出、机化及血管白鞘。

（3）眼底荧光素血管造影有助于诊断。

2. 鉴别诊断　视网膜中央静脉阻塞：多单眼发病，多见于中老年人，病变多位于眼底后极部；而视网膜静脉周围炎多双眼先后发病，多见于青年男性，反复发作，病变位于眼底周边部。

【治疗】

1. 治疗原则　多采用综合治疗，在对症治疗的同时寻找病因，治疗原发病。中医药在促进出血吸收，减轻水肿，减少并发症等方面优势显著。

2. 西医治疗

（1）激光治疗：为目前西医认为最有效的治疗办法。一旦发现视网膜有大片无灌注区或伴黄斑囊样水肿时，即应行激光光凝治疗。

（2）玻璃体切割术：去除积血，改善视力。术后应进一步检查无灌注区大小和新生血管部位，以便及时做激光治疗，预防玻璃体出血复发。

（3）对症治疗：有炎症者抗炎治疗，可用糖皮质激素球后注射或口服。钙剂注射或口服对控制出血与炎症有益；维生素 C 及路丁可减低血管脆性，可长期服用；碘剂注射、离子导入或内服可用于陈旧性出血和渗出，以促进吸收。

3. 中医治疗

（1）辨证论治

①血热妄行证

证候　视力急降，眼底血管充盈、怒张，出血量多而色鲜，或玻璃体积血，眼底模糊不清；兼见咽干；舌红苔黄，脉弦细数。

治法　凉血清热止血。

方药　宁血汤[44]加减。可去白芍，加赤芍、牡丹皮以增凉血之功，酌加牛膝引血下行。

②阴虚火旺证

证候　反复出血，但量较少，或伴少许新生血管；兼见唇红颧赤，口苦咽干，眩晕耳鸣，腰酸遗精，五心烦热；舌绛苔少，脉弦细数。

治法　滋阴降火，凉血止血。

方药　知柏地黄汤[78]加减。加旱莲草、侧柏叶、茜草。反复出血，新旧杂陈者，可酌加

三七、生蒲黄、花蕊石；虚热甚者，可加地骨皮、白薇。

③心脾亏损证

证候　反复发作，血色较淡；兼见面白神疲，怠惰懒言，心悸怔忡，纳呆便溏；舌淡脉虚。

治法　补益心脾，益气摄血。

方药　归脾汤[32]加减。出血之初量多者，加仙鹤草、白及等收敛止血；出血量少或出血已止者，酌加丹参、三七。

（2）专方专药

①丹红化瘀口服液，每次 1～2 支，口服，每日 3 次。

②丹参注射液、葛根素注射液、川芎注射液等活血化瘀中成药静脉滴注，用法用量同"视网膜动脉阻塞"。

（3）针刺治疗：参照"视网膜静脉阻塞"。

【预防与调护】

1. 出血期应高枕静卧，包扎双眼或戴针孔镜限制眼球运动。

2. 做好精神调护，保持心情平静，不可烦躁沮丧。

3. 树立长期治疗观念。

4. 饮食以清淡为宜，忌食辛辣油腻之品。

高血压性视网膜病变

高血压性视网膜病变（hypertensive retinopathy，HRP）是指由高血压引起的视网膜病变。根据高血压的类型，可分为急性和慢性两种。

本病无对应中医病名，根据眼部症状可分属"暴盲""视瞻昏渺"（《证治准绳》）等中医眼病范畴。

【病因病理】

1. 西医病因病理　长期缓慢持续的高血压，可使视网膜动脉由功能性血管痉挛，逐渐发生管壁弥漫性细胞增生、弹力纤维增生、玻璃样变性，从而导致管径逐渐狭窄，发生慢性 HRP；血压短期急剧增高，可引起视网膜及脉络膜血管失代偿，使血管壁细胞肿胀、破裂而渗透性增加，发生急性 HRP。

2. 中医病因病机　本病病因病机可归纳为风、火、痰、虚四个方面。多因肝肾阴阳失调，阴虚阳亢；或肝阳亢盛，风火上攻，气血逆乱；或痰湿阻络，血不循经所致。

【临床表现】

1. 症状　高血压患者视力逐渐下降或骤降，或无眼部症状，偶然由眼底检查而发现。

2. 体征

（1）慢性 HRP：早期视网膜动脉普遍缩窄，管径不规则、粗细不均匀。随着病情进展，动脉管壁增厚，出现动静脉比增加，动脉反光增强，血管内血柱色浅或几乎不见，动脉迂曲，特别是黄斑区小血管常呈螺旋状弯曲、动脉分支呈锐角、动静脉交叉征等动脉硬化表现。当病情进一步加重，末梢血管管壁受损，屏蔽功能失常，后极部出现视网膜水肿、出血、棉絮斑及硬性渗出斑，有时可见微血管瘤。

（2）急性 HRP：见于突然、急剧的血压升高，主要表现为视盘和视网膜水肿，合并视网膜出血、渗出和棉絮状斑（彩图 27），称为"高血压性视神经视网膜病变"（hypertensive neuroretinopathy）。同时可见上述眼底改变。

【诊断与鉴别诊断】

1. 诊断要点

（1）高血压病史。

（2）视网膜动脉痉挛、缩窄，或视网膜动脉硬化，或有视网膜水肿、出血、棉絮斑及硬性渗出斑、视盘水肿等病理改变。

2. 分级

1 级：视网膜小动脉轻度普遍变细，小动脉管径均匀，无局部缩窄。

2 级：明显小动脉狭窄及局部管径不规则。

3 级：弥漫性小动脉明显狭窄及管径不规则，合并视网膜出血、渗出和棉絮状斑。

4 级：在 3 级基础上加上视盘水肿和视网膜水肿。

3. 鉴别诊断 本病可能诱发视网膜静脉阻塞，故应注意鉴别。本病有高血压病史，多双眼发病，有较典型的高血压性眼底血管改变，出血多位于后极部；视网膜静脉阻塞多单眼发病，出血沿大静脉分布。

【治疗】

本病以高血压为发病基础，故降血压为最根本的防治措施。西医辅以维生素 B_1、C、E 及路丁、钙剂等促进眼底病变吸收；中医则结合全身及眼底改变进行辨证论治，参照"视网膜静脉阻塞"治疗。

【附】高血压性眼底改变分类

1. Keith–Wagener–Barker 分类

Ⅰ：视网膜动脉轻微收缩及有些迂曲。患者高血压较轻。

Ⅱ：视网膜动脉有肯定的局部狭窄，有动静脉交叉征。患者血压较前升高，一般无自觉症状，心肾功能尚好。

Ⅲ：视网膜动脉明显局部收缩，并有出血、渗出及棉絮斑，即高血压性视网膜病变。多数患者同时有显著动脉硬化；血压持续很高，有心、肾功能损害。

Ⅳ：上述视网膜病变均较严重，并有乳头水肿，即高血压性视盘视网膜病变。有的还有 elschnig 斑。患者心、大脑及肾有较严重损害。

2. Scheie 分类 鉴于高血压性视网膜病变与视网膜动脉硬化的程度不一定平行，将视网膜动脉硬化及高血压性改变分别分级，各分为四级。

（1）高血压性改变

Ⅰ：广泛的小动脉狭窄，特别是小的血管，小动脉管径尚均匀，无局部狭窄。

Ⅱ：小动脉狭窄更明显，可有小动脉局部收缩。

Ⅲ：局部和弥漫的小动脉狭窄更为明显与严重，可能有视网膜出血。

Ⅳ：所有上述异常均可有表现，并有视网膜水肿、硬性渗出及视盘水肿。

（2）视网膜动脉硬化

Ⅰ：小动脉光反射增宽，有轻度或无动静脉交叉压迫征。

Ⅱ：小动脉光反射增宽及动静脉交叉压迫均较显著。

Ⅲ：小动脉呈铜丝状，动静脉交叉压迫征较明显。

Ⅳ：银丝状动脉，动静脉交叉压迫征更重。

外层渗出性视网膜病变

外层渗出性视网膜病变（external exudative retinopathy）又称"Coats病"，或"外层出血性视网膜病变"（external hemorrhagic retinopathy）。好发于青年男性，多单眼发病。其特点为眼底呈现大量白色或黄白色渗出，有成簇胆固醇结晶沉着和出血，血管呈梭形或球形扩张。

中医对本病无相关记载。

【病因病理】

1.西医病因病理　本病的病因迄今不明。近年来多数学者认为儿童和青少年发病系因先天视网膜小血管异常所致。成年患者的病因则比较复杂，可能与内分泌失调和代谢障碍有关。

2.中医病因病机　本病可能为肝肾不足，肝经郁热，血热瘀滞所致。

【临床表现】

1.症状　早期无自觉症状。由于多为单眼，且多发于儿童和青少年，故患者常无感觉，直至视力显著下降或瞳孔出现黄白色反射，或眼球外斜时，才引起注意而就诊。

2.体征　典型的眼底改变为视网膜渗出和血管异常。视网膜渗出呈白色或黄白色，位于血管下视网膜深层，也可部分遮盖血管，并可隆起高达数个屈光度。渗出附近常可见点状发亮的胆固醇结晶小体及点状、片状出血。病变区的血管明显异常，血管扩张迂曲，管壁呈囊样、树枝形或花圈状等异常形态，并可伴有新生血管或血管间交通支。

3.预后及并发症　本病在自然病程中预后极差。大量渗出液可导致浆液性视网膜脱离；大面积视网膜缺血可产生视网膜新生血管，反复大量出血，最终发生增殖性玻璃体视网膜病变。此外，晚期可有并发性白内障，甚至继发性青光眼等。

【实验室检查】

眼底荧光素血管造影对于本病的诊断和治疗极为重要。典型改变为视网膜小血管和毛细血管扩张迂曲，尤以小动脉为重；血管形态异常，管壁呈囊样扩张，或呈串珠状；粟粒状动脉瘤、视网膜大动脉瘤、微血管瘤及大片毛细血管无灌注，其附近可见动静脉短路，或有新生血管形成，如黄斑受损，可出现不完全或完全花瓣状或蜂房样荧光素渗漏。

【诊断】

1.发病年龄较小，多为男性，多单眼发病。

2.视网膜血管扩张迂曲，大块状渗出。

3.眼底荧光素血管造影有助于确诊。

【治疗】

本病无特殊治疗，早期对视网膜毛细血管扩张区进行激光光凝或冷凝治疗，可阻止病情进展，保留部分视力。

第二节　黄斑疾病

中心性浆液性脉络膜视网膜病变

中心性浆液性脉络膜视网膜病变（central serous chorioretinopathy，CSC）是发生在黄斑部视网膜的浆液性脱离，色素上皮脱离区可能极小而难以被发现。好发于中青年男性，男女性别比例为（8 ~ 10）：1，本病为自限性疾病，但易复发，复发率30% ~ 40%，少数CSC患者可发生CNV或黄斑囊样水肿。

本病属中医学"视瞻昏渺"（《证治准绳》）范畴，又名"瞻视昏渺"（《审视瑶函》）、"视瞻有色"（《证治准绳》）、"视直如曲"（《梦溪笔谈》）、"视大反小"（《历代中医珍本集成》）、"视正为斜"（《目经大成》）。

【病因病理】

1. 西医病因病理　本病的确切病因尚不清楚，但精神过度紧张、用脑过度、睡眠不足常为诱发因素。其发病可能是因RPE细胞间的封闭小带松解，屏障功能破坏或脉络膜毛细血管扩张而导致视网膜色素上皮的屏障功能损害，脉络膜毛细血管漏出含有多量蛋白质的液体通过受损色素上皮进入视网膜神经上皮层下，液体积聚于视网膜神经上皮层和／或色素上皮层下，从而形成黄斑部及其附近视网膜神经上皮层和／或色素上皮层局限性盘状脱离。

2. 中医病因病机　本病多与肝脾肾的功能失调有关。肝肾阴虚，虚火上炎，或肝肾亏损，精血不足，目失濡养；或脾失健运，津液运化失常，聚湿成痰，积于视衣；或肝经郁热，经气不利，气滞血瘀，玄府阻闭，精气不能上营于目；或心脾两虚，气血不足，目失所养。

【临床表现】

1. 症状　视力下降，但很少低于0.1，视物变暗、变黄、变形或变小。

2. 体征　眼底黄斑区水肿呈盘状视网膜浅脱离，周围有反光晕，中心凹光反射消失（彩图28），水肿消失后残留黄白色渗出及色素紊乱。

【实验室及其他检查】

1. 视野检查　有比较性中心暗点。Amsler方格表检查见中心暗点，方格变形。

2. 眼底荧光素血管造影检查　可见典型的黄斑区渗漏现象，在造影的静脉早期，后极部或远离后极部出现一个或数个很小的荧光素渗漏点，随着造影过程的进展，渗漏点荧光迅速扩散，呈墨迹样渗漏，少数病例见渗漏向上延伸，形成烟囱样喷出。造影后期可见染料积存于神经上皮脱离腔中，并勾画出脱离的范围（彩图29）。病变痊愈则无渗漏点，色素沉着处呈遮蔽荧光，色素脱失处透见荧光。

3. 光学相干断层扫描（OCT）　可见神经上皮脱离和／或色素上皮脱离（彩图30）。部分病例可见CNV、黄斑囊样水肿。

【诊断】

1. 诊断要点

（1）青壮年男性多见，常为单眼，易复发。

（2）视力下降，眼前暗影，视物变形、变色。

（3）黄斑区神经上皮或/和色素上皮脱离，中心凹光反射消失，黄斑部点状渗出或色素紊乱。

（4）眼底荧光素血管造影及 OCT 检查有助确诊。

2. 鉴别诊断 孔源性视网膜浅脱离：孔源性视网膜浅脱离范围达周边部，常可发现黄斑或远周边的裂孔。而本病病变局限于黄斑部，无视网膜裂孔。眼底荧光素血管造影、OCT、B 超检查有助鉴别。

【治疗】

1. 治疗原则 本病通常为自限性，西医无特殊药物治疗，糖皮质激素可引起大泡性视网膜脱离，故禁用。仅用激光封闭中心凹外渗漏点。中医以补益肝肾，健脾除湿，行气活血为基本治则。

2. 西医治疗

渗漏点位于中心凹 500μm 以外者，可使用激光光凝治疗。

3. 中医治疗

（1）辨证论治

①肝经郁热证

证候 视力渐降，视瞻有色，视物变小；黄斑区色变暗红，有黄白色点状渗出，色素沉着，小血管弯曲，中心凹反光不清等症；情志不舒，头晕胁痛，口苦咽干，脉弦细数。

治法 清热疏肝，行气活血。

方药 丹栀逍遥散[19]加减。可酌加丹参、毛冬青、茺蔚子，以增活血行气之功效。

②阴虚火旺证

证候 眼内干涩，视物不清，变小变形，眼前暗影；黄斑区水肿，有黄白色点状渗出物及色素沉着；头晕耳鸣，腰膝酸软，失眠多梦，五心烦热；舌红少苔，脉细数。

治法 滋阴降火。

方药 知柏地黄汤[78]加减。若眼底渗出物及色素较多者，可加当归、牛膝、丹参之类，以增养血活血，通络消滞的作用。

③脾虚湿泛证

证候 视力下降，视瞻有色；黄斑区水肿、渗出日久不消；食少便溏，面黄无华，少气乏力，舌淡苔白，脉缓或濡。

治法 健脾益气，渗湿行滞。

方药 参苓白术散[89]加减。若黄斑区水肿、渗出较甚，可加猪苓、泽兰、牛膝，以增消肿行滞之效。若脾阳虚衰，水湿停滞致眼底水肿较甚，舌苔白滑，脉象沉细者，可于原方中酌加干姜、桂枝、牛膝以温阳散寒，化气行水，通络消滞。若病变在早期，脾虚不著，亦可用三仁汤加减。

（2）专方专药

①丹栀逍遥丸，适用于肝经郁热证，口服，每日 2 次，每次 6g。

②知柏地黄丸，适用于肝肾阴虚证，口服，每日 2 次，每次 6g。

③杞菊地黄丸，适用于肝肾不足证，口服，每日 3 次，每次 6 ~ 8g。

（3）针刺治疗：选穴瞳子髎、攒竹、球后、睛明、合谷、足三里、肝俞、脾俞等。每次眼局部选 2 穴，远端选 1 穴，每日针 1 次，10 次为一疗程。休息 3 日后，可行第二疗程。

（4）药物离子导入治疗：丹参注射液或三七注射液电离子导入，每日 1 次，每次 15 分钟，10 次为一疗程。休息 2 ~ 5 日后，可行第二疗程。

【预防与调护】

1. 心情宜舒畅，避免情绪激动和精神过度紧张，注意劳逸。

2. 忌食辛辣炙煿，戒除烟酒。

年龄相关性黄斑变性

年龄相关性黄斑变性（age-related macular degeneration，ARMD），亦称"老年性黄斑变性"（senilemacular degeneration，SMD），是一种随年龄增加而发病率上升并导致患者中心视力下降的疾病。发病年龄一般在 50 岁以上，无性别差异，是发达国家 65 岁以上老年人致盲的首要原因。近年随着我国人均寿命和眼科诊断水平的提高，本病的发病率呈逐年增高之势，临床上分为干性（萎缩型）和湿性（渗出型）两类，前者发病相对较多。

中医对本病无明确记载，《证治准绳》有类似的描述："若人五十以外而目昏者，虽治不复光明，其时犹月之过望，天真日衰，自然目光渐衰。"根据其临床症状，可分别归属于"视瞻昏渺""暴盲"（《证治准绳》）等病证范畴。

【病因病理】

1. 西医病因病理　本病的确切发病原因尚不清楚。其发病可能与年龄、遗传、代谢、吸烟、慢性光损伤、营养不良、中毒、药物作用、免疫异常、高血压、心血管疾病等原因有关。目前大多数学者认为其最直接的病因是多种原因复合作用导致视网膜色素上皮的代谢功能衰退。视网膜色素上皮功能之一是吞噬视锥细胞和视杆细胞脱落的外节盘膜，随着年龄增长，细胞代谢功能亦随之衰退，色素上皮细胞胞浆中消化不全的降解产物逐年增多并堆积于 RPE 内及 RPE 基底膜、Bruch 膜内胶质层之间形成玻璃膜疣，大量玻璃膜疣引起 Bruch 膜和视网膜色素上皮变性，脉络膜毛细血管萎缩，即是干性老年性黄斑变性。由于玻璃膜的破裂，脉络膜毛细血管由裂缝向色素上皮方向生长而形成视网膜下新生血管膜（CNV），即是湿性老年性黄斑变性。CNV 的形成会加速这一病变过程。

2. 中医病因病机　《证治准绳·杂病·七窍门》指出此症"有劳神，有血少，有元气弱，有元精亏而昏渺者"，强调因虚致病。但本病在临床诊治过程中有虚有实，归纳如下：

（1）老人肝肾不足，精血亏虚，目失濡养；或阴虚火炎，灼烁津液以致神光暗淡。

（2）饮食不节，脾失健运，不能运化水湿，聚湿生痰，湿遏化热，上泛清窍；或脾气虚弱，气虚血瘀，视物昏蒙；或脾不统血，血溢络外而遮蔽神光。

（3）劳思竭视，耗伤气血或素体气血不足所致目昏不明。

【临床表现】

1. 症状　渐进性视力下降，视物变形及中央视野暗点，如黄斑出血，视力可在短时间内急剧下降。

2. 体征

（1）干性（萎缩型 ARMD）：初期双眼黄斑部色素紊乱，中心凹光反射可消失，后极部比较多的圆点状玻璃膜疣大小不一，可合并有浆液性 RPE 脱离及 RPE 局灶性萎缩。萎缩期可见大片边缘清晰的浅灰色萎缩区，色素上皮萎缩日久可能继发脉络膜毛细血管闭塞，裸露出粗大的脉络膜血管。

（2）湿性（渗出型 ARMD）：盘变前期眼底主要为黄斑区色素紊乱及玻璃膜疣，以软性玻璃膜疣为主。盘变脱离期可见黄斑区视网膜下灰黄色的 CNV 及大量视网膜下出血、渗出，造成黄斑区大片色素上皮脱离或神经上皮层的液性或血性盘状脱离；出血较多者，眼底见范围较大、色泽污暗的圆形或类圆形的病灶区，常掩盖 CNV；出血严重者，可见火焰状出血斑，甚至出血进入玻璃体（彩图 31）形成积血。经过漫长的时间，后期黄斑区可见灰白色的形态不规则的瘢痕，进入盘变期。少数患者可能出现新的新生血管，重新经历渗出、出血、吸收、结瘢的过程，使原来的瘢痕进一步扩大。

3. 预后及并发症 黄斑部玻璃膜疣者，视力可正常，或视力轻度至中度下降；伴 CNV 出血或晚期瘢痕化时，视力严重下降。本病可因大量出血进入玻璃体而形成增殖性玻璃体视网膜病变。

【实验室检查】

1. 眼底荧光素血管造影

（1）干性：黄斑区有透见荧光（窗样缺损）及低荧光（色素遮挡），如继发脉络膜毛细血管闭塞者，其造影可见黄斑区背景荧光淡弱，RPE 萎缩，硬性玻璃膜疣以"窗样"缺损为主，软性玻璃膜疣以组织染色为主。

（2）湿性：可以显示早期新生血管的形态、后期荧光素渗漏。有出血时，出现荧光遮蔽，或在出血的暗区见到不断增强的荧光，称为"热点"，提示新生血管的存在。

2. 吲哚青绿脉络膜血管造影 主要表现为脉络膜染料充盈迟缓和 / 或不规则，脉络膜动脉迂曲及硬化征象，可以显示眼底荧光素血管造影不能发现的隐匿型 CNV。

3. 视野检查 有绝对性中心暗点。

4. 光学相干断层扫描 可以清楚地显示脉络膜新生血管、出血、渗出、瘢痕及神经上皮、RPE 脱离的不同形态。

5. 多焦视网膜电图 中心峰反应明显减弱或消失。

【诊断】

1. 诊断要点

（1）干性：年龄一般在 50 岁以上，双眼同时发病或先后发病，视力缓降，黄斑区有玻璃膜疣或萎缩灶。眼底荧光素血管造影见玻璃膜疣及透见荧光，晚期呈一片弱荧光区。

（2）湿性：年龄一般在 50 岁以上，突发一眼视力急降，数年后累及另眼，黄斑区大范围视网膜深层或浅层出血，盘状色素上皮或视网膜神经上皮层脱离而见大量玻璃膜疣。眼底荧光素血管造影，ICGA，可见视网膜下新生血管、荧光渗漏区、出血区遮蔽荧光。

2. 鉴别诊断

（1）中心性渗出性脉络膜视网膜病变：此病多发生在青壮年，病灶范围较局限，多单眼发病。

（2）黄斑囊样水肿：常为其他病变的并发症，与炎症和血管病变有关。由于黄斑部毛细血管渗透性增加，液体大量积存于易于形成腔隙的中心凹周围辐射状排列的 Henle 纤维之间，形成许多积液的小囊，眼底检查可见蜂窝状外观，中心凹消失。眼底荧光素血管造影时，可见花瓣状的强荧光（彩图 32）。部分患者水肿于 3 ～ 12 个月内自然消失。

（3）脉络膜肿瘤：年龄相关性黄斑变性的出血性脱离呈暗黑色或蓝灰色，易误诊为脉络膜肿瘤，眼底荧光素血管造影检查可以鉴别，ARMD 出血自始至终为荧光遮蔽，而脉络膜肿瘤先见滋养血管，继之为斑点状荧光，后期发展为融合的强荧光。另外，B 超、CT 有鉴别诊断意义。

【治疗】

1. 治疗原则　治疗的重点均集中于 CNV 的抑制或消退，湿性者可用激光及 VEGF 抑制剂。中医以辨证治疗为主，在促进出血及渗出吸收，减少并发症等方面优势显著。

2. 西医治疗

（1）激光及其他治疗：目前激光光凝被证实对 AMD 有远期疗效，可以诱导玻璃膜疣减退，封闭 CNV，减少视网膜的缺血缺氧区，降低新生血管及其渗出所致的视力损害，但不能完全抑制 CNV 的发展，复发率高。近年来光动力疗法（PDT）、经瞳孔温热疗法（TTT）、放射治疗，以及黄斑转位、黄斑下 CNV 切除等手术方法均有尝试，但疗效有待进一步评价。

（2）VEGF 抑制剂：湿性者，可于玻璃体腔内注射 VEGF 抑制剂。

3. 中医辨证治疗

（1）肝肾亏虚证

证候　干性或湿性渗出前期和瘢痕期，视物模糊，或眼前固定暗影，眼目干涩；头晕耳鸣，腰膝酸软，失眠多梦；舌红少苔，脉细。

治法　滋补肝肾，活血明目。

方药　驻景丸加减方[90]加减。五心烦热，失眠盗汗，加知母、黄柏、地骨皮以降虚火；瘢痕较多者，加山楂、鸡内金、昆布散结消积。

（2）络伤出血证

证候　湿性渗出期，突发一眼视物不见；或视力下降，视物变形；眼底检查，可见黄斑区出血，并伴有渗出和水肿；头痛失眠，舌暗红有瘀斑，苔薄，脉沉涩。

治法　化瘀止血，行气消滞。

方药　生蒲黄汤[40]加减。可加茺蔚子以助行气。出血日久者，加山楂、鸡内金、浙贝母等活血消滞。

（3）湿热蕴结证

证候　眼沉头重，视物昏蒙日进；眼底检查，可见后极部视网膜渗出污秽，边界不清；胸脘满闷，胃呆纳少，肢体乏力；舌苔黄腻，脉滑数。

治法　利湿清热。

方药　三仁汤[9]加减。若痰热较重者，可选加半夏、茯苓、胆南星、车前子等。

（4）气血亏虚证

证候　眼症同前，眼底检查可见黄斑区出血、渗出；神疲乏力，食少纳呆；舌淡苔白，脉细无力。

治法　益气补血。

方药　人参养荣汤[7]加减。出血者，可加生蒲黄、藕节以增强止血作用；渗出者，可加薏苡仁、扁豆利水渗湿。

【预防与调护】

1. 日光下戴滤光镜。

2. 一眼已患黄斑变性，应注意监测健眼。

3. 饮食以清淡为宜，忌食辛辣油腻之品。

黄斑裂孔

黄斑裂孔（macular hole）是指各种原因造成的黄斑部视网膜的组织缺损。一般 1/2 ~ 1/4PD 大小，中心视力明显下降，分为继发性和特发性两种。因外伤、变性、高度近视、玻璃体增殖条带牵拉、长期黄斑囊样水肿等引起的裂孔，称为"继发性黄斑裂孔"。特发性是指无明显原因引起的黄斑裂孔，占黄斑裂孔大部分病例。部分黄斑裂孔可引起视网膜脱离，特别是因于高度近视者。

早期黄斑裂孔视力中度下降，随病情进展，视力还会逐渐下降。

玻璃体黄斑牵引是引起黄斑裂孔的一个重要因素。按 Gass 分期法：Ⅰ期为裂孔形成前期，Ⅰa 期主要表现为中心凹区有直径 100 ~ 200μm 的黄色斑点；Ⅰb 期中心凹有 200 ~ 350μm 的黄色环，中心凹变浅或消失。Ⅱ期，黄斑裂孔形成，通常小于 400μm，裂孔边缘可有盖膜附着，视力明显下降（彩图 33）；Ⅲ期，裂孔变大，大于 400μm，伴玻璃体不全后脱离，可伴盖膜；Ⅳ期，玻璃体后皮质完全脱离，伴较大的全层黄斑裂孔。双侧发生率在 25% ~ 30%。一眼发生裂孔，另眼无玻璃体后脱离时，发病危险性较大。全层裂孔，可行玻璃体手术治疗。OCT 检查可鉴别黄斑裂孔、假性黄斑裂孔和板层黄斑裂孔三病。

黄斑视网膜前膜

视网膜前膜（epiretinal membrane，ERM）发生在视网膜内表面上，是由于视网膜胶质细胞及色素上皮移行、增生而形成的纤维化膜。视网膜前膜可继发于多种眼底病变，如视网膜静脉阻塞、长期黄斑囊样水肿、眼内炎症、视网膜色素变性、眼外伤、视网膜脱离术后、光凝及冷凝术后等。膜的收缩可使黄斑发生皱褶、变形、水肿，引起视力下降和视物变形。

本病也可发生在 50 岁以上、无任何眼病的老年人，称"特发性黄斑 ERM"，男女都可发病，20% 为双侧。前膜很薄且透明，为"玻璃纸"膜（彩图 34），在检眼镜下不易被检出，而表现为视网膜反光异常，有不规则的或放射状皱纹及小血管改变。由于 OCT 可以观察视网膜横截面结构，因而对黄斑前膜有确诊价值，并为玻璃体手术提供参考。

第三节 视网膜脱离

本病是指视网膜神经上皮层与色素上皮层之间的分离，包括孔源性、非渗出性及牵引性三大类，前者又称为"原发性视网膜脱离"，临床上较为常见。视网膜脱离（retinal detachment）是对视功能危害较大的严重眼病。

本病的先兆症状为闪光感，类似中医学的"神光自现"；脱离的部位累及后极部，视力突然丧失者，归入中医学的"暴盲"（《审视瑶函》）范畴。

原发性视网膜脱离

原发性视网膜脱离又称"孔源性视网膜脱离"，多见于高度近视患者，是视网膜变性和玻璃体液化两者综合作用的结果。

【病因病理】

1.西医病因病理 本病与近视、遗传、年龄、外伤等因素有关。高度近视者或中老年人多有视网膜网格状变性、玻璃体液化等改变，在视网膜的锯齿缘、赤道部和黄斑部容易产生裂孔，液化的玻璃体经裂孔进入视网膜神经上皮层与色素上皮层之间，导致视网膜脱离。进行性近视有遗传性，有些视网膜脱离发生于同一家族，说明本病有遗传性，外伤为诱因。

2.中医病因病机 禀赋不足，肾精亏虚或劳瞻竭视，精血暗耗，肝肾两虚，神膏变性，目失所养；或饮食不节，损及脾胃，脾虚失运，水湿内停，上泛目窍，积于视衣，致视衣脱离；或目睛受伤，气血逆乱，致视衣不固。

【临床表现】

1.症状 在视网膜脱离发生之前，往往有飞蚊、眼前移动性黑影、眼前闪光感等先兆症状。当视网膜发生部分脱离时，脱离对侧幕样遮挡或视物不见；视网膜发生全脱离时，视力严重下降，甚至仅存光感。

2.体征 脱离的视网膜呈灰白色隆起，表面高低起伏，血管爬行其上（彩图35）。可有一个或数个马蹄形、圆形的红色裂孔，或锯齿缘断离。

【实验室检查】

1.视野 可检查到病灶对侧视野缺损，缺损大小与脱离范围呈正相关。

2.多焦ERG 可见相应部位反应消失或振幅降低。

3.B超检查 见玻璃体腔内有线状光带。

【诊断】

1.诊断要点

（1）多发于高度近视、无晶状体眼、视网膜格子样变性、眼外伤史等患者。

（2）起病突然，视力骤降，视野缺损。

（3）眼底检查见视网膜呈灰白色隆起，血管爬行其上，有视网膜裂孔。

2.鉴别诊断

（1）继发性视网膜脱离：致病原因明显，如全身循环障碍性疾病、眼部严重的炎症、脉络膜肿瘤、糖尿病性视网膜病变和玻璃体积血所导致的机化条带牵拉，多无视网膜裂孔，病因控制后视网膜多可复位，治疗以处理原发病为主。

（2）视网膜中央动脉阻塞（与视网膜全脱离区别）：视网膜呈灰白色，动脉狭窄如细线，黄斑中心常为一点鲜红色。眼底荧光素血管造影，可见动脉充盈延迟。

【治疗】

本病确诊后，应及早手术，封闭裂孔，使视网膜复位。术后可采用中医辨证论治，促进视功能的恢复。

【预防与调护】

1.患者术前需卧床休息，控制体位，使裂孔处于头部最低位，减少眼球活动，以免脱离范围扩大。

2.患者术后，应根据不同的手术方式采取适当的体位，避免重体力劳动和剧烈运动，防止眼外伤。

3.年老和高度近视者，应多吃蔬菜水果，保持大便通畅。

4.定期检查眼底，当发现视网膜有裂孔、变性区时，应及时激光治疗以预防视网膜脱离。

继发性视网膜脱离

继发性视网膜脱离是继发于其他眼病或全身疾病所致的视网膜脱离，一般无裂孔。祛除病因后，脱离的网膜多可复位。此属中医学"暴盲"范畴。

【病因病理】

1.西医病因病理 全身循环障碍性疾病（如高血压、肾炎、妊娠高血压综合征）及眼部的炎症渗出导致（如葡萄膜炎、原田病），渗出性视网膜脱离。网膜出血、机化、占位病变导致牵引或继发视网膜脱离。

2.中医病因病机 本病多因肝胆火旺，湿热内蕴，血瘀水停所致。

【临床表现】

视力下降，视野缺损。眼底检查可见脱离的视网膜呈青灰色隆起以及原发眼病的相关改变，牵引性视网膜脱离者可见玻璃体内的机化条带。实体性视网膜脱离者，用超声波检查可见肿物。

【诊断】

1.视网膜脱离而无裂孔。

2.有明确的原发病，多为严重的眼病或全身疾病。

3.B超检查或见玻璃体内的机化条带及视网膜脱离光带。

4.眼底荧光素血管造影可见渗漏病灶及相应的原发疾病改变。

【治疗】

1.治疗原则 西医治疗原发病，以去除病因为主。中医以清肝、渗湿、活血、利水为基本治疗原则。

2.西医治疗

（1）以治疗原发病为主。

（2）牵引性视网膜脱离，可采用玻璃体手术。

3. 中医辨证治疗

（1）肝胆火旺证

证候　视力下降，视野缺损；眼底检查见视网膜水肿，进而视网膜脱离、血管迂曲；伴严重高血压，头痛头晕，口苦咽干，急躁易怒，胸胁胀满；舌红，脉弦数。

治法　泻肝利水。

方药　龙胆泻肝汤[30]加葶苈子等利水渗湿。

（2）湿热内蕴证

证候　视力下降，眼前黑影飞舞，进而视野缺损。眼底检查见玻璃体混浊，视网膜脱离，房水混浊；胸闷纳少，尿黄便秘，舌红苔黄腻，脉滑数。

治法　清热利湿。

方药　五苓散[14]加减。

（3）血瘀水停证

证候　视网膜脱离，未见裂孔；或手术后未愈，眼底检查见视网膜血管迂曲紫暗；舌质紫暗或瘀斑，脉弦涩。

治法　活血利水。

方药　桃红四物汤[103]合四苓散[37]加减。

【预防与调护】

同"原发性视网膜脱离"。

第四节　视网膜色素变性

原发性视网膜色素变性（retinitis pigmentosa，RP），是一种慢性、进行性视网膜感光细胞和色素上皮细胞损害的遗传性眼病，是视网膜变性疾病的常见类型。本病多双眼发病，一般人口中的发病率为1/4000～1/7000，我国发病率为1/3647，近亲结婚的子女中多见。

本病属中医学"高风内障"（《证治准绳》），又名"高风雀目内障"（《秘传眼科龙木论》）、"高风雀目"（《太平圣惠方》）、"高风障症"（《审视瑶函》）、"阴风障"（《目经大成》）、"阳衰不能抗阴之病"（《原机启微》）。

【病因病理】

1. 西医病因病理　本病为常染色体显性、常染色体隐性、X连锁隐性遗传，大约1/3为散发病例。除遗传因素外，还有色素上皮吞噬功能及免疫功能异常。

2. 中医病因病机　先天禀赋不足乃本病发生的主要原因。《杂病源流犀烛·目病源流》曰："有生成如此，并由父母遗体。"

（1）肾阳虚亏，命门火衰，入暮之时阳弱而无以抗阴，致夜无可视

（2）肝肾两亏，精血不足，阴阳不济，阳气不能为用而夜盲。

（3）脾胃虚弱，清阳不升，浊阴上盛，阳不彰明而夜盲。

（4）气血不足，养目之源亏乏，入暮不能视物。

【临床表现】

1. 症状　本病发病早期表现为暗适应障碍或夜盲，即入夜或黑暗处视物不清；以后视野逐渐缩窄，至晚期形成管状视野，最终可致失明。绝大多数为双眼发病，进行性加重；发病年龄越小，其病情进展越快。

2. 体征　眼外观正常。早期眼底检查可见正常，或仅见视网膜赤道部色素紊乱，但随病情进展而逐渐出现眼底改变。

（1）骨细胞样色素沉着：早期多出现在赤道部，并逐渐向周边和后极部扩展。色素多聚集于血管的前面，遮盖血管的一部分（彩图 36）。黄斑部至晚期方被累及，但也有眼底看不到骨细胞样色素沉着者，其他改变与 RP 基本相同。

（2）视神经乳头：视神经乳头可见萎缩，呈蜡黄色，边缘清楚。

（3）视网膜血管：视网膜血管呈一致性狭窄，尤以动脉显著。

（4）其他：视网膜呈青灰色，色素上皮及脉络膜毛细血管萎缩，脉络膜大血管透见，呈豹纹状眼底。

【实验室检查】

1. 视野　早期为环形暗点，其后暗点逐渐扩大，视野进行性缩窄，最终呈管状。

2. 视觉电生理检查

（1）ERG：a 波、b 波波峰降低，峰时延长，最后 a 波、b 波消失，呈熄灭型。

（2）EOG：LP ／ DT（光峰／暗谷）明显降低或熄灭，比 ERG 更为敏感。

3. 暗适应检查　通常为全视网膜的视杆细胞阈值明显增高。初期视锥细胞功能尚正常，但后期视杆细胞功能丧失，视锥细胞阈值升高。

4. 眼底荧光素血管造影　充盈迟缓甚至血管闭塞，视网膜呈斑驳状高荧光，晚期可有脉络膜毛细血管无灌注。

【诊断】

1. 诊断要点

（1）病史：夜盲史。

（2）视野：进行性缩窄，晚期呈管状视野。

（3）眼底视网膜：有或无骨细胞样色素沉着，血管一致性狭窄，视盘蜡黄色。

（4）EOG、ERG 检查及暗适应检查：有助于本病的早期诊断。

2. 鉴别诊断　本病应注意与继发性视网膜色素变性，如梅毒性视网膜脉络膜炎、妊娠期麻疹所致胎儿视网膜病变及病毒致疹后的视网膜色素变性等相鉴别。其鉴别依据病史和家族史、眼底检查、ERG 检查。

【治疗】

1. 治疗原则　中医辨证分型治疗及针灸治疗在缓解症状、改善视功能方面有一定作用。

2. 西医治疗　无特殊疗法。一般应用血管扩张药、神经营养药等，但效果不明显。

3. 中医治疗

（1）辨证论治

①肾阳不足证

证候 眼症如上。伴腰膝酸软，形寒肢冷，夜尿频频，小便清长；舌质淡，苔薄白，脉沉。

治法 温补肾阳。

方药 右归丸[28]加减。酌加川芎、牛膝等以增活血通络之功。

②肝肾阴虚证

证候 眼症同前。伴头晕耳鸣，失眠多梦；舌红少苔，脉细数。

治法 滋养肝肾。

方药 明目地黄丸[76]加减。酌加夜明砂、丹参、牛膝等活血化瘀通络。虚热重者，加知母、黄柏等滋阴清热；眼干涩不适者，加天花粉、玄参。

③脾气虚弱证

证候 眼症同前。伴面色无华，神疲乏力，食少；舌淡苔白，脉弱。

治法 补脾益气。

方药 补中益气汤[70]加减。酌加丹参、川芎、三七、鸡血藤等活血通络。

（2）针灸治疗：局部常取攒竹、睛明、球后、瞳子髎、丝竹空、承泣等穴；远端常据中医辨证，取肝俞、肾俞、脾俞、命门、百会、足三里、光明、三阴交、血海、膈俞等穴。每次局部取 1～2 穴，远端取 2～3 穴，隔日 1 次，10 次为一疗程。久病者，可在远端腧穴加灸，阴虚者除外。

（3）穴位注射：取上述远端腧穴，一般以背俞穴为主。选用复方丹参注射液、维生素 B_{12} 注射液、灵芝注射液等行穴位注射，每次选 2 穴，注射药物 0.5～1mL，隔日 1 次，10 次为一疗程。

【预防与调护】

1. 注意避光，平时可戴太阳镜。

2. 禁止近亲结婚。

述评：视网膜病是近年来眼科研究的热点领域。糖尿病视网膜病变、年龄相关性黄斑变性等视网膜疾病已成为主要致盲眼病。由于科学技术的进步，OCT、Angio-OCT、FFA+ICG、mfERG、HRT、HRA、周边视网膜照相等检测技术的发明和临床应用，视网膜病的诊断水平显著提高，对发病机理的认识更加深入，但针对视网膜病的治疗手段仍显不足。激光光凝对视网膜静脉阻塞、糖尿病视网膜病变、年龄相关性黄斑变性等眼病的某些病变阶段或类型的视力保存有一定作用，对一些疑难、复杂的玻璃体视网膜病已广泛开展玻璃体切割手术治疗。目前，抗 VEGF 类药物对 CNV、视网膜新生血管及黄斑水肿的治疗有比较成功的经验。中医药治疗以视网膜病为代表的内障眼病有其独特的理论和方法，其治病求本、注重整体、辨证论治与西医疗法有很强的互补性。从 20 世纪 80 年代活血化瘀治疗 RVO 到 21 世纪初虚瘀并治 DR 的随机对照多中心临床试验（RCT）所获得的临床证据中可以说明中医药对视网膜病有效安全，今后中医药对年龄相关性黄斑变性等视网膜病的研究亦将会取得明确的结论。有研究表明，中医药治疗配合激光对多种眼病能提高疗效，减少失明。未来视网膜病的中西医结合应主要加强基础理论研究，从中西医手段的并用发展为中西医理论的结合。通过国际规范的临床试验方法评价研究使中西医结合治疗视网膜病不再是个案效果，而是整体循证医学证据，中西医结合治疗视网膜病必将开创现代眼科学的新篇章。

第十八章　视神经及视路疾病

第一节　视神经疾病

视路（visual pathway）包括起自视网膜光感受器，止于大脑视觉中枢（枕叶皮质）的全部视觉传导路径。临床习惯称视交叉前"视神经"，"视路"是指视交叉后的部分。中医学早在《内经》时代即认识到眼与大脑的密切关联，《灵枢·大惑论》记述："……裹撷筋骨血气之精而与脉并为系，上属于脑，后出于项中。"《医林改错》："两目系如线，长于脑，所见之物归于脑。"其中"系"是对视神经和视路最早的认识。

属于中枢神经系统的视神经由密布视网膜的神经节细胞形成约120万根无髓神经纤维轴索，汇聚为直径约1.5mm的视盘，穿过巩膜筛板成为有髓纤维。视神经由延续于颅内的软脑膜、蛛网膜、硬脑膜三层鞘膜包绕，行进入眶内并向颅内延伸。来自双眼的视神经纤维相互交叉形成视交叉/视束经外侧膝状体，通过视放射至大脑枕叶视觉中枢。视神经疾患主要病因有脱髓鞘病、全身或邻近组织的炎症、营养代谢障碍、血管病、外伤、遗传性疾病、先天发育异常、中毒及放射性损伤等。而脑部的肿瘤占位、血管因素、炎症及脑积水、外伤等则多为视交叉及以上视路直达视觉中枢损害的主要原因。

临床诊断除病史、症状、体征外，需依赖视野、视觉电生理、眼底荧光素血管造影、X线、CT、MRI、超声波等手段。

中医"目系"相当于视路，归属水轮，为肾所主。但实践证实，气、血、精、津上濡目窍，滋养目系，故目系与脏腑机能密切相关，目系病变可因外邪侵袭、情志困扰、气郁血瘀、痰饮积聚、正气亏损、外伤等因素导致。临诊需全身与局部辨证、辨病相结合。除药物外，针刺对目系疾病有较好疗效。

视神经乳头炎

视神经乳头炎（papillitis）为视神经球内段或相邻球后段的急性炎症，如波及视网膜，称为"视神经视网膜炎"。以发病急、视力严重受损和瞳孔光反射异常为特征，单眼或双眼同时发病，40岁以下者占86%。儿童双眼发病多见，占90%。最终可致视神经萎缩。

中医以患眼外观无异，倏然盲而不见的临床表现归属于"暴盲"（《证治准绳》）范畴。起病缓，视力渐降者归属于"视瞻昏渺"（《证治准绳》）范畴，普通高等教育"十五"国家级规划教材《中医眼科学》命名为"目系暴盲"。

【病因病理】

1. 西医病因病理　本病病因较多，常见因素依次为多发性硬化等脱髓鞘病变、视神经脊髓炎等其他免疫相关疾病；全身或邻近组织感染以及哺乳等原因不明的特发性炎症。病理上，出现炎性细胞的渗出，视神经纤维水肿、轴浆运输受阻，缺血；脱髓鞘疾病则以淋巴细胞浸润为主，随着病情进展，髓鞘崩解，神经轴索破坏，视神经纤维逐渐被神经胶质细胞取代。

2. 中医病因病机　本病多由六淫外感侵扰，上攻目系；或情志内伤，五志化火，灼伤目系；或气滞血瘀，壅阻目络；或肝肾亏损，久病体虚，产后气血精亏，目系失养所致。

【临床表现】

1. 症状　视力不同程度突降，甚至无光感。仅敏感者在视力下降前主诉色觉异常，可伴患眼胀痛、转动疼痛、同侧头痛或原发病的眼外表现。

2. 体征

（1）患眼瞳孔或异常，光反射相对性传入阻滞，又称"Marcus–Gunn 瞳孔"，严重者对光反射消失（RAPD+），瞳孔散大。

（2）眼底可仅见视盘充血、水肿（彩图 37），或有盘周网膜的水肿渗出、出血，甚至累及黄斑区；视网膜静脉可有迂曲充盈。并发症和后遗症发病 3 ~ 5 周视力逐渐好转，持续至一年，治疗不及时，可致视神经萎缩。

【实验室检查及其他检查】

1. 眼底荧光素血管造影（FFA）　静脉早期可见视盘荧光渗漏，边界模糊，盘面小血管充盈；静脉期视盘呈强荧光，并持续至晚期。

2. 视觉诱发电位（VEP）　P 波峰值降低、峰潜时延长。

3. 视野检查　多为巨大的中心暗点，亦有周边视野向心性缩小。

4. MRI　协查病因。

【诊断】

1. 诊断要点　40 岁以下，视力突降，瞳孔光反射异常及眼底视盘充血、水肿，即可诊断本病。VEP、FFA 及视野可确诊。

2. 鉴别诊断　无眼痛时需与下列眼病鉴别。

（1）视网膜中央动脉阻塞：多见于老年人，极少为双眼。眼底后极部视网膜水肿，呈特征性"樱桃红"改变，眼底动脉极细或闭锁。

（2）缺血性视神经病变：伴高血压、糖尿病的中老年人。视盘水肿，盘周视网膜线片状出血。视力中重度下降，视野与 FFA 检查可鉴别。

（3）视盘水肿：早期视力无损，视盘水肿明显，常高于 3D。

【治疗】

1. 治疗原则　消除病因，初期激素冲击疗法，辅助维生素及神经营养剂。中药辨证论治配合通络开窍，辅以针灸治疗。在激素减量、预防复发中具有良好的辅助作用。

2. 西医治疗

（1）病因治疗：抗感染或抗病毒药物仅针对全身急慢性感染、眼周鼻窦等邻近组织炎性病灶。

（2）激素治疗：早期大剂量糖皮质激素冲击，可挽救视功能，降低复发率。2014 年共识推荐：甲基强的松龙静脉滴注每日 1g，连用 3 天，后改为口服泼尼松每日 1mg/kg 体重，共 11 天，每 4 天递减 10mg。辅助胃黏膜保护，适当补钾和钙。

（3）免疫抑制剂：适用于自身免疫性视神经炎或激素治疗不敏感者，常用药物有硫唑嘌呤、环孢素 A、环磷酰胺、甲氨蝶呤等。

（4）辅助治疗：包括 B 族维生素，血管扩张剂，神经营养等。

3. 中医治疗

（1）辨证论治

①风邪袭目证

证候 视力骤降，或伴感冒，或目珠转动疼痛及胀痛；视盘充血水肿；舌红，苔薄黄或薄白，脉浮数或浮紧。

治法 散风清热，开窍明目。

方药 银翘散[127]加菊花、细辛。兼表寒者，减淡竹叶，加防风、藁本以祛风散寒；眼球转动痛明显者，加牡丹皮、红花、鸡血藤以通络止痛。

②肝经实火证

证候 眼症同前。口苦，便秘，溲赤；舌红苔黄，脉弦数。

治法 清泻肝火，通络开窍。

方药 龙胆泻肝汤[30]加减。加菊花以助清热明目之力；视网膜出血较多者，加三七粉化瘀止血；眼痛明显者，加川芎、丹参、陈皮通络行气止痛。

③肝郁气滞证

证候 眼症同前。情绪波动，抑郁，胸胁胀满，善太息，头晕口苦，食欲不佳；舌红苔薄白或薄黄，脉弦。

治法 疏肝解郁，行气活血。

方药 丹栀逍遥散[19]合桃红四物汤[103]加减。兼腹泻、纳呆者，减山栀，加山药健脾益气；热象明显者，加青葙子、决明子、蒺藜以助清肝热之力。

④血两虚证

证候 眼症同前；哺乳或久病、失血，面白无华，唇舌色淡，少气乏力；舌淡苔白或少，脉沉细无力。

治法 益气养血，开窍明目。

方药 八珍汤[8]加减。酌加鸡血藤、菊花、枸杞开窍明目。气虚甚者，重用人参，加炙黄芪以益气；血虚甚者，加鹿角胶、龟板胶等。

（2）专方专药：加味逍遥丸，适用于少儿及肝郁气滞证，每次 3g，每日 2 次。

（3）针刺治疗：①主穴：风池、睛明、球后、太阳。配穴：合谷、百会。②主穴：完骨、天柱、上睛明、承泣。配穴：头维、手三里。两组穴交替，平补平泻，留针 30 分钟，每日 1～2 次。

【预防与调护】

1. 忌辛辣饮食；宜清淡及富含维生素饮食。

2. 戒烟，哺乳者应中断哺乳。

3. 调情志；视力低下者，加强生活护理以防意外。

NOTE

球后视神经炎

球后视神经炎（retrobulbar neuritis）为视神经穿出巩膜后至视交叉前视神经段的炎症。依视神经病变部位分类为轴性视神经炎（axial optic neuritis）、视神经束膜周围炎（optic perineuritis）和横断性视神经炎（transverse optic neuritis），分别为视神经轴心的乳头黄斑束、神经鞘及周围纤维和神经整个横断面受损。

本病中医治疗与视神经炎一致。

【病因病理】

1. 西医病因病理 同"视神经乳头炎"。

2. 中医病因病理 同"视神经乳头炎"。慢性者多为内伤七情、脏腑功能失调、气滞血瘀等虚实夹杂症证。

【临床表现】

1. 症状 急性者同视神经乳头炎，视力急剧下降，眼球转动时眶内胀痛。慢性者有视力波动及昼盲现象，即光线越明亮而视力越差，患者常诉关闭视力表灯光反而清楚。

2. 体征

（1）眼底：正常或有视盘充血现象。晚期视盘苍白。

（2）瞳孔改变：视力受损轻者，瞳孔对光反射不持久，或相对性传入性瞳孔障碍；视力严重障碍者，直接对光反射迟钝或消失；全盲者，瞳孔改变不明显。

（3）视野改变：横断性者，视野呈浓密大型暗点而健眼正常；轴性者，为巨大的中心暗点和哑铃状暗点；视神经束膜周围炎型，视野向心性缩小；慢性者，中心视野相对或绝对中心暗点。急性者多有色觉障碍。

（4）横断性球后视神经炎：VEP 呈熄灭型。

3. 并发症和后遗症 与"视神经炎"类同，最终视神经萎缩而失明。

【实验室及其他检查】

严格的眼部、神经系统及血清学检查，如眼部超声、眼眶以及头颅 CT、结核及梅毒血清检查，明确病因。

【诊断】

1. 诊断要点 依视力下降、瞳孔异常、眼底正常、视野改变、眼球转动时眶内胀痛等予以诊断。病因诊断常较困难。

2. 鉴别诊断

（1）缺血性视盘病变：多为中老年人，常有眼底动脉硬化及高血脂、高血黏度状态。部分患者为小视盘，视野损害多呈与生理盲点相连的象限或扇形缺损。

（2）屈光不正、伪盲、癔症、皮质盲：经验光矫正、重复的视野检查、视觉诱发电位（VEP）检查作鉴别。

【治疗】

1. 治疗原则 同"视神经乳头炎"。中医辨证用药及长期针刺治疗，可维持视力、防止复发。

2. 西医治疗 同"视神经乳头炎"。

3. 中医治疗

（1）辨证论治

①阴虚火旺证

证候 视力下降明显，或时轻时重，或经治好转、不时复发，眼珠酸胀或隐痛；视盘色浅或正常；舌暗红少苔，脉细或细数。

治法 滋阴降火。

方药 知柏地黄汤[79]加减。加香附、木香行气开窍。久病者加细辛、地龙通络明目。

②气虚血瘀证

证候 眼症同前，经年累月。伴少气乏力，视盘或视网膜血管紫滞迂曲；舌胖有齿痕，色淡紫，苔白，脉沉细或细涩。

治法 益气化瘀，通络明目。

方药 补阳还五汤[71]加减。眼胀痛明显者，加蔓荆子、夏枯草、白芷行滞消胀。

（2）针刺治疗：同"视神经乳头炎"。

【预防与调护】

同"视神经乳头炎"。

视盘水肿

视盘水肿亦称"视乳头水肿"（papilledema），单指视盘的非炎症性水肿，视功能障碍仅表现为生理盲点扩大或后续的视神经萎缩。视神经鞘膜与脑的蛛网膜下间隙相通，视盘界于眼压与颅内压两个不同压力临界处，眼压通常大于颅内压，高颅内压经脑脊液传导至视盘处，导致视盘水肿。本病伴视觉障碍者归属于"视瞻昏渺"或"青盲"范畴。

【病因病理】

1. 西医病因病理 最常见原因为颅内肿瘤、炎症、外伤、先天性畸形等。恶性高血压、肺心病、眶内肿瘤等引起颅压增高及眼压过低等皆可引起本病。颅压升高传导致视神经的蛛网膜下腔压力增高，视网膜中央静脉回流受阻，同时神经纤维轴浆流运动受阻，导致视盘处的细胞间水分、蛋白质、轴浆积存而水肿。

2. 中医病因病机 本病多因气郁气滞，气不化水，水停目窍；或素体肝旺，肝阳上亢于头目，壅阻目系；或脑生肿瘤，气滞血瘀或痰浊积聚，瘀阻目系等而致。

【临床表现】

1. 症状 头痛、呕吐等；视力正常或有一过性黑矇；少数患者有复视。

2. 体征 双侧视盘水肿。初始生理凹陷消失，边界模糊，可有充血。水肿明显时，呈菌菇状隆起达 3～7D；视网膜静脉迂曲，怒张；视网膜有出血、棉绒斑和黄白色硬性渗出（彩图38）。晚期视盘色苍白。

【实验室及其他检查】

1. 眼底荧光素血管造影 显示视盘荧光素渗漏。

2. 视野 可正常或生理盲点扩大。

3. 眼科超声及共焦激光扫描仪（HRT）、OCT 均可见视盘明显隆起。

NOTE

【诊断】

1. 诊断要点 眼底及辅助检查均见明显视盘隆起，视野仅为生理盲点扩大，瞳孔对光反射无异常。

2. 鉴别诊断

（1）假性视盘水肿为先天异常，多见于远视眼，眼底荧光素血管造影基本正常。

（2）视神经乳头炎症、缺血、浸润所致水肿，以伴随的视功能损害及症状、体征作鉴别。

【治疗】

1. 治疗原则 CT、MRI 检查或转科行腰穿寻找病因。中医治疗有助消除水肿，保护视功能。病程过久致视神经萎缩者，主要采用中药及针刺治疗。

2. 西医治疗

（1）病因治疗。

（2）辅助治疗用维生素 B_1、B_{12}、弥可保、三磷腺苷等有助于神经营养代谢。短暂应用脱水剂，如 20% 甘露醇 250 ~ 400mL，每日 1 次，静脉点滴。

3. 中医治疗

（1）辨证论治

①气虚水停证

证候 视盘水肿；伴食少纳呆，乏力面白，便溏；舌淡苔白，脉沉滑。

治法 益气利水。

方药 五苓散[14]加减。视力下降明显者，加枸杞子、女贞子、楮实子补肾明目。

②阳虚水停证

证候 视盘水肿；伴肢冷面白，畏寒，夜尿多；舌淡苔白，脉沉弱或迟。

治法 温阳利水。

方药 真武汤[104]加减。久病者，加红花、丹参、全蝎以活血通络；视力下降者，加枸杞子、楮实子、细辛、石菖蒲以补肾开窍明目。

（2）针刺治疗：同"视神经乳头炎"。

【预防与调护】

1.各科会诊，详查病因。

2.饮食宜清淡，注意休息，勿过劳体力及目力。

缺血性视神经病变

缺血性视神经病变（ischemic optic neuropathy）是供给视神经的血管发生阻塞、缺血，导致筛板前后的视神经供血不足产生的病变。因后部缺血少见，本节仅讨论前部缺血。临床按病因又分为：颞动脉炎与非动脉炎两种，后者多见，中老年趋多，可双眼先后发病，相隔时间不等。

本病属中医学"暴盲"（《证治准绳》）、"视瞻昏渺"（《证治准绳》）等范畴。

【病因病理】

1. 西医病因病理 为后睫状循环供血不足所致。常见原因有小视盘、高血压、高血脂、糖尿病导致的视神经局部血管狭窄、阻塞或血液成分及流变学异常；血压过低（如失血、休克）、眼压过高致灌注不足。也有颞动脉免疫炎性的血管内膜增生导致动脉阻塞。

2. 中医病因病机　素体肝旺，或暴怒伤肝，情志过激化火，气火上攻；或嗜食肥甘辛辣，饮酒无度，痰热内生，上壅目窍；或年老久病，肝肾不足，阴虚火旺，虚火上灼目络所致。

【临床表现】

1. 症状　无痛性视力下降，甚可降至光感。或一过性黑矇先兆。颞动脉炎所致可伴同侧眼眶及头痛史，按压颞动脉及咀嚼时有疼痛感。

2. 体征

（1）眼底：视盘弥散性或节段性水肿，边界不清，盘周网膜少量出血。后期视盘色变淡。

（2）瞳孔改变：相对性传入瞳孔阻滞，累及双眼者直接对光反射迟钝或消失（PRAD+）。

（3）视野改变：多为与生理盲点相连的扇形缺损，亦可见水平或垂直性偏盲。

3. 并发症和后遗症　40% 的患者最终视力可提高 3 行，视盘水肿数周后消退，严重者，导致视神经萎缩，视功能障碍。

【实验室及其他检查】

1. 眼底荧光素血管造影（FFA）　早期视盘缺血区低荧光，后期视盘染色。发病中期，视盘因表层毛细血管扩张而呈强荧光，缺血侧与非缺血侧难分清。

2. 神经科、内科协查　查找病因极其重要。如颞动脉炎所致，血沉异常高；必要时行颞动脉组织活检。老年人应重视血液流变学及生化检查。

【诊断】

1. 诊断要点　无痛性视力下降，显著的症状与体征，明前的全身病史，辅助视野、FFA 检查。

2. 鉴别诊断

（1）颞动脉炎：年龄趋小，血沉高，颞动脉区疼痛。

（2）F-K（Foster-Kennedy）综合征：为前颅凹占位病变，视野改变为偏盲或有中心暗点，视盘水肿常大于 3D，一眼视神经萎缩，另一眼视盘水肿者，行 CT 或 MRI 检查可鉴别。

此外，还应与视神经炎、视盘水肿相鉴别。

【治疗】

1. 治疗原则　审因论治。初期应用糖皮质激素、血管扩张剂，及时降低眼压；中药活血化瘀、开窍通络，尽快缓解或消除血循环障碍，配合针刺治疗，减轻视盘水肿，保全视力。

2. 西医治疗

（1）颞动脉炎，应立即糖皮质激素，如强的松口服 80 ~ 100mg/d，或静脉予甲泼尼龙 250mg，6 小时一次。1 个月后渐减糖皮质激素至症状体征稳定；适当应用抗生素。高血压者，适当、稳妥降压，血压突降会加重眼部病情。

（2）病因治疗控制高血压、糖尿病等原发病。

（3）糖皮质激素，如泼尼松每日 1mg/kg 体重，共 11 天，每 4 天递减 10mg。辅以胃黏膜保护药，适当补充钾、钙。高血压、糖尿病患者慎用。

（4）辅助用药，如血管扩张剂、抗凝剂、口服维生素 C、E、三磷腺苷等。

（5）降低眼压，用醋氮酰胺 250mg，每日 3 次，连用 15 ~ 20 天。滴降眼压眼液。

NOTE

3. 中医治疗

（1）辨证论治

①风痰阻络证

证候　视力突降，视盘水肿，视网膜出血、渗出、水肿；兼见眩晕耳鸣，胸闷恶心，或有头痛；舌胖苔腻，脉弦或滑。

治法　息风豁痰，活血通脉。

方药　导痰汤[62]合桃红四物汤[103]加减。口舌干燥，苔黄者，加竹茹、黄芩、菊花，南星换龙胆草以清肺肝之热；大便不畅者，加全瓜蒌泻热通便。

②气滞血瘀证

证候　眼症同前。或伴头痛，情志不舒，胸胁满闷；舌紫苔白，脉弦或涩。

治法　行气活血。

方药　血府逐瘀汤[60]合逍遥散[106]加减。视力恢复缓慢者，加细辛、麝香开窍明目；久病加全虫、蜈蚣、血竭以化瘀通络。

③阴虚阳亢证

证候　眼症同前；伴眩晕耳鸣、腰膝酸软；舌红，苔薄白或薄黄，脉弦细。

治法　滋阴潜阳，活血通络。

方药　天麻钩藤饮[13]合桃红四物汤[103]加减。口干苔少者，加女贞子、麦冬、天冬滋阴生津；失眠者，加五味子、酸枣仁以养肝安神。

（2）专方专药

①血府逐瘀胶囊，每次 3 ~ 6 粒，每日 2 ~ 3 次。

②葛根素注射液 0.2 ~ 0.4g，或复方丹参液 20 ~ 30mL，静脉给药，每日 1 次，10 ~ 15 次一疗程。

（3）针刺治疗

主穴：风池、完骨、天柱、上睛明、承泣、球后。

配穴：太阳、头维、合谷、四白、百会、攒竹、上星。

方法：选主穴 2 ~ 3 个，配穴 3 ~ 4 个，交替应用，每日 1 次，平补平泻，留针 30 分钟。

（4）局部注射：复方樟柳碱注射液 1mL，球后或太阳穴注射，每日 1 次，10 ~ 15 天一疗程，间隔 3 ~ 5 天，可连用 3 ~ 5 个疗程。复方丹参注射液 1mL，于肝俞、肾俞穴位注射，每日 2 穴，左右交替，连续 15 ~ 20 天。

【预防与调护】

1. 饮食宜清淡而高营养；忌烟，少饮酒。

2. 积极诊治原发疾病，如高血压、高脂血症、动脉炎等。

视神经萎缩

视神经萎缩（opticatrophy）是多种疾病引起的视网膜神经节细胞及其轴突损伤的最终结果。亦可由遗传、外伤导致，发病率高，为常见致盲或低视力主要病种之一。本病源于中医对青光眼的认识，属"青盲"（《诸病源候论》）范畴，又名"黑盲"（《外台秘要》）。

【病因病理】

1. 西医病因病理　病因复杂如下，病理为视路自视网膜至外侧膝状体神经节细胞及其轴索死亡伴神经胶质增生。

（1）血管性，如视网膜动、静脉阻塞，睫状血管硬化或阻塞，失血后视神经营养障碍等。

（2）炎症，如视神经炎、眼内炎、梅毒、多发性硬化等。

（3）继发于颅压升高，视盘水肿后，如脑肿瘤。

（4）中毒或营养障碍，如烟酒中毒、乙胺丁醇中毒等。

（5）代谢性，如糖尿病性神经损害。

（6）外伤。

（7）眼压升高，如青光眼。

（8）遗传变性等，如病变视神经的视网膜光感受器、神经节细胞及轴突变性损害，最终神经纤维消失，胶质增生。

2. 中医病因病机　先天禀赋不足；或久病体虚，气血不足；或劳伤肝肾，精气亏损，致目系失养；或肝郁气滞，气机不达；或外伤头目，经络受损，气滞血阻致目络瘀滞，玄府闭塞。

【临床表现】

1. 症状　视力障碍。

2. 体征

（1）瞳孔对光反射正常、迟钝或消失。

（2）视野缺损可为向心性缩小、中心暗点、双颞侧偏盲、同侧偏盲等。

（3）眼底检查可见视盘色淡或苍白、灰白、蜡黄（彩图 39）；原发性视神经萎缩（下行性视神经萎缩）视盘边界清楚，视网膜及血管无异常；青光眼性视神经萎缩，视盘生理凹陷扩大、加深；继发性视神经萎缩（上行性视神经萎缩）视盘边界模糊，动脉变细，血管旁白鞘。

【实验室及其他检查】

1. 视觉诱发电位（VEP）　P 波潜时延长、波峰下降。

2. CT 检查　对颅脑病变有价值

【诊断】

1. 诊断要点　依据视力、眼底、视野及视觉诱发电位异常可明确诊断。病因诊断需参考检查及家族史调查。

2. 鉴别诊断　屈光不正伴弱视，眼底视盘色泽无变化应与早期"视神经萎缩"相鉴别。追寻病史，视野、电生理可鉴别。

【治疗】

1. 治疗原则　中医辨证属久病入络，肝肾亏损，故以补肝肾、益气血、通络活血为要。辅助针刺及神经营养剂。

2. 西医治疗

（1）病因治疗：全身检查，尽可能发现病因，并予以针对性治疗。

（2）辅助疗法：维生素 B_1、B_{12}、弥可保等常规口服；肌苷片 400mg，口服，每日 3 次。

（3）神经生长因子：20 ～ 30 单位，肌注，每日 1 次，10 日为一疗程。

NOTE

3. 中医治疗

（1）辨证论治

①肝肾亏虚证

证候　视力渐降或光感；眼底视盘色淡，边缘或清或不清；兼有腰膝酸软，头晕耳鸣；舌淡苔白，脉沉细无力。

治法　补益肝肾。

方药　左归饮[27]加减。久病或舌有瘀斑，加丹参、红花、细辛活血开窍。兼畏寒肢冷者，加杜仲、肉桂以助肾阳；兼乏力气短者，加党参、黄芪以益气。

②肝郁气滞证

证候　眼症同前。兼情志抑郁，胁肋胀痛，食少太息，口苦；舌红，脉弦或弦细。

治法　疏肝解郁，行气明目。

方药　逍遥散[106]加味。加川芎、青皮、红花、石菖蒲行气化瘀开窍。兼见舌黄、脉数等热象者，加牡丹皮、炒山栀、菊花以清肝热；兼口干、舌光少苔者，加桑椹、女贞子、生地黄以滋阴明目。

③气血两虚证

证候　眼症同前。兼久病体弱，少气乏力，面白唇淡，心悸失眠；舌淡苔薄白，脉沉细无力。

治法　益气养血。

方药　八珍汤[8]加味。酌加石菖蒲、丹参、鸡血藤活血开窍明目；便秘者，加胡麻仁、松仁、柏子仁、首乌以滋阴润便。

④气滞血瘀证

证候　或因头目外伤，视力下降不复；视盘苍白，或兼血管变细；兼头眼疼痛，健忘失眠；舌暗有瘀斑，脉涩或细。

治法　活血通络，行气开窍。

方药　血府逐瘀汤[60]加减。酌加细辛、石菖蒲化瘀开窍；久病体虚者，加太子参、枸杞子、杜仲补益脏腑精气。

（2）专方专药

①杞菊地黄丸，适用于肝肾阴虚者。口服，每日2次，每次1丸。

②复方血栓通胶囊，适用于有血瘀及久病者。口服，每日3次，每次3粒。

（3）针灸治疗

①主穴：睛明、承泣、鱼腰、风池；配穴：太阳、百会、四白、合谷。

②主穴：上睛明、球后、瞳子髎、完骨；配穴：太阳、外关、肝俞、肾俞。

③主穴：下睛明、四白、丝竹空、天柱；配穴：太阳、臂臑、足三里、三阴交。

三组交替应用，每日1～2次，留针30分钟，30次为一疗程，根据病情坚持治疗3～5个疗程。虚证明显者，可于背俞穴、下肢穴加灸法。

（4）穴位注射：复方樟柳碱穴位注射，见"缺血性视神经病变"。

【预防与调护】

1. 积极治疗原发病。头部外伤后，有条件应尽早眼科检查。

2. 饮食应富含蛋白及维生素；忌烟酒。

第二节 其他视神经异常

视神经病变尚有由药物（包含烟酒）中毒引起的弱视，称"中毒性弱视"；因遗传引起的视神经病变，如 Leber 病、视神经肿瘤、视神经先天发育异常等。有些内容见于眼外伤、眼的先天异常、眼与全身疾病等章节。本节只择其要者简要介绍。

中毒性弱视

一、烟草中毒性弱视

烟草中毒性弱视的患者常有嗜酒的习惯，烟酒中毒同时存在者则称为"烟酒中毒性弱视"。一般认为该病与氰中毒、维生素 B_{12} 缺乏、叶酸及营养素缺乏有关，其病理改变主要为视神经纤维层的脱髓鞘变性，以乳头黄斑束受损最为明显。

【临床表现】

有长期吸烟（特别是烟斗、雪茄）和饮酒史；视力通常呈进行性、双眼对称性下降。视野出现与生理盲点相连的哑铃状暗点。眼底在初期无明显异常，晚期有视盘颞侧颜色变淡或苍白。

【治疗】

戒烟酒，调理饮食，尤其是增加蛋白质和 B 族维生素摄入。药物可予羟钴胺、硫代硫酸钠和血管扩张剂等。

中药按辨证分型给药，并配合针刺疗法，可以参照"视神经炎""视神经萎缩"等章节进行治疗。

二、乙胺丁醇中毒

乙胺丁醇为常用的抗结核药物，少数患者应用后可出现视神经炎。

【临床表现】

患者常在连续服用乙胺丁醇几个月后发病，表现为进行性视力下降、视野缺损、色觉障碍。眼底检查未见异常，或有轻度视盘水肿、视网膜静脉充盈迂曲等，晚期可出现视神经萎缩。视野损害常表现为哑铃状暗点、周边视野缺损、象限性视野缺损等。

【治疗】

应立即停止服药。停药后，大多数病人的视力及视野可以恢复。

Leber 遗传性视神经病变

本病是因线粒体 DNA 突变引起的、累及双眼中心视力的母系遗传性眼病。常见于 11 ~ 30 岁男性，发病多在 18 岁左右。发病初期视力急剧下降，双眼同时或先后发生；眼底表现类似急性视神经炎。视力多在 0.1 以下，后逐渐有所恢复。目前已知超过 90% 的家族存在线粒体 DNA 11778、14484 或 3460 位点突变，而 14484 位点突变者常在发病数月后重新恢复视力，可有较好的预后。中药及针刺治疗对恢复视力有帮助，可参照"视神经萎缩"进行辨治。

评述：视神经及视路病变属于神经眼科范畴，作为神经病学与眼科学的交叉领域，涉及瞳孔、眼球运动、视路及神经系统的多种体征与眼征，临床病因探寻极为困难，必须借助多种影像学检查手段和眼科特殊检查。目前临床神经眼科学在颈动脉狭窄相关眼病的诊治；颅内静脉窦血栓形成相关眼病；视神经管骨折的高分辨率 CT 诊断以及视神经炎与多发性硬化的关系等方面进展明显。缺血性视神经病变与常见的周围血管性病变（颈动脉狭窄）关系密切，追踪的颈脑血管映像学检查意义重大，衍生的颈动脉支架成形术、颈动脉内膜切除术具有积极的临床意义。以往因颅内高压引起的视盘水肿被证明可能为脑血管疾病中的特殊类型 — 颅内静脉窦血栓形成，而 MRV 检查可发现闭塞静脉流空影消失，DSA 检查的诊断准确率可达 75% ~ 100%。在首次被诊断为视神经炎的病例中 5 ~ 10 年确诊为多发性硬化达 1/3 以上，MRI 的阳性率高达 80% 以上。多发性硬化是一种常见的以中枢神经系统炎性脱髓鞘为特征的自身免疫性疾病。病变最常侵犯的部位是脑室周围的白质、视神经、脊髓的传导束、脑干和小脑。在急性活动期使用促肾上腺皮质激素或糖皮质激素的重要意义在于抑制其炎性脱髓鞘过程，抑制异常的自身免疫反应，减轻炎症及水肿，缩短病程，尽量减少复发次数，保全视功能。

随着跨学科的发展，中国神经眼科学将在计算机、信息技术、影像医学的推动下迅猛发展。

第十九章　眼外肌病与弱视

双眼12条眼外肌因自身肌力不平衡或神经支配系统失调而造成双眼不能注视同一个目标，视轴呈分离状态时所引起的病变被称为"眼外肌病"。一眼注视目标，另一眼偏离注视目标为斜视（strabismus）。由于一眼的偏斜，使外界物象无法落在两眼视网膜相对应的位置上，就会产生复视（diplopia）和混淆视。为了克服这种视觉紊乱的干扰，大脑皮层就必须长期抑制斜视眼的物像，从而形成弱视（amblyopia）。

中医称眼外肌为"眼带""睛带"（《秘传眼科龙木论》），属肌肉组织。

第一节　斜　视

双眼的协同运动是由大脑中枢所支配的，当中枢神经系统支配失调，眼外肌力量不平衡，两眼不能注视同一个目标，视轴呈分离状态，被注视的物体不能同时在双眼视网膜黄斑中心凹上成像而出现一眼注视目标，另一眼偏离目标的现象，称为"斜视"（strabismus）。临床上将斜视分为共同性斜视与非共同性斜视（包括麻痹性斜视与限制性斜视）两大类。共同性斜视是指双眼视轴分离，各个注视方向的偏斜角基本相等，眼球运动无障碍。非共同性斜视眼球运动有障碍，眼外肌麻痹或部分麻痹致运动受限，各注视方位斜视角不相等。共同性斜视又分内斜视、外斜视及旋转性垂直性斜视。共同性斜视多在5岁前发病，而非共同性斜视则可发生在任何年龄，两者均无明显性别差异。

本病属中医学"目偏视"（《诸病源候论》）范畴。中医各家以不同的临床表现命名为"视歧"（《灵枢·大惑论》），"神珠将反""瞳神反背""目上视"（《证治准绳》），"坠睛"（《太平圣惠方》），"目仰视"（《审视瑶函》）等。辨证因风邪致患故名风牵偏视。因共同性内斜视多见于小儿，中医称之为"小儿通睛"（《秘传眼科龙木论》）、"双目睛通"（《证治准绳》）。

【斜视检查】

（1）10°～15°（1.5mm）

（2）25°～30°（3mm）

（3）45°（6mm）

1. 基本状态　包括发病年龄、时间、诱因，斜视的发展变化，治疗史，家族史，屈光状态，眼球偏斜的方向及有无代偿头位。

2. 眼球运动检查　主要检查六个方向眼球运动情

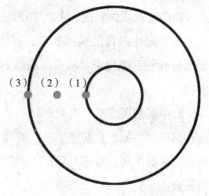

图 19-1　角膜映光位置与斜视度示意图

NOTE

况，以观察、确诊是哪条眼外肌有异常。

3. 斜视的定量检查

（1）角膜映光法：是测定斜视角最简单常用的方法（图 19-1）。

检查者让患者注视 33cm 处的手电灯光，并与其面对而坐，观察角膜上反光点的位置，判断有无斜视。反光点位于瞳孔缘者，为 10°～15°；位于瞳孔缘与角膜缘之间时，为 25°～30°；位于角膜缘时，约为 45°。

（2）三棱镜加遮盖试验：让患者分别注视 33cm 及 6m 处目标，将三棱镜置于注视眼前，其中放置的方向为外斜视基底向内、内斜视基底向外、上斜视基底向下。交替遮盖两眼，观察三棱镜后的眼球是否移位，通过调整三棱镜角度直至眼球不再移位时，所得三棱镜角度即为该眼的斜视度。

（3）视野弧法：患者坐在视野弧前，分别注视 5m 和 33cm 处视标。检查者手持点光源在视野弧上移动，至角膜反光点位于被检眼瞳孔中央，光源对应的视野弧度即为斜视度。5m 视标代表视远斜视度，33cm 视标代表视近斜视度。同法检查另一眼的斜视度。

（4）同视机检查法：将同视机的知觉图片分别放入同视机的画片筒中，健眼镜筒置于"0"点位置，然后转动斜视眼镜筒，使两画片重合，此时从同视机上读出的度数即为患者的主觉斜视角。交替开闭每侧画片后的灯，并移动镜筒，使其反光点位于角膜中央，直至两眼不动时，此时同视机上的读数为客观斜视角。

【病因病理】

1. 西医病因病理 目前对于共同性斜视的病因病理尚不完全清楚，一般认为与机械性因素或神经支配因素或两种因素的共同作用有关。机械性因素（解剖因素）包括眼眶的方向、大小、形状；球后组织的体积及形状；眼外肌的止端、长度、弹性、结构（图 19-2）；以及眼球筋膜与韧带的解剖排列和状态等。神经支配因素，即抵达眼球的神经冲动异常，双眼依靠集合兴奋来维持双眼视，双眼集合或外展失衡均可诱导斜视。此外，未经矫正的远视或过度矫正的近视，均因过度使用调节而诱发过强集合，

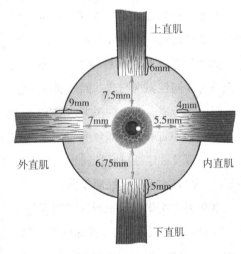

图 19-2 直肌止点与角膜缘近似距离示意图

造成内隐斜视或内斜视；未经矫正的近视，由于看近距离目标时不需调节，故常引起外隐斜。

非共同性斜视的病因复杂，并非单纯由眼科疾患引起，大多数是全身性疾病的一部分，如颅脑外伤、脑膜炎、脑炎、头颅血管性疾病、颅内肿瘤、鼻咽部肿瘤等均可引起非共同性斜视。

2. 中医病因病机 先天禀赋不足，眼带发育不良或眼珠发育异常；婴幼儿期长期逼近视物或头部偏向一侧，致筋脉拘滞；或因卫外不固，风邪闭阻经络，以致筋脉拘挛或麻痹；或脾胃虚弱，聚湿生痰，复感风邪，风痰阻络，脉络失畅所致；或因跌仆外伤，或肿瘤压迫，经络受阻所致。

麻痹性斜视

【临床表现】

麻痹性斜视包括神经肌肉异常之外的多种因素所致眼球运动障碍。可以是单条或多条眼外肌完全性或部分性麻痹。完全性麻痹立即出现斜视,部分性麻痹初期可以不出现斜视。麻痹性斜视的临床过程可分为以下几个阶段:麻痹肌功能减弱,而对抗肌功能相对亢进;继而麻痹肌的直接对抗肌发生痉挛或挛缩,逐步发生萎缩、纤维化、玻璃样变,使其失去正常的弹性;最终使偏斜扩散到所有的注视方向,逐渐向共同性斜视发展。

1. 症状　后天性麻痹多为急性,往往立即出现复视、视觉混淆症状。严重的会出现眩晕和恶心呕吐,必须闭上一眼或遮盖一眼才能使症状消失。由于突然的眼位偏斜,视觉定位功能被破坏,故出现步态不稳,或向某一方向偏斜;触拿物体时,有异常投射现象。如先天性或幼年早期发生的部分麻痹,由于有代偿头位和健全的融合机能,一般多无自觉症状,偶有因某些原因发现复视而来就诊者。

2. 体征　麻痹眼向麻痹肌作用方向运动受限,眼位向麻痹肌作用相反方向偏斜,并出现代偿头位。第二斜视角比第一斜视角大(健眼注视目标,斜眼的偏斜度称为"第一斜视角";斜眼注视目标,健眼的偏斜度称为"第二斜视角")。斜视度因注视方向而异,向麻痹肌作用方向注视时的斜视度最大。

【实验室及其他检查】

1. 实验室检查　或检测到血脂高、血黏度增高或血糖增高等指标。

2. CT 或 MRI 检查　或发现颅内肿瘤、鼻咽部肿瘤等。

【诊断】

1. 诊断要点　双眼复视,甚则眩晕,或伴代偿头位,眼球向麻痹肌作用方向运动受限。

2. 鉴别诊断　主要与共同性斜视鉴别:后者无代偿头位,无复视,双眼运动不受限,通过眼外肌运动及复视检查可确诊。

【治疗】

1. 治疗原则　针对病因治疗。对后天性不全麻痹的患者,早期采取针灸、药物及理疗、推拿治疗时,可达较理想的治疗目的。经过 6 ~ 8 个月,甚至 1 年的保守治疗无效时,可行手术治疗。

2. 西医治疗

(1)营养神经:可肌肉注射维生素 B_1 和 B_{12} 及神经营养剂。

(2)糖皮质激素:地塞米松注射液 10 ~ 15mg 加至 5% 葡萄糖液 250mL 中,静脉滴注,每日 1 次,疗程 10 ~ 15 天,逐渐减量。

(3)局部治疗

①遮盖麻痹眼,解除复视,或遮盖健眼;以减少麻痹肌的拮抗肌挛缩;视力相等或相差不大者,可交替遮盖。

②地塞米松注射液 2.5mg 加肌苷注射液 20mg,混合后行麻痹眼球结膜下注射,也可行麻痹肌止端附近或肌腹内注射,隔日 1 次,5 次为一疗程。

③在肌电图的监视下，对不同度数的斜视角，分别用 1.25 ~ 5.0 单位肉毒杆菌毒素 A 注射于麻痹肌的拮抗肌内。

（4）手术治疗

①手术时间

后天性眼外肌麻痹：应在发病后 6 ~ 8 个月不见好转时进行手术。非手术治疗后，若病情有所好转但仍未痊愈者，可待病情稳定 4 ~ 6 个月后再考虑手术。

先天性眼外肌麻痹：当麻痹肌肯定、病因确定，并且不危及生命、也不会发展或复发时，可考虑手术。

②手术原则

a. 首先确定注视眼（患者是用麻痹眼还是健眼注视）：健眼注视者，其直接对抗肌受累而发生痉挛、挛缩；麻痹眼注视时，受累肌是麻痹肌的配偶肌，二者的手术设计是完全不同的。

b. 日常生活中，人们多用水平线以下眼位，故应尽量将高的眼位降下来。

c. 若有眼外肌痉挛或牵引时，首先应解除牵引，以松弛挛缩的肌肉。

d. 减弱麻痹肌的直接对抗肌作用要远远超过加强麻痹肌功能的效果。

e. 做直肌手术时，手术不超过两根直肌，以免影响眼前部的供血。

③手术方式：包括麻痹肌缩短及拮抗肌后徙术。若进行超大量的拮抗肌后徙术时，只能使眼球"摆放"在正中，但不能使其转动。

3. 中医治疗

（1）辨证论治

①风邪中络证

证候　发病急骤，目珠猝然偏斜，转动失灵，视一为二；舌淡红，苔薄白，脉浮。

治法　疏风通络，扶正祛邪。

方药　小续命汤[11]加减。

②风痰阻络证

证候　骤然视一为二，目珠偏斜，转动失灵；兼胸闷呕恶，食欲不振，泛吐痰涎；舌淡，苔白腻，脉滑。

治法　健脾利湿，豁痰通络。

方药　六君子汤[20]合正容汤[23]加减。头痛甚者，加菊花、川芎。

③脉络瘀阻证

证候　头部外伤或眼部直接受伤后，目珠偏视，视一为二；舌质暗或有瘀斑，脉细或如常。

治法　活血行气，化瘀通络。

方药　桃红四物汤[103]加减。疼痛甚者，加乳香、没药、五灵脂、郁金。

④阴虚风动证

证候　多为年老体衰之人，平素常有头昏头痛；耳鸣眼花，手足心热，夜寐不安，腰膝酸软；突然目珠偏斜，转动不灵，视一为二；舌红苔黄，脉弦。

治法　平肝潜阳，息风通络。

方药　天麻钩藤饮[13]合六味地黄丸[21]加减。眼干涩者，加北沙参、旱莲草、女贞子等。

（2）针刺治疗：以取三阳经穴位为主，局部及远端取穴配合，每次选2～4个穴，每日1次，10日为一疗程。常用穴位：风池、睛明、瞳子髎、承泣、四白、阳白、丝竹空、太阳、攒竹。

【预防与调护】

1. 遮盖麻痹眼，消除复视。

2. 忌食肥甘厚腻，以免聚湿生痰而加重病情。

3. 避风寒，慎起居，以减少本病的发生。

共同性内斜视

共同性内斜视是儿童斜视中最常见的类型。先天性内斜视是指出生后6个月以内所发生的内斜视；后天性内斜视，大部分是在出生6个月以后获得，分为完全调节性（15%）、部分调节性（46%）及非调节性内斜视（39%）三种类型。完全调节性和部分调节性内斜视由调节性集合过强所引起，故又称"调节性内斜视"。部分调节性及非调节性内斜视如发病时间不清时，则与"先天性内斜视"的鉴别比较困难。

【临床表现】

1. 先天性内斜视

（1）症状：6个月龄前发生的恒定性内斜视。开始时内斜视可间歇出现，内斜视角大（30Δ～50Δ以上）且稳定，受检查距离、注视眼及调节因素影响较小。若双眼交叉注视，则较少形成弱视；如为单眼注视，可伴发弱视。

（2）体征：一般呈轻度远视，佩戴充分矫正眼镜后，斜视角不减小；眼球运动一般外转力弱，内转力强。可伴分离性垂直偏斜（DVD）、眼球震颤、垂直斜视等症状。

2. 后天性内斜视

（1）完全调节性内斜视

症状　好发年龄在2～5岁，斜视角变化较大，早期间歇出现。看近则内斜角加大，看远则减小，而且斜视角的大小与患者的精神状态及看近时使用的调节量有关。多为中度远视，发烧可诱发本病。

体征　佩戴充分矫正眼镜后，内斜视可消失，或变成部分调节性内斜视。

（2）部分调节性内斜视

症状　发病比完全调节性内斜视为早，为1～3岁。

体征　为轻度或中度远视，佩戴完全矫正远视眼镜后，内斜视角减小，但仍残余10Δ以上内斜视，不能完全矫正。残余的内斜视几乎都是先天性内斜视，多单眼弱视及异常视网膜对应，双眼这类情况少见。常伴单眼或双眼垂直斜视。

（3）非调节性内斜视：指6个月以后发生的、与调节无关的内斜视，占儿童共同性内斜视的1/3。其有如下类型：

①基本型内斜视：无明显屈光不正，远、近斜视几乎相等，发病初期呈间歇性，有复视，斜视角较先天性内斜视小，逐渐增加至30Δ～70Δ，需注意眼底有无视盘水肿，有无中枢神经系统异常。

②周期性内斜视：3～4岁发病，内斜视呈周期性出现，一般周期为48小时，平时可能仅有轻度斜视或隐斜，日久可有恒定性斜视。可伴有弱视。

③急性共同性内斜视：病因不清，发病急，突然出现复视，眼球运动无明显受限。

④感觉剥夺性内斜视：白内障、视网膜病变、视神经萎缩等引起单眼视力下降后所出现的内斜视。

【诊断】

1. 诊断要点　内斜，眼球运动无明显异常。

2. 鉴别诊断

先天性内斜视：主要与假性内斜视（内眦赘皮）、Duane眼球后退综合征、Mobius综合征、眼球震颤阻滞综合征、神经损伤性内斜视等鉴别。

【治疗】

1. 治疗原则　共同性内斜视以治疗弱视、矫正屈光不正及手术矫正为主要原则，弱视的治疗贯穿始终。先天性内斜视尽早手术矫正眼位以尽可能获得双眼单视；完全调节性内斜视，应佩戴充分矫正眼镜，防止形成恒定性内斜视及弱视产生。部分调节性内斜视治疗，充分矫正戴镜3～6月后眼位不能完全矫正者，应手术矫正斜视非调节部分，调节部分则继续以戴镜矫正。非调节性内斜视视情况选择屈光不正矫正，弱视及手术治疗。

2. 西医治疗

（1）治疗弱视：遮盖主视眼，完全遮盖或按比例遮盖。在遮盖期间，要监视注视性质，并行视力定期检查。

（2）矫正屈光：3D以上的远视必须佩戴眼镜。

（3）手术治疗

①先天性内斜视：原则上应尽早手术。多数学者主张1.5～2岁以前手术，可争取获得周边融合，功能性治愈机会多。手术宜欠矫，以免将来出现外斜视。术式以双内直肌后徙为主，常规后徙量为5～6mm。

②后天性内斜视：对部分调节性内斜视做手术治疗，手术量一般按戴镜后残留看远斜视角度设计内斜矫正术。若斜视角大，除后徙双内直肌外，还可加后固定缝线术。

3. 中医治疗

（1）辨证论治

①肝肾不足证

证候　目珠偏向内侧，能远怯近，视物模糊；舌淡红，苔薄白，脉弱或缓。

治法　补益肝肾。

方药　杞菊地黄丸[64]加减。伴能远怯近者加何首乌、龙眼肉、肉苁蓉。

②经络挛滞证

证候　小儿长期仰卧或长期逼近视物，或偏视灯光及亮处，使眼珠逐渐向内偏斜；全身及舌脉无异常。

治法　舒筋通络。

方药　正容汤[23]加减。酌加当归、白芍、鸡血藤等养血通络药；偏风热者，酌加天麻、钩藤息风通络。

（2）针刺治疗：常用穴有睛明、瞳子髎、承泣、太阳、攒竹。每次选 2 ~ 4 个穴，每日 1 次，10 日为一疗程。

【预防与调护】

1. 婴幼儿期不可让其逼近视物，仰卧时避免让头经常侧视光亮处，以免日久形成斜视。

2. 患儿宜早期散瞳验光。

共同性外斜视

发病率远低于内斜视，特别在儿童，随着年龄增大，其发生率增高。外斜发生有明显遗传性，为染色体显性遗传。若父母一方或双方有外斜，其孩子有较高的外斜或外隐斜趋向。外斜视通常分为恒定性和间歇性两种。

【临床表现】

1. 间歇性外斜视

（1）症状：占外斜视的 1/2。常在 1 岁左右发生，5 岁左右表现较明显。追踪病史，可发现外斜程度随年龄增大而逐渐加大。

（2）体征：看远时，外斜视明显；看近时，一般能融像，无斜视。集合功能较好，与屈光不正无直接关系。由于间歇性外斜视儿童在部分时间能融像，因此较少发生弱视。可合并A–V 征、垂直斜视。

2. 恒定性外斜视

（1）症状：比间歇性外斜视的发生率低。可在出生时发生，也可由间歇性发展而来。在婴儿期发生的恒定性外斜视，通常有潜在的神经性疾病。

（2）体征：外斜视较稳定，斜视角较大（ > –20Δ ）。出生时发生者，双眼视较差。由间歇性外斜视发展而来者，术后有望恢复部分双眼视。无明显屈光参差时，很少出现弱视，一般为双眼交替注视。若存在明显屈光参差，常因集合功能不足而发生异常视网膜对应、弱视。

【诊断】

1. 诊断要点　外斜，眼球运动无明显异常。

2. 鉴别诊断　主要与外展神经麻痹鉴别。后者常有复视、眼球运动障碍等症状。

【治疗】

1. 治疗原则

（1）间歇性外斜视：一般需手术治疗。非手术治疗的目的只是在术前创造最佳的视觉条件，如矫正屈光不正、弱视训练及增强融合功能的训练等。

（2）恒定性外斜视：应手术治疗。

2. 局部治疗　矫正屈光不正和弱视训练，若 AC/A 很高，则可使用负片来推迟手术时间。抗抑制训练或集合练习，可暂时缓解间歇性外斜视程度。

3. 手术治疗

（1）间歇性外斜视

①适应证：是否需要手术，应综合考虑斜视角的大小、显性外斜出现的频率和时间长短、集合功能是否良好、患者年龄、融合控制状态、双眼视功能状态和有无视疲劳等因素。

②目的：尽可能保持眼位接近正位。

③手术方法：外展过强型，斜视角看远大于看近，主要做外直肌后退，不足部分行内直肌缩短；集合不足型，斜视角看近大于看远，主要做内直肌缩短，不足部分行外直肌后退；基本型，斜视角看远看近相等，行一眼内直肌缩短和外直肌后退，手术量相等，也有行双眼外直肌后退者。

（2）恒定性外斜视：通常需手术治疗，手术方法的选择同"间歇性外斜"。手术目的分功能性和美容性两种。

此外，西医治疗、辨证论治、针灸治疗同"共同性内斜视"。

【预防与调护】

1. 间歇性外斜视注意佩戴合适的眼镜，积极治疗弱视，并加强集合功能的训练。

2. 恒定性外斜视术后发生外斜视，经 2 ~ 3 个月保守治疗无效者，应考虑再次手术。在等待手术期间，要采取预防措施，使用三棱镜保持双眼平视，或进行部分时间遮盖，绝不能让患者抑制复视像。

第二节　弱　视

眼球无器质性病变而矫正视力低于同龄正常儿童，这种视力低下的眼球，称为"弱视眼"。人类的视觉系统是在出生后逐渐发育完善的，若在视觉发育过程中，由于斜视、屈光不正、先天性白内障等原因，无法使视觉细胞获得充分刺激，视觉发育受到影响，将可能发生弱视。弱视是儿童发育期常见的眼病，我国发病率为 2% ~ 4%，是一种可治疗的视力缺陷疾病。如在患儿视觉发育敏感期得不到及时治疗，将造成终身视力低下，严重影响日常生活和学习。弱视的治疗与年龄有密切关系。5 岁前开始治疗，效果最好；10 岁以后效果相对较差；12 岁前是视觉发育的可塑期，若在 12 岁以后才开始治疗时，其视力恢复的机会很小。

弱视为西医学病名，中医古籍虽无弱视病名记载，但有类似描述。如《眼科金镜》记载："症之起，不痛不痒，不红不肿，如无症状，只是不能睹物，盲瞀日久，父母不知为盲。"

【病因病理】

1. 西医分类及发病机理

（1）斜视性弱视：儿童期患斜视，致双眼不能协同聚焦而形成双眼单视，大脑皮质主动抑制由斜视眼黄斑输入的视觉冲动以避免视觉混淆，导致黄斑部功能长期被抑制而形成弱视。

（2）屈光参差性弱视：由于两眼的屈光参差较大（双眼球镜屈光度数相差 1.50DS，或柱镜屈光度数相差 1.00 DC），使同一物体在两眼视网膜形成的物像大小、清晰度不等，程度较低的眼提供相对较清晰的视网膜像。大脑选择抑制另一屈光不正度数高的眼模糊像，从而造成该眼弱视。

（3）形觉剥夺性弱视：儿童期由于眼的屈光介质混浊（白内障、角膜瘢痕等）、完全性上睑下垂、医源性眼睑缝合，以及为治疗外眼病而长期不加选择地遮盖患眼，限制了视觉感知输入，致使黄斑不能接受正常光刺激而产生弱视。可为单眼或双眼，单眼形觉剥夺性弱视较双眼弱视后果更为严重。

（4）屈光不正性弱视：多发生在未佩戴过矫正眼镜的高度屈光不正（主要是指远视性屈光不正）、双眼视力相等或相近者。由于调节所限，患者看近、看远都不能获得清晰的物像刺激而形成弱视。这种弱视多为双侧性，因双眼视力相差不大，没有双眼像融合障碍，故不引起黄斑抑制。一般认为，远视度数≥5.00DS、散光度数≥2.00DC、近视度数≥10DS，可增加产生弱视的危险性。

2. 中医病因病机　本病多属虚证。先天不足，肝血亏损，肾精不足，目失涵养；或后天喂养不当，脾胃虚弱，气血生化乏源，目失濡养，则视物不明。

【临床表现】

1. 症状　看远看近均视物不清。年幼的患儿多由家长细心观察发现。

2. 体征　睫状肌麻痹下检影验光。矫正视力低于相应年龄正常值的下限（3～5岁为0.5，6岁及以上为0.7），有拥挤现象，眼底检查或有异常固视点等。同时可伴斜视、先天性白内障等病。

【实验室及其他检查】

1. 视力检查方法　不同年龄儿童应使用不同的视力表。年龄小于3岁的儿童，可用选择观看法（PL）、眼球震颤法（OKN）、视觉诱发电位法（VEP）或使用儿童视力表检查视力；年龄在3岁及以上的儿童，可使用目前我国通用的国际标准视力表做检查。

2. 同视机检查　了解双眼立体视功能。

【诊断】

1. 诊断要点　眼部检查无器质性病变，视力矫正低于相应年龄正常值的下限。

2. 鉴别诊断　重视屈光检查，在睫状肌麻痹下进行检影验光，以免误诊。注意排除眼底疾患。

【治疗】

1. 治疗原则　一旦弱视的诊断确立，治疗的首要目的就是消除或减轻导致弱视的原因。对于形觉剥夺性弱视，需行药物或手术治疗，以清除视觉通路上的障碍；对于斜视性弱视，手术前的弱视治疗是整体治疗中的重要部分；对屈光不正性弱视及屈光参差性弱视，其首要治疗是完全矫正屈光不正。治疗效果取决于年龄、弱视程度和对治疗的依从性，年龄越小则预后越好。

2. 弱视训练

（1）遮盖法：遮盖健眼，强迫弱视眼注视。遮盖分完全性和部分性两种，遮盖的时间依患儿年龄、弱视程度而定。遮盖治疗时，须注意被遮盖眼的情况，避免发生遮盖引起的形觉剥夺性弱视。在遮盖健眼的同时，明确为中心注视的弱视眼采用精细作业，如穿针、穿珠子、描画、刺绣等以刺激视觉，促进视力提高。

（2）压抑疗法：戴过矫或欠矫镜片及每日点阿托品滴眼液以压抑主视眼功能，弱视眼则戴正常矫正镜片以利看近。

（3）口服美多巴片：每公斤体重1.0mg，口服，每日3次，4周为一疗程。

（4）视刺激疗法：适用于中心注视的弱视及屈光不正性弱视。

（5）后像疗法、红色滤光片疗法、海丁格刷等：这些方法也是治疗弱视的有效方法，主要适用于旁中心注视者。

3. 中医治疗

（1）辨证论治

①肝肾不足证

证候 胎患内障术后，或先天远视、近视等视物不清；或兼小儿遗尿，夜惊；舌质淡，脉弱。

治法 养血滋阴，补益肝肾。

方药 四物五子丸[35]加减。

②脾胃虚弱证

证候 视物不清，或上胞下垂；伴面色萎黄，神疲乏力，消瘦偏食；舌质淡，苔薄白，脉缓弱。

治法 益气健脾。

方药 参苓白术散[89]加减。

（2）针刺、按摩治疗：可用针刺、脉冲电流刺激疗法或穴位按摩疗法，多采用补法治疗。

【预防与调护】

1.提倡患儿用眼卫生。遮盖时，既要遮盖完全，又要保持一定的间隙，便于空气流通。保持眼罩清洁，勤洗勤换。

2.注意安全，少看电视。尤其是重度弱视，一旦将健眼严格遮盖，就要防止意外事故的发生。

3.加强体育锻炼，认真做好眼保健操。

4.患儿在做精细目力训练时，家长、幼儿园或学校老师要密切配合，认真完成。

述评：斜视为常见病、多发病，但斜视的病因及类型较复杂，给临床诊断带来许多困难。20世纪80年代中期后，国外许多学者通过影像学及眼眶的组织学研究证实在眼球赤道附近有一个由胶原、弹性蛋白和平滑肌构成的pulley。pulley作为眼外肌的功能性起点，决定着眼外肌作用力的方向和大小。采用连续断层扫描研究所得的pulley位置较眼外肌移位术后观察到的pulley位置靠前，证实眼外肌移位术中分离切断前部结缔组织会使pulley的位置后退。由此提示，通过手术改变pulley位置，可以治疗斜视。以后斜视的手术治疗有可能是在pulley上直接操作，而不用去动巩膜上的眼外肌附着点。pulley的研究也为斜视手术的创新提供了依据。

弱视为视觉发育相关疾病，传统观点认为，12岁前是视觉发育的可塑期，但12岁以后才开始治疗，则视力恢复的机会很小。随着治疗方法的改善，弱视眼的治愈率在不断提高。近年亦有≥13岁甚至成年弱视经规范治疗而治愈的报道。一些学者认为，常规遮盖联合光学、药物压抑及中药、针灸等治疗，加之患者的主动配合，可提高成功率。

第二十章　眼眶病

眼眶病是指眶隔以后的眶骨和眶内软组织的病变，或因眶周和全身疾病侵犯眼眶所发生的病变。眼球突出是眼眶病最常见的临床表现，突出的方向常能反映病变的位置和性质。了解不同眼眶疾病的临床特点，对眼眶病的诊断和治疗具有重要意义。

眼眶病多位于眶内深部，除一般眼部检查外，影像学检查是其重要的诊断手段，如 CT、超声波、MRI、DSA（数字减影血管造影）等。此外，病理学检查也是诊断眼眶病，特别是眼眶肿瘤的常用方法。

中医眼科学对眼眶病的认识多限于与眼球突出相关的眼病，诸如类似于眶蜂窝织炎的"突起睛高"（《秘传眼科龙木论》）、类似于甲状腺相关性眼病或眶肿瘤及假瘤的"鹘眼凝睛"（《秘传眼科龙木论》）、类似于眶血管性病变的"珠突出眶"（《证治准绳》）或"睛凸"（《目经大成》）等。其病因复杂，包括热毒、气滞、血瘀、痰湿等。临床以清热解毒、理气化痰、活血祛瘀、软坚散结等法为主，同时还应结合全身情况和相关疾病进行治疗。

第一节　眶蜂窝织炎

眶蜂窝织炎（orbital cellulitis）是发生于眼眶内软组织的急性感染性炎症。根据感染的部位，以眶隔为界分为眶隔前蜂窝织炎和眶隔后或眶深部蜂窝织炎。眶蜂窝织炎多发于青少年，常单眼发病，不仅严重影响视力，而且还可引起颅内并发症或败血症而危及生命，属眼科急症。

眶蜂窝织炎属中医学"突起睛高"范畴。由于本病发病急骤，病情凶险，失治误治易引起多种变症，故《银海精微》称之为"险峻厉害之症"。

【病因病理】

1. 西医病因病理　眶蜂窝织炎多因细菌感染引起。邻近组织特别是鼻窦炎症的播散是其最主要的原因，与其局部血管丰富且无静脉瓣、感染容易扩散有关。血源性感染少见。常见的致病菌有链球菌和葡萄球菌等。

2. 中医病因病机　多因外感风热邪毒，或火热亢盛，邪毒流注，循经上攻于目，蕴结不解，气血凝滞，肉腐血败而成。

【临床表现】

1. 眶隔前蜂窝织炎　眼睑红肿疼痛，球结膜充血水肿；常伴有发热、全身不适和耳前淋巴结肿大；成脓后穿破皮肤，可出现脓性分泌物。

2. 眶深部蜂窝织炎　眼睑、球结膜高度充血、水肿，眼球突出，运动障碍，传入性瞳孔障碍，疼痛剧烈，视力显著下降；眼底检查，可见视盘水肿，视网膜静脉充盈；病情严重者，可引起眶尖综合征，甚至感染向颅内扩散，危及生命。

【实验室及其他检查】

1. 血常规 白细胞总数升高，以中性粒细胞最为显著。

2. CT、超声波检查 有助于诊断。

【诊断】

1. 诊断要点

（1）眼周、眶周组织或全身有感染病史，或有手术、外伤史。

（2）眼睑红肿，眼痛，眼球突出，运动障碍，视力下降，发热。

（3）血常规检查，白细胞总数升高，细菌培养有助于明确诊断；CT、超声波检查可见典型眶内炎症性影像。

2. 鉴别诊断 甲状腺相关性眼病：多双眼发病，发病较缓，病程较长，无明显疼痛，常伴有甲状腺功能异常和上睑退缩与迟落。CT 和 B 型超声检查，对鉴别诊断有重要意义。

【治疗】

1. 治疗原则 提倡中西医结合治疗。即在中医辨证论治的同时，全身应用大剂量抗生素以控制炎症，并积极治疗原发感染病灶，避免严重并发症发生。

2. 西医治疗

（1）抗感染治疗：尽早给足广谱抗生素，通常采用静脉给药。然后可按细菌培养结果调整用药。在足量抗生素前提下，还可酌情使用糖皮质激素。局部可用抗生素滴眼液（或眼膏）。

（2）手术治疗：眶内脓肿形成后，应选择波动最明显处切开排脓引流，但须避免过早手术；经抗生素治疗后，眶蜂窝织炎和鼻窦炎无明显好转者，应行患侧鼻窦引流术。

3. 中医治疗

（1）辨证论治

①风热邪毒证

证候 眼睑充血肿胀，眼球轻度突出；伴发热不适，或耳前硬结压痛；舌红，苔薄黄，脉浮数。

治法 疏风清热，解毒散邪。

方药 普济消毒饮[136]加减。红肿疼痛明显者，去升麻、柴胡，加赤芍、红花、夏枯草、金银花以凉血解毒，散瘀止痛。

②火毒壅滞证

证候 眼球突出显著，转动受限，眼睑红肿高起，疼痛拒按，视力下降；伴高热头痛，便秘溲赤，甚至神昏烦躁；舌红或紫绛，苔黄，脉数。

治法 清热泻火，凉血解毒。

方药 清瘟败毒饮[130]加减。大便秘结者，加大黄、芒硝通腑泄热；壮热神昏者，可用清营汤送服安宫牛黄丸。

（2）其他治疗：病变早期，选用金银花、野菊花、蒲公英、赤芍、薄荷等水煎，取汁，做眼部湿热敷或局部离子导入，以清热解毒、散结消肿止痛。每日 2～3 次，每次 15～20 分钟。

【预防与调护】

1. 积极处理颜面部疖肿、鼻窦炎和其他部位感染性病灶，防止感染扩散。

2. 对感染向颅内扩展，引起严重并发症而危及生命者，应进行抢救性治疗。

3. 饮食宜清淡而富于营养，忌辛辣滋腻，戒烟酒。

第二节 甲状腺相关性眼病

甲状腺相关性眼病（thyroid associated ophthalmopathy，TAO）是一种与甲状腺功能相关的器官特异性自身免疫性疾病，是成人眼球突出最常见的原因。患者多为中青年女性，男女比为1∶4，大多伴有甲状腺功能亢进，但也有正常或减退者。本病以眼球突出、眼睑退缩和上睑迟落为主要临床特征。

甲状腺相关性眼病归属于中医学"鹘眼凝睛"（《秘传眼科龙木论》）范畴，又名"鹘眼凝睛外障"（《秘传眼科龙木论》）、"鱼睛不夜"（《目经大成》）。

【病因病理】

1. 西医病因病理 病因尚未完全清楚，但目前认为与甲状腺功能相关的器官自身免疫有关。病变主要累及眼外肌肌腹，病理改变表现为淋巴细胞、浆细胞和肥大细胞浸润、黏多糖沉积等。

2. 中医病因病机 多因肝郁犯脾，运化失职，痰瘀互结；或热毒上壅，气血郁滞；或素体阴虚，或劳心伤阴，致阴虚阳亢，气血凝结日久而眼突欲出。

【临床表现】

1. 症状 眼痒、异物感、畏光、流泪、复视、视力下降等。眼痒和异物感于晨起时较重，视力下降主要因视神经受压或暴露性角膜炎所致。常伴有甲状腺功能异常的全身症状。

2. 体征 眼睑退缩，上睑迟落，上方角膜缘和部分巩膜暴露，眼球突出，运动障碍，下直肌和内直肌最常受累。严重者，发生暴露性角膜炎和角膜溃疡。

【实验室及其他检查】

1. 甲状腺功能相关检查 多数甲状腺功能亢进患者的血清总 T_3、T_4 和游离 T_3（FT_3）水平升高，放射性碘摄入增加，伴高峰提前。

2. CT、MRI 和超声波检查 显示眼外肌受损，常累及双侧多条肌肉。

【诊断】

1. 诊断要点

（1）眼睑退缩和上睑迟落，眼球突出，眼球运动障碍或伴有复视。

（2）CT、MRI 扫描和超声波检查，显示典型眼外肌肥大，一般可确诊。

（3）甲状腺功能异常史及相关甲状腺功能的实验室检查有助于诊断。

2. 鉴别诊断

（1）眼眶肿瘤：多单侧突眼，双眼突出不对称程度明显超过甲状腺相关性眼病，突出的方向总与病变部位相反，不伴有眼睑退缩和上睑迟落。

（2）眼眶炎性假瘤：多急性发病，眶深部疼痛显著，眼球向前突出，伴眼睑红肿，上睑下

NOTE

垂。CT 扫描有助于诊断。

【治疗】

1. 治疗原则　甲状腺相关性眼病是甲状腺病变在眼部的表现，在治疗眼眶病的同时，还需对甲状腺功能异常加以治疗。临床上，应根据眼病的严重程度以及眼病与全身疾病两者的关系决定治疗原则和方法。中药对机体的免疫机制具有系统调节作用，由于气血痰瘀互结是本病的主要病理机制，故治疗中应注意理气化痰、化瘀散结方法的应用。

2. 西医治疗

（1）药物治疗：在专科医生选用原发病的同时，眼部病变早期，全身使用糖皮质激素能有效减轻眼眶急性炎症引起的突眼和眼外肌运动障碍，促进结膜充血水肿消退。根据病情可应用免疫抑制剂。眼睑闭合不全者，可局部应用抗生素类滴眼液或眼膏以保护角膜，预防暴露性角膜炎和角膜感染。

（2）放射治疗：适用于药物治疗无效或有禁忌证的初发期和活动期患者，对消除组织水肿，减轻压迫性视神经病变，提高视力有较好疗效。

（3）手术治疗：适用于眼病晚期患者，目的在于消除或减轻眼睑退缩、滞后、眼球突出和眼球运动障碍。

3. 中医治疗

（1）辨证论治

①热郁痰凝证

证候　眼球逐渐突出，转动受限，眼睑闭合不全；伴有情志不舒，急躁易怒，心悸失眠多汗，妇女痛经或闭经；舌质暗红，舌苔薄腻或黄腻，脉弦数或弦滑。

治法　清热解郁，化痰散结。

方药　丹栀逍遥散[19]合二陈汤[4]加减。气郁化火者，加夏枯草、青皮、草决明清解肝经郁火；两手震颤者，加石决明、钩藤、僵蚕以平肝息风；还可加浙贝母、玄参、牡蛎加强化痰散结之功。

②热毒壅滞证

证候　眼球突出显著，凝滞不动，球结膜充血水肿，或伴角膜溃疡；面赤身热；舌红苔黄，脉弦数。

治法　清热解毒，散瘀通络。

方药　泻脑汤[86]加减。可加赤芍、红花、夏枯草加强化瘀通络散结之功。

③阴虚阳亢证

证候　眼球微突，凝视不动，球结膜充血；伴头晕耳鸣，心烦失眠；舌红少苔，脉细数。

治法　滋阴潜阳，化瘀散结。

方药　一贯煎[1]加减。热象明显者，加知母、黄柏清热降火；心烦失眠重者，加莲子心、酸枣仁、夜交藤清心安神。另外，可加海藻、昆布、夏枯草、三棱、莪术软坚散结。

（2）针刺治疗：取阳白、四白、外关、攒竹、内关或迎香、太阳、上星、睛明两组穴位。每日 1 次，平补平泻，留针 20 分钟。

【预防与调护】

1. 抬高头位以减轻眶周水肿和眼部不适；佩戴墨镜和使用人工泪液可减轻畏光，缓解异物感。

2. 调理情志，保持心情舒畅，合理饮食，定期复诊。

述评：甲状腺相关性眼病是一种自身免疫性疾病。无论中医或西医，都强调个体化治疗。治疗方案应依据病变的程度、活动性等因素来综合确定。因该病有自限性，故对处于活动期但病情轻微的患者，可严密观察而不需采用药物或手术治疗；病情严重且活动性较高者，可采用药物保守治疗或手术治疗，应重视联合。对活动期患者，可酌情分别给予皮质激素和免疫抑制剂、放射疗法和皮质激素联合应用，有助于提高疗效，减轻副作用。手术治疗适用于稳定期的眼睑与眼外肌病变患者，或已出现严重角膜损害和压迫性视神经病变及美容需要的患者。全身治疗是治疗甲状腺相关性眼病不可忽视的环节，应在内分泌科医生指导下进行。中医药对甲状腺相关性眼病治疗有协同作用，其优势在于辨证论治不仅体现以人为本的个性化治疗，还能够调整机体的免疫机制和全身的功能状态，达到标本兼治的目的。

第二十一章　屈光不正

第一节　眼球光学

一、眼的屈光状态

外界的光线经过眼的屈光系统发生折射，在视网膜上形成清晰缩小的倒像的现象称为"屈光"。眼球光学系统由外向内主要包括角膜、房水、晶状体和玻璃体。在眼球光学中，以屈光度（diopter，D）作为屈光力的单位。屈光度为焦距（f，以"mm"为单位）的倒数，即：D=1/f。眼的屈光力与眼轴（ocular axis）长度匹配与否是决定眼球屈光状态的关键。为了便于分析眼球的成像和计算，常用 Gullstrand 精密模型眼（gullstrand exact schematic eye）和简易模型眼（gullstrand simplified schematic eye，图 21-1）。后者将眼球复杂的多个光学界面简化为单一光学面，称为"简化眼"（reduced eye），即将眼球总屈光力定为 60D，屈光介质的折射率为

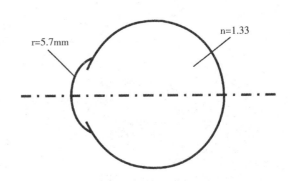

图 21-1　Gullstrand 简易模型眼示意图

1.336，前焦距为 16.67mm，后焦距为 22.27mm。根据 gullstrand 精密模型眼，眼球总屈光力在调节静止状态下为 58.64D，最大调节时为 70.57D。屈光系统中最主要的部分是角膜和晶状体，角膜的屈光力约为 43D，晶状体约为 19D。眼轴长度约为 24mm。

二、眼的调节和集合

正常眼注视远物时睫状肌放松，看近物时睫状肌收缩，主要是改变晶状体前表面的曲率从而调整焦点距离，这种改变眼的屈光力的功能称为"调节"（accommodation，图21-2）。图上方为看近时睫状肌收缩，悬韧带放松，晶状体变厚；下方为看远时睫状肌松弛，悬韧带拉紧，晶状体变薄。眼所能产生的最大调节力为"调节幅度"（amplitude of accommodation），通过调节能看清的最近距

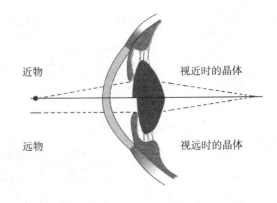

图 21-2　眼的屈光调节示意图

离称为"近点"（nearpoint），在调节放松状态下所能看清的最远一点称为"远点"。远点与近点的间距为调节范围。调节幅度与年龄密切相关，儿童调节机能最强。产生调节的同时引起双眼内转，称为"集合"（convergence）。调节和集合是一个联动过程，调节越大，集合也越大，两者保持协同关系。表达集合程度常用棱镜度（prismatic diopter）表示。调节时还将引起瞳孔缩小，故调节、集合和瞳孔缩小为眼的"三联动现象"。

三、眼的光学缺陷

人眼主要的生理光学缺陷有球面像差、色像差、斜光束像差及光的偏轴现象。人眼睛屈光系统虽存在光学缺陷，但也具有一系列相应结构在减轻或适应这些生理性光学缺陷，如角膜周边的曲率低于中央、瞳孔结构的存在、晶体中央的屈光指数高于其周边部、视网膜的弧形结构等；人类发达而完善的中枢神经及所形成的条件反射，如：眼睛在视近及视远的自动调节作用、在明暗不同环境下的适应过程、视中枢对视网膜所形成像的分辨、分析及综合能力等都具有补偿物理性光学缺陷的作用，从而大大降低了生理性光学缺陷对眼成像所造成的影响。

屈光系统分属中医"黑睛""神水""晶珠""神膏"范畴。由于黑睛属肝，神水、晶珠、神膏等为瞳神水轮属肾，故屈光系统病变常与肝肾有关。

第二节　屈光不正与老视

屈光不正（Refractive Error）是指眼在调节松弛状态下，来自5m以外的平行光线通过眼的屈光作用后，不能在视网膜上形成清晰的物像，而在视网膜前或后方成像，包括近视、远视和散光三类。

近视眼

近视（myopia）是指眼在调节放松状态下，平行光线通过眼的屈光系统折射后，焦点落在视网膜之前的一种屈光状态。因焦点落在视网膜之前，所以在视网膜上则形成不清楚的像（图21-3）。远视力明显降低，但近视力尚正常，是临床常见病，在屈光不正中所占比例最高。

本病在中医亦称"近视"（《目经大成》），又名"目不能远视"（《证治准绳》）或"能近怯远症"（《审视瑶函》）。

【病因病理】

1. 西医病因病理　近视眼的病因尚未完全明确，但近视眼的确具有遗传倾向，一般近视属多因子遗传，高度近视遗传倾向更为明显，属常染色体隐性遗传。眼球发育，眼轴延长，一般在18岁前停止；眼球发育阶段视近过度是形成近视眼的最主要原因。某些疾病因改变晶体或角膜的屈光力而形成近视眼，如糖尿病、白内障早期、青光眼、圆锥形角膜、晶体核异常及晶体移位等。

近视多为眼球前后径过长（称为"轴性近视"），其次为眼的屈光力较强（称为"屈光性近视"）。正常人出生时的眼轴较短，大部分有 +2.00D ~ +3.00D 的远视。在成长过程中，远视的

NOTE

度数慢慢减少，大约到青春期，眼的屈光渐变为正视。但这一过程中，因各种原因使眼球过度发育时，就会导致近视的发生。在发育期过后，眼屈光度基本保持不变，但部分高度近视可能还会持续进行性的发展，直到老年才趋于停止。

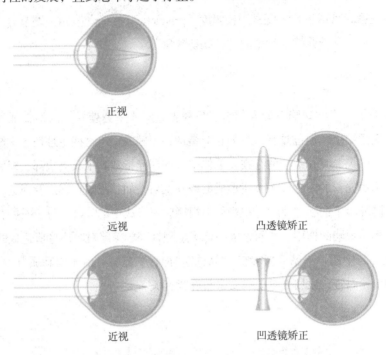

正视

远视　　　　　　　　凸透镜矫正

近视　　　　　　　　凹透镜矫正

图 21-3　眼的屈光不正与矫正示意图

近视眼的分类，可按近视程度分为：①轻度近视：-3.00D 以内者；②中度近视：-3.00D ~ -6.00D 者；③高度近视：-6.00D 以上者，又称"病理性近视"。按照屈光成分分为：①轴性近视：是眼轴长度超过正常而角膜和晶状体屈率在正常范围者；②屈光性近视：是由于角膜或晶状体屈光力过大，但眼轴长度在正常范围者；③混合性近视：是既有轴性近视又有屈光性近视者。按调节作用参与的多少分为：①假性近视：又称"调节性近视"，是由视远时睫状肌调节未放松所致的近视；②真性近视：睫状肌麻痹状态下仍存在的近视；③混合性近视：是既有假性近视又有真性近视者。

2. 中医病因病机　《诸病源候论·目病诸候》谓："劳伤腑脏，肝气不足，兼受风邪，使精华之气衰弱，故不能远视。"《审视瑶函·内障》认为："肝经不足肾经病，光华咫尺视模糊。""阳不足，病于少火者也"，禀赋不足，肝肾两虚；或心阳不足，阳虚阴盛；或过用目力，耗气伤血均可致目中神光不能发越于远处，故见近视。

【临床表现】

1. 远视力降低，近视力可正常；视力疲劳，可发生外隐斜视或外斜视。

2. 高度近视眼常表现眼球较突出，前房较深，瞳孔大而反射较迟钝，轻度虹膜震颤；豹纹状眼底，近视弧形斑，黄斑部单独或融合的白色萎缩斑或色素沉着呈圆形黑色斑（Foster-Fuchs 斑），有时伴有出血；巩膜后葡萄肿及视网膜锯齿缘部囊样变性；玻璃体液化、混浊和后脱离、视网膜裂孔，甚至视网膜脱离。

【诊断】

1. 诊断要点　睫状肌麻痹后远视力降低，近视力正常。

2. 鉴别诊断

（1）真、假性近视：远视力时好时坏或"雾视法"使远视力提高，为假性近视或部分假性近视；鉴别真、假性近视最可靠的方法是睫状肌麻痹后验光。

（2）核性白内障：初、中期可出现近视，裂隙灯检查即可确诊。

【治疗】

1. 治疗原则　积极治疗假性近视，预防真性近视的发生、发展。

2. 西医治疗

（1）假性近视：假性近视切勿戴镜或手术，如戴眼镜，会加重睫状肌的负担造成眼疲劳，增加了近视发生的风险；如果手术则会形成医源性屈光不正。假性近视具有治则消失、不治又可复发的特点，各种方法可能都有一定效果，但所有效果都不能持久。目前所用方法有：

①药物局部治疗。睫状肌松弛剂类的眼药，如阿托品类药物，但这类药物均难免出现看近困难、畏光的副作用。

②利用光学原理使用调节放松的仪器。

③生理学治疗法，主要包括松弛调节或解除睫状肌紧张状态的方法以及加强眼外肌与睫状肌的肌力、增强晶体弹性的方法。

（2）真性近视：一旦证实为真性近视，应积极配镜矫治，对于青少年配镜验光要在睫状肌麻痹下进行，验配框架眼镜要尽量保持舒适和双眼视觉功能，但对大于3D的屈光参差，大脑对双眼大小不同的图像融合困难，不要追求完全矫正，应以矫正主视眼为主。

佩戴角膜接触眼镜可以增加视野，又可使两眼屈光参差明显减少，使之维持双眼视觉功能。但一定要注意清洁卫生，按要求消毒、保养和经常更换。在儿童生理、心理发育关键期，还要考虑框架眼镜对其的影响，可以选用角膜塑形镜。

极高度近视或有黄斑部病变的患者，借望远镜式眼镜常能读书或做近距离工作。高度近视并发玻璃体视网膜病变者，应进行对症治疗。

目前临床主要开展的是准分子激光角膜屈光手术，详见"屈光不正矫治"部分。

3. 中医治疗

（1）辨证论治

①气血不足证

证候　视近清楚，视远模糊，眼底或可见视网膜呈豹纹状改变；舌质淡，苔薄白，脉细弱。

治法　补血益气。

方药　当归补血汤[53]加减。伴食欲不振者，加怀山药、山楂、麦芽，以健脾消食。

②肝肾两亏证

证候　能近怯远，可有眼前黑花飘动，眼底可见玻璃体液化混浊，或可见视网膜呈豹纹状改变；或有头昏耳鸣，腰膝酸软，寐差多梦；舌质淡，脉细弱或弦细。

治法　滋补肝肾。

方药　驻景丸加减方[90]加减。

③心阳不足证

证候　眼症同前。兼见面色少华，心悸神疲，健忘多梦，情绪抑郁，舌淡脉弱。

治法　补心益气，安神定志。

方药　定志丸[80]加减。阳气虚者，可加黄芪、肉桂、当归；肝气郁结者，可加柴胡。

④气滞血瘀证

证候　眼症同前。久视则眼球酸胀，干涩疼痛，目眶紫暗，眉棱骨疼，或见情志不舒、头晕、耳鸣，舌暗脉弦细。

治法　活血化瘀，通络开窍。

方药　桃红四物汤[103]加减。气虚者可加党参、黄芪；眼底见新鲜出血者，可加旱莲草、仙鹤草；见渗出者，可加昆布、龙骨、牡蛎。

（2）针刺治疗：可采用梅花针或针灸手法仪。常用穴位有睛明、承泣、风池、攒竹、百会、合谷、太阳等。毫针针刺，每日1次，留针30分钟，留针期间行针3～5次（睛明穴除外）。

（3）温灸疗法：将中药配方桂枝、丹参、高良姜、藿香、小茴香、麝香、艾绒制成艾条，放至温灸治疗仪内点燃，将温灸治疗仪戴在头部，每日2次，每次30分钟。

（4）耳穴贴压：取穴眼、目1、目2、脑干、肝、脾、肾。双耳交替使用，耳部常规消毒，以王不留行子贴于选穴处，自行按压1分钟，以温热为度，三天换1次。

（5）离子导入疗法：桂枝、白芍、丹参、高良姜、小茴香、麝香水煎，离子导入，每日1次，每次30分钟。

【预防与调护】

1. 从环境因素预防近视眼发生，重视对儿童及青少年宣传教育，读书写字姿势要端正，眼睛离桌面距离应保持在30cm左右，不能小于23cm；连续看书或看电视45分钟后，应休息10～15分钟或向远方眺望；不要在光线暗弱及阳光直射下看书写字，桌面上照明，最好不低于100Lux；不要躺在床上及走路或乘车时阅读。

2. 做眼保健操。

3. 注意平时身体锻炼，多做户外活动。

4. 定期进行视力及眼部检查。

5. 注意优生，择偶时应尽量避免近亲及两人都是高度近视的情况。

6. 注意饮食习惯及营养搭配，避免缺乏铬、钙等微量元素。

远视眼

睫状肌处于调节状态时，平行光线在视网膜之后形成焦点的屈光状态（图21-3），称为"远视"（hyperopia）。

本病在中医亦称"远视"（《目经大成》），又名"能远视不能近视"（《证治准绳》）、"能远怯近症"（《审视瑶函》）。

【病因病理】

1. 西医病因病理　引起远视的原因主要有：

（1）轴性远视：这是远视眼中最常见的一种。初生时，人的眼轴平均约为17.3mm，处于+2.50D～+4.00D的远视状态，可以说婴儿远视眼是生理性的。随着发育，眼轴也慢慢增长，1～3岁为+0.50D～+1.50D，到5岁时还有90%的孩子处于远视状态，16岁则减少到50%，但因度数较低，处于调节范围之内，一般不会感觉到。有些孩子在眼的发育过程中，由于遗传、环境等因素致使眼球停止发育，眼轴不能达到正常眼的长度，则形成轴性远视眼。一般眼轴较短的程度并不很大，很少超过 2mm，故临床所见的远视多在 +6D 以内，但也可见高度数远视眼，有的甚至会高达 +24D。

（2）曲率性远视：是由于眼球屈光系统中屈光体的表面弯曲度较小所形成。多为先天性，如先天性扁平晶状体、先天性扁平角膜等；也有由角膜外伤引起。近年来，由于屈光性角膜手术的普及，因近视手术过矫引起的远视逐渐增多，应引起重视。

（3）屈光指数性远视：由房水、晶状体的屈光指数减少，玻璃体的屈光指数增高引起，主要见于老年人及糖尿病患者。有的晶状体脱位也可导致远视。

根据远视程度，又可分为轻度远视（+3.00D 以下）、中度远视（+3.00 ～ +6.00D）及高度远视（+6.00D 以上）。

2. 中医病因病机　《审视瑶函·能远怯近症》中谓："盖阴精不足，阳光有余……故光华发见散乱，而不能收敛近视。"禀赋不足，阳不生阴，目失濡养，阴精不能收敛目中神光，不能视近，故见远视。

【临床表现】

1. 由于远视眼的光学焦点在视网膜之后，因而在视网膜上所形成的像是模糊不清的，如远视度数尚在晶体调节范围内，为了看清物体，即使看远处也要利用调节力把视网膜后面的焦点移到视网膜上，故远视眼经常处在调节状态；如远视度数超出晶体调节范围，与近视不同，视网膜上将始终得不到清晰的图像。

（1）视力：轻度远视，远近视力均好；中高度远视，则远、近视力均不好。

（2）视力疲劳：是远视眼最主要的症状，轻度远视一般无明显症状，中高度远视可见视力明显疲劳。患者用眼时间稍久，则出现视力模糊、字迹串行、眼球酸胀、头痛，严重者尚可引起恶心、呕吐等症。

（3）眼位：中高度远视眼一般调节过强，相应的集合亦过强，易发生内隐斜视或内斜视。

2. 不同年龄段的屈光调节差异很大，表现也有不同。

（1）儿童期：高度远视常会出现斜视，其中以内斜视为多见，易导致弱视；中度远视儿童容易因视近不适或不清而厌学，由于远视力较好，所以常被误诊；低度远视一般不会出现不适。

（2）青少年期：高度远视容易被发现，中度远视眼易发生眼疲劳，但因远视力尚可，多被忽略；低度远视容易因睫状肌持续收缩而痉挛，多形成假性近视，易被误诊。

（3）中老年期：中度远视多在 30 多岁被发现；低度远视常因 40 来岁即"提前老花"而被发现，老年常伴有其他眼部病变被忽略而误诊。

3. 眼底检查可见典型的远视眼视网膜表现，即特殊的光彩，称为"视网膜闪光环"。视盘也形成特殊的表现，视盘呈暗红色，其下方有一新月形，边缘模糊不清和不规则，在模糊区的外面，被灰色晕围绕着，或被由边缘部向周围放射的条纹所包围，很像视神经乳头炎，但矫正视力正常或无明显变化，视野无变化，长期观察眼底无改变，称为"假性视神经乳头炎"。单眼发生高度远视眼时，同侧面部往往发育不好，形成两侧面部不对称。发育的不对称，在眼本身也常可看到，这种远视眼大多合并散光。

【诊断】

1.诊断要点　睫状肌麻痹后，其远近视力均降低。儿童期易发生斜视、弱视，中年人过早出现"老花眼"。

2.鉴别诊断　与老视鉴别，远视眼戴凸透镜可放松调节，增进远、近视力；而老视戴凸透镜，只能看近，不能看远。

【治疗】

1.治疗原则　矫治屈光不正，消除疲劳，纠正眼位。

2.镜片矫正　一旦怀疑远视应及时进行检查，要散瞳验光，对幼儿及青少年，尤为必要。7岁以下的儿童，有轻度远视是生理现象，不需要配镜；但如果度数过高、视力低下或伴有斜视时，则应配镜矫正。成年人不适应者，应逐步予以矫正。

3.手术治疗　可行钬激光、准分子激光角膜屈光手术及晶体置换术。

4.中医治疗

（1）辨证论治

肝肾不足证

证候　视远尚清，视近模糊，视疲劳；或兼见头晕耳鸣，腰膝酸软，口咽干燥；舌红少苔，脉细数。

治法　补益肝肾。

方药　杞菊地黄丸[64]加减。眼胀明显者，为肝阳偏亢，加石决明、磁石平肝潜阳；眼睑重坠不能久视者，为脾气不足，加党参、黄芪补脾益气；眉骨疼痛者，为血瘀，加川芎、白芷以活血止痛。

（2）针刺治疗：取主穴百会、风池、颈三段，配合肝俞、肾俞、心俞、睛明、阳白、承泣等，取主穴及配穴3~4个。

散　光

眼球在不同子午线上的屈光力不同，平行光线经眼屈光系统后则产生两条焦线，无法形成一个焦点，只形成最小弥散圆的屈光状态，称为"散光"（astigmatism）。

【病因病理】

1.西医病因病理　引起散光的原因很多，比较常见的有：

（1）曲率性散光：由角膜弯曲度发生异常变化引起。如屈光力最大的子午线与屈光力最小的子午线互相垂直，则引起规则散光，多为先天性，而且散光度数较大。如为角膜表面不规则，在视网膜上无法形成焦点，则形成不规则散光，如角膜外伤性瘢痕、圆锥角膜、角膜变性等。

（2）偏心性散光：以前多见于晶状体移位，如先天性晶状体偏斜、晶体半脱位等。近年来，由于屈光性角膜手术的增多，临床也可见到因屈光手术引起的散光。

2.散光的分类　散光可根据屈光情况，分为不规则散光和规则散光。不规则散光是指各子午线的弯曲度不一致，用一般柱镜无法矫正；规则散光是指弯曲度最大的子午线与弯曲度最小的子午线正好垂直，用柱镜矫正能获得较好的视力。

【临床表现】

1. 视力 看远看近都不清楚,似有重影。

2. 视疲劳 眼胀、头痛,流泪、恶心呕吐。

3. 眼底 可见视盘呈垂直椭圆形、边缘模糊,检眼镜不能清晰地看清眼底。

【治疗】

一般轻度而无症状者可不处理,目前以戴镜和准分子激光屈光手术为主。

屈光参差

两眼屈光状态不同,称"屈光参差"(anisometropia)。通常轻度屈光参差的患者能保持双眼视力,如相差较大,则双眼视力不能维持,或者两眼交替使用,或者将屈光度数较高的一眼放弃不用,逐渐发展成为弱视或斜视,这是因为双眼屈光度相差 2.5D 会影响其融合功能。治疗以佩戴角膜接触镜或角膜屈光手术为主,儿童屈光参差易导致单眼弱视,应特别重视,尽早治疗。

老 视

随着年龄的增长,眼的调节力逐渐衰弱,近视力减退,造成阅读与近距离工作困难的生理现象,称为"老视"(presbyopia),俗称"老花"。

本病在中医称"老人眼昏"(《东医宝鉴》)。

【病因病理】

1. 西医病因病理 随年龄增加,晶状体核硬化,晶状体的可塑性及弹性逐渐减弱;睫状肌功能亦随年龄增长而变弱,影响部分调节。老视的发生和发展与年龄直接相关,眼的调节幅度每年减少 0.25 ~ 0.40D。到 40 岁左右时,当调节力不足 3D 时,开始出现老视。

2. 中医病因病机 多因年老体衰,肝肾两亏,精血不足,或血虚肝郁,或脾虚气弱,目失所养,经络涩滞,调节失司所致。

【临床表现】

老视初发生时,常需将书报等目标移远或在强光下方能看清。如果勉强阅读或做近距离工作时,就会出现视疲劳症状,以后逐渐不能看清近物。

【治疗】

1. 治疗原则 提高近视力,消除视疲劳。

2. 验光配镜 一般 45 岁大约在 +1.00D,以后每 5 年可酌情增加 +0.50D。

若以往有屈光不正,先确定屈光不正的性质、度数,然后再根据年龄加上老视度数(代数和)。

3. 手术治疗 目前角膜手术疗法的疗效尚不确切,手术技术与材料等尚处于不断发展成熟过程中。

4. 中医治疗

(1)辨证论治

①肝肾两亏证

证候 眼易疲劳，不耐久视；久则视物模糊，头晕，双目干涩，腰膝酸软；舌淡苔少，脉细。

治法 滋养肝肾。

方药 一贯煎[1]合四物补肝散[36]加减。

②血虚肝郁证

证候 眼易疲劳，不耐久视；视久则眼胀头晕，心烦多梦，乳房胀痛，月经不调或经期产后加重；舌尖红苔薄黄，脉弦。

治法 养肝血，疏肝郁。

方药 逍遥散[106]加减。常加枸杞子、生地、香附等增加养血和疏肝解郁之效。

③脾虚气弱证

证候 眼易疲劳，不耐久视，久则视物昏花或有重影或窜行，眼欲垂闭，神倦懒言，纳差便溏；舌淡苔薄白，脉弱。

治法 健脾益气，升阳和血。

方药 助阳活血汤[67]加减。常加党参、葛根以增益气升阳之功。

（2）针刺治疗：常用穴位睛明、攒竹、太阳、承泣、合谷、足三里等。每次选用眼周及远端穴位各2个进行针刺。

【预防与调护】

晶体操可加强眼外肌与睫状肌的肌力，增强晶体的弹性，有助于缓解视力疲劳和延缓老花眼的发展。

第三节 屈光检查

屈光检查可分为主觉检查法和他觉检查法。

为获得调节静止状态下准确屈光不正度数，常需在睫状肌麻痹状态下验光。临床对首次进行验光的儿童、需全矫的远视者、有内斜视的远视、视疲劳症状明显的远视者，均应做睫状肌麻痹验光。

一、主觉检查法

这是根据被检查者主觉的视力清晰程度，以测定其屈光系统的状况，由于此种检查有赖于被检查者的观察能力、合作程度及其调节功能状态，故结果不可靠，主要用于验证他觉检查的结果。但年龄在40岁以上，试镜能获得良好视力，且感觉舒适，则结果亦可作为配镜的依据。

1.直接试镜片法 根据患者裸眼视力及主诉，试戴镜片以求得最佳视力。所需球镜片与柱镜片度数，即为该眼屈光不正的度数。

2.云雾法 用高度数的凸球镜放在患者眼前试镜架上，从低度数凹球镜开始，递增度数，逐渐抵消凸球镜的度数，直到获得最佳视力为止。其所得镜片度数的代数和，即为该眼的眼镜度数。

3. 裂隙片法 先用上两法以球镜片测试，待视力不再增加时，检查有无散光。如裂隙片转到某一径线时，顿觉格外清晰，则有散光存在，此时将裂隙转至与该径线垂直位置，继续用球镜测试，使视力达到最高度，根据裂隙方向及附加球镜，就可得出散光的轴位及度数。

4. 散光表法 确定球镜片后，嘱被检查者注视散光表。若各线清晰度无区别者，则表明并无散光；如果一径线的线条清晰、色浓，另一与其垂直径线模糊、色淡，则表示有散光，此时将凹柱镜片的轴放在与最清晰线条相垂直的方位，逐渐增减度数，直至各方位线条同样清晰为止，其所用柱镜片的轴与度数即为其散光度数。

5. 综合验光仪检查 综合验光仪又称为"屈光组合镜"，为临床主要验光设备，验光结果可靠。综合验光仪将各种测试镜片组合在一起，不仅用于验光，而且用于隐斜视、眼调节均衡等的检查。

二、他觉检查法

1. 检影法 临床所用的他觉检查法，通常为检影法（retinoscopy）。检影法是利用视网膜照明区发出的光线在远点处成像的原理，通过观察瞳孔区的光影动态以确定眼的远点位置。根据该眼视网膜反光射出眼外时瞳孔区光影的动态，若顺动表示远点位于检查者眼的后方，若逆动则远点位于检查者眼与被检眼之间。然后在患者眼前放置凸或凹球镜，以及圆柱镜片，抵消屈光不正的度数，以使被检眼的远点移至检查眼处，其所得镜片的度数和即为患者的实际屈光不正度数。

2. 自动验光仪 有主观型及客观型两种，比较先进的是应用红外线光源及配合电子计算机装置的自动验光仪（auto-refractor），即所谓"电脑验光"。其操作方法简便，数秒钟即可获得打印于记录纸上的验光结果，但也容易出现误差。

3. 角膜曲率计检查 角膜曲率计是测量角膜曲率半径及其屈光力的仪器，是应用镜面反光的原理，用已知大小的光标经过角膜面反射后形成一虚像，以测量像的大小和光标到角膜的距离，就可得到角膜的曲率半径。

4. 角膜地形图检查 结合 Placido 盘和计算机的功能，用视频摄像机接受角膜像，将该图像信息转化为数字信息后重建原角膜表面形状，得到的角膜形状用颜色编码形成彩色图形，即角膜地形图。如 Orbscan II 眼前节分析诊断系统，可以进行计算机图像分析、三维重建角膜前后表面地形、厚度，对眼角膜屈光特性的诊断很有意义，特别对圆锥角膜、角膜葡萄肿等引起近视的判断具有极其重要的作用，并可引导准分子激光个体化角膜切削手术。

5. 光学相干生物测量仪 这是一种使用激光干涉生物测量技术的光学生物测量设备。可同时检测眼轴长度、角膜曲率度数、前房深度，精度可达 0.01mm。

第四节　屈光不正矫治

一、配镜

1.框架眼镜　有效地矫正视力，安全、经济、简便。

2.角膜接触镜　有效地矫正视力，但保养、护理和摘戴都比较麻烦。

二、手术

1.准分子激光角膜屈光手术　包括准分子激光屈光性角膜切削术（photorefractive keratectomy，PRK）、准分子激光屈光性原位角膜磨镶术（laser in situ keratomileusis，LASIK）、准分子激光屈光性上皮下角膜切削术（laser assisted sub-epithelial keratectomy，LASEK）、机械法准分子激光角膜上皮瓣下磨镶术（epipolis laser in situ keratomileusis，Epi-LASIK）。PRK手术由于易诱发角膜上皮增生、角膜雾样混浊、青光眼等并发症，影响了手术的预测性和稳定性，临床使用受到限制。LASIK则先做一角膜板层切开，再在角膜基质层进行激光消融，然后将角膜板层原位复位。由于LASIK保持了角膜正常解剖状态，其预测性和稳定性明显高于PRK，并且术后反应轻，回退小，恢复快，无角膜雾样混浊，无须长期点药，已成为我国屈光手术的主要方式。Epi-LASIK手术采用角膜上皮分离器制作上皮瓣，更好地保持了上皮细胞的活性。

2.非激光角膜屈光手术

（1）角膜基质环置入术：该方法用角膜基质环片置入角膜周边2/3基质深度内，可直接导致周边部角膜变陡，间接诱导角膜中央变平，具有调整性和可逆性。通过控制角膜环的大小以改变屈光度，达到矫治近视的目的。

（2）表面角膜镜片术：在除去上皮的受体角膜表面移植具有不同屈光度的供体角膜板层组织镜片，用于矫正屈光不正。

3.飞秒激光手术　使用飞秒激光完成全部屈光手术的全飞秒技术，不但精准度得以提高，并且飞秒激光基质透镜切除术（femto-second lenticule extraction，FLEx）切口只有传统LASIK手术的一半。而FLEx的微创改进术式：飞秒激光微小切口基质透镜切除术（small incision lenticule extraction，SMILE）的切口更小，基本避免了角膜错位等并发症。更重要的是，SMILE术最大限度地保持了维持角膜强度最主要的前部基质纤维的完整，使安全性得到了质的飞跃。由于术中切断的角膜神经较少，干眼症等并发症也明显减轻。

4.人工晶体植入性屈光手术　包括前房型人工晶体植入术和后房型人工晶体植入术，以及晶体置换术，适用于高度近视而无法进行角膜屈光手术者。其中晶体眼后房型人工晶体植入术并发症少，预测性高，光学特性好，已引起医生的重视。

5.后巩膜加固术　针对进行性轴性近视的治疗方法。该手术是在近视眼患者巩膜后段置入生物材料或非生物材料，机械性地阻止眼轴进行性延长和巩膜葡萄肿的进展，改善眼球后段血液循环，以期阻止近视的发展。

述评：屈光性眼病的诊断与矫治技术发展迅速，如屈光治疗引进了全飞秒激光手术技术，使角膜屈光手术有了质的飞跃；并对术后视觉提出更高的要求，如对比敏感度的提高及超越原最佳矫正视力的追求，屈光手术的概念也从角膜扩展到了包括晶状体及玻璃体手术的范围。此外，临床的成就也推动了视光学研究的进展。有人根据视网膜的视觉潜能及视觉发育特性，提出了视觉发育关键期培养视觉潜能研究的理论基础，今后视光学的发展趋势很可能是对视觉潜能充分发掘的追求。中医对屈光性眼病引起的视疲劳有较好的疗效，对假性近视的治疗也有一定的作用，对近视的预防、老视的延缓及弱视的治疗是否有效尚待进一步研究。

第二十二章　眼外伤

眼外伤（ocular trauma）是指机械性、物理性和化学性等因素作用于眼部，引起眼结构或功能性损伤的总称。眼是人体暴露的器官，伤后多会引起不同程度的视力障碍，是致单眼盲的最主要原因。以男性多见，儿童、青壮年是其主要危险人群。

眼外伤按致伤原因分为机械性眼外伤和非机械性眼外伤。国际眼外伤学会将眼球的机械性外伤，分为开放性和闭合性两类。开放性眼外伤指眼球壁（此处仅专指角膜、巩膜）有全层伤口者，包括眼球穿通伤、贯通伤和眼球破裂伤，进入眼内的异物引起的损伤称"眼内异物"，为特殊类型开放性眼外伤；闭合性损伤，没有眼球壁的全层裂开，包括眼球钝挫伤和板层裂伤。非机械性眼外伤，包括热烧伤、化学伤、辐射伤和毒气伤等。

眼外伤的临床表现及其预后，与致伤的因素、部位、程度等密切相关，有如下特点：①眼球构造精细，组织脆弱，受伤后易造成形态和功能的损害；②透明的屈光介质，可因炎性渗出、出血、修复期形成瘢痕等失去其透明性，导致视力下降，且因其无血管，组织新陈代谢慢，抵抗力弱，伤后容易继发感染；③一眼遭受开放性损伤后，可诱发另一眼发生交感性眼炎（sympathetic ophthalmia），可致双目失明；④外伤不仅可造成多部位、多组织的眼部损害，而且可继发多种并发症，如炎症、出血、感染和眼内增殖性病变等，使病情更加复杂，加重对视功能的威胁。

眼外伤检查时，应注意全面询问病史，根据眼外伤的轻重缓急和就诊时的状况，在不延误急救、不增加损伤和痛苦的前提下，有重点地进行检查，特别注意应避免遗漏眼内异物等重要伤情，选择性进行相关影像学检查。应观察生命体征及全身情况，合并休克及其他重要器官损伤者，应由相关科室首先抢救。对开放性眼外伤，切忌挤压，急诊行清创缝合手术关闭伤口。

大多数眼外伤是可以预防的，应加强卫生宣传教育，制定各项操作规章，完善防护措施。对儿童眼外伤和职业眼外伤要特别重视防治。

根据本病发病原因及特点，可归属于中医学"撞击伤目"、"振胞瘀痛"（《证治准绳》）、"眯目飞扬"（《证治准绳》）、"物损真睛"（《证治准绳》）、"碱水入目"（《华佗神医秘方真传》）等范畴。辨证多从风热、热毒、瘀血、气滞考虑，治疗以凉血止血、活血化瘀、祛风散邪、清热解毒着手。

第一节　钝挫伤

机械性钝力引起的眼组织损伤，称为"钝挫伤"（blunt trauma）；若钝力造成眼球壁的角膜、巩膜全层裂伤口者，则称为"眼球破裂伤"（rupture of the globe）。

中医古代文献根据损伤部位，分别命名为"振胞瘀痛"（《证治准绳》）、"惊振外障"（《证治准绳》）、"惊振内障"（《秘传眼科龙木论》）等，现代中医眼科称之为"撞击伤目"。

【病因病理】

1. 西医病因病理 钝性物体如球类、拳头等击伤眼部，或跌仆伤眼，或高压液体、气体冲击眼部所致。一般除接触处直接受伤之外，还可因作用力的传导，伤及眼内深部组织。此外，眼球邻近组织损伤或头部受强烈震击时亦可伤及眼球。

2. 中医病因病机 组织受损，气血受伤而致气血瘀滞，是本病的主要病机。

【临床表现】

眼各组织挫伤后均可出现出血、肿胀或裂开等表现。如眼睑伤后，易出现眼睑水肿、出血、血肿，重者可引起眼睑裂伤、泪小管断裂等；若合并眶骨骨折、副鼻窦气体进入皮下，可出现皮下气肿（扪之有捻发音）等。结膜挫伤，表现为结膜出血和水肿，重者撕裂。角膜挫伤可引起角膜基质水肿，角膜擦伤，严重的可致角膜破裂。巩膜挫伤常导致巩膜破裂，多发于角巩膜缘或直肌附着部，可发生眼内容物脱出、嵌顿。晶状体挫伤可致晶状体部分脱位（彩图40）或全脱位及白内障形成，表现为虹膜震颤，瞳孔区晶状体倾斜或见部分晶状体；若晶状体嵌顿于瞳孔区，可引起急性继发性青光眼。视神经挫伤致视力下降，瞳孔散大，直接光反射迟钝或消失，间接光反射存在。

1. 虹膜睫状体挫伤 外伤性虹膜睫状体炎，可导致组织水肿、房水混浊、前房内细胞、房水闪辉阳性。外伤性瞳孔括约肌、睫状肌麻痹时，可致瞳孔散大、光反应迟钝或消失、调节障碍。瞳孔括约肌撕裂及虹膜根部离断，在瞳孔缘处可见不规则的楔状裂口，后者瞳孔呈"D"形（彩图40），患者可发生单眼复视，严重者虹膜根部完全断离，形成外伤性无虹膜。虹膜及睫状体血管破裂时，可见前房出血（hyphema），引起继发性青光眼及角膜血染，此时角膜呈棕红色，角膜中央盘状混浊，日久呈黄白色，不易消退。

钝挫伤引起睫状体纵行肌与巩膜突分离，导致睫状体上腔与前房直接沟通时，称为"睫状体分离"（cyclodialysis）；若出现睫状体与巩膜间分离，但未与巩膜突分离时，则称为"睫状体脱离"（ciliary body detachment）。二者均可引起持续性低眼压，出现浅前房、视盘水肿等表现。

2. 前房角后退 由于挫伤冲击眼球，部分睫状体撕裂（环－纵肌分离），造成房角后退、房角明显加宽、睫状体带加宽，严重者巩膜突加宽及小梁网纤维化、变性。可引起继发性青光眼。

3. 视网膜脉络膜损伤 可见视网膜震荡（commotio retinae），表现为后极部视网膜一过性水肿、视网膜变白、视力下降。也可出现视网膜脱离，高度近视者易于发生。还可见脉络膜裂伤，表现在后极部视盘与黄斑之间，呈弧形，凹面朝向视盘，周围绕以黑色色素，宽1/3～1/2PD，周围有黑色的脉络膜出血，晚期呈白色瘢痕，可产生新生血管，影响视力，预后差。

【实验室及其他检查】

UBM检查有助于了解虹膜、睫状体与前房角的损伤情况；玻璃体出血量大，屈光介质混浊，应做B超检查，以判断有无视网膜或脉络膜的脱离。

【诊断】

有明确的钝物外伤史，有相应组织损伤的临床表现，一般诊断不难。

【治疗】

1. 治疗原则　闭合眼球挫伤以药物治疗为主，后期出现的并发症可考虑手术治疗。辨证论治应首先辨受伤部位、轻重、新旧、有无邪毒侵袭及变生他症等，采取相应的治疗措施。眼球破裂伤则必须先行手术清创缝合，参照"眼球穿通伤"治疗；疑有隐匿性巩膜破裂伤，应手术探查。

2. 西医治疗

（1）眼睑出血宜先冷敷，两天后热敷，重者运用止血药。眼睑气肿需加压包扎，勿擤鼻涕，以抗生素防止继发感染。眼睑裂伤，需仔细分层缝合，防止畸形，并抗感染治疗。泪小管断裂，行泪小管吻合术。

（2）结膜撕裂超过 3mm 时，可缝合。

（3）角膜挫伤，用抗生素冲洗结膜囊后，涂眼膏包扎；破裂时，按穿通伤治疗原则处理。

（4）外伤性虹睫炎的处理，按"急性虹睫炎"治疗。瞳孔括约肌撕裂及虹膜根部离断者，后期可行手术治疗。

（5）前房出血的处理。患者需半卧位休息，双眼包扎，运用止血药，有继发青光眼者可降低眼压。若出血量 ≥ 1/2 前房高度、眼压高且时间长时，应考虑手术治疗，冲洗前房积血，防止角膜血染，瞳孔不扩不缩，必要时使用激素。

（6）前房角后退继发青光眼的治疗同"开角性青光眼"。

（7）晶状体部分脱位、外伤性白内障引起视力障碍者，可择期手术治疗；晶状体脱入前房者，应尽快手术摘除；脱位于玻璃体腔者，应行玻璃体手术以摘除晶状体。

（8）视网膜震荡时，可应用血管扩张剂、糖皮质激素和营养视网膜的药物。视网膜脱离时，按"视网膜脱离"处理。脉络膜裂伤时，无有效的治疗方法。

（9）视神经挫伤时，可应用血管扩张剂、糖皮质激素和神经营养药物。

3. 中医治疗

（1）辨证论治

①撞击伤络证

证候　眼睑青紫肿胀，重坠难睁；或眶内瘀血，眼球突出；或结膜下出血，色似胭脂；或前房出血，视力障碍；或眼底出血，视力剧降，甚则暴盲；舌质紫暗，脉涩。

治法　止血为先，活血为后。

方药　先用生蒲黄汤[40]加减。无继续出血时，改用祛瘀汤[114]加减。

出血之初，出血重而不易止，可去生蒲黄汤中的川芎、郁金，选加藕节、仙鹤草、白茅根、血余炭、侧柏叶等以助止血之功。

无继续出血时，若瘀血较多，可在祛瘀汤中加生三七、三棱、莪术、川牛膝、枳壳等行气破血消瘀之品。若有化热倾向，大便秘结，可加入大黄，既可泻下攻积，清热解毒，又兼活血祛瘀之功。

②气滞血瘀证

证候　外伤后自觉视物模糊不清，甚或视物不见，或眼胀欲脱，头痛如劈，前房出血，日久不散，角膜泛黄，眼硬如石，或晶体混浊，或视网膜水肿等；全身可兼见恶心呕吐等变证；舌质紫暗或有瘀斑，脉涩。

治法　行气活血，化瘀止痛。

方药　血府逐瘀汤[60]加减。若视网膜水肿，可加泽泻、车前子、茯苓、猪苓等利水消肿；疼痛甚可加乳香、没药等以活血止痛。本病后期酌情用补益肝肾之剂，以恢复功能，提高视力。

③风热侵袭证

证候　角膜撞击生翳，羞明流泪，眼球刺痛，睫状充血，或混合充血，舌质红，苔薄黄，脉浮数。

治法　疏风清热。

方药　除风益损汤[100]加味。常加红花、赤芍以增强凉血退赤之力。还可酌加木贼、蝉蜕、谷精草、密蒙花等疏风清热、明目退翳之品。若出现风热之邪引动肝火，肝火炽盛之候，则应清肝泻火，选加栀子、石决明、草决明、黄芩、柴胡等清肝泻火、平肝明目之药。

（2）针刺治疗：若角膜撞击生翳，眼球刺痛剧烈者，可配合针刺止痛。取穴四白、太阳、合谷、承泣、睛明等。

【预防与调护】

有出血性表现者，应禁酒及刺激性食物。

第二节　眼球穿通伤

眼球穿通伤（penetrating injury）是由锐器刺破或切割造成眼球壁全层穿透的损伤。若同一致伤物造成眼球壁既有入口，又有出口的损伤，则称为"贯通伤"（perforating injury）。预后取决于伤口部位、范围和损伤程度，以及有无并发症等。中医称"真睛破损"，又名"物损真睛"（《证治准绳》）。

【病因病理】

1. 西医病因病理　多因锐利物体刺破眼球或高速飞溅之金属碎屑、碎石飞射入眼所致。致伤物对眼球组织的直接损害，可导致角膜与巩膜破裂、玻璃体积血、视网膜脱离等。致伤物带菌进入眼内或细菌直接经伤口入眼，可引起眼内感染；眼球内异物存留，可造成组织损伤，其中金属异物危害性更大。一眼的穿通伤或球内异物，有时导致健眼发生严重的葡萄膜炎，称为"交感性眼炎"。

2. 中医病因病机　眼外伤可致经络、气血、组织受损，且伴邪毒为患，出现严重证候。若受伤眼红赤难以消退或眼内存留异物时，可伤及健眼。若治疗不及时，还可致双目失明。

【临床表现】

1. 眼部症状　受伤时，多伴有"热泪"流出，或伴有疼痛、视力下降。按伤口部位不同可分为：

（1）角膜穿通伤：临床多见。伤口小者可自行闭合；伤口较大时，常伴虹膜嵌顿（彩图41），瞳孔变形，前房变浅。致伤物深入，可伤及虹膜、晶状体及眼后段组织。引起前房积血、虹膜损伤、外伤性白内障等。

（2）角巩膜穿通伤：伤口累及角膜和巩膜，可引起虹膜、睫状体损伤和玻璃体脱出、眼内出血等。

（3）巩膜穿通伤：临床相对少见。小的伤口易被忽略，而大的伤口常引起脉络膜、玻璃体和视网膜损伤及出血。

2. 并发症

（1）外伤性眼内炎：多发生在伤后 2 ~ 7 天，常见金黄色葡萄球菌、绿脓杆菌、大肠杆菌等感染，表现为眼部刺激症状，视力迅速下降，甚至完全消失。眼睑结膜充血、水肿，角膜混浊，前房内大量积脓，玻璃体内积脓，瞳孔黄光反射；若炎症局限在眼内时，以后眼球逐渐萎缩；若眼内炎症向眼球周围发展时，可累及球壁及周围筋膜、眼肌等眶内组织，导致全眼球炎。

（2）外伤性、增生性玻璃体视网膜病变：由外伤引起眼内组织过度修复反应、纤维组织增生所致，常引起牵拉性视网膜脱离，可适时行玻璃体手术。

【诊断】

有明确的外伤史，有相应组织损伤的临床表现，一般诊断不难。强调仔细检查，防止漏诊。

【治疗】

1. 治疗原则 本病以西医治疗为主，配合中医中药治疗，以减少并发症，促进组织愈合。强调及时封闭伤口，防止感染，尽早取出异物，必要时行二期手术。

2. 西医治疗

（1）3mm 以下的伤口，若闭合好、无眼内容物嵌顿时，可不缝合，滴抗生素滴眼液。3mm 以上的伤口，无论有无眼内容物脱出，均需缝合。原则上，脱出的虹膜、晶体、玻璃体应剪除，但若在 24 小时内，虹膜表面干净，可用抗生素冲洗后将虹膜送回前房。葡萄膜组织的处理同上。在缝合锯齿缘后方的巩膜裂口时，宜在巩膜伤口两侧做电凝或冷凝，以防止视网膜脱离。若晶体混浊破裂时，可一并切除。局限性白内障暂不处理。对复杂病例，多采用二步手术，初期缝合伤口，1 ~ 2 周内再行内眼手术。

（2）术后，全身及局部均使用抗生素和糖皮质激素。

（3）一周内均需注射抗破伤风血清（TAT）。

（4）根据影像学检查定位，手术取出异物。

（5）预防交感性眼炎，及时取出异物，注意睫状体区伤口的处理。药物治疗参见"葡萄膜病"。

（6）发生眼内炎时，应密切观察病情。玻璃体腔注药应为首选给药方式，注药时应抽取房水及玻璃体进行病原体检查和药敏试验。不能控制病情者，应尽早行玻璃体切除术。

3. 中医治疗

（1）辨证论治

①气滞血瘀证

证候 视力剧降，眼球刺痛或胀痛，结膜或角膜破裂或结膜下出血，前房或玻璃体积血；舌质紫暗或有瘀斑，脉涩。

治法 行气活血，化瘀止痛。

方药 桃红四物汤[103]加味。初伤之时，眼底出血或玻璃体积血，应选加旱莲草、生蒲黄、茜草、侧柏叶等以助凉血止血。待出血停止后，加入丹参、郁金、丹皮、生三七、枳壳等以增强行气消瘀之力。痛剧者，可加入没药、乳香之类化瘀止痛。

②脓毒侵袭证

证候 伤后出现目珠疼痛难忍，畏光流泪，视力剧降，眼睑红肿，结膜充血，结膜下出血，结膜或角膜破裂，球内组织脱出，创口污秽浮肿，前房积脓；舌红苔黄，脉数。

治法 清热解毒，活血化瘀。

方药 经效散[88]合五味消毒饮[15]加减。犀角常用水牛角、生地黄、玄参、丹皮代替。若出现前房积脓，大便秘结，可加入芒硝、木通、车前草，使二便通利，邪热下泄。剧痛加入没药、乳香以化瘀止痛。

③伤感健眼

证候 伤眼红赤疼痛反复发作，日久不愈，健眼复又视力急剧下降，眼前似有阴影飘浮，或视物变形，角膜后壁有沉着物，瞳孔缩小或干缺，视盘充血、水肿，视网膜上有黄白色渗出，水肿；舌红苔黄，脉弦数或弦滑数。

治法 清热泻火，凉血解毒。

方药 泻脑汤[86]加减。若无瞳神紧小、抱轮红赤，而以神膏混浊为主者，去栀子、胆草，加丹参、郁金、泽兰、牛膝以增强凉血行滞之功；若无便秘，去玄明粉、大黄，加生石膏、知母、大青叶以清气分之火；若口苦咽干，头目疼痛较甚，酌加石决明、夏枯草、青葙子，清肝泻火；若眼底视盘充血及视网膜水肿渗出较甚，酌加丹皮、赤芍、丹参凉血散瘀，活血通络。

（2）针刺治疗：对伴有外伤性玻璃体积血、眼底出血、前房出血者，可针刺睛明、四白、合谷、曲池、风池等穴，可明显提高视力。

【预防与调护】

1.学校和家长对儿童应进行安全教育，不玩耍尖锐玩具及爆炸物品，如有外伤，要及时就医。

2.饮食以清淡为宜，保持大便通畅，以利伤情痊愈。

第三节 眼异物伤

异物进入眼部组织并存留所引起的损伤，称为"眼异物伤"。中医称"异物入目"，又名"眯目"（《圣济总录》）、"眯目飞扬"（《证治准绳》）。

【病因病理】

在工作或生活中，多因防护不慎或回避不及，以致金属碎屑、玻璃细渣、麦芒、谷壳等溅入眼内；或尘埃沙土、煤灰炭渣、碎叶毛刺随风吹入眼内；或昆虫之类飞扑入目。

据异物性质，分为金属异物和非金属异物；据其磁性，可分磁性异物和非磁性异物等。

异物不仅可直接损伤眼组织的结构，引起炎症反应；同时，还可带入致病菌造成感染，产生化学和毒性反应等，从而加重对眼组织的损害。

【临床表现】

1. 结膜异物　异物进入后，可附着在结膜表面。由于瞬目动作，异物常存留在睑板下沟处，也可在上下穹隆，表现为有异物感、沙涩、不适、刺激症状。

2. 角膜异物　多见于角膜表面或嵌入角膜组织，角膜缘周围充血。时间稍长时，异物周围可出现灰白色浸润；铁质异物者，可出现棕色的锈圈（彩图42），继发感染而形成角膜溃疡。

3. 眶内异物　多为金属性异物或植物性异物，表现为局部肿胀或疼痛。合并感染时，可引起眶蜂窝织炎或瘘道。

4. 眼内异物　致伤物穿破眼球壁进入眼内组织引起的损伤，常因敲击或爆炸等损伤。仔细检查时，可发现角膜、巩膜或虹膜的伤道或伤道瘢痕。异物可存留于前房、房角、虹膜、晶状体、玻璃体及视网膜脉络膜等组织内。

异物可直接损伤血管组织而引起眼内出血，造成晶状体破裂、视网膜裂孔等。铁质异物产生的铁锈（氧化铁）与组织蛋白结合沉积于眼内组织，表现为棕褐色沉着物，引起角膜变性、晶状体混浊及继发性青光眼，称为"铁质沉着症"或"铁锈症"（siderosis，彩图43）。铜质异物早期即可引起无菌性化脓性炎症，还可引起铜质沉着症（chalcosis），表现为角膜后弹力层、房水、玻璃体内出现细微的绿褐色颗粒，晶状体前囊呈向日葵样混浊等。异物带入及经穿通伤口进入的致病菌还可引起感染性眼内炎。

【诊断】

能够观察到的眼球表面异物、前房、虹膜及晶状体异物，诊断多不困难。眶内异物、不能观察到的球内异物常易漏诊，临床应引起高度重视。结合高速飞行异物外伤史，仔细检查伤口，并根据病变部位及异物性质，选择 CT 、MRI、眼 B 超、UBM、X 片等影像学检查，多可明确诊断。

【治疗】

1. 治疗原则　各部位的异物一般应尽早取出。眼部表浅的异物一不需要全身治疗，球内及眶内异物则需配合内治，参照"眼球穿通伤"。

2. 西医治疗

（1）结膜、角膜异物：浅表者，可用浸有抗生素滴眼液或生理盐水的湿棉签擦除或无菌针头剔除。若为角膜、巩膜的深层异物，应在显微镜下仔细暴露异物，并予挑出。局部用抗生素预防感染。

（2）眶内异物：若为金属异物，多被软组织包裹，应充分暴露，分离取出；深部异物应权衡利弊与手术难度、风险，酌情选择手术治疗。植物性异物，应尽早完整取出。

（3）眼内异物：一般应尽早取出。但手术必须权衡利弊，以重建和恢复视功能为目的，并非所有异物都要取出。对前房、虹膜异物者，可经角膜缘切口取出；晶状体异物致白内障者，可联合白内障摘除；玻璃体内或眼球壁内异物者，应据异物部位、大小、有无磁性、对视网膜等组织的影响，选择经睫状体平坦部巩膜切口磁铁吸出或玻璃体手术方法取出等。

3. 中医治疗

辨证论治

睛伤邪侵证

证候 角膜骤生星翳，羞明流泪，睫状充血，目痛难睁，多见于角膜异物剔除术后；舌脉无异常。

治法 疏风清热解毒。

方药 石决明散[29]加减。大便稀溏者，去大黄；毒邪较重者，加蒲公英、野菊花以加强清热解毒之力。

【预防与调护】

在异物较多的场地工作，可戴防护眼镜。异物入目后，切勿乱加揉擦和随意挑拨，以免加重病情或变生他症。

第四节 酸碱化学伤

酸碱性化学物质造成眼部组织的损伤，称"酸碱化学伤"或"眼化学伤"（ocular chemical burn），多发生在化工厂、实验室等场所。中医古籍中虽无"酸碱入目"病名的记载，但《华佗神医秘传》中记载有"碱水入目"。其受伤程度与预后取决于酸碱物质的性状（气体作用较轻，固体较重，液体介于两者之间）、浓度、温度与压力（温度愈高，压力愈大，则损害严重）、量的多少、接触时间的长短，以及当时紧急处理的措施等因素。重者可导致严重后果，甚至毁坏整个眼球。

【病因病理】

1. 酸性烧伤 致伤物为硫酸、盐酸、硝酸等，可为气体、液体或固体等。低浓度者可引起局部刺激，高浓度者则可使组织蛋白凝固、坏死。这种凝固蛋白不溶于水，故能阻止酸性物质继续渗透，使损伤局限化。

2. 碱性烧伤 致伤物为石灰、氢氧化钠、氨水等。碱与组织蛋白结合后产生液化性坏死，形成可溶于水的碱性蛋白，使渗入的碱性物质继续向周围扩散，侵入角膜深层及眼内组织，使损伤扩大加深，预后较差。

【临床表现】

根据伤后组织的反应，可分为轻、中、重三种程度：

1. 轻度 弱酸或稀释的弱碱可引起眼睑与结膜轻度充血与水肿，角膜上皮有点状脱落或水肿，恢复后视力多不受影响。

2. 中度 由强酸或稀释的碱引起。睑皮肤可出现水疱或溃烂，结膜水肿，角膜明显混浊，治愈后可遗留角膜斑翳，影响视力。

3. 重度 多为强碱引起。结膜出现广泛的坏死，灰白色混浊；角膜全层灰白色或瓷白色，可发生角膜穿孔、葡萄膜炎、继发性青光眼等。晚期可并发白内障、睑球粘连、角膜白斑、新生血管、假性胬肉等，严重影响视力。严重的碱烧伤后，可继发细菌感染，发生眼内炎症。此外，眼睑烧伤还可引起眼睑畸形、泪溢等。

【诊断】

有明确的酸碱入目史，特别注意其量和作用时间及浓度、是否就地处理等。

NOTE

【治疗】

1. 治疗原则   本病以彻底清除眼内酸碱物质，减轻眼部组织损伤，预防并发症，提高视力为原则。一旦发生，应争分夺秒。在现场彻底冲洗眼部是处理酸碱烧伤的关键，及时彻底冲洗能使烧伤的损害降低到最低程度。同时配合中医治疗，以减少并发症，促进组织的愈合。

2. 西医治疗

（1）急救：应根据就地环境，用大量清水或其他水源反复冲洗，最好的方法是将伤眼浸泡在水中，睁开或翻转眼睑，头部左右摆动，眼睑不断开闭，浸洗30分钟。送至医院后，在表面麻醉下再次以生理盐水冲洗，并注意去除结膜囊内的固体异物。严重的碱性伤，可进行前房穿刺术。

（2）早期治疗

综合治疗：早期局部应用抗生素防治感染，1% 阿托品每日散瞳；局部或全身使用皮质类固醇激素，以抑制炎症反应和新生血管形成，但角膜有融解倾向时应停用。局部和全身应用大量维生素C，可抑制胶原酶，促进角膜胶原合成，也可在碱烧伤后做结膜下注射。0.5% 依地酸钠（EDTA）可能促使钙质排出，用于石灰烧伤病例。

切除坏死组织，防止睑球粘连：如果球结膜有广泛坏死，或角膜上皮坏死，可做早期切除。球结膜缺损较多时，可做口腔黏膜或对侧球结膜移植，或羊膜移植术。每次换药时，应用玻璃棒分离睑球粘连，或安放隔膜。

（3）针对并发症治疗：手术矫正睑外翻、睑球粘连，进行角膜移植等。

3. 中医治疗

辨证治疗

①热邪侵目证

证候   眼部灼热刺痛，畏光流泪，视物模糊，眼睑难睁，结膜混合充血，角膜生翳，或瞳孔缩小；或有酸（碱）性物质附于眼球表面；舌红，脉数。

治法   平肝清热，明目退翳。

方药   石决明散[29]加减。大黄勿久用，中病即止。平素脾胃虚寒者，去大黄、草决明；目赤甚者，可选加生地黄、牡丹皮、茺蔚子等凉血活血之品；边界不清，甚则前房积脓者，可参照"凝脂翳"。

②阴亏翳留证

证候   伤已初愈，仍自觉视物昏矇，目中干涩，羞明不适；结膜红肿消退，或结膜仍留少许赤脉细丝；角膜留下形状不一的翳障；兼口渴便秘；舌质红，苔薄少津，脉细数。

治法   养阴退翳明目。

方药   消翳汤[111]加减。若口渴明显者，可酌去防风、荆芥、柴胡疏风发散之品，加天花粉、葛根、石斛以增强养阴生津之力。若大便干燥，可加火麻仁润肠通便；阴虚夹湿热者，可选用甘露饮加密蒙花、谷精草、木贼、草决明等明目退翳之品。

【预防与调护】

对化学物品妥善保管，有关操作人员应注意安全防护。全身化学烧伤者，在抢救生命同时，应注意眼部的救治。

第五节　其他类型的眼外伤

辐射性眼损伤

辐射性眼损伤包括紫外线、红外线、X线、γ射线、快速中子等各种辐射线造成的眼部损伤。临床以紫外线损伤（也称电光性眼炎）为常见。多发生于电焊工人，也见于高山、雪地野外工作者。临床表现为接触紫外线 3 ~ 8 小时后，出现疼痛、畏光、流泪、眼睑痉挛等症。检查可见结膜充血水肿，角膜上皮点状脱落。治疗以表面麻醉剂止痛，因其影响上皮再生而不宜多用；涂抗生素眼膏，可预防感染。1 ~ 2 日后，其上皮修复自愈。

热烧伤

致伤物多为蒸汽、火焰、熔化的金属、沸水、热油。表现为眼睑、结膜、角膜烧伤，组织凝固坏死，溃疡形成。临床使用抗生素滴眼液、眼膏治疗，预防感染及防治溃疡穿孔，防止睑球粘连。并采可用 1% 阿托品滴眼液散瞳、自血疗法、黏膜移植等方法治疗。

述评：眼球开放性损伤的一期处理以"外重建"为主，应以关闭开放伤口、重建眼球壁解剖结构、恢复眼内压等为主要目标，为二期手术处理打下良好基础，避免治疗过度、过早及不足、不适当等手术操作；二期治疗以"内重建"为主，应根据眼球各组织损伤与修复反应的特点和规律，选择合适时机，针对不同的个体与病情，利用现代白内障摘除术、玻璃体切割与视网膜切除术等技术，治疗外伤性白内障、视网膜脱离、感染性眼内炎、严重玻璃体积血、球内异物等并发或继发病变。随着手术显微镜、玻璃体切割器、眼内显微器械的普遍应用，治疗开放性眼球损伤及眼内异物取出术的成功率大大提高，开放性眼球损伤的视力预后亦得到极大改善，眼球萎缩和视力丧失率显著降低。但降低眼外伤的发病率及控制外伤性 PVR 的发生仍是目前亟待解决的难题。此外，视神经挫伤引起的视功能损害日益受到重视，干细胞研究等进展使视神经再生成为可能，中西医结合可能为外伤性视神经病变的治疗带来希望。

第二十三章　眼肿瘤

肿瘤是危害人体健康最严重的常见病、多发病，在全身发生的肿瘤均可在眼部发生，眼组织除晶状体外，几乎都可发生肿瘤。肿瘤分为良性肿瘤与恶性肿瘤：良性肿瘤一般生长慢，边界清楚，有包膜，治疗效果好；恶性肿瘤生长快，多呈浸润性生长，无包膜，治疗效果欠佳。对于眼科肿瘤的诊断，不仅要根据眼部病变特征，尚应根据病理学及影像学检查，如超声波、CT、MRI 等相关检查。中医眼科学对眼科肿瘤的描述较少。

第一节　眼睑肿瘤

血管瘤

本病是一种血管组织的先天发育异常，病理上可分为毛细血管型和海绵窦型两类。前者为扩张的许多大小分化不全的毛细血管腔构成；后者病变多在真皮下或皮下组织内，由扩大的静脉网组成，有大小不等的血窦，窦与窦之间有纤维组织间隔。毛细血管型血管瘤较表浅、扁平，色泽较红，累及范围不一，可仅限于眼睑极少部分，亦可遮盖整个颜面，或侵及第 V 脑神经各分支区域及颜面部三叉神经分布区域的"火焰痣"，是组成 sturge-weber 综合征的典型毛细血管瘤。海绵窦型血管瘤位于皮下较深层，色紫蓝，稍隆起，质软，指压变小，低头、咳嗽或哭闹时可稍增大，偶尔可与眶内海绵窦型血管瘤相联系；若为进行性发展者，可致上睑下垂，影响视功能。

毛细血管型血管瘤有自行退缩倾向，若 5 岁仍不退缩而继续增大，或虽未到 5 岁而肿瘤使上睑不能提起而影响视力时，应积极治疗。首选的方法是直接向血管瘤内注射糖皮质激素，但注射时切忌误入全身血循环中。此外，还可选用冷冻、X 线照射或手术切除。海绵窦型血管瘤是发育性的，不会自行退缩，可采用手术切除。

基底细胞癌

本病可能与眼睑皮肤较薄，暴露在外，容易受到慢性损伤有关。老年角化病等原有损害可成为其诱因。其由类似表皮的基底细胞所组成，呈巢状排列，基底膜破裂是恶性的主要特征。本病多见于中老年人，是我国最常见的眼睑恶性肿瘤。好发于睑缘移行处的下睑内眦部。初起时，呈丘疹样的小结节，富含色素；病程稍久，其表面覆盖的痂皮脱落，中央部形成溃疡，溃疡边缘隆起潜行，形似火山口，并逐渐向周围组织侵蚀延伸，引起睑、眶、颜面组织的广泛破坏，但一般不向远处转移。

此肿瘤对放疗敏感，故累及范围较小者，可单行放射治疗。肿瘤早期可行手术切除，晚期应行眶内容剜除术，但均需结合放射治疗。

第二节　结膜角膜肿瘤

角膜原位癌

角膜原位癌（corneal carcinoma in situ）又称 Bowen 病，是一种癌前期角结膜角化不良性病变，常由局部刺激引起。多发生于老年，病程缓慢，单眼发病。

病变好发于角膜缘，呈灰白色半透明隆起，有血管时呈红色胶样扁平隆起，与邻近正常组织之间有明显界限，触之有粗糙感，可局限生长。病理组织检查显示：上皮细胞呈一致性高度增生，棘细胞为圆形或卵圆形，大小不一，极性紊乱；可见核分裂象，但不突破基底膜。应注意与角结膜鳞状上皮癌相鉴别。

病变不向深部组织浸润，早期局部切除的疗效可靠。角膜广泛受累者，可行全角膜板层切除，同时行全板层角膜移植术，预后良好。

角膜鳞状细胞癌

角膜鳞状细胞癌（corneal squamous cell carcinoma）是一种眼表面的上皮性恶性肿瘤。病因不明，可发生于角膜瘢痕或创伤后，也可发生于健康角膜上。多见于 40 ~ 60 岁男性。

好发于颞侧睑裂部角膜缘。初发时，肿瘤呈灰白色胶样隆起，很快增大而累及结膜，肿瘤肥厚，血管丰富，呈一小圆形粉红色隆起，在肿瘤周围有新生血管围绕。肿瘤也可呈片状，遮盖部分角膜，邻近球结膜充血明显。病理活检见癌细胞突破上皮基底膜，后期则破坏前弹力层而侵入角膜实质，也可在角膜缘经小梁进入眼内，或沿淋巴管及血管全身转移。

需做手术切除肿瘤联合角膜移植术，辅以放射治疗。

第三节　葡萄膜肿瘤

脉络膜血管瘤

脉络膜血管瘤（choroidal hemangioma）为先天性血管发育畸形，多发于青年人。病变主要位于视盘及后极部附近，早期肿瘤部位的眼底表现为淡红色的圆形或近似球形隆起，边界不清，其表面的视网膜有浆液性脱离。晚期变为灰白色，边缘陡峭，常伴有黄斑损害，视力严重减退，最后因发生广泛的视网膜脱离和青光眼而失明。超声波和眼底荧光素血管造影有助于诊断。本病可采用激光治疗。如果脉络膜血管瘤伴有颜面血管瘤，或脑膜血管瘤及青光眼者，称为"Sturge Weber 综合征"。

脉络膜恶性黑色素瘤

脉络膜恶性黑色素瘤（malignant melanoma of the choroid）是起源于葡萄膜色素细胞和痣细胞的恶性肿瘤，多见于 50 岁以上的中老年人，常为单侧性。若肿瘤位于黄斑区，病变早期即表现为视力减退或视物变形；若位于眼底的周边部，则无自觉症状。根据肿瘤生长情况，可分为局限性与弥漫性两种，以前者多见。局限性者，表现为凸向玻璃体腔的球形隆起肿物，周围常有渗出性视网膜脱离；弥漫性者，沿脉络膜水平发展，呈普遍性增厚而隆起不明显，易被漏诊或误诊，并易发生眼外和全身性转移，可转移至巩膜外、视神经、肝、肺、肾和脑等组织，预后极差。恶性黑色素瘤可因渗出物、色素及肿瘤细胞阻塞房角，或肿瘤压迫涡静脉，或肿瘤坏死所致的大出血等引起继发性青光眼。多数肿瘤因血供不足而发生坏死，引起葡萄膜炎或全眼球炎。

对本病宜早期诊断，应详细询问病史、家族史，进行细致的眼部及全身检查，同时还应结合巩膜透照、超声波、眼底荧光素血管造影、CT 及磁共振等检查。局限性脉络膜黑色素瘤可考虑局部切除、激光光凝和放疗。后极部大范围肿瘤，宜做眼球摘除。肿瘤穿破眼球壁者，应做眼眶内容物剜除术。

第四节　视网膜视神经肿瘤

视网膜母细胞瘤

视网膜母细胞瘤（retinoblastoma，RB）是婴幼儿最常见的一种眼内恶性肿瘤，多见于 3 岁以下的婴幼儿，8 岁以上罕见，无性别差异，单眼多于双眼。视网膜母细胞瘤是原发于视网膜神经上皮层的恶性肿瘤，具有遗传性、对视力损害大、恶性程度高的特点。根据遗传学的研究，视网膜母细胞瘤可分为遗传型和非遗传型两类。其中约 40% 为遗传型（常染色体显性遗传），双眼发病，偶见单眼，发病年龄较小；约 60% 为非遗传型（视网膜母细胞突变），多单眼发病，为散发性，发病年龄稍大。临床上按肿瘤生长部位分型，可分为内生型和外生型两种；按组织病理学分型，可分为未分化型和分化型两种。根据视网膜母细胞瘤的一般发展过程，可分为四期，即眼内生长期、眼内压增高期（青光眼期）、眼外扩展期和全身转移期。

本病诊断的主要依据：①病史和体征：详细了解患儿病史、家族史、孕育生产史等，有助于本病的诊断。斜视、眼球震颤为早期线索，并对眼内外进行全面检查。充分散瞳，详查眼底，特别是对侧眼底，可发现早期病变，以明确肿物形态、位置及数目。②B 超检查：早期病变呈实质性肿块回波，有钙化斑，较晚病变由于肿瘤组织坏死而致腔隙形成，呈囊性肿块回波。彩色多普勒超声成像可见血流信号。③CT 扫描及核磁共振：不仅可以发现和描绘肿瘤的位置、形状和大小，而且还能查出肿瘤向眼球外蔓延而引起的视神经粗大、眶内包块和颅内转移等情况，有助于本病的确诊。④眼眶 X 线照相及细胞学、组织病理学检查：可以显示肿瘤内的钙化、眼眶骨壁的破坏、视神经孔的大小等，对本病的诊断和处理有一定的价值。⑤细胞学检查：通过抽取房水和玻璃体进行细胞学检查，对本病的诊断和处理有一定的帮助。但有促进肿瘤通过穿刺孔向眼外扩展的危险，故不宜轻易采用。⑥本病尚需与转移性眼内炎和葡萄膜炎、Coats、早产儿视网膜病变等相关眼病鉴别。目前视网膜母细胞瘤治疗方法不断改进，使用时应首先考虑挽救患儿生命，其次考虑保存患眼和保留视力。根据肿瘤发现的时期、部位、数量、大小及是否双眼发病等因素，选择治疗方案。

本病的治疗，目前仍以手术切除肿瘤为主。根据肿瘤的发展阶段，主要采用眼球摘除术、眼眶内容剜除术、放射治疗、光动力学治疗、冷冻治疗等多种治疗方法相结合。

视神经肿瘤

视神经肿瘤主要有视神经胶质瘤、视神经脑膜瘤及视盘黑色素细胞瘤，均为良性或低度恶性肿瘤，临床进展缓慢。主要表现为视力下降和眼球突出，经 CT、MRI、B 超等检查不难诊断。目前尚无有效的中西药物治疗方法，应手术切除。术后为促进视功能恢复，可按"视神经萎缩"治疗。

第五节　眼眶肿瘤

海绵状血管瘤

海绵状血管瘤（cavernous hemangioma）是一种常见的眼眶良性中胚叶肿瘤，多发于30 ~ 50 岁的成年人，女性多于男性。该病病因不明，瘤体具有完整的包膜。

渐进性眼球突出常是临床首发体征，多呈轴性，突出程度不受体位影响。肿瘤压迫可引起视力下降，晚期出现眼球运动障碍。B 超检查具有特征性声像图，呈现均匀性多回声；CT 能准确提示肿瘤的空间位置及继发性改变；MRI 可显示肿瘤与视神经的关系。

该病的治疗原则是手术切除，但对视力正常且不影响外观者，不急于手术，可进行密切观察。对眶尖粘连严重者，为保存视力，可采用血管瘤部分切除术。

特发性眼眶炎性假瘤

特发性眼眶炎性假瘤（idiopathic orbital inflammatory syndrome，IOIS）是一种以淋巴细胞为主的眶内慢性炎症细胞浸润，伴纤维组织增生性病变。一般认为与自身免疫有关，或因鼻窦炎和上呼吸道感染引起。本病多见于中年人，男女发病均等。

临床表现为突然发病，眼球突出、运动受限，眼睑红肿下垂，结膜充血，斜视、复视及视力下降。眼底检查，可见视网膜脱离、脉络膜炎、视网膜中央静脉阻塞、视盘水肿等。亚急性、慢性炎性假瘤常在几个月至几年内出现上述症状和体征，CT 检查有助于诊断。

中医可给予清热解毒、凉血散结类中药治疗。西医早期治疗应给予足量糖皮质激素；对糖皮质激素不敏感者，可采用免疫抑制剂、放射或联合治疗；对药物不能控制及慢性期眶内静止局限性肿块，可考虑手术摘除。

　　述评：眼部肿瘤与其他眼部疾病有不同的特点，首先眼部肿瘤不仅能导致失明，也可以致命；其次眼部与邻近组织眼眶、鼻窦和颅脑联系紧密，病变可相互影响并产生复杂的临床症状；再次眼部组织和全身肿瘤也是互相转移。因此，眼科影像学和病理学的检查相当重要，以防止误诊误治；最后手术治疗、放射治疗、化学药物治疗仍是最重要的治疗方法，依据病变的性质，可分别采取手术、放疗、化疗等相应的治疗方法，必要时还可配合中医治疗。涉及其他学科的肿瘤，需多学科综合治疗。

第二十四章　全身疾病的眼部表现

　　眼是人体的一个重要组成部分，它与全身各系统有着密不可分的联系。在临床上，有相当多的眼病是由全身病所引起，如代谢性疾病、系统性血管病、皮肤病等都可对眼部造成一定的损害。本章主要阐述与眼科关系较为密切的常见全身疾病，通过对眼局部的检查，以便对该病的早期诊断、治疗和预后做出正确的判断。

第一节　内科病的眼部表现

心血管疾病

一、动脉硬化

　　动脉硬化包括老年性动脉硬化（senile arteriosclerosis）、小动脉硬化（arteriolosclerosis）、动脉粥样硬化（atherosclerosis）三种。高血压和高胆固醇血症是动脉硬化最重要的危险因素，二者常合并存在，具有协同致病作用。

　　1. 老年性动脉硬化　眼底常表现为视网膜动脉普遍变细，颜色变淡，反光带增宽，动脉走行平直等。

　　2. 小动脉硬化　常与高血压同时存在，发生于小动脉，以血管腔变细、狭窄，管壁增厚为其特点。眼底视网膜小动脉变细，反光增强，黄斑区动脉迂曲，呈螺旋状；动静脉交叉征阳性。病情较重者，视网膜后极部还有渗出、出血。

　　3. 动脉粥样硬化　常侵犯大中型动脉，眼动脉较少累及，故眼部表现不典型。少数患者的视神经乳头或其附近的动脉上可见到锯齿样狭窄、黄白色粥样硬化斑块。

　　治疗上，应积极预防各种诱发因素，如高血压、高脂血症等；平时可选择服用维生素 C、维生素 E、维脑路通、丹参片、复方血栓通等药物以软化血管；合理饮食，少食含胆固醇高的食物。

二、高血压性视网膜病变

　　参见"视网膜疾病"一章。

NOTE

<h1 style="text-align:center">脑血管疾病</h1>

一、脑动脉阻塞

脑动脉的某些部位阻塞可直接影响到视路，因损害的部位不同，其在眼部的表现也不同。

1. 颈动脉或颈内动脉阻塞　患侧眼一过性黑矇或暂时性失明，重者出现永久性失明。双眼出现病灶对侧的同向偏盲或患侧眼全盲及对侧眼颞侧偏盲等。

2. 大脑中动脉阻塞　可出现深度昏迷，清醒后有典型的"三偏"症状，即病变对侧偏瘫、偏身感觉障碍和双眼病变对侧的同向偏盲，无黄斑回避。

3. 大脑后动脉阻塞　可发生共同性上转障碍、皮质盲或象限盲、黄斑回避，以及病灶对侧的同向偏盲。

4. 基底动脉阻塞　可表现为瞳孔缩小及动眼神经、外展神经和滑车神经麻痹等。

治疗原则主要是改善脑部血液循环，可用溶栓剂、血管扩张剂或活血化瘀中药等治疗。颈动脉阻塞者，可考虑手术。

二、颅内出血

颅内出血包括蛛网膜下腔出血（subarachnoid hemorrhage，SAH）和脑出血（intracerebral hemorrhage，ICH）。两者均可引起眼部不同程度的改变：

1. 蛛网膜下腔出血　因视神经、视交叉、动眼神经、外展神经、三叉神经等脑神经受压而出现视力下降及眼肌麻痹。眼底可见视网膜动脉变细，节段性收缩，视网膜静脉迂曲、扩张；视网膜水肿、出血，甚则视盘水肿等。治疗措施是控制脑水肿，解除血管痉挛，必要时手术治疗。

2. 脑出血　双侧瞳孔不等大、扩大或缩小，眼位偏斜，眼球震颤。眼底视盘水肿，视网膜动脉痉挛、变细，视网膜水肿、出血，以及棉绒斑。治疗原则应降低颅内压，控制脑水肿，预防并发症，或及时手术。

<h1 style="text-align:center">肾脏疾病</h1>

在肾脏疾病中，以急性肾小球肾炎（acute glomerulonephritis，AGN）和慢性肾小球肾炎（chronic glomerulonephritis）导致的眼病较为常见。

1. 急性肾小球肾炎　多见于儿童或青少年。晨起时眼睑水肿，结膜水肿或结膜下出血。多数患者眼底无异常，少数可见视盘水肿，边界模糊；视网膜水肿、渗出、出血；血管痉挛、狭窄等。以上病变具有可逆性，随着疾病的痊愈可恢复正常。治疗应积极控制感染，消除病灶，改善血管通透性及对症处理。

2. 慢性肾小球肾炎　多有眼睑水肿，严重贫血者可见球结膜水肿和球结膜下出血；眼底可见视盘充血、水肿，视网膜动脉痉挛、变细，静脉迂曲扩张，动静脉交叉征阳性，或呈弥漫性水肿、火焰状或片状出血，后极部有棉绒斑或星芒状硬性渗出。病情严重者，易引起视网膜脱离。治疗原则应以预防感染为主，避免使用损害肾脏的药物以及对症处理。本病预后较差。

甲状腺功能亢进

甲状腺功能亢进（hyperthyroidism）的眼部表现为甲状腺相关性眼病，参见"眼眶病"一章。

糖尿病

糖尿病（diabetic mellitus）是由于胰岛分泌胰岛素不足而以糖代谢障碍为主的常见病。眼部并发症较多，诸如：

1. 结膜血管改变 结膜血管扩张，多见于糖尿病合并高血压者。毛细血管扩张，多位于近角膜缘或穹隆部结膜，境界清晰，呈球囊状或不规则形，其位置、大小、形状常经数月无改变，其发生率与年龄、发病时间有关。

2. 虹膜改变 虹膜红变（rubeosis）是糖尿病较为常见的并发症，由虹膜表面新生血管网组成。虹膜新生血管易破裂致前房积血。有时糖尿病患者可伴有急性虹膜睫状体炎，大多见于青少年糖尿病，此型虹膜睫状体炎对局部应用皮质类固醇及散瞳剂反应良好。

3. 晶体改变 主要是屈光不正和并发白内障。前者是由于晶状体屈光度改变所致，一般在疾病初期，血糖增高，房水渗透压减低，部分房水渗入晶体，使之变凸而出现暂时性近视。当血糖降低，房水渗透压升高时，晶状体内水分外渗，形成相对的远视。当病情稳定后，可逐渐恢复正常。并发白内障时，参阅"晶状体病"一章。

4. 眼球运动改变 有些糖尿病患者可出现眼球运动神经麻痹，从而引起复视或眼外肌运动障碍。较为特殊的，是糖尿病患者动眼神经麻痹时的瞳孔常不受累。眼球运动神经麻痹，一般可在 1~2 个月或更长一段时间内恢复。

5. 视网膜改变 参见"视网膜病"一章。

6. 新生血管性青光眼 大量位于房角处的新生血管使房水排出障碍而发生新生血管性青光眼。

治疗原则主要是在严格控制血糖基础上对症治疗，包括药物控制血糖、激光治疗和手术治疗等。

白血病

白血病（leukemia）按病程和细胞分化程度，可分为急性白血病和慢性白血病两种。

它们共同的眼部表现有视力下降或失明，偶有视野缺损或夜盲。眼底可见视盘水肿，视网膜深层或浅层有点状或火焰状出血，典型者可见 Roth 斑；视网膜静脉迂曲扩张；视网膜渗出较少，可出现黄斑部星芒状硬性渗出或棉绒斑。其不同之处：急性白血病患者还可伴有眼眶浸润、眼球突出、运动障碍、上睑下垂。其典型者，在眶缘处可触及"绿色瘤"，有的还可出现类似急性虹膜睫状体炎的虹膜浸润等。慢性白血病患者的视网膜周边部还可伴有微动脉瘤，少数有周边血管闭塞和新生血管等。

治疗原则多根据白血病的不同类型采用化学治疗、支持疗法或骨髓移植等。

结核病

结核病（tuberculosis）在眼部的表现常因病灶位置的不同而症状各异。

1. 眼睑结核　初期可表现为圆形结节，以后形成溃疡、瘘管。痊愈后，常形成瘢痕而引起睑外翻、眼睑闭合不全或暴露性角膜炎等。

2. 结膜结核　较少见，常单眼发病。因患者免疫状态的不同而有多种多样的表现，如结核瘤、泡性结膜炎、结膜寻常狼疮等溃疡型、结节型、乳头增生型、息肉型结核病灶。

3. 巩膜结核　多由角膜、色素膜、结膜的结核性病变累及巩膜所致，也可因结核菌蛋白过敏引起。表现为角膜缘处球结膜下深红色或紫红色结节状隆起，结节深部有压痛等。

4. 角膜结核　常有结膜、巩膜等邻近部位的结核病灶蔓延而来，表现为角膜炎、结核性角膜溃疡等。

5. 葡萄膜结核　按其临床病变形式，可分为结节型、团球型、渗出型等，表现为虹膜、睫状体、脉络膜及全葡萄膜等部位的结核结节，以及由此引起的炎症，常并发青光眼、白内障。

6. 视网膜结核　视网膜很少有结核的原发灶，多是由于机体其他组织器官的结核循血液继发感染，或由邻近组织的结核蔓延到视网膜所致。视网膜上可见到结核结节、黄白色渗出、出血，有的还伴有视网膜静脉充盈、弯曲；视网膜动脉上存在白色渗出物等。

7. 视神经结核　较少见。表现为视神经乳头炎或球后视神经炎，有时可发现结核结节或团球状结核瘤等。

8. 眼眶结核　眼眶深部疼痛，眼球突出，运动障碍，眶骨壁上下缘隆起；眼睑外翻，睑、球结膜水肿或出血等。

治疗措施主要是用抗结核药物全身治疗，以及局部滴眼、热敷、球结膜下或球后注射等。必要时，外眼结核如眼睑、结膜、泪囊、眼眶等处的结核病变组织可手术切除。

维生素缺乏

维生素 A 缺乏（vitamin A deficiency）时，在眼部的症状主要是夜盲、结膜干燥、角膜干燥等。治疗详见"角膜软化症"。

维生素 B_1 缺乏（vitamin B_1 deficiency）时，除发生脚气外，眼部表现为角膜知觉减退、表面有灰白色点状浸润。严重时，发生视神经萎缩，甚则失明。

维生素 B_2 缺乏（vitamin B_2 deficiency）时，在眼部可表现为畏光流泪、异物感、视力下降、角膜缘明显充血、周围有新生血管形成，或有脂溢性睑缘炎或结膜炎。

维生素 C 缺乏（vitamin C deficiency）时，眼部常引起眼睑、结膜、前房、玻璃体、视网膜、眼眶等部位的出血。

维生素 D 缺乏（vitamin D deficiency）时，可导致眼睑痉挛、眼球外突、屈光不正及白内障。但如摄入过量时，角膜呈带状混浊。

以上疾病，总的治疗原则为补充所缺乏的维生素。

第二节　外科病的眼部表现

颅脑外伤

颅脑外伤因损伤部位的不同，其眼部亦有不同的症状表现。

1. 硬脑膜外血肿　以颞侧骨折导致脑膜中动脉主干损伤而产生的颞部血肿最为多见。眼部表现以瞳孔改变为主，若瞳孔先缩小后开大，则预后良好；若瞳孔开大、僵直达30分钟以上时，则预后不良。此外，还可伴有视网膜前出血、眼球运动神经麻痹等。

2. 颅底骨折　出血流入眶内，在双侧眼睑、球结膜下和眼眶皮下形成瘀血斑，色青紫，呈现"熊猫眼征"。

3. 颅前凹骨折　可引起上下睑青紫肿胀，结膜下重度瘀血，眼球突出，眼眶皮下气肿等。

4. 颅骨骨折　常伴有视神经管骨折，压迫视神经，致使视力急降，甚至失明；若治疗不及时或在抢救患者过程中忽略眼部症状，最终可导致视神经萎缩。

除参照外科相关章节处理外，眼部治疗包括涂抗生素眼膏以保护角膜，或使用糖皮质激素类药物，必要时行手术修复。

胸腹部挤压伤

临床上各种原因导致的严重胸腹部急性挤压伤，均可引起一眼或双眼的视网膜损伤，即远达性视网膜病变（purtscher's retinopathy）。其眼部的临床表现是视盘充血、水肿；周围视网膜上有点、片状出血及圆形或卵圆形的灰白色棉绒斑；有的还伴有眼睑水肿、结膜充血、眼球突出、运动受限等。

参照外科相关章节进行原发病的治疗，眼科根据病情对症处理，可采取抗炎、脱水、止血等措施。

第三节　妇产科病的眼部表现

妊娠高血压综合征

妊娠高血压综合征（pregnancy-induced hypertension syndrome，PIH）在眼部常见的表现，有眼睑及球结膜水肿、球结膜小动脉痉挛、毛细血管弯曲、视物模糊、视力下降、闪光幻觉、视野可有暗点、复视等。眼底检查可分为三期：早期视网膜动脉痉挛，管径变窄；中期动脉硬化、变细，动静脉比例达1：（2~4），反光增强，甚至产生动静脉交叉压迹；晚期病情进一步发展，可见视网膜水肿、火焰状出血、毛细血管扩张、棉绒斑形成、黄斑区星芒状渗出，甚则发生视网膜脱离、视盘水肿等。分娩后血压下降，浆液性视网膜脱离多可恢复，留下色素沉着或脱失。

以妇科治疗为主，若血压持续升高、危及孕妇生命时，应立即终止妊娠。

第四节 儿科病的眼部表现

麻 疹

患儿不同时期感染麻疹病毒，其眼部临床表现也不相同。

1. 胎儿期 母亲妊娠前三个月内感染麻疹病毒，可导致新生儿先天性白内障或色素性视网膜病变。

2. 幼儿期 感染麻疹者，常有急性卡他性结膜炎、角膜炎、视神经及视网膜炎等症状。若出现亚急性全脑炎，多可引起眼部损害，表现为皮质盲、幻视、眼球运动障碍，以及视神经视网膜病变。

治疗参照儿科相关章节，眼部则对症处理，如用抗生素滴眼液。有眼底病变者，加用糖皮质激素；有角膜病变者，可用散瞳药，以预防粘连。

第五节 神经与精神科病的眼部表现

视神经脊髓炎

视神经脊髓炎（neuromyelitis optica）又称 Devic 病，是累及视神经及脊髓的一种脱髓鞘疾病，可双眼先后或同时发生。在全身可见因脊髓炎引发的截瘫，在眼部表现为视力急剧下降，甚则完全失明或伴有眼球转动痛；视野呈向心性缩小或存在巨大中心暗点；眼底则以急性视神经炎或球后视神经炎为主，偶可见眼睑下垂、眼球震颤以及眼外肌麻痹。

目前尚无特效的治疗方法，可全身或眼局部应用激素，也可采用支持疗法、物理疗法、针刺疗法等。

颅内肿瘤

颅内肿瘤种类繁多，依其性质及位置可表现出不同的症状。在眼部可因颅内压升高引起视盘水肿、视神经萎缩，以及由于肿瘤压迫视路而引起的视野改变，如颞叶肿瘤可表现为上象限盲或同侧偏盲；枕叶肿瘤对侧同向偏盲常伴有黄斑回避；顶叶肿瘤对侧下四分之一的同侧象限缺损；额叶肿瘤若发生于额叶底部嗅沟附近，可压迫视神经和视交叉引起视力下降，视野向心性收缩；脑垂体瘤表现为颞侧偏盲等。治疗可参照神经科或肿瘤科的相关内容，必要时手术切除。

NOTE

癔　病

癔病（hysteria）属于神经官能症的一种，多由于大脑皮质遭到强烈刺激而引起脑皮质和皮质下中枢机能失调。女性多见，发病较急或呈阵发性发作。眼部常表现为眼睑痉挛，瞬目频繁，难以睁大；眼球运动异常，甚至眼球固定；双眼视力突降至黑矇，但瞳孔反射存在，眼底检查正常，有的患者自诉全盲而走路毫无困难；视野可缩小至管状，偶尔可见到螺旋状视野。

治疗主要为精神疏导，采用暗示疗法，同时可配合中医辨证治疗。

第六节　耳鼻喉科病的眼部表现

鼻咽癌

鼻咽癌（nasopharyngeal cancer）是鼻咽部的隐蔽性肿瘤，多为淋巴上皮癌。当癌细胞转移侵犯眼部时，眼部可以出现以下病变：

1. 当癌细胞侵犯眼球后部，压迫或破坏视神经时，可出现视力下降、视神经萎缩。
2. 当癌细胞侵犯外展神经时，可致外直肌麻痹。
3. 当癌细胞侵犯眼Ⅲ、Ⅳ、Ⅴ脑神经时，可引起由这些神经支配的眼外肌麻痹，还有眼球后疼痛、复视、斜视、视力下降或视物模糊等，有的还可出现 Horner 综合征。若三叉神经受损，还可引起麻痹性角膜炎或角膜溃疡。

治疗主要是采用放射疗法，用 ^{60} 钴或电子加速外照射，或者进行化疗及手术切除，眼部根据症状不同，参照有关内容对症治疗。

第七节　皮肤病与性传播疾病的眼部表现

淋　病

淋病（gonorrhea）是由于感染淋球菌所致的尿道疾病，接触眼后引起眼病。临床分为三期：

1. 浸润期　呈急性结膜炎症状，眼睑肿胀明显，不易翻转，触痛拒按。

2. 化脓期　睑结膜上的乳头增厚，有黄色脓液外流，俗称"脓漏"，上下睑缘被脓液黏合而引起角膜溃疡，甚至穿孔、眼球萎缩，也可继发青光眼、角膜葡萄肿等。

3. 消退期　脓漏症状减轻，分泌物减少。

治疗应首先清洗结膜囊，减少眼内分泌物。局部可用大量生理盐水、4% 的硼酸溶液或 1：10000 高锰酸钾溶液频频冲洗患眼，继用 0.1% 利福平滴眼液或红霉素眼膏涂眼；全身可静滴青霉素、头孢类抗生素等。

梅　毒

梅毒（syphilis）分先天性和后天性两类，各期都可在眼的各个部位发生损害，通常双眼受累。

1. 先天性梅毒　主要表现为基质性角膜炎及脉络膜视网膜炎。眼底周边部有大量细小棕色或黑色尘埃状色素点，杂有黄灰色斑点，形成典型的"椒盐状眼底"；也有表现为大的孤立病灶，或类似视网膜色素变性。多发生在 5 ~ 15 岁，尚可见鞍鼻、霍奇金齿。

2. 后天性梅毒　早期梅毒可表现为接触部位的皮肤或黏膜发生下疳，眼睑、结膜偶有下疳发生。约 5% 的二期梅毒患者表现为急性虹膜睫状体炎，常与皮疹同时出现，多在初期感染后 4 ~ 6 个月发生，有时虹膜表现为结节或梅毒性蔷薇疹，少数可见视网膜脉络膜炎。三期梅毒为神经梅毒，感染 20 ~ 30 年后发生，约 10% 脊髓痨患者有瞳孔缩小、光反射消失而近反射正常（即 Argyll–Robertson 瞳孔），约 20% 患者可伴有原发性视神经萎缩；脑膜血管梅毒多损害颅底部脑膜，因而引起眼球运动神经麻痹、视神经炎和继发性视神经萎缩；麻痹性痴呆偶可伴有 Argyll–Robertson 瞳孔、视神经萎缩或者眼肌麻痹。

治疗首先要进行全身驱梅治疗，青霉素为首选药物；出现葡萄膜炎等眼部并发症时，采用散瞳及局部应用激素等葡萄膜炎常规治疗方法。

第八节　眼与全身性免疫异常

艾滋病

艾滋病即获得性免疫缺陷综合征（acquired immunodeficiency syndrome，AIDS），是由于感染了人类免疫缺陷病毒（HIV）所致。临床症状常可波及眼部。

1. 眼前段　由于免疫缺陷，易发生眼睑、结膜、角膜、虹膜睫状体等部位的病毒、细菌或真菌感染，主要表现为眼部带状疱疹，结膜肿胀充血；角膜点状浸润，甚则溃疡、化脓穿孔；虹膜睫状体急、慢性炎症；在眼睑、结膜、虹膜、眼眶等部位可发生紫红色点片状卡波西肉瘤（Kaposi's sarcoma，KS）。

2. 眼底　分为感染性视网膜病变和非感染性视网膜病变两种。

（1）感染性视网膜病变：常见有巨细胞病毒视网膜炎，单眼或双眼受累，影响周边部或后极部，病变区呈白色颗粒状病损，沿血管分布，多伴有视网膜出血、水肿；进一步发展，可出现血管闭塞、色素上皮萎缩。眼底荧光素血管造影，可出现渗漏、微血管瘤形成、血管变细和血管周围鞘化等现象。

（2）非感染性视网膜病变：可见视网膜出血、微血管异常和棉绒斑，多为双眼。

3. 眼眶　可有卡氏肉瘤、淋巴瘤。表现为上睑下垂、眼球突出、运动障碍、瞳孔对光反射迟钝或消失。

4. 其他　可有继发性青光眼、葡萄膜炎及神经系统病变等。

治疗原则：主要是重建和恢复机体免疫功能、控制感染、抗病毒，必要时对肿瘤进行冷冻、激光及手术疗法。

系统性红斑狼疮

系统性红斑狼疮（systemic lupus erythematosus，SLE）是一种好发于育龄期妇女的自身免疫性疾病，因机体的免疫稳定性遭到破坏，导致免疫调节紊乱，从而出现全身多系统、多脏器损害，亦常累及眼部。

1. 眼睑皮肤色素沉着，有轻微隆起或萎缩的红斑，睑缘干燥、有鳞屑，睫毛脱落。
2. 结膜干燥，有异物感。
3. 角膜、巩膜、虹膜睫状体等部位有炎症表现。
4. 20% ~ 30% 的患者出现眼底异常。如视网膜动脉变性、硬化；视网膜出血、水肿，有微动脉瘤、渗出斑；严重者，出现因视网膜毛细血管闭塞而引起的视网膜缺血、视网膜静脉阻塞，甚则视神经萎缩等。

治疗措施：及时合理地应用糖皮质激素、免疫抑制剂及抗代谢类药物；去除诱发病情加剧的因素，如感染、妊娠、过劳等；避免日光直接照射皮肤。

类风湿关节炎

类风湿关节炎（rheumatoid arthritis，RA）是一种以多关节炎为主要表现的全身自身免疫性疾病。眼部有慢性结膜炎、角膜炎、巩膜炎、虹膜睫状体炎等表现。其中，虹膜睫状体炎有反复发作倾向，预后不良，久之可继发青光眼或并发白内障。

临床以治疗原发病为主，常用的药物有糖皮质激素；抑制类风湿的免疫药，如金诺芬、甲氨蝶呤、雷公藤及雷公藤多苷类药；非甾体抗炎药，如阿司匹林、吲哚美辛、布洛芬。此外，也可配服中药进行整体调理。眼部症状参照相关章节对症处理。

第九节　药物与化学性眼病

阿托品中毒

阿托品（atropine）为 M- 胆碱受体阻断剂。长期全身应用或局部滴眼过量时，可引起眼部损害，如视近物模糊、调节麻痹、瞳孔散大、眼压升高，全身检查可见面色潮红、幻视、定位障碍、口干、吞咽困难等。

根据病情，采用不同的治疗措施。若因滴眼液引起者，应立即停药，局部涂激素类眼膏并注意观察；若因大剂量口服而中毒者，应立即进行洗胃、导泻、吸氧和对症治疗。

NOTE

毛果芸香碱中毒

毛果芸香碱（pilocarpine）是在芸香科植物中提取的一种生物碱。在眼科主要用于治疗青光眼。若长期滴用该药时，虹膜易受伤害，瞳孔缘的色素上皮可形成结节或囊肿；当缩小瞳孔时，结节和囊肿可影响视力。此外，本药对虹膜有扩张血管作用，因强力缩瞳而使色素游离于房水之中。本品的中毒现象在眼部主要表现为流泪和视昏。

一旦发生中毒现象，应立即停药，并进行相应处理。

甲醇中毒

甲醇中毒（methyl alcoholpoisoning）多由于误以甲醇为饮料、酒类中杂有甲醇或从事化工作业的人员不慎吸入高浓度的甲醇蒸气所致。除了可引起一系列的全身中毒症状外，眼部亦可发生病理改变，如双眼发生不同程度的视力障碍、瞳孔扩大、对光反射迟钝、视野出现中心或旁中心暗点、周边视野狭窄、视盘水肿苍白、视网膜血管变细或视神经萎缩、视力丧失等。

治疗原则：立即用碳酸氢钠洗胃，迅速纠正酸中毒，口服或静滴碳酸氢钠并给予多种维生素。同时，应避免强光。

急性乙醇中毒

急性乙醇中毒（acute ethylism）是由于饮用了大量的乙醇或烈性酒后，中枢神经出现的一种兴奋或抑制状态。除了全身的相应改变外，中毒者眼部常出现瞳孔扩大、对光反射迟钝、眼外肌麻痹、视物障碍等，严重者瞳孔散大、强直、完全失明。

治疗首先是洗胃，之后给予大量的维生素 B_1、维生素 B_{12} 和血管扩张剂。

糖皮质激素中毒

糖皮质激素（glucocorticoid）以其抗炎、抗过敏的显著作用而广泛应用于临床各科。但长期全身或局部大剂量应用时，可引起诸多不良反应。如在眼科，常常会诱发或加重上睑下垂、单纯疱疹性病毒性角膜炎、激素性青光眼、激素性白内障、激素性葡萄膜炎等。临床上一定要掌握适应证，把握剂量，合理用药。

氯丙嗪中毒

氯丙嗪（chlorpromazine）是常用的抗精神病药物，若长期（3～10年）、大量（每日500～1500mg）服用，可引起眼部损害。常见的病变，如眼睑呈蓝灰色色素沉着、结膜暴露部分呈铜棕色色素沉着、角膜基质层或下半部内皮层混浊、晶状体混浊、视网膜色素紊乱等。为防止眼部疾病的发生，应当减少氯丙嗪的用药剂量，同时配合针刺疗法或中药调理。

乙胺丁醇中毒

　　乙胺丁醇（ethambutol）是一种抗结核药，对各种分歧杆菌均有抑制作用，少数患者长期应用后可出现视神经炎、视力急剧下降、眼球转动痛、视盘水肿、充血、边界不清；或视网膜病变，如视网膜水肿、渗出，黄斑部视网膜下出血、色素紊乱。若视交叉受损，则视力下降、双颞侧偏盲、中心暗点或同侧视野缺损、色觉正常或绿色觉丧失。

　　上述病变多具可逆性，应用该药时应密切观察其毒副作用，一旦出现上述症状，应立即停药，并给予相应治疗。

第二十五章　防盲治盲

低视力与盲虽不直接危及生命，但会使患者生活质量严重下降，也会给社会和家庭带来沉重负担。因此，党中央和国务院一直非常重视我国的防盲治盲事业。防盲治盲的主要内容，包括对盲及低视力的流行病学调查，造成盲及低视力眼病的预防与治疗研究，制定防盲治盲工作规划并实施等。眼科工作者必然成为防盲治盲的主力军，除了治疗眼病外，更是为政府提供准确数据依据、协助制定和规划等防盲治盲具体工作的实施者。

第一节　盲和视力损伤的标准

眼科所谓的盲，是指视力完全丧失、无光感而言；但从社会学角度讲，盲是指双眼失去清晰识别周围环境的能力，不能胜任某些职业，甚至生活不能自理者，故又有职业盲和生活盲之称。我国采用的是世界卫生组织（WHO）1973 年制定的"盲与视力损伤"的标准，这一标准将盲和低视力损伤分为 5 级，详见下表（表 25–1）。

表 25–1　视力损伤的分类（WHO，1973）

类别	级别	较好眼	较差眼
低视力	1 级	＜ 0.3	≥ 0.1
	2 级	＜ 0.1	≥ 0.05（指数 /3m）
盲	3 级	＜ 0.05	≥ 0.02（指数 /1m）
	4 级	＜ 0.02	光感
	5 级	无光感	

注：如中心视力好，而视野缩小，以注视点为中心，视野半径小于 10°，而大于 5°者为 3 级；如半径小于 5°者为 4 级。

第二节　我国防盲治盲的历史和现状

盲人数量的多少反映了一个国家或地区的社会、经济和卫生健康状况。新中国成立前，与卫生、营养密切相关的传染性眼病、维生素 A 缺乏、白内障、外伤和青光眼是致盲的主要原因。新中国成立后，政府有计划地开展以防治沙眼为中心的眼病防治工作，使得沙眼患病率和严重程度明显降低。到 20 世纪 80 年代初期，沙眼已不再是我国致盲的主要原因。2015 年 5 月 18 日，国家卫生和计划生育委员会主任李斌在世界卫生大会上正式宣布：2014 年中国达到了 WHO 根治致盲性沙眼的要求。1984 年，国家成立了全国防盲指导组，统一规划防盲工作。

1996 年，卫生部等国家部委发出通知，每年 6 月 6 日为全国爱眼日。1999 年 2 月，由 WHO 与"国际防盲协会"联合发起了"视觉 2020，享有看见的权利"行动，目标是在 2020 年全球消灭 5 种可避免盲：白内障、沙眼、盘尾丝虫病、儿童盲及低视力与屈光不正。1999 年 9 月，我国政府正式启动"视觉 2020"行动。2012 年，我国原卫生部和残疾人联合会联合发布了《全国防盲治盲规划（2012-2015 年）》，其中部分内容包括：设有眼科或具有眼耳鼻喉科医师的县级综合医院达到全国县级综合医院总数的 90% 以上，其中 85% 的县级综合医院能够开展白内障复明手术；到 2015 年底全国白内障手术率（CSR）达到 1300（百万人口）；为 50 万名低视力患者免费配用助视器，培训低视力儿童家长 20 万名。

党的"十八大"以来，我国政府进一步加大了对基层医疗卫生事业的投入，农村三级医疗网的建立，新农合的全面覆盖，贫困地区百万白内障患者复明项目的实施，大大提高了基层眼病诊疗能力，也有力推动了防盲工作。

我国防盲治盲工作虽然取得了显著成绩，但仍面临巨重大挑战。据 WHO 估计，2010 年在西太平洋地区约有 9000 万人遭受视力损伤，其中 80% 都是可预防或可治疗的。我国视力损伤（包括盲和低视力）的人数高达 7550 万人，约占全球视力损伤人数的 20%。这些数据表明，我国严重的盲情仍然没有得到根本解决。

第三节　几种主要致盲眼病的防治

白内障

据 2006 年全国第 2 次残疾人抽样调查结果显示，我国视力残疾的主要原因依次为白内障（46.9%）、视网膜和葡萄膜疾病（12.6%）、角膜病（8.5%）、屈光不正（6.4%）、青光眼（5.6%）、视神经病变（4.7%）、遗传或先天眼病（4.4%）、眼外伤（3.0%）、弱视（2.2%）、沙眼（1.1%）、中毒（0.1%）。白内障是我国的主要致盲原因，约占盲人总数的一半，白内障盲被列为防治眼病的首位。我们知道，每年在每百万人群中所做的白内障手术量，称为白内障手术率（cataract surgical rate，CSR）。目前经济发达国家如美国、澳大利亚的 CSR 达到 5300 以上，印度 2008 年达 5300，而我国 2011 年 CSR 仅为 915，在世界处于偏低水平。基于上述原因，全国防盲治盲的重点已从防治沙眼为代表的传染性眼病转变为白内障盲的筛查和手术复明工作。为了加快我国控制白内障盲的进程，以下问题值得重视：①我国目前 CSR 低的地区是防治白内障盲的重点地区，应增加防盲资源的投入；②防治白内障盲应尽可能做到"量大、高质、低价"；③注意培训各级、各类眼科医师和辅助人员，提高防盲治盲的工作效率；④需要制定详细的国家防盲治盲规划，团结各方面力量，共同做好我国的防盲治盲工作。

角膜病

在我国，角膜病也是致盲的主要原因之一，其中以感染所致的角膜炎为多见。随着人民卫生医疗水平的提高和抗生素的应用，目前细菌所致的角膜炎已减少，而病毒性角膜炎则相对增多。因此，积极预防和治疗以病毒感染为主的角膜炎是防止角膜病致盲的积极措施。角膜移植术是治疗因角膜病致盲的重要手段，但因角膜材料来源的限制而影响此手术的开展。应加大科普宣传力度，鼓励和表彰捐献角膜，形成良好风气。中医药在防治角膜病方面有独特之处，要积极应用，使中医药防治角膜病发挥更大的作用。

青光眼

青光眼是我国主要的致盲眼病之一。近年来对青光眼的普查发现，原发性青光眼发病率约为1%，40岁以上的发病率约为2.5%。由于青光眼引起的视功能损害是难以逆转的，因此早期发现、合理治疗对于防治青光眼盲是十分必要的。中药、针灸在防治青光眼、保护视功能等方面有很好效果，应积极采用。

第四节　我国防盲治盲的展望和措施

近10余年来，我国在防盲治盲工作中取得了巨大的成绩，但至今尚未解决白内障盲人的积存问题。我国地域辽阔，各地的卫生资源，尤其是有些农村及边远地区的眼科服务能力有限，降低了这些地区对卫生服务的可及性。我们应当逐步改变这种状况，要提高防盲治盲的工作效率，单靠眼科医师是不够的，需要集中各方面的力量共同工作。应坚持防盲治盲工作以政府主导、多部门协作、全社会参与的原则，加强防盲治盲人员的队伍建设，提高眼科服务能力，特别是加强基层眼科服务能力建设，合理地调整眼科医疗资源布局。

中医药在防盲治盲中可以发挥重要作用且潜力巨大，比如中草药对造成角膜翳障这一致盲的重要病种——角膜炎，特别是病毒性角膜炎的疗效良好。在治疗眼底疾病方面，中药及针刺疗效良好。此外，气功、按摩及一些民间疗法，对保护和改善视功能，促进眼病恢复等方面亦有一定的作用，有待我们整理提高、推广应用。

我们应当尽快按照"视觉2020，享有看见的权利"的行动目标要求，结合我国的实际情况，制定我国各地今后防盲治盲的工作规划和具体实施方案。积极推广防盲治盲工作已经取得的经验，如建立县、乡及村3级防盲治盲网络，使防盲治盲与初级卫生保健工作相结合；组派眼科手术医疗队及手术车到农村和边远地区开展防盲治盲工作；利用各种宣传工具和途径，大力普及眼病防治知识；创建防盲先进县等。充分发挥我国眼科工作者主力军的作用，动员广大眼科医师参与，并积极主动地投身到防盲治盲工作中去，将眼科事业的发展与防盲治盲工作的开展相结合，为我国的盲人复明和全国人民的眼保健做出贡献。

述评：目前我国的防盲治盲工作正处于有利时期，取得了一些重要进展。2005年白内障手术率（CSR）仅为440，2014年增至1400。同时我国也达到了WHO根治致盲性沙眼的要求。2015年11月在北京召开了全国防盲治盲工作会议，会议充分肯定了我国防盲治盲工作所取得的成绩，并分析了当前工作面临的形势和挑战，部署"十三五"防盲治盲工作的目标，主要包括以下几方面内容：①各省应将防盲治盲纳入到健康中国建设、医药卫生体制改革和精确扶贫等工作中，统筹安排，加强领导；②制定实施"十三五"眼健康计划；③加强基层眼科能力建设，建设适合中国国情的防盲治盲工作体系；④突出重点，针对主要的致盲性眼病和我国国情，采取不同的防治措施；⑤进一步优化政策环境和整合资源，鼓励各类社会力量参与防盲治盲工作。全国防盲治盲工作会议的工作部署是我国防盲治盲工作的重大事件。我们期望在政府的主导下，通过眼科界的不断努力，充分发挥社会各种力量和资源的作用，科学地建立适合我国国情的防盲治盲的眼保健系统，使我国人民群众的眼健康得到充分保障。

附　录

一、中西医眼部解剖名称对照表

西医名称	中医名称
眼睑（eyelid）	胞睑（《银海精微》）、约束（《灵枢》）、眼睑（《秘传眼科龙木论》）、眼胞（《脉诀》）、睥（《证治准绳》）
上眼睑（upper eyelid）	上睑（《审视瑶函》）、上胞（《秘传眼科龙木论》）、上睥（《证治准绳》）
下眼睑（lower eyelid）	下睑（《银海精微》）、下胞（《疡医大全》）、下睥（《银海指南》）
睑结膜（palpebral conjunctiva）	睑内（《诸病源候论》）、内睑（《原机启微》）、睥内（《证治准绳》）
睑缘（lid-margin）	睑弦（《中医眼科学讲义》）、眼弦（《银海精微》）、胞沿（《葆光道人眼科龙木集》）、眼稜（《原机启微》）、睥沿（《证治准绳》
睫毛（eyelashes）	睫毛（《诸病源候论》）
睑裂（palpebral fissure）	目缝（《古代疾病名候疏义》）
内眦（inner canthus）	内眦（《灵枢》）、大眦（《银海精微》）
外眦（external canthus）	外眦（《灵枢》）、锐眦（《灵枢》）、小眦（《银海精微》）
泪点（lacrimal punctum）、泪道（lacrimal punctum）	泪窍（《银海精微》）、泪堂（《银海精微》）、泪腔（《秘传眼科龙木论》）、泪孔（《普济方》）
泪腺（lachrymal gland）	泪泉（《眼科临症笔记》）
球结膜（bulbar conjunctiva）及前部巩膜（anterior part of sclera）	白睛（《诸病源候论》）、白眼（《灵枢》）、白仁（《银海精微》）、白珠（《一草亭目科全书》）、白轮（《证治准绳》）
球结膜（bulbar conjunctiva）	白珠外膜（《张氏医通》）
角膜（cornea）	黑睛（《银海精微》）、黑眼（《灵枢》）、水膜（《外台秘要》）、黑仁（《银海精微》）、乌睛（《银海精微》）、乌轮（《银海精微》）、黑珠（《秘传眼科龙木论》）、乌珠（《秘传眼科龙木论》）、青睛（《证治准绳》）、神珠（《目经大成》）
虹膜（iris）	黄仁（《银海精微》）、眼帘（《中西汇通医经精义》）、虹彩（《眼科易知》）、睛帘（《中医眼科学》）
房水（aqueous humor）	神水（《证治准绳》）
瞳孔（pupil）、瞳孔以后眼内组织	瞳神（《证治准绳》）、瞳子（《灵枢》）、眸（《说文解字》）、瞳人（《龙树菩萨眼论》）、瞳仁（《龙树菩萨眼论》）、金井（《银海精微》）
晶状体（lens）	晶珠（《中医眼科学》）、黄精（《目经大成》）、睛珠（《中西汇通医经精义》）
玻璃状体（vitreous body）	神膏（《证治准绳》）、护睛水（《审视瑶函》）
脉络膜（chorioid）及视网膜（retina）	视衣（广州中医学院《中医眼科学》）

二、眼科有关正常值

（一）解剖部分

眼眶　宽 38.5 ~ 39.8mm，高 34.9 ~ 36.7mm，深 40 ~ 50mm；内眶距 20.8mm，外眶距 94.2mm，容积 25 ~ 28mL；视神经管长 4 ~ 9mm，视神经孔直径 4 ~ 6mm

眼睑　睑裂宽 7 ~ 10mm，平均 8mm，长 26 ~ 30mm；上睑遮盖角膜 1 ~ 2mm

内眦间距 30 ~ 35mm，平均 34mm；外眦间距 88 ~ 92mm，平均 90mm

睑板长 29mm，厚 1mm，上睑板中宽 6 ~ 9mm，下睑板中宽 5mm，睑缘宽 2mm

睫毛：上睑 100 ~ 150 根，下睑 50 ~ 75 根；平视时上睑睫毛倾斜度 110 ~ 130°，下睑 100 ~ 120°。寿命 3 ~ 5 个月，拔除后 1 周生长 1 ~ 2mm，10 周达正常

结膜　结膜囊深度（睑缘至穹隆深处）上方 20mm，下方 10mm

角膜缘距穹隆结膜上下方均为 8 ~ 10mm，颞侧 14mm，鼻侧 7mm

泪器　泪点：直径 0.2 ~ 0.3mm，上泪点距内眦 6mm，下泪点距内眦 6.5mm

泪小管：长 10mm，垂直部 1 ~ 2mm，水平部 8mm，管径 0.5 ~ 0.8mm，可扩张 3 倍

泪囊：长 10mm，宽 3mm，上 1/3 位于内眦韧带上方

鼻泪管：全长 18mm，成人管径 4mm，小儿 2mm，下口位于下鼻甲前端之后 16mm

泪囊窝：平均长 17.86mm，宽 8.01mm

泪腺：眶部 20mm×11mm×5mm，重约 0.75g，睑部 15mm×7mm×3mm，重约 0.2g

泪液：正常清醒时泪液分泌量每分钟 0.9 ~ 2.2μL，比重 1.008，pH7.35，屈光指数 1.336

眼球　前后径 24mm，垂直径 23mm，水平径 23.5mm，球内轴长 22.12mm

赤道部周长 74.71mm，重量 7g，容积 6.5mL

眼球突出度 12 ~ 14mm（向前方平视时），两眼差不超过 2mm

眼球血管　睫状前动脉 7 支（角膜缘后 4 ~ 6mm 穿入巩膜），睫状前静脉 4 支，睫状后短动脉 18 ~ 20 支，睫状后长动脉 2 支，涡状静脉 4 支（上下直肌两侧各 1 支）；涡状静脉穿出巩膜处：上内涡静脉于赤道后 7mm，上外涡静脉于赤道后 8mm，下内涡静脉于赤道后 6mm，下外涡静脉于赤道后 5.5mm，涡静脉斜形穿过巩膜形成 4 ~ 5mm 的管道；视网膜中央动、静脉于球后 12 ~ 15mm 穿入视神经

角膜　横径 11.5 ~ 12mm，垂直径 10.5 ~ 11mm

厚度：中央 0.5 ~ 0.55mm，周边 1mm

曲率半径：前表面 7.8mm，后表面 6.8mm

屈光力：前表面 +48.83D，后面 −5.88D，总屈光力 +43D

屈光指数 1.3771

内皮细胞数 2899 ± 410 个 $/mm^2$

角膜缘　宽度：上方 2.37mm，下方 2.15mm，颞侧 1.35mm，鼻侧 1.29mm

巩膜　厚度：后极部 1mm，赤道部 0.4 ~ 0.5mm，直肌附着处 0.3mm

前后房　中央深 2.5 ~ 3.0mm，前房容积 0.2mL，后房容积 0.06mL；房水总量 1.23 ~ 1.32mL，pH 7.5 ~ 7.6

瞳孔　直径 2.5 ~ 4mm，双眼相差小于 0.25mm

瞳孔距离：男性 60.90 ± 0.18mm，女性 58.3 ± 0.13mm

晶状体　直径 9 ~ 10mm，厚度 4 ~ 5mm，容积 0.2mL

曲率半径：前表面 9 ~ 10mm，后表面 5.5 ~ 6mm

屈光指数 1.437

屈光力：前表面 +7D，后表面 +11.66D，总屈光力 +18.46D

睫状体　宽 6 ~ 7mm

脉络膜　厚约 0.25mm，脉络膜上腔间隙 10 ~ 35μm

玻璃体　容积 4.5mL，占眼球容积 4/5，屈光指数 1.336

视网膜　视盘直径 1.5mm×1.75mm

黄斑直径 2mm，中心凹位于视盘颞侧缘 3mm，视盘中心水平线下方 0.8mm

视网膜动静脉管径比例：动脉：静脉 =2 : 3

视神经　全长 40mm，其中眼内段 1mm，眶内段 25~30mm，管内段 6~10mm，颅内段 10mm

眼外肌　附着点距角膜：内直肌 5.5mm，下直肌 6.5mm，外直肌 6.9mm，上直肌 7.7mm，上斜肌 13mm（前端），下斜肌 12mm（前端）

肌腱宽度：内直肌 10.3mm，下直肌 9.8mm，外直肌 9.2mm，上直肌 10.8mm，上斜肌 9.4mm，下斜肌 9.4mm

（二）检查部分

眼压与青光眼

正常人眼压平均值：10 ~ 21mmHg，两眼眼压差 ≤ 5mmHg

24 小时眼压波动：正常 ≤ 5mmHg，病理 ≥ 8mmHg

房水流畅系数（C）：正常 0.19 ~ 0.65μl（min·mmHg），病理值 ≤ 0.12μl（min·mmHg）

房水流量（F）：正常值 1.838±0.05μl/min， > 4.5μl/min 为分泌过高

压畅比（P_0/C）：正常值 ≤ 100，病理值 ≥ 120

巩膜硬度（E）：正常值 0.0215

杯盘比（C/D）：正常 ≤ 0.3，两眼相差 ≤ 0.2；C/D ≥ 0.6 为异常

饮水试验：饮水前后眼压相差正常值 ≤ 5mmHg，病理值 ≥ 8mmHg

暗室试验：试验前后眼压相差正常值 ≤ 5mmHg，病理值 ≥ 8mmHg

俯卧试验：试验前后眼压相差正常值 ≤ 5mmHg，病理值 ≥ 8mmHg

暗室加俯卧试验：试验前后眼压相差正常值 ≤ 5mmHg，病理值 ≥ 8mmHg

散瞳试验：试验前后眼压相差正常值 ≤ 5mmHg，病理值 ≥ 8mmHg

视野

生理盲点：垂直径为 75±2°，横径 55±2°，中心在注视点颞侧 15.5°，水平中线下 1.5°处

正常视野范围：3mm 白色视标检查周边视野上方 55°，下方 70°，鼻侧 66°，颞侧 90°；蓝色、红色、绿色视野依次递减 10°左右

视网膜中央动脉血压（弹簧式视网膜血管血压计）

正常值：（60 ~ 80）mmHg/（30 ~ 40）mmHg

眼底荧光血管造影

臂 – 脉络膜循环时间平均为 8.4 秒

臂 – 视网膜循环时间为 7 ~ 12 秒

立体视觉　立体视锐度 ≤ 60 弧秒

视网膜厚度（OCT 检查）

  颞侧：$90.09 \pm 10.81\mu m$；鼻侧：$85.03 \pm 14.01\mu m$

  上方：$140.26 \pm 10.60\mu m$；下方：$140.27 \pm 9.70\mu m$

与泪液相关数据

  Schirmer 泪液分泌试验：正常为 10 ~ 15mm/5min，< 10mm/5min 为低分泌，< 5mm/5min 为干眼

  泪膜破裂时间：正常为 10 ~ 45s，短于 10s 为泪液分泌不足

三、眼科常用药物

眼部麻醉药

1. 盐酸丁卡因滴眼液（tetracainhydrochloride eye drops）

【作用用途】 本品有效成分为盐酸丁卡因，局部麻醉药，对黏膜有良好穿透性，用于测量眼压、角膜异物剔除、眼部手术表面麻醉。浓度 0.5% ~ 1%。

【用法用量】 滴眼，取异物、测眼压及拆线前滴 1 ~ 2 滴。

【注意事项】 ①麻醉力及毒性均大，高浓度易致角膜上皮脱落；②长期使用可致局部过敏，应慎用。

2. 爱尔卡因滴眼液（alcaine eye drops）

【作用用途】 每支内含丙美卡因 75mg，苯扎氯铵 1.5mg。丙美卡因是局部及表面麻醉药，为苯甲酸衍生物。麻醉作用强、刺激小，20 秒钟起作用，维持 15 分钟。苯扎氯铵为防腐剂。本品主要用于表面麻醉，如取角膜异物、测眼压、前房角镜检查及眼部缝线拆除等。

【用法用量】 0.5% 爱尔卡因滴眼。取异物、测眼压及拆线前滴 1 ~ 2 滴；如行白内障或青光眼表麻手术，术中 5 ~ 10 分钟滴 1 次。

3. 阻滞麻醉剂 眼科常用 2% 利多卡因（dolicaine）和 0.75% 布比卡因（bupivacaine）等量混合进行眼轮匝肌和球后麻醉，起效快，作用持久，是眼科手术最常用的局部麻醉方法。注意避免注入过快或误入血管，以防引起全身副作用。

局部抗感染药

（一）抗细菌眼药

1. 磺胺醋酰钠滴眼液（sodium sulfacetamide eye drops）

【作用用途】 本品含 10% ~ 30% 磺胺醋酰钠。对黏膜刺激性小，眼部穿透力强。用于沙眼、结膜炎、角膜炎、睑缘炎、慢性泪囊炎及其他眼部感染。30% 眼液可用于辅助治疗真菌性角膜溃疡。

【用法用量】 滴眼，每次 1 ~ 2 滴，每日 3 ~ 6 次。

【注意事项】 30% 眼液有轻度刺激性，对磺胺类过敏者忌用。

2. 金霉素眼膏（chlortetracycline eye oculentum）

【作用用途】 本品含 0.5% 金霉素，属四环素类抗生素。用于急慢性结膜炎、沙眼、睑缘

炎、病毒性角膜炎及用作角膜溃疡、眼部手术后预防感染的辅助药物。

【用法用量】　涂眼，每晚 1 次或每日 3 次。

3. 硫酸新霉素滴眼液（neomycin sulfate eye drops）

【作用用途】　本品含 0.5% 新霉素，属氨基糖苷类抗生素，对金黄色葡萄球菌、白喉杆菌、炭疽杆菌、大肠埃希菌等均有良好抗菌作用，对厌氧菌、铜绿假单胞菌无效，与氨基糖苷类抗生素有交叉耐药性。用于敏感菌导致的结膜炎和眼睑炎等。

【用法用量】　滴眼，每次 1 ~ 2 滴，每日 3 ~ 5 次。

4. 利福平滴眼液（rifampicin eye drops）

【作用用途】　本品含 0.1% 利福平，本品抗菌谱广，对革兰阴性菌、阳性菌和结核杆菌均有明显作用，可抑制细菌细胞内核糖核酸合成。用于沙眼、结膜炎、角膜炎等，对沙眼衣原体高度敏感，是所有抗沙眼衣原体药物中作用最强者。

【用法用量】　滴眼，每次 1 ~ 2 滴，每日 4 次或每 2 小时 1 次。

5. 硫酸庆大霉素滴眼液（gentamicin sulfate eye drops）

【作用用途】　本品有效成分为硫酸庆大霉素，浓度 4 万单位 /8mL，属氨基糖苷类抗生素，主要用于敏感的革兰阴性菌引起的严重感染，如急性结膜炎、角膜炎、泪囊炎等；也用于内眼手术后预防感染等。

【用法用量】　滴眼，每次 1 ~ 2 滴，每日 3 ~ 5 次。

6. 氯霉素滴眼液（chloramphenicol eye drops）

【作用用途】　本品含 0.25% ~ 0.5% 氯霉素，属氯霉素类抗生素，具广谱抗菌作用。用于结膜炎、角膜炎、轻度沙眼等。

【用法用量】　滴眼，每次 1 ~ 2 滴，每日 3 ~ 4 次。

7. 诺氟沙星滴眼液（norfloxacin eye drops）

【作用用途】　本品含 0.3% 诺氟沙星，属喹诺酮类抗生素，具广谱抗菌作用。用于各种敏感菌引起的外眼感染和眼内感染，以及沙眼和沙眼衣原体所致的新生儿急性结膜炎。

【用法用量】　滴眼，每次 1 ~ 2 滴，每日 3 ~ 6 次。

8. 氧氟沙星滴眼液（ofloxacin eye drops）

【作用用途】　本品含 0.3% 氧氟沙星，属喹诺酮类抗生素，为 DNA 螺旋酶抑制剂，对革兰阴性菌、阳性菌和部分厌氧菌均有较强的抗菌作用。与其他类抗菌药未见交叉耐药性。用于敏感菌所致眼睑炎、麦粒肿、泪囊炎、结膜炎、角膜炎、角膜溃疡及术后感染等。

【用法用量】　滴眼，每次 1 ~ 2 滴，每日 3 ~ 6 次。

9. 左氧氟沙星滴眼液（levofloxacin eye drops）

【作用用途】　本品有效成分为氧氟沙星的左旋体，浓度 0.5%，属喹诺酮类抗生素，适用于细菌性结膜炎、角膜炎、角膜溃疡、泪囊炎、术后感染等外眼感染。

【用法用量】　滴眼，每次 1 滴，每日 3 次，或遵医嘱。

10. 多黏菌素 B 滴眼液（polymyxin B eye drops）

【作用用途】　本品含 0.1% ~ 0.2% 多黏菌素 B，属多肽类抗生素，主要用于绿脓杆菌性眼部感染。

【用法用量】　滴眼，每次 1 ~ 2 滴，每日 4 ~ 6 次。

11. 红霉素眼膏（erythromycin eye oculentum）

【作用用途】 本品含 0.5% 红霉素，属大环内酯类抗生素，能抑制革兰阳性菌，对沙眼衣原体也有一定疗效。用于治疗结膜炎、角膜炎、睑缘炎等。

【用法用量】 涂眼，每晚 1 次或每日 3 次。

12. 四环素眼膏（tetracycline eye oculentum）

【作用用途】 本品含 0.5% 四环素，属四环素类抗生素，对革兰阳性菌、阴性菌和衣原体均有效，用于沙眼、结膜炎、角膜炎。

【用法用量】 涂眼，每日 1 ~ 2 次。

13. 妥布霉素滴眼液（眼膏）（tobramycin eye drops）

【作用用途】 本品含 0.3% 妥布霉素，属氨基糖苷类抗生素，对革兰阴性杆菌、阳性菌具有良好抗菌作用，对大肠埃希菌、铜绿假单胞菌及金黄色葡萄球菌的敏感率达 80% ~ 90%。用于葡萄球菌和革兰阴性杆菌所致的各种眼部感染，如细菌性结膜炎、角膜炎、泪腺炎等。

【用法用量】 眼液：轻中度感染者，每 4 小时滴 1 次；重度感染者，每小时 1 次。眼膏：轻度及中度患者，每日 2 ~ 3 次；重度感染者，每 3 ~ 4 小时 1 次。

14. 加替沙星滴眼液（gatifloxacin eye drops）

【作用用途】 本品含 0.3% 加替沙星，属喹诺酮类抗生素，用于对加替沙星敏感的葡萄球菌属、链球菌属、肺炎球菌、细菌菌属、棒状杆菌属、布兰卡他菌、假单孢菌属、嗜血杆菌引起的眼睑炎、麦粒肿、泪囊炎、结膜炎、睑板腺炎、角膜炎、角膜溃疡等症。

【用法用量】 第 1 ~ 2 天，每天 8 次，每次 1 滴；第 3 ~ 7 天，每天 4 次，每次 1 滴。

15. 环丙沙星滴眼液（ciprofloxacin eye drops）

【作用机理】 本品含 0.3% 环丙沙星，属喹诺酮类抗生素，能抑制细菌 DNA 螺旋酶，具有广谱抗菌作用。

【用法用量】 滴入眼睑内，每次 1~2 滴，每日 3~4 次。

（二）抗病毒眼药

1. 利巴韦林滴眼液（ribavirin eye drops）

【作用用途】 本品含 0.1% 或 0.5% 三氮唑核苷，是人工合成广谱抗病毒药，可干扰 DNA 合成而阻止病毒复制，对多种病毒有抑制作用，主要用于疱疹性角膜炎、流行性出血性结膜炎、流行性角膜结膜炎等。

【用法用量】 滴眼，每小时 1 次，病情好转后改为 2 小时 1 次，再逐渐递减。

2. 阿昔洛韦滴眼液（眼膏）〔aciclovir eye drops（Oculentum）〕

【作用用途】 本品有效成分为阿昔洛韦，滴眼液浓度 0.1%，眼膏浓度 0.3%。能选择性地抑制疱疹病毒 DNA 聚合酶，阻止病毒 DNA 进一步合成，对 Ⅰ 型和 Ⅱ 型单纯疱疹病毒、水痘 - 带状疱疹病毒、EB 病毒和巨细胞病毒有抑制作用，用于单纯性疱疹性角膜炎、结膜炎及单纯疱疹性、带状疱疹性睑皮炎。

【用法用量】 滴眼液：滴眼，2 小时 1 次；眼膏：涂眼，每日 3 次。

3. 更昔洛韦眼用凝胶（ganciclovir ophthalmic gel）

【作用用途】 本品含 0.15% 更昔洛韦，可抑制疱疹病毒的复制，用于单纯疱疹病毒性角膜炎。

【用法用量】 涂眼，1 次约 8mm，每日 4 次，疗程 3 周。

【不良反应】 ①本药品可引起粒细胞、中性白细胞及血小板减少。②不良反应有恶心、呕吐、厌食、腹泻等消化道反应；头昏、头痛、精神异常等中枢神经反应。

4. 安西他滨滴眼剂（ancitabine eye drops）

【作用用途】 本品含 0.05% 安西他滨，作用类似阿糖胞苷，用于治疗疱疹病毒性角膜炎等。

【用法用量】 滴眼，每 1~2 小时 1 次。

【不良反应】 使用超过一周可能出现较严重毒性反应和明显抗药现象，个别病例滴眼后发生轻度一过性结膜充血、球结膜疱疹伴局限性充血，停药后疱疹消失。

5. 三氟胸腺嘧啶核苷滴眼液（three fluorine thymine eye drops）

【作用用途】 本品含 1% 三氟胸腺嘧啶核苷。其三磷酸衍生物可结合进 DNA 并与三磷酸胸腺嘧啶脱氧核苷竞争性地抑制 DNA 多聚酶。对单纯疱疹病毒（HSV-1 和 HSV-2）、腺病毒、牛痘病毒、巨细胞病毒、带状疱疹病毒有抗病毒作用，对阿昔洛韦耐药的疱疹病毒有效。适用于单纯疱疹性角膜炎、结膜炎及其他疱疹性眼病。

【用法用量】 滴眼，每 2 ~ 3 小时滴 1 次，病情好转后改为每 4 小时 1 次，疗程不超过 3 周。

6. 酞丁安滴眼液（ftibamzone eye drops）

【作用用途】 本品含 0.1% 酞丁安，具有抗沙眼衣原体和抗疱疹病毒活性。其作用机制主要是抑制病毒 DNA 和早期蛋白质合成。用于治疗各种沙眼；也可用于单纯疱疹病毒 I 型与 II 型及水痘 – 带状疱疹病毒引起的角膜炎。

【用法用量】 滴眼，每次 1 滴，每日 2 ~ 4 次。

（三）抗真菌类

1. 那他霉素眼液（natamycin eye drops）

【作用用途】 本品含 5% 那他霉素，属于多烯烃大环内酯类抗真菌剂，有杀灭眼部念珠菌、曲霉菌、镰刀菌的作用。其作用机制是通过药物分子与真菌细胞膜的固醇部分结合，形成多烯固醇复合物，改变细胞膜的渗透性，使真菌细胞内的基本细胞成分流出，而致细菌死亡。用于对本品敏感的微生物引起的真菌性睑炎、结膜炎和角膜炎，包括腐皮镰刀菌角膜炎。

【用法用量】 用前充分摇匀，5% 那他霉素治疗真菌性角膜炎最佳开始剂量为每次 1 滴，每 1 ~ 2 小时 1 次，3 ~ 4 日后改为每次 1 滴，每日 6 ~ 8 次，持续 14 ~ 21 日，或持续到活动性真菌性角膜炎消退。

【注意事项】 只限于眼部滴用，不能注射使用。使用本品 7 ~ 10 日后，若无好转，提示对本品不敏感，应根据临床再次检查和其他实验室检查结果决定是否继续治疗。孕妇和哺乳妇女慎用。

2. 氟康唑滴眼液（fluconazol eye drops）

【作用用途】 本品含 0.2% 氟康唑，对霉菌的细胞色素 P450 有选择抑制作用，可造成霉菌的死亡，对新生隐球菌、念珠菌等也有杀灭作用，用于治疗真菌性眼部感染。

【用法用量】 滴眼：每 2 小时 1 次。

3. 两性霉素 B 滴眼液（amphotericin B eye drops/injecta）

【作用用途】 本品有效成分为两性霉素 B，滴眼液浓度 0.15%，可损伤真菌细胞膜的通透性，破坏真菌的正常代谢而起到杀灭真菌作用，用于外眼真菌感染如真菌性眶疏松结缔组织炎、真菌性角膜溃疡等。

【用法用量】　①滴眼，每次 1 ~ 2 滴，每日 2 ~ 3 次；②结膜下注射每次 0.1mg；③前房内注射每次 20μg；④玻璃体腔注射每次 5μg。

【注意事项】　①局部滴眼有一定的刺激性，结膜下注射疼痛剧烈；②本品眼内通透性差，静脉滴注不易进入眼内，若治疗真菌性眼内感染须行玻璃体腔注射；③全身应用时常见高热、头痛、低血压，偶见过敏性休克、肾损害、急性肝坏死等。故应用以局部为主；④对本品过敏者、妊娠妇女、严重肝肾功能不全者禁用。

4. 氟胞嘧啶滴眼液（5-flucytosine eye drops）

【作用用途】　本品含 1% 氟胞嘧啶，为抗深部真菌药，用于白色念珠菌及新生隐球菌等的感染，单用效果差，与两性霉素合用，有协同作用，可增加疗效。

【用法用量】　①滴眼，每次 1 ~ 2 滴，每日 2 ~ 3 次；②口服，每日 50 ~ 150mg/kg，分 3 ~ 4 次；③静脉滴注液，每日 50 ~ 150mg/kg，分 3 ~ 4 次滴注。

【注意事项】　①肝肾功能不全、骨髓储备力减少、多发性骨髓瘤、肾功能不全或有骨髓病慎用；②本品与两性霉素 B 具协同作用，两性霉素 B 亦可增强本品的毒性；③同时应用骨髓抑制药物可增加毒性反应，尤其是造血系统的不良反应。

糖皮质激素类与非甾体类消炎药滴眼剂

（一）糖皮质激素类滴眼液

1. 醋酸氢化可的松滴眼液（mysone eye drops）

【作用用途】　抗炎，用于虹膜炎、非溃疡性角膜炎、巩膜炎、过敏性结膜炎。

【用法用量】　0.5% 滴眼液滴眼，每日 3 ~ 4 次。

【注意事项】　①长期频繁用药可引起青光眼、白内障；②眼部细菌性或病毒性感染时应与抗生素药物合用；③青光眼患者慎用；④单纯疱疹性或溃疡性角膜炎禁用。

2. 地塞米松滴眼液（dexamethasone eye drops）

【作用用途】　抗炎，用于过敏性、急性或亚急性结膜炎、角膜炎及巩膜炎等。

【用法用量】　0.1% 滴眼液滴眼，每日 4 次或 2 小时 1 次。

【不良反应】　长期频繁用药可引起青光眼、白内障，诱发真菌性眼睑炎。

【注意事项】　①眼部细菌性或病毒性感染时应与抗生素药物合用；②长期使用应定期检查眼压和有无真菌、病毒感染；③单纯疱疹性或溃疡性角膜炎禁用，青光眼患者慎用；④儿童、孕妇及哺乳期妇女应避免长期、频繁使用。

3. 醋酸泼尼松龙滴眼液（prednisolone acetate eye drops）

【作用用途】　本品含有 1% 泼尼松龙，主要成分醋酸泼尼松龙是强效的皮质类固醇药物，其抗炎作用是氢化可的松的 3 ~ 5 倍。具有抗炎、抗毒素、抗免疫等作用。适用治疗睑球结膜、角膜及其他眼前段组织对糖皮质激素敏感的炎症。

【用法用量】　滴眼每日 4 次，根据病情逐渐减量。

【不良反应】　①长期应用可能继发眼部的真菌、病毒感染和非敏感菌过度生长；②在一些角膜及巩膜变薄的患者长期使用时，可能导致眼球穿孔；③长期或大剂量眼部使用可导致后

囊膜下白内障和眼压升高。

【使用禁忌】　①未行抗感染治疗的急性化脓性眼部感染；②急性单纯疱疹病毒性角膜炎（树枝状角膜炎），角膜及结膜的病毒感染、眼结核、眼部真菌感染；③牛痘、水痘等感染性疾病；④对本品成分过敏者。

4. 典必殊（妥布霉素－地塞米松）眼液（眼膏）〔tobra dex（tobramycin and dexamethasone）eye drops（eye ointment）〕

【作用用途】　本品含 0.3% 妥布霉素、0.1% 地塞米松。临床用于对激素敏感的眼部疾病或外眼细菌感染者，对于炎症性眼病可减轻水肿和炎症。同时也适用于慢性前葡萄膜炎及化学性、异物穿透性角膜损伤。

【用法用量】　滴眼，每日 3～4 次。眼膏涂眼，每晚 1 次或每日 2～3 次。

【注意事项】　树枝状角膜炎或滤过性病毒引起的角膜炎、结膜炎或真菌感染者禁用。儿童、孕妇和哺乳者慎用。

5. 氟米龙眼液（fluorometholone eye drops）

【作用用途】　本品含 0.1% 醋酸氟米龙，可抑制机械、化学或免疫因素所诱发的炎性反应。用于对激素敏感的睑结膜、球结膜、角膜、眼前段组织炎症。

【用法用量】　每次 1～2 滴，每日 2～4 次。

【注意事项】　用药期间注意防止出现霉菌感染、继发性青光眼和白内障等副作用；孕妇和哺乳期妇女慎用。

（二）非甾体类消炎药滴眼液

1. 双氯芬酸钠滴眼液（diclofenac sodium eye drops）

【作用用途】　本品含 0.1% 双氯芬酸钠，本品可抑制环氧酶活性，从而抑制前列腺素合成，发挥抗炎作用。眼科用于缓解眼部外伤及手术后等的疼痛、炎症反应及治疗巩膜炎、葡萄膜炎、春季过敏性结膜炎等。

【用法用量】　滴眼，每次 1～2 滴，每日 3～4 次。

2. 普拉洛芬滴眼液（pranoprofen eye drops）

【作用用途】　本品含 0.1% 普拉洛芬，能抑制体内环氧化酶活性而减少 PG 的生物合成，减轻眼部炎症反应，但没有杀菌、抑菌作用，不能彻底解决病因，用于外眼及眼前部的对症治疗（眼睑炎、结膜炎、角膜炎、巩膜炎、浅层巩膜炎、虹膜睫状体炎、术后炎症）。

【用量用法】　滴眼，每次 1~2 滴，每日 4 次。

抗青光眼类

（一）缩瞳剂

匹罗卡品滴眼液（pilocarpine eye drops）

【作用用途】　本品含 1% 毛果芸香碱，为拟胆碱药。本品可直接兴奋睫状肌的纵行肌，牵拉巩膜嵴，开大小梁网间隙，增加房水外流，用于开角型青光眼；亦可直接兴奋虹膜括约肌，引起缩瞳，减少虹膜在房角的堆积，开放房角，恢复房水的正常循环，从而治疗闭角型青光眼；也可用于拮抗散瞳作用、激光虹膜切除术前的缩瞳以及前房出血等。

【用法用量】　根据病情，每日 2 ～ 6 次，对急性闭角型青光眼开始每 15 分钟滴眼一次，待眼压下降后，改为 4 小时一次，并根据眼压情况调整用法及剂量。

【注意事项】　可引起调节痉挛、近视加深、瞳孔强直或后粘连、过敏等眼部不良反应；也可出现流涎、恶心呕吐、支气管痉挛、肺水肿等全身副作用。

（二）β - 肾上腺素能受体阻滞剂

1. 噻吗洛尔滴眼液（timolol eye drops）

【作用用途】　本品含 0.25% ～ 0.5% 马来酸噻吗洛尔，为非选择性 β - 肾上腺能受体阻滞剂，对高眼压患者和正常人均有降低眼内压作用，其降眼压作用可能与减少房水生成有关。用于治疗各种类型的高眼压，包括原发性开角型青光眼、闭角型青光眼、高眼压症和多种继发性青光眼。也可预防和治疗激光虹膜切除术后或囊膜激光切开后的高眼压反应。

【用法用量】　滴眼，每次 1 滴，每日 1 ～ 2 次。

【使用禁忌】　禁用于支气管哮喘者或有支气管哮喘史、严重慢性阻塞性肺部疾病、窦性心动过缓、Ⅱ 或 Ⅲ 度房室传导阻滞、明显心衰、心源性休克及对本品过敏者。

2. 倍他洛尔滴眼液（betaxolol eye drops）

【作用用途】　本品含 0.25% 倍他洛尔，为选择性的 β_1 受体阻滞剂。其降压机制通过减少房水生成，达到降眼压作用，并增加眼底血流，起到保护视野作用。用于慢性开角型青光眼、正常眼压性青光眼和高眼压症，尤适用于合并有肺部疾病（哮喘及呼吸阻塞性疾患等）的青光眼患者。

【用法用量】　每日 2 次，每次 1 ～ 2 滴；也可与其他坑青光眼药物合用。

【注意事项】　患有窦性心动过缓，Ⅰ 度以上房室传导阻滞，有明显心脏衰竭的患者禁用。

3. 盐酸卡替洛尔滴眼液（carteolol hydrochloride eye drops）

【作用用途】　本品为非选择性 β - 阻滞剂，对 β_1、β_2 受体均有阻断作用，通过抑制房水的产生而降低眼压。用于原发性开角型青光眼、继发性青光眼、高眼压症及手术未能满意控制的青光眼。

【用法用量】　滴眼，每次 1 滴，每日 2 次，滴后压迫泪囊区 3 ～ 5 分钟。

【注意事项】　禁用于难以控制的心脏器质性病变患者、有支气管哮喘（痉挛）可能者、对本剂所含成分有过敏史者。慎用于窦性心律过缓、房室传导阻滞（Ⅱ、Ⅲ度）、心源性休克、肺功能低下、心脏器质性病变、难以控制的糖尿病患者等。

（三）肾上腺素能受体激动剂

1. 地匹福林滴眼液（dipivefrine eye drops）

【作用用途】　本品是肾上腺素的前体药，本身无生物活性，入眼后在催化酶的作用下迅速水解成肾上腺素而发挥生物效应，引起散瞳和降眼压。用于治疗开角型青光眼和高眼压症，对虹膜切除术后的闭角型青光眼亦有效。也可用于其他类型青光眼。

【用法用量】　0.1% 滴眼液，每次 1 滴，每日 1 ～ 2 次。

【注意事项】　可引起过敏及无晶体眼的黄斑水肿。

2. 溴莫尼定滴眼液〔alphagan（brimonidine）eyedrops〕

【作用用途】　为 α_2 受体激动剂，可有效地减少房水的生成，并增加房水经葡萄膜巩膜途径的排出，能有效降低青光眼或高眼压患者的眼压。

【用法用量】 0.2%滴眼液，每次 1 滴，每日 2 ～ 3 次。

【注意事项】 可见口干、眼红、眼刺痛等副作用。

（四）拟前列腺素制剂

拉坦前列素滴眼液（latanoprosteye drops）

【作用用途】 本品每毫升含拉坦前列素 50μg，拉坦前列素是一种选择性前列腺素 FP 受体兴奋剂，能增加房水经葡萄膜巩膜通道外流而降低眼压。用于原发性开角型青光眼和高眼压症。

【用法用量】 滴眼，每晚 1 滴。

【注意事项】 偶见视力模糊、烧灼痛、刺痛、结膜充血、短暂点状角膜糜烂和异物感、虹膜色素沉着等。

【不良反应】 常见不良反应为虹膜色素加深，眼睛刺激感、睫毛变化（变深、变粗、变长、睫毛数量增加）；偶见轻至中度结膜充血、短时点状角膜炎、眼痛、眼睑水肿和皮疹；罕见虹膜炎、葡萄膜炎、哮喘、哮喘加重和呼吸困难。

（五）碳酸酐酶抑制剂

1. 派立明（布林佐胺）滴眼液（brinzolamideeye drops）

【作用用途】 本品含 1% 布林佐胺，是一种最新型杂环磺胺类的局部碳酸酐酶抑制剂，对人睫状体内占优势的碳酸酐酶同工酶 II 具有很强的亲和力和抑制作用，可有效降低眼压。用于原发性开角型青光眼、不能耐受 β 受体阻断剂的青光眼患者和有哮喘、心脏病的青光眼患者。

【用法用量】 每次 1 滴，早晚各 1 次，用前摇匀。

【注意事项】 点药后压迫鼻泪道或轻轻闭上眼睛，以减少全身吸收；眼部视物模糊、口干和口酸等味觉异常；偶见眼炎、皮炎、眼干、异物感、头痛、充血、角膜炎、眼分泌物、眼部不适、眼痛、眼部瘙痒和鼻炎。对磺胺过敏、严重肾功能不全者禁用。

2. 乙酰唑胺（醋氮酰胺）片〔acetazolamide（acetazolamide）pellet〕

【作用用途】 本品为碳酸酐酶抑制剂，通过抑制睫状体上皮碳酸酐酶活性，使 HCO^- 生成减少，从而减少房水生成，降低眼压。适用于各种类型青光眼，可有效控制各种类型青光眼急性发作时的短期眼压升高。

【用法用量】 每片 250mg，常规每次 125 ～ 250mg，每日 2 ～ 4 次，日总剂量不得超过 1g。临床常与小苏打联合应用以碱化尿液。

【注意事项】 长期应用可发生低钾血症及酸中毒、尿路结石等，肝肾功能不全者慎用；磺胺类过敏者禁用。

（六）高渗剂

1. 甘露醇（mannitol）

【作用用途】 本品为脱水剂，进入血液循环后可提高血浆渗透压，可使组织脱水，因其直接渗透作用及间接渗透作用而影响血 – 房水渗透压梯度，使眼压下降。注射液浓度 20%。

【用法用量】 成人常用量按体重 0.25 ～ 2g/kg，儿童按体重 1 ～ 2g/kg 或按体表面积 30 ～ 60g/m²，于 30 分钟内静脉滴注。降低眼内压作用于静注后 15 分钟内出现，达峰时间为 30 ～ 60 分钟，维持 3 ～ 8 小时。

【注意事项】 ①使用时应严密随访肾功能；②禁用于急性肾小管坏死的无尿患者、严重失水者、颅内活动性出血者、急性肺水肿，或严重肺瘀血患者。

2. 甘油（glycerol）

【作用用途】　本品有效成分为甘油，口服易吸收，故常作口服渗透降压药。本品与缩瞳剂、碳酸酐酶抑制剂合用，具有明显协同作用，降压作用机制与甘露醇相同；用于各类青光眼的高眼压期。口服时以生理盐水稀释浓度至50%。

【用法用量】　口服，单次剂量按每公斤体重1～1.5g给药，30分钟可达高峰，持续5小时。

【注意事项】　口服的不良反应有头痛、咽部不适、口渴、恶心、呕吐、腹泻、血压轻微下降等。

白内障用药

1. 卡他林滴眼液（catalin eye drops）

【作用用途】　本品有效成分为吡诺克辛钠，能抑制芳香氨基酸异常代谢生成的酯类物质，防止晶体内不溶性蛋白质的形成，抑制白内障病变的发展。用于初期老年性白内障、糖尿病引起的白内障恶化、外伤性和先天性白内障。

【用法用量】　每次1～2滴，每日3～5次。

【注意事项】　用后偶可见弥漫性表层角膜炎、睑缘炎、结膜充血、刺激感、瘙痒等症状时，应停止使用。

2. 卡林U滴眼液（catalin Ueyedrops）

【作用用途】　本品含0.05%吡诺克辛，能竞争性地阻碍醌型化合物与晶状体水溶性蛋白质的结合，从而防止晶状体蛋白质的变性。

【用法用量】　滴眼，每次1～2滴，每日3～5次。

【注意事项】　当发生眼睑炎、接触性皮炎时，应停止用药。眼局部出现弥漫性浅表性角膜炎、结膜充血、刺激感、瘙痒感等症状时，应停止用药。

3. 谷胱甘肽滴眼液（glutathione eye drops）

【作用用途】　本品的活性成分为还原型谷胱甘肽，参与体内三羧酸循环，激活各种酶，对不稳定的眼晶状体蛋白质巯基有抑制作用，阻止晶状体混浊化，可用于早期老年性白内障的治疗。

【用法用量】　滴眼，每次1～2滴，每日4～8次。

【注意事项】　①不良反应现瘙痒、刺激感、眼部充血、一过性视力模糊等症状；②不宜与磺胺类、四环素类药合用。

4. 法可林滴眼液（phacolysin eye drops）

【作用用途】　本品含0.02%法可林，为蛋白分解酶激活剂，有激活蛋白分解的作用，滴眼后能渗透到晶状体内，使变性的蛋白分解并被吸收，能维持晶状体透明，改善眼组织的新陈代谢，阻止白内障病情发展的作用。用于治疗老年性白内障初发期、外伤性白内障、先天性白内障及继发性白内障。

【使用方法】　滴眼，每次2～3滴，每日3～5次。

NOTE

【注意事项】　①细菌性或化脓性眼病患者禁用；②对本品过敏者禁用，孕妇、哺乳期妇女及婴幼儿慎用。

5. 苄达赖氨酸滴眼液（bendazac lysine eye drops）

【作用用途】　本品有效成分为 0.05% 苄达赖氨酸，是醛糖还原酶（AR）抑制剂，能抑制晶状体醛糖还原酶（AR），达到预防或治疗白内障的目的，用于早期老年性白内障。

【用法用量】　滴眼，每次 1～2 滴，每日 3 次。

【不良反应】　常见一过性灼烧感、流泪等反应，偶见吞咽困难、恶心、呕吐、腹泻、流泪、接触性皮炎等。

【注意事项】　①眼外伤及严重感染时，暂不使用；②对本品过敏者禁用，过敏体质者慎用；③性状发生改变（药水污染或混浊）时禁止使用。

散瞳类

1. 硫酸阿托品滴眼液 / 眼膏（atropine dulfate eye drops/ oculentum）

【作用用途】　具有扩瞳、麻痹睫状肌作用，用于虹膜睫状体炎、角膜炎、巩膜炎、儿童白内障手术前及检影、验光前的扩瞳。

【用法用量】　滴眼液浓度为 0.5%～3%，眼膏为 0.5%～3% 次数视情况需要而定。

【注意事项】　滴时用手指压迫泪囊部，避免药水流入鼻腔，被鼻黏膜吸收而致中毒；青光眼或青光眼可疑者、器质性心血管系统有病变者禁用。

2. 复方托吡卡胺滴眼液（tropicamide eye drops）

【作用用途】　本品含 0.5% 托吡卡胺 50mg、去氧肾上腺素 50mg。托吡卡胺具有阿托品样的阻断副交感神经作用，可引起散瞳和睫状肌麻痹。去氧肾上腺素具有肾上腺素样的交感神经兴奋作用，表现为散瞳和局部血管收缩。本品滴眼后 5～15 分钟即开始散瞳，15～90 分钟达瞳孔最大值，可持续 1～1.5 小时，5～10 小时瞳孔恢复正常。临床常用于眼科检查和诊断时的散瞳。

【用法用量】　散瞳前滴眼。

3. 氢溴酸后马托品滴眼液（homatropine hydrobromide eye drops）

【作用用途】　本品为合成的抗胆碱药，具有阻断乙酰胆碱的作用，使瞳孔括约肌和睫状肌麻痹，引起散瞳和调节麻痹，比阿托品效力快而弱，适用于眼科检查和验光。

【用法用量】　2% 浓度滴眼。散瞳检查：每次 1～2 滴，连续 1～2 次；验光：每次 1～2 滴，每 10 分钟 1 次，连续 3～5 次。

4. 新福林滴眼液（new flint eye drops）

【作用用途】　本品含 1%～2% 盐酸新福林，具有散瞳作用。其特点是散瞳作用快而短，用于检查眼底及晶状体，用以鉴别闭角型或开角型青光眼。

【用法用量】　滴眼，每次 1～2 滴。

5. 托品酰胺滴眼液

【作用用途】　本品含 1% 托品酰胺，具有阿托品样的抗乙酰胆碱作用，可引起散瞳和睫状肌麻痹，具有散瞳迅速、恢复期短的特点，是新的散瞳剂和睫状肌麻痹剂。本品滴眼后 5～15

分钟开始散瞳，15 ~ 30 分钟达瞳孔最大值，可维持 1 ~ 2 小时，8 ~ 12 小时恢复正常。

【用法用量】 散瞳检查时，滴 1 ~ 2 滴后的 15 ~ 30 分钟进行眼底检查；验光检查时，每 5 分钟点一滴，点药 1 ~ 2 滴后的 15 ~ 20 分钟产生扩瞳。

抗过敏药

1. 色甘酸钠滴眼液（sodium cromoglicate eye drops）

【作用用途】 本品含 2% ~ 4% 色甘酸钠，是一种抗变态反应药物，能稳定肥大细胞的细胞膜，阻止肥大细胞脱颗粒，从而抑制组胺、5- 羟色胺、慢反应物质等过敏反应介质的释放，故能有效治疗 I 型变态反应性疾病，如春季卡他性结膜炎和过敏性结膜炎等。

【用法用量】 滴眼，每次 1 ~ 2 滴，一日 4 次，重症者可增加至每日 6 次。

【注意事项】 少数病例于点眼初期有暂时轻微刺痛感，继续用药后刺痛感消失。

2. 富马酸依美斯汀滴眼液（emedastinedifumarateeye drops ）

【作用用途】 本品含 0.05% 富马酸依美斯汀，是一种相对选择性的组胺 H_1 受体拮抗剂，用于暂时缓解过敏性结膜炎的体征和症状。

【用法用量】 滴眼，每次 1 滴，每日 2 次，需要时可增加到每日 4 次。

抗干眼症用药

1. 潇莱威（celluvisc）

【作用用途】 本品含 1% 羧甲基纤维素钠，为天然眼液中的电解质，不含防腐剂。用于缓解眼部干燥、眼部烧灼、刺痛等不适感，也是防止眼部进一步受刺激的一种保护剂。

【用法用量】 滴眼剂，一支 0.4mL，浓度为 1%。按需要每次 1 ~ 2 滴。

【注意事项】 单次件使用时，包装瓶完好才可使用。一旦打开，使用后即应丢弃。因其有黏弹性，用药后可能有短暂视物模糊。

2. 泪然（tears naturaleII）

【作用用途】 本品含 0.3% 羟丙甲纤维素及硼酸钠、氯化钠、氯化钾、纯净水等，是符合人体生理需求的人工泪液。用于减轻眼部干燥引起的灼热、刺激感等不适症状，如操作电脑、驾驶等出现的眼部干涩、疲劳不适。

【用法用量】 根据病情需要滴眼，每次 1 ~ 2 滴。

【注意事项】 使用后如果感到眼部有疼痛、视物模糊、持续性充血及刺激感，或病情加重持续 72 小时以上时，应停药并请医生诊治。

3. 羟甲基纤维素钠滴眼液（sodium cellulose glycolate eye drops）

【作用用途】 本品为湿润剂，用于眼干燥症及作为房角镜、三面镜等检查的角膜保护剂。

【用法用量】 滴眼，每日 4 次，或在检查前滴 1 次。

4. 优乐沛凝胶（hypo tears gel）

【作用用途】 是以聚羧乙烯 980 为基剂的黏性水溶液，局部应用后会快速地分布在结膜及角膜上，形成一具润滑和保护作用的薄膜，并延长角膜接触时间。

【用法用量】　滴眼，每日 2 ~ 3 次。

【注意事项】　放在儿童不易取得处。

5. 唯地息凝胶（vidisic gel）

【作用用途】　本品含 0.2% 卡波姆、4% 山梨醇。本品滴入眼内后，主要是由于眨眼产生的碰撞作用，使凝胶剂表现出触变性，其次是眼内电解质的水解作用以及受温度的影响，使凝胶剂中的水分大量均衡地释放，快速弥散在眼表，能同时替代两层泪膜（水液层和黏蛋白层），延长在眼表的附着时间，较其他同类产品更接近于天然泪液。用于各种原因引起的干眼症，如角膜炎、某些营养素缺乏（如维生素 A）、恶劣气候、久视屏幕、视疲劳及配戴隐形眼镜等。也可用于各种原因引起的角膜上皮损伤、视网膜脱离复位手术中角膜上皮刮除、角膜手术等。此外，也可作为理想的眼科检查（如三面镜、房角镜检查等）润滑剂。

【用法用量】　滴眼，每日 2 ~ 3 次。

6. 玻璃酸钠滴（爱丽）眼液（sodium hyaluronate）

【作用用途】　本品每 1mL 中含透明质酸钠 3mg，具有良好的角膜创伤治愈效果及丰富的保水性，能增强泪液层的稳定性。用于干燥综合征、斯—约综合征、干眼症等内因性疾患或手术后、药物性、外伤和配佩戴隐形眼镜等外因性疾患所出现的角结膜上皮损伤。

【用法用量】　滴眼，每次 1 滴，每日 5 ~ 6 次，可根据症状适当增减。一般使用 0.1% 浓度的爱丽，重症疾患以及效果不明显时则使用 0.3% 的爱丽。

免疫调节类眼药

1. 环孢霉素 A 滴眼液（cyclosporin A eye drops）

【作用用途】　本品含 0.5% 环孢素 A，是免疫抑制剂。其作用机制是选择性地抑制辅助淋巴细胞，通过干扰淋巴细胞活性，阻断参与排斥反应的体液和细胞效应机制，防止排斥反应的发生，用于预防和治疗眼角膜移植术后的免疫排斥反应。

【用法用量】　与糖皮质激素联合应用时的用法用量为：滴眼，每次 1 ~ 2 滴，每日 4 ~ 6 次。

【注意事项】　①角膜移植术后如发生植片排斥反应，临床医生可视排斥反应的轻重不同适当增加本品滴眼次数；②与糖皮质激素联合应用时请注意逐渐调整糖皮质激素的给药剂量；③本品不具有抗感染功效，若发生感染，应立即用抗生素。

2. 重组人干扰素 α1b 滴眼液（recombinant interferon α1b eye drops）

【作用用途】　本品有效成分干扰素 α1b，具有抗病毒及免疫调节功能。用于治疗眼部病毒性疾病，如单纯疱疹性眼病（包括眼睑单纯疱疹、单纯疱疹性结膜炎、角膜炎、单纯疱疹性虹膜睫状体炎）、带状疱疹性眼病（如眼睑带状疱疹、带状疱疹性角膜炎、巩膜炎、虹膜睫状体炎）、腺病毒性结膜角膜炎、流行性出血性结膜炎等。规格：2mL 含重组人干扰素 20 万 IU。

【用法用量】　滴眼，每次 1 ~ 2 滴，每日 4 ~ 6 次，随病情好转逐渐减为每日 2 ~ 3 次，基本痊愈后改为每日 1 次。

其　他

1. 硫酸锌滴眼液（zinc sulfate eye drops）

【作用用途】　本品具有收敛、防腐作用，用于眦部睑缘炎、慢性结膜炎及沙眼等治疗。

【用法用量】　滴眼，每次 1~2 滴，每日 3 次。

【注意事项】　急性卡他性结膜炎忌用。

2. 荧光素钠滴眼液（sodium fluorescein ophthalmic solution）

【作用用途】　本品为诊断用药，用于角膜上皮微小的损伤、角膜瘘管及异物、泪道阻塞等检查。

【用法用量】　滴眼次数酌情而定，滴后用生理盐水冲洗。

3. 重组牛碱性成纤维细胞生长因子（贝复舒）滴眼液〔recombinant bovine basic fibroblast growth factor（bFGF）eye drops〕

【作用用途】　本品由外用重组牛碱性成纤维细胞生长因子和人工泪液组成，用于各种原因引起的角膜上皮缺损和点状角膜病变、复发性浅层点状角膜病变、轻中度干眼症、角膜擦伤、轻中度化学烧伤、角膜手术及术后愈合不良、地图状（或营养不良性）单纯疱疹性角膜溃疡和大泡性角膜炎等。

【用法用量】　滴眼，每次 1~2 滴，每日 4~6 次，或遵医嘱。

【注意事项】　应避免高温环境，建议在 4℃~8℃存放；对感染性或急性炎症期角膜病患者，须同时局部或全身使用抗生素和抗炎药，以控制感染和炎症；对某些角膜病，应针对病因进行治疗，如联合应用维生素及激素类等药物；本品开启后用药时间不宜超过 2 周。

4. 乙酰半胱氨酸滴眼液（acetyl homocysteine eye drops）

【作用用途】　本品含 1.6% 乙酰半胱氨酸，为胶原酶抑制剂。能改善眼部新陈代谢，促进角膜上皮再生。用于点状角膜炎、单纯疱疹性角膜炎等眼病。

【用法用量】　滴眼，每次 1~2 滴，每日 3 次。

5. 七叶洋地黄双苷滴眼液（施图伦）滴眼剂（shituluneye drops）

【作用用途】　主要成分为洋地黄叶（digitalis leaf）的水浸膏，用于眼底黄斑变性、各种类型的眼疲劳（包括肌肉性的、适应性的或神经性的）。

【用法用量】　遵医嘱。每次 1 滴，每日 3 次，滴入眼结膜囊内，延续一周，至病情好转后，建议每次 1 滴，每日 2 次。

【注意事项】　佩戴隐形镜片时，滴药前摘除，滴后至少 15 分钟后再戴。

眼科常用中药制剂

1. 熊胆滴眼液（xiongdaneye drops）

【作用用途】　清热解毒，去翳明目，消肿止痒。用于因感受风热或疫疠之邪所致的病毒性结膜炎、春季卡他性结膜炎、过敏性结膜炎、滤泡性结膜炎等病症，还可用于解除视疲劳。

【用法用量】　滴眼，每次 1~2 滴，每日 3 次。

2. 鱼腥草滴眼液（yuxingcaoeye drops）

【作用用途】　清热，解毒，利湿。用于风热疫毒、暴风客热、天行赤眼暴翳（急性卡他性结膜炎、流行性角结膜炎）等。

【用法用量】　滴眼，每日4～6次。

3. 八宝眼药（babao yan yao）

【作用用途】　消肿止痛，明目退翳。用于目赤肿痛，眼缘溃烂，畏光怕风，眼角涩痒。

【用法用量】　每用少许，点于眼角，每日2～3次。

4. 障翳散（zhangyisan）

【作用用途】　行滞祛瘀，退障消翳。用于老年性白内障及角膜翳。

【用法用量】　临用时将本品倒入滴眼用溶剂瓶中，摇匀后滴入眼内，每次2～3滴，每日3～4次，或遵医嘱。

5. 青黛散（qingdaisan）

【作用用途】　清热解毒，消肿止痛。用于治疗口疮，咽喉肿痛，牙疳出血等症。

【用法用量】　将药少许撒患处，每日2～3次。

6. 丹红化瘀口服液（danhonghuayukoufuye）

【作用用途】　活血化瘀，行气通络。用于视网膜中央静脉阻塞吸收期的气滞血瘀证。

【用法用量】　口服，每次1～2支，每日3次，服时摇匀。

7. 复方血栓通胶囊（fufangxueshuantongjiaonang）

【作用用途】　活血化瘀，益气养阴。可扩张血管，增加血流量，改善血液循环。用于血瘀兼气阴两虚证的视网膜静脉阻塞，症见视力下降或视觉异常、眼底瘀血征象、神疲乏力、咽干、口干等症。

【用法用量】　口服，每次3粒，每日3次。

8. 益脉康片（yimaikangpellet）

【作用用途】　本品为灯盏细辛浸膏片，活血化瘀，能增加脑血流量，改善心肌对缺血、缺氧的耐受性。用于缺血性脑血管病及脑出血后遗瘫痪、冠心病、血管炎性皮肤病、风湿病。眼科常用于视网膜静脉阻塞、青光眼性视神经损害等。

【用法用量】　口服，每次2片，每日3次。

9. 复明片（fuming pellet）

【作用用途】　滋补肝肾，养阴生津，清肝明目。用于青光眼，初、中期白内障及肝肾阴虚引起的羞明畏光、视物模糊等病。

【用法用量】　口服，每次5片，每日3次，30天为一疗程。

10. 障眼明片（zhangyanmingpellet）

【作用用途】　补益肝肾，退翳明目。用于初、中期老年性白内障。

【用法用量】　口服，每次4片，每日3次。

11. 石斛夜光丸（shihuyeguangwan）

【作用用途】　滋阴补肾，清肝明目。用于肝肾两亏、阴虚火旺引起的内障目暗、视物昏花。

【用法用量】　口服，蜜丸每丸9g，每次1丸，每日2次。

12. 递法明片（difrarelpellet）

【作用用途】　每片含欧洲越橘果提取物 100mg、β – 胡萝卜素 5mg。本品能增加静脉张力，扩张血管，对血管有保护作用，主要用于糖尿病引起的视网膜病变。

【用法用量】　口服，每日 3～6 片，20 天为一疗程。

13. 达纳康（银杏叶片）（tanakanbpellet）

【作用用途】　本品含 24% 黄酮苷、6% 萜类，其中银杏苦内酯占 3.1%，白果内酯占 2.9%。主要作用是改善缺血组织的细胞能量代谢，保护细胞膜结构和功能的完整性，对缺血状态下的神经元具有保护作用，能抑制血小板活化因子，降低血黏度，减少血栓形成。口服后可透过血 – 脑屏障和血 – 视网膜屏障，故对眼组织、神经和腺体有较高亲和力。眼科常用于治疗视网膜血管性病变，如糖尿病性视网膜病变、视网膜静脉阻塞、缺血性视神经病变等。

【用法用量】　口服，每次 40mg，每日 3 次。

14. 葛根素注射液（puerarin injection）

【作用用途】　本品为从葛根中提取的黄酮苷，具有扩张血管、收缩平滑肌、改善微循环等作用，用于视网膜动静脉阻塞、缺血性视神经病变等。

【用法用量】　静脉滴注：每次 200～400mg，加入葡萄糖液 500mL 中滴注，每日 1 次，10～20 天为一疗程，可连续使用 2～3 个疗程。

15. 清开灵注射液（qingkailing injection）

【作用用途】　本品主要由胆酸、黄芩提取物等组成。具有清热解毒，化痰通络，醒神开窍功效，以及抗炎、解热、保肝等多种药理作用。用于热病神昏，中风偏瘫，神志不清；亦可用于急、慢性肝炎，乙型肝炎，上呼吸道感染，肺炎，高烧，以及脑血栓形成、脑出血见上述证候者。眼科常用于治疗单纯疱疹病毒性睑皮炎、病毒性角膜炎、葡萄膜炎及视神经炎等。

【用法用量】　静脉滴注：每日 20～40mL，以 10% 葡萄糖注射液 200mL 或生理盐水注射液 100mL 稀释后使用。

【注意事项】　有表证恶寒发热者慎用。本品如产生沉淀或混浊时不得使用。

16. 复方丹参滴丸（fufang danshendripping pills）

【作用用途】　处方组成为丹参、三七、冰片，具活血化瘀、理气止痛功效，用于胸中憋闷、心绞痛。

【用法用量】　口服或舌下含服，每次 10 粒，每日 3 次。

【注意事项】　孕妇慎用。

17. 功劳去火片（gonglaoquhuopellet）

【作用用途】　处方组成为功劳木、黄柏、黄芩、栀子，具清热解毒功效，用于实热火毒型急性咽喉炎、急性胆囊炎、急性肠炎。

【用法用量】　口服，每次 5 片，每日 3 次。

【注意事项】　虚寒者慎用，虚寒重症者禁用。

18. 雷公藤片（leigongteng tablets）

【作用用途】　本品有效成分为雷公藤提取物，具有祛风除湿、消肿止痛、通经活络、清热解毒的功效。药理研究表明，雷公藤有抗炎及免疫抑制作用。用于治疗类风湿性关节炎、银屑病、多型红斑等。

【用法用量】　口服，每次 1 ~ 2 片，每日 2 ~ 3 次。

【注意事项】　孕妇忌用。心、肝、肾功能不全患者，严重贫血患者，胃及十二指肠活动性溃疡患者慎用。用药过程中，应定期检查血、尿常规，肝、肾功能及心电图等，青年男性定期检查精液。

19. 黄连上清丸（huanglian shangqingwan）

【作用用途】　处方组成为黄连、栀子（姜制）、连翘、蔓荆子（炒）、防风、荆芥穗、白芷、黄芩、菊花、薄荷、酒大黄、黄柏（酒炒）、桔梗、川芎、石膏、旋覆花、甘草。具有清热通便，散风止痛功效。用于治疗上焦风热，头昏脑涨，牙龈肿痛，口舌生疮，咽喉红肿，耳痛耳鸣，暴发火眼，大便干燥，小便黄赤。

【用法用量】　口服，水丸或水蜜丸，每次 3 ~ 6g，每日 2 ~ 3 次。

20. 复方丹参注射液（salvia miltiorrhiza injection）

【作用用途】　本品主要成分为丹参、降香。具扩张血管，改善末梢血液循环，降低血压，增加血流量，减慢心率，抑制凝血，促进组织修复功效。眼科用于治疗血管闭塞性疾病，如视网膜动静脉阻塞、玻璃体积血、葡萄膜炎、中心性脉络膜视网膜炎、视神经炎、视神经萎缩、角膜炎、动脉硬化性视网膜病变等。

【用法用量】　静脉滴注，每日 1 次，以 20 ~ 30mL 加入 5% 葡萄糖液 100 ~ 150mL 滴注，2 ~ 4 周为一疗程。

21. 盐酸川芎嗪注射液（ligustrazine hydrochloride injection）

【作用用途】　本品有效成分为盐酸川芎嗪，具有抗血小板聚集、扩张小动脉、改善微循环和增加脑血流量作用。用于闭塞性脑血管疾病，如脑供血不全、脑血栓形成、脑栓塞，以及其他缺血性血管疾病如冠心病、脉管炎等。

【用法用量】　缺血性脑血管病急性期及其他缺血性血管疾病，用本品 40 ~ 80mg（1 ~ 2 支）稀释于 5% 葡萄糖注射液或氯化钠注射液 250 ~ 500mL 中静脉点滴。每日 1 次，10 日为一疗程。缺血性脑血管疾病恢复期及后遗症，每次选 3 ~ 4 个穴位，每穴注射 10 ~ 20mg（1/4 ~ 1/2 支），隔日 1 次，15 次为一疗程。

【使用禁忌】　脑出血及有出血倾向的患者忌用。本品不宜与穿琥宁、头孢哌酮钠配伍，与氨茶碱注射液、青霉素、氨苄西林钠、乳糖酸红霉素应谨慎配伍。

【注意事项】　不适于肌内大量注射。静脉滴注速度不宜过快；孕妇及哺乳期妇女、儿童、老年患者慎用。

22. 复方樟柳碱注射液（compound anisodine hydrobromideinjection）

【作用用途】　本品有效成分为复方樟柳碱，可缓解血管痉挛，维持脉络膜血管的正常紧张度及舒缩功能，增加血流量，促进缺血组织迅速恢复，用于治疗缺血性视神经、视网膜、脉络膜病变。

【用法用量】　患侧颞浅动脉旁皮下注射，每日 1 次，每次 2mL，14 次为一疗程。

【使用禁忌】　脑出血及眼出血急性期禁用。有普鲁卡因过敏史者禁用。

【注意事项】　青光眼和心房纤颤患者慎用；孕妇、哺乳期妇女、儿童、老年患者慎用。

23. 芪明颗粒（qiming keli）

【作用用途】　本品处方成分为黄芪、葛根、地黄、枸杞子、决明子、茺蔚子、蒲黄、水蛭。具益气生津、滋养肝肾、通络明目功效。用于治疗 2 型糖尿病视网膜病变单纯型（气阴亏虚、肝肾不足、目络瘀滞证），症见视物昏花、目睛干涩、神疲乏力、五心烦热、自汗盗汗、口渴喜饮、便秘、腰膝酸软、头晕、耳鸣者。

　　【用法用量】　开水冲服，每次 4.5g，一日 3 次。疗程为 3 ~ 6 个月。

四、眼科常用方剂

一画

[1] 一贯煎 yi guan jian（《柳州医话》）

处方组成：沙参 麦冬 当归 生地黄 枸杞子 川楝子

二画

[2] 二圣散 er sheng san（《眼科阐微》）

处方组成：明矾 胆矾

[3] 二至丸 er zhi wan（《医方集解》）

处方组成：女贞子 旱莲草

[4] 二陈汤 er chen tang（《太平惠民和剂局方》）

处方组成：半夏 陈皮 茯苓 甘草

[5] 十灰散 shi hui san（《十药神书》）

处方组成：大蓟 小蓟 荷叶 侧柏叶 白茅根 茜草根 大黄 栀子 棕榈皮 牡丹皮

[6] 十珍汤 shi zhen tang（《审视瑶函》）

处方组成：生地黄 当归 白芍 地骨皮 知母 牡丹皮 天冬 麦冬 人参 甘草梢

[7] 人参养荣汤 ren shen yang rong tang（《太平惠民和剂局方》）

处方组成：当归 白芍 熟地黄 人参 白术 茯苓 炙甘草 桂心 五味子 远志 陈皮 生姜 大枣 黄芪

[8] 八珍汤 ba zhen tang（《正体类要》）

处方组成：当归 川芎 白芍 熟地黄 人参 白术 茯苓 炙甘草

三画

[9] 三仁汤 san ren tang（《温病条辨》）

处方组成：杏仁 滑石 白蔻仁 厚朴 通草 淡竹叶 薏苡仁 半夏

[10] 万金膏 wan jin gao（《眼科纂要》）

处方组成：荆芥 防风 黄连 五倍子 铜绿 苦参 薄荷

[11] 小续命汤 xiao xu ming tang（《备急千金要方》）

处方组成：麻黄 防己 人参 黄芩 桂枝 甘草 白芍 川芎 杏仁 附子 防风 生姜

四画

[12] 天冬饮子 tian dong yin zi（《审视瑶函》）

处方组成：熟地黄 当归 白芍 川芎 茯苓 天冬 知母 茺蔚子 五味子 羌活 防风 荆芥

[13] 天麻钩藤饮 tian ma gou teng yin（《中医内科杂病证治新义》）

处方组成：天麻 钩藤 石决明 栀子 黄芩 川牛膝 杜仲 益母草 桑寄生 夜交藤 茯神

[14] 五苓散 wu ling san（《伤寒论》）

处方组成：猪苓 茯苓 泽泻 白术 桂枝

[15] 五味消毒饮 wu wei xiao du yin（《医宗金鉴》）

处方组成：金银花 野菊花 蒲公英 紫花地丁 紫背天葵子

[16] 止泪补肝散 zhi lei bu gan san（《银海精微》）

处方组成：蒺藜　当归　熟地黄　白芍　川芎　木贼　防风　夏枯草

[17] 内疏黄连汤　nei　shu　huang　lian　tang（《素问病机气宜保命集》）

处方组成：栀子　连翘　薄荷　甘草　黄芩　黄连　桔梗　大黄　当归　白芍　木香　槟榔

[18] 化坚二陈汤　hua　jian　er　chen　tang（《医宗金鉴》）

处方组成：陈皮　半夏　茯苓　生甘草　僵蚕　黄连

[19] 丹栀逍遥散　dan　zhi　xiao　yao　san（《内科摘要》）

处方组成：柴胡　当归　白芍　茯苓　白术　甘草　薄荷　生姜　牡丹皮　栀子

[20] 六君子汤　liu　jun　zi　tang（《医学正传》）

处方组成：人参　白术　茯苓　炙甘草　陈皮　半夏

[21] 六味地黄丸　liu　wei　di　huang　wan（《小儿药证直诀》）

处方组成：熟地黄　山茱萸　山药　茯苓　泽泻　牡丹皮

五画

[22] 玉泉丸　yu　quan　wan（《中国中成药优选》）

处方组成：葛根　天花粉　生地黄　麦冬　五味子　糯米　甘草

[23] 正容汤　zheng　rong　tang（《审视瑶函》）

处方组成：羌活　白附子　防风　秦艽　胆南星　僵蚕　法半夏　木瓜　油松节　甘草　生姜

[24] 甘露饮　gan　lu　yin（《太平惠民和剂局方》）

处方组成：枇杷叶　熟地黄　天冬　枳壳　茵陈　麦冬　生地黄　石斛　甘草　黄芩

[25] 甘露消毒丹　gan　lu　xiao　du　dan（《温热经纬》）

处方组成：滑石　茵陈　黄芩　石菖蒲　木通　川贝母　射干　连翘　薄荷　白蔻仁　藿香

[26] 左归丸　zuo　gui　wan（《景岳全书》）

处方组成：熟地黄　山药　山茱萸　枸杞子　菟丝子　川牛膝　鹿角胶　龟板胶

[27] 左归饮　zuo　gui　yin（《景岳全书》）

处方组成：熟地黄　山药　山茱萸　枸杞子　茯苓　炙甘草

[28] 右归丸　you　gui　wan（《景岳全书》）

处方组成：熟地黄　山药　山茱萸　枸杞子　鹿角胶　菟丝子　杜仲　当归　肉桂　制附子

[29] 石决明散　shi　jue　ming　san（《普济方》）

处方组成：石决明　草决明　赤芍　青葙子　麦冬　羌活　栀子　木贼　大黄　荆芥

[30] 龙胆泻肝汤　long　dan　xie　gan　tang（《医方集解》引《太平惠民和剂局方》）

处方组成：龙胆草　黄芩　栀子　泽泻　木通　车前子　柴胡　当归　生甘草　生地黄

[31] 平肝息风汤　ping　gan　xi　feng　tang（《眼科证治经验》）

处方组成：石决明　龙骨　牡蛎　磁石　白芍　代赭石　夏枯草　车前子　泽泻　五味子　灯芯草　川牛膝

[32] 归脾汤　gui　pi　tang（《正体类要》）

处方组成：白术　茯苓　黄芪　龙眼肉　人参　酸枣仁　木香　炙甘草　远志　当归

[33] 归芍红花散　gui　shao　hong　hua　san（《审视瑶函》）

处方组成：当归　大黄　栀子　黄芩　红花　赤芍　甘草　白芷　防风　生地黄　连翘

[34] 四物汤　si　wu　tang（《太平惠民和剂局方》）

处方组成：当归　川芎　白芍　熟地黄

[35] 四物五子丸　si　wu　wu　zi　wan（《审视瑶函》）

处方组成：车前子　覆盆子　枸杞子　菟丝子　地肤子　当归　熟地黄　白芍　川芎

[36] 四物补肝散　si　wu　bu　gan　san（《审视瑶函》）

处方组成：当归　熟地黄　白芍　川芎　香附　甘草　夏枯草

[37] 四苓散　si ling san（《丹溪心法》）

处方组成：猪苓　茯苓　泽泻　白术

[38] 四顺清凉饮子　si shun qing liang yin zi（《审视瑶函》）

处方组成：当归身　龙胆草　黄芩　桑白皮　车前子　生地黄　赤芍　枳壳　炙甘草　熟大黄　防风　川芎　黄连　木贼　羌活　柴胡

[39] 生脉散　sheng mai san（《医学启源》）

处方组成：人参　麦冬　五味子

[40] 生蒲黄汤　sheng pu huang tang（《中医眼科六经法要》）

处方组成：生蒲黄　旱莲草　生地黄　荆芥炭　牡丹皮　郁金　丹参　川芎

[41] 白附子散　bai fu zi san（《证治准绳》）

处方组成：白附子　荆芥　白菊花　防风　木贼　甘草　苍术　人参　羌活　蒺藜

[42] 白薇丸　bai wei wan（《审视瑶函》）

处方组成：白薇　石榴皮　防风　蒺藜　羌活

[43] 仙方活命饮　xian fang huo ming yin（《校注妇人良方》）

处方组成：穿山甲　天花粉　甘草节　乳香　白芷　赤芍　贝母　防风　没药　皂角刺　当归　陈皮　金银花

[44] 宁血汤　ning xue tang（《中医眼科学》）

处方组成：仙鹤草　旱莲草　生地黄　栀子炭　白芍　白及　白蔹　侧柏叶　阿胶　白茅根

[45] 加味修肝散　jia wei xiu gan san（《银海精微》）

处方组成：羌活　防风　桑螵蛸　栀子　薄荷　当归　赤芍　甘草　麻黄　连翘　菊花　木贼　蒺藜　川芎　大黄　黄芩　荆芥

[46] 加减四物汤　jia jian si wu tang（《审视瑶函》）

处方组成：生地黄　苦参　薄荷　川芎　牛蒡子　连翘　天花粉　防风　赤芍　当归　荆芥穗

[47] 加减地黄丸　jia jian di huang wan（《原机启微》）

处方组成：熟地黄　生地黄　川牛膝　枳壳　杏仁　羌活　防风　当归

六画

[48] 芍药清肝散　shao yao qing gan san（《原机启微》）

处方组成：羌活　防风　川芎　柴胡　桔梗　荆芥穗　前胡　薄荷　黄芩　栀子　知母　石膏　滑石　芍药　大黄　芒硝　白术　甘草

[49] 百合固金汤　bai he gu jin tang（《慎斋遗书》）

处方组成：生地黄　熟地黄　麦冬　百合　白芍　当归　贝母　甘草　玄参　桔梗

[50] 托里消毒散　tuo li xiao du san（《外科正宗》）

处方组成：黄芪　皂角刺　金银花　甘草　桔梗　白芷　川芎　当归　白芍　白术　茯苓　人参

[51] 当归散　dang gui san（《银海精微》）

处方组成：当归　生地黄　赤芍　川芎　甘草　菊花　木贼草　黄芩　大黄　蒺藜　木通　栀子

[52] 当归四逆汤　dang gui si ni tang（《伤寒论》）

处方组成：当归　桂枝　白芍　细辛　通草　甘草　大枣

[53] 当归补血汤　dang gui bu xue tang（《原机启微》）

处方组成：生地黄　川芎　天冬　牛膝　白芍　炙甘草　防风　熟地黄　当归

[54] 当归养荣汤　dang gui yang rong tang（《原机启微》）

　　处方组成：防风　白芷　白芍　熟地黄　当归　川芎　羌活

[55] 当归活血饮　dang gui huo xue yin（《审视瑶函》）

　　处方组成：苍术　当归身　薄荷　黄芪　熟地黄　防风　羌活　白芍　甘草　川芎

[56] 当归饮子　dang gui yin zi（《重订严氏济生方》）

　　处方组成：荆芥　防风　蒺藜　黄芪　生甘草　何首乌　生地黄　白芍　当归　川芎

[57] 优糖明 II 号方　you tang ming er hao fang（《中西医结合眼科学》）

　　处方组成：生地黄　山茱萸　葛根　牛膝　枸杞子　生蒲黄　三七　车前子　水蛭

[58] 优糖明 I 号方　you tang ming yi hao fang（《中西医结合眼科学》）

　　处方组成：黄芪　生地黄　葛根　五味子　决明子　茺蔚子　丹参　红花

[59] 竹叶泻经汤　zu ye xie jing tang（《原机启微》）

　　处方组成：柴胡　栀子　羌活　升麻　炙甘草　黄芩　黄连　大黄　茯苓　赤芍　泽泻　草决明　车前子　淡竹叶

[60] 血府逐瘀汤　xue fu zhu yu tang（《医林改错》）

　　处方组成：当归　生地黄　桃仁　红花　枳壳　赤芍　柴胡　甘草　桔梗　川芎　牛膝

[61] 导赤散　dao chi san（《小儿药证直诀》）

　　处方组成：生地黄　木通　生甘草梢　淡竹叶

[62] 导痰汤　dao tan tang（《重订严氏济生方》）

　　处方组成：半夏　天南星　茯苓　陈皮　枳实　甘草　生姜

[63] 防风通圣散　fang feng tong sheng san（《宣明论方》）

　　处方组成：防风　荆芥　连翘　麻黄　薄荷　川芎　当归　白芍　白术　黑栀子　大黄　芒硝　石膏　黄芩　桔梗　甘草　滑石　生姜

七画

[64] 杞菊地黄丸　qi ju di huang wan（《医级》）

　　处方组成：枸杞子　菊花　熟地黄　山茱萸　山药　茯苓　泽泻　牡丹皮

[65] 还阴救苦汤　huan yin jiu ku tang（《兰室秘藏》）

　　处方组成：升麻　苍术　炙甘草　桔梗　柴胡　防风　羌活　细辛　藁本　川芎　当归尾　黄连　黄芩　黄柏　生地黄　知母　连翘　红花　龙胆草

[66] 抑阳酒连散　yi yang jiu lian san（《原机启微》）

　　处方组成：生地黄　独活　黄柏　防风　知母　蔓荆子　前胡　羌活　白芷　生甘草　黄芩　寒水石　栀子　黄连　防己

[67] 助阳活血汤　zhu yang huo xue tang（《东垣试效方》）

　　处方组成：黄芪　炙甘草　当归　白芷　蔓荆子　防风　升麻　柴胡

[68] 吴茱萸汤　wu zhu yu tang（《审视瑶函》）

　　处方组成：半夏　吴茱萸　川芎　炙甘草　人参　茯苓　白芷　广陈皮　生姜

[69] 羌活胜风汤　qiang huo sheng feng tang（《原机启微》）

　　处方组成：白术　枳壳　羌活　川芎　白芷　独活　防风　前胡　桔梗　薄荷　荆芥　甘草　黄芩

[70] 补中益气汤　bu zhong yi qi tang（《脾胃论》）

　　处方组成：黄芪　炙甘草　人参　当归　陈皮　升麻　柴胡　白术

[71] 补阳还五汤　bu yang huan wu tang（《医林改错》）

　　处方组成：黄芪　当归尾　赤芍　地龙　川芎　桃仁　红花

[72] 补肾丸　bu　shen　wan（《秘传眼科龙木论》）

　　处方组成：人参　茯苓　五味子　细辛　黄芩　山药　泽泻　车前子　干地黄

[73] 阿胶鸡子黄汤　e　jiao　ji　zi　huang　tang（《重订通俗伤寒论》）

　　处方组成：阿胶　白芍　石决明　钩藤　生地黄　炙甘草　茯苓　鸡子黄　络石藤　牡蛎

[74] 驱风一字散　qu　feng　yi　zi　san（《世医得效方》）

　　处方组成：炮川乌　川芎　荆芥穗　羌活　防风

[75] 驱风散热饮子　qu　feng　san　re　yin　zi（《审视瑶函》）

　　处方组成：连翘　牛蒡子　羌活　薄荷　大黄　赤芍　防风　当归尾　甘草　川芎　栀子

八画

[76] 明目地黄丸　ming　mu　di　huang　wan（《审视瑶函》）

　　处方组成：熟地黄　生地黄　山茱萸　山药　泽泻　茯苓　牡丹皮　柴胡　当归身　五味子

[77] 金匮肾气丸　jin　kui　shen　qi　wan（《金匮要略》）

　　处方组成：干地黄　山药　山茱萸　泽泻　茯苓　牡丹皮　桂枝　附子

[78] 知柏地黄丸　zhi　bai　di　huang　wan（《医宗金鉴》）

　　处方组成：知母　黄柏　熟地黄　山茱萸　怀山药　茯苓　泽泻　牡丹皮

[79] 肥儿丸　fei　er　wan（《医宗金鉴》）

　　处方组成：人参　白术　茯苓　黄连　胡黄连　使君子　神曲　麦芽　山楂　炙甘草　芦荟

[80] 定志丸　ding　zhi　wan（《外台秘要》）

　　处方组成：远志　菖蒲　人参　茯苓　朱砂

[81] 泻心汤　xie　xin　tang（《银海精微》）

　　处方组成：黄连　黄芩　大黄　连翘　荆芥　赤芍　车前子　菊花　薄荷

[82] 泻白散　xie　bai　san（《小儿药证直诀》）

　　处方组成：地骨皮　桑白皮　炙甘草　粳米

[83] 泻肝散　xie　gan　san（《银海精微》）

　　处方组成：大黄　黄芩　知母　桔梗　车前子　茺蔚子　连翘　薄荷　栀子　防风　赤芍　当归　芒硝

[84] 泻肺汤　xie　fei　tang（《审视瑶函》）

　　处方组成：桑白皮　黄芩　地骨皮　知母　麦冬　桔梗

[85] 泻肺饮　xie　fei　yin（《眼科纂要》）

　　处方组成：石膏　赤芍　黄芩　桑白皮　枳壳　木通　连翘　荆芥　防风　栀子　白芷　羌活　甘草

[86] 泻脑汤　xie　naotang（《审视瑶函》）

　　处方组成：防风　车前子　木通　茺蔚子　茯苓　熟大黄　玄参　元明粉　桔梗　黄芩

[87] 泻脾除热饮　xie　pi　chu　re　yin（《银海精微》）

　　处方组成：黄芪　防风　茺蔚子　桔梗　大黄　黄芩　车前子　芒硝　黄连

[88] 经效散　jing　xiao　san（《审视瑶函》）

　　处方组成：柴胡　犀角　赤芍　当归尾　大黄　连翘　甘草梢

[89] 参苓白术散　shen　ling　bai　chu　san（《太平惠民和剂局方》）

　　处方组成：莲子肉　薏苡仁　砂仁　桔梗　茯苓　人参　甘草　白术　山药　白扁豆　大枣

[90] 驻景丸加减方　zhu　jing　wan　jia　jian　fang（《中医眼科六经法要》）

　　处方组成：菟丝子　楮实子　茺蔚子　枸杞子　车前子　木瓜　寒水石　紫河车　生三七　五味子

九画

[91] 栀子胜奇散 zhi zi sheng qi san（《原机启微》）

处方组成：蒺藜 蝉蜕 谷精草 木贼草 黄芩 草决明 菊花 栀子 川芎 荆芥穗 羌活 密蒙花 防风 蔓荆子 炙甘草

[92] 牵正散 qian zheng san（《杨氏家藏方》）

处方组成：白附子 全蝎 僵蚕

[93] 将军定痛丸 jiang jun ding tong wan（《审视瑶函》）

处方组成：黄芩 僵蚕 陈皮 天麻 桔梗 青礞石 白芷 薄荷 大黄 半夏 姜汁

[94] 钩藤饮子 gou teng yin zi（《审视瑶函》）

处方组成：钩藤 麻黄 炙甘草 天麻 川芎

[95] 养阴清肺汤 yang yin qing fei tang（《重楼玉钥》）

处方组成：生地黄 麦冬 生甘草 玄参 贝母 牡丹皮 薄荷 白芍

[96] 养肝息风汤 yang gan xi feng tang（《经验方》）

处方组成：菊花 钩藤 制首乌 潼蒺藜 女贞子 旱莲草 丹参 怀牛膝 白芍 炙甘草

[97] 洗心汤 xi xin tang（《审视瑶函》）

处方组成：黄连 生地黄 木通 炒栀子 甘草 当归尾 菊花

[98] 退赤散 tui chi san（《审视瑶函》）

处方组成：桑白皮 甘草 牡丹皮 黄芩 天花粉 桔梗 赤芍 当归尾 瓜蒌 麦冬

[99] 退热散 tui re san（《审视瑶函》）

处方组成：赤芍 黄连 木通 生地黄 栀子 黄柏 黄芩 当归尾 牡丹皮 甘草梢

[100] 除风益损汤 chu feng yi sun tang（《原机启微》）

处方组成：当归 白芍 熟地黄 川芎 藁本 前胡 防风

[101] 除风清脾饮 chu feng qing pi yin（《审视瑶函》）

处方组成：陈皮 连翘 防风 知母 元明粉 黄芩 玄参 黄连 荆芥 大黄 桔梗 生地黄

[102] 除湿汤 chu shi tang（《眼科纂要》）

处方组成：连翘 滑石 车前子 枳壳 黄芩 黄连 木通 陈皮 茯苓 荆芥 防风 甘草

十画

[103] 桃红四物汤 tao hong si wu tang（《医宗金鉴》）

处方组成：桃仁 红花 当归 生地黄 赤芍 川芎

[104] 真武汤 zhen wu tang（《伤寒论》）

处方组成：茯苓 白芍 白术 炮附子 生姜

[105] 柴胡疏肝散 chai hu shu gan san（《景岳全书》）

处方组成：柴胡 陈皮 白芍 枳壳 炙甘草 川芎 香附

[106] 逍遥散 xiao yao san（《太平惠民和剂局方》）

处方组成：柴胡 当归 白芍 白术 茯苓 炙甘草 生姜 薄荷

[107] 凉胆丸 liang dan wan（《世医得效方》）

处方组成：黄连 黄芩 荆芥 龙胆草 芦荟 防风 黄柏 地肤子

[108] 凉膈连翘散 liang ge lian qiao san（《银海精微》）

处方组成：连翘 大黄 黄连 薄荷 栀子 甘草 黄芩 朴硝

[109] 消风散 xiao feng san (《太平惠民和剂局方》)

处方组成：荆芥穗 甘草 川芎 羌活 僵蚕 防风 茯苓 蝉蜕 藿香叶 人参 厚朴 陈皮

[110] 消风除热汤 xiao feng chu re tang (《眼科集成》)

处方组成：柴胡 前胡 荆芥 防风 白芷 薄荷 黄芩 胆草 大黄 粉葛 石膏 甘草

[111] 消翳汤 xiao yi tang (《眼科纂要》)

处方组成：木贼 密蒙花 当归尾 生地黄 蔓荆子 枳壳 川芎 柴胡 甘草 荆芥 防风

[112] 涤痰汤 di tan tang (《奇效良方》)

处方组成：半夏 胆南星 橘红 枳实 茯苓 人参 石菖蒲 竹茹 甘草 生姜 大枣

[113] 益气聪明汤 yi qi cong ming tang (《东垣试效方》)

处方组成：黄芪 人参 甘草 升麻 葛根 黄柏 蔓荆子 白芍

[114] 祛瘀汤 qu yu tang (《中医眼科学讲义》)

处方组成：川芎 当归尾 桃仁 赤芍 生地黄 旱莲草 泽兰 丹参 仙鹤草 郁金

[115] 祛风散热饮子 qu feng san re yin zi (《中医眼科学》)

处方组成：羌活 薄荷 防风 牛蒡子 金银花 连翘 栀子 莲子心 当归 赤芍 川芎 甘草

[116] 桑白皮汤 sang bai pi tang (《审视瑶函》)

处方组成：桑白皮 泽泻 玄参 甘草 麦冬 黄芩 旋覆花 菊花 地骨皮 桔梗 茯苓

[117] 桑菊饮 sang ju yin (《温病条辨》)

处方组成：桑叶 菊花 杏仁 连翘 薄荷 桔梗 甘草 苇根

[118] 通窍活血汤 tong qiao huo xue tang (《医林改错》)

处方组成：赤芍 桃仁 红花 川芎 老葱 生姜 红枣 麝香 黄酒

[119] 通脾泻胃汤 tong pi xie wei tang (《医宗金鉴》)

处方组成：知母 制大黄 黄芩 茺蔚子 煅石膏 炒栀子 玄参 防风

十一画

[120] 排风散 pai feng san (《秘传眼科龙木论》)

处方组成：天麻 桔梗 防风 乌梢蛇 五味子 细辛 芍药 干蝎

[121] 菖蒲郁金汤 chang pu yu jin tang (《温病全书》)

处方组成：石菖蒲 鲜竹叶郁金 木通 炒栀子 连翘 粉丹皮 灯芯草 竹沥 紫金片

[122] 黄连温胆汤 huang lian wen dan tang (《六因条辨》)

处方组成：黄连 半夏 陈皮 茯苓 甘草 枳实 竹茹

[123] 黄连解毒汤 huang lian jie du tang (《外台秘要》)

处方组成：黄连 黄芩 黄柏 栀子

[124] 眼珠灌脓方 yan zhu guan nong fang (《中医眼科学讲义》)

处方组成：生大黄 瓜蒌仁 生石膏 玄明粉 枳实 栀子 夏枯草 金银花 黄芩 天花粉 淡竹叶

[125] 猪肝散 zhu gan san (《银海精微》)

处方组成：猪肝 蛤粉 夜明沙 谷精草

[126] 银花解毒汤 yin hua jie du tang (《中医眼科临床实践》)

处方组成：金银花 蒲公英 大黄 黄芩 蔓荆子 蜜桑皮 天花粉 枳壳 生甘草 龙胆草

[127] 银翘散 yin qiao san（《温病条辨》）
　　处方组成：金银花 连翘 桔梗 薄荷 淡竹叶 生甘草 荆芥穗 淡豆豉 牛蒡子 芦根

[128] 清胃汤 qing wei tang（《审视瑶函》）
　　处方组成：栀子 枳壳 苏子 石膏 黄连 陈皮 连翘 当归尾 荆芥穗 黄芩 防风 生甘草

[129] 清脾散 qing pi san（《审视瑶函》）
　　处方组成：薄荷 升麻 栀子 赤芍 枳壳 黄芩 陈皮 藿香 防风 石膏 甘草

[130] 清瘟败毒饮 qing wen bai du yin（《疫疹一得》）
　　处方组成：生石膏 生地黄 犀角 黄连 栀子 桔梗 黄芩 知母 赤芍 玄参 连翘 淡竹叶 甘草 牡丹皮

[131] 清营汤 qing ying tang（《温病条辨》）
　　处方组成：犀角生地黄 玄参 淡竹叶 麦冬 丹参 黄连 金银花 连翘

[132] 羚角钩藤汤 ling yang gou teng tang（《重订通俗伤寒论》）
　　处方组成：羚羊角 钩藤 桑叶 菊花 生地黄 白芍 川贝母 竹茹 茯苓 甘草

[133] 羚羊角饮子 ling yang jiao yin zi（《审视瑶函》）
　　处方组成：羚羊角 犀角 防风 桔梗 茺蔚子 玄参 知母 制大黄 草决明 甘草 黄芩 车前子

[134] 绿风羚羊饮 lv feng ling yang yin（《医宗金鉴》）
　　处方组成：玄参 防风 茯苓 知母 黄芩 细辛 桔梗 羚羊角 车前子 大黄

十二画

[135] 散热消毒饮子 san re xiao du yin zi（《审视瑶函》）
　　处方组成：牛蒡子 羌活 黄连 黄芩 苏薄荷 防风 连翘

[136] 普济消毒饮 pu ji xiao du yin（《东垣试效方》）
　　处方组成：黄芩 黄连 陈皮 甘草 玄参 连翘 板蓝根 马勃 牛蒡子 薄荷 僵蚕 升麻 柴胡 桔梗

[137] 温胆汤 wen dan tang（《三因极一病证方论》）
　　处方组成：法半夏 陈皮 茯苓 甘草 枳实 竹茹

[138] 滋阴降火汤 zi yin jiang huo tang（《审视瑶函》）
　　处方组成：当归 川芎 生地黄 熟地黄 黄柏 知母 麦冬 白芍 黄芩 柴胡 甘草

[139] 滋阴退翳汤 zi yin tui yi tang（《眼科临证笔记》）
　　处方组成：生地黄 玄参 知母 麦冬 蒺藜 菊花 木贼 菟丝子 青葙子 蝉蜕 甘草

[140] 犀角地黄汤 xi jiao di huang tang（《备急千金要方》）
　　处方组成：犀角生地黄 牡丹皮 赤芍

[141] 疏风散湿汤 shu feng san shi tang（《审视瑶函》）
　　处方组成：赤芍 黄连 防风 铜绿 花椒 当归 轻粉 羌活 五倍子 荆芥 胆矾 明矾

十三画

[142] 新制柴连汤 xin zhi chai lian tang（《眼科纂要》）
　　处方组成：柴胡 黄连 黄芩 赤芍 蔓荆子 栀子 龙胆草 木通 甘草 荆芥 防风

NOTE

十五画

[143] 镇肝息风汤　zhen　gan　xi　feng　tang（《医学衷中参西录》）

处方组成：怀牛膝　代赭石　龙骨　牡蛎　龟板　白芍　玄参　天冬　川楝子　生麦芽　茵陈　甘草

五、彩图

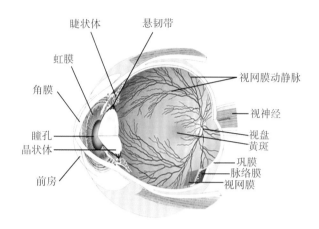

睫状体　悬韧带
虹膜
角膜
瞳孔
晶状体
前房
视网膜动静脉
视神经
视盘
黄斑
巩膜
脉络膜
视网膜

彩图 1　眼球

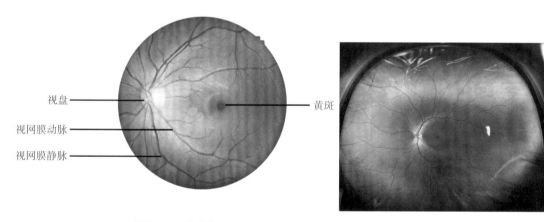

视盘
视网膜动脉
视网膜静脉
黄斑

彩图 2　正常眼底　　　　　　　彩图 3　超广角激光扫描检眼镜检查

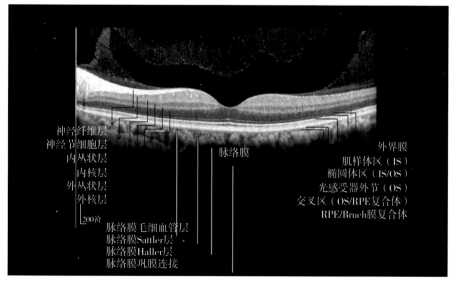

神经纤维层
神经节细胞层
内丛状层
内核层
外丛状层
外核层

脉络膜

外界膜
肌样体区（IS）
椭圆体区（IS/OS）
光感受器外节（OS）
交叉区（OS/RPE复合体）
RPE/Bruch膜复合体

200 μm

脉络膜毛细血管层
脉络膜Sattler层
脉络膜Haller层
脉络膜巩膜连接

彩图 4　黄斑区 OCT 图像

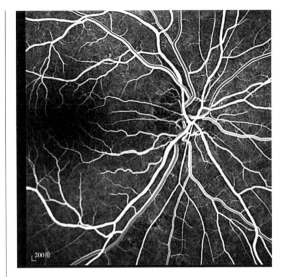 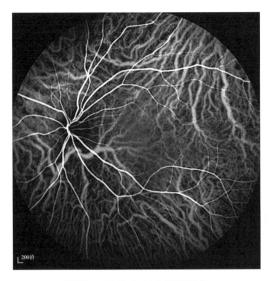

彩图 5　正常人 FFA 静脉期荧光像　　　　彩图 6　正常人 ICG 造影图像

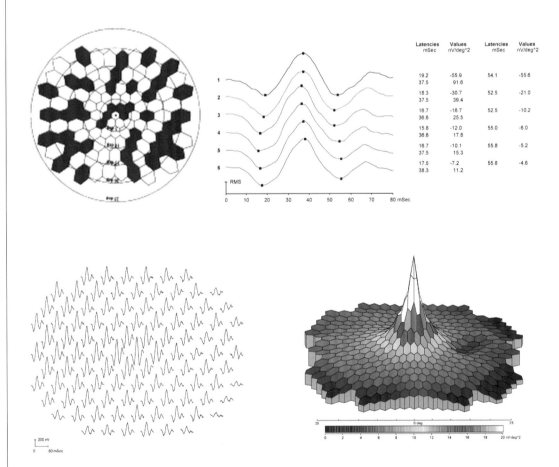

彩图 7　多焦视网膜电图

彩图 8　麦粒肿

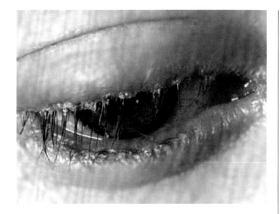
彩图 9　溃疡性睑缘炎

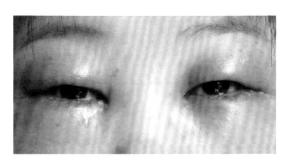
彩图 10　接触性睑皮炎

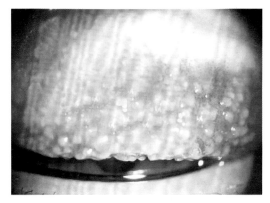
彩图 11　春季卡他性结膜炎

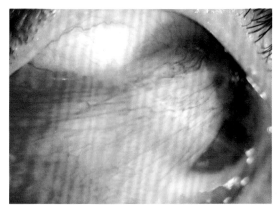
彩图 12　翼状胬肉

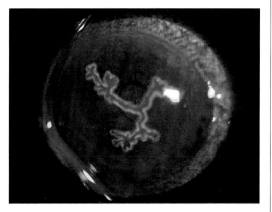
彩图 13　树枝状角膜炎

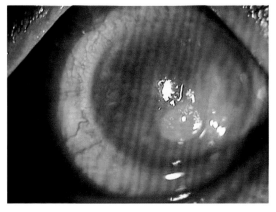
彩图 14　角膜大泡

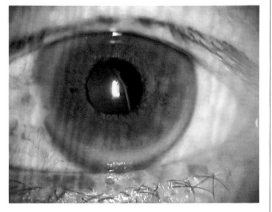
彩图 15　晶状体不全脱位

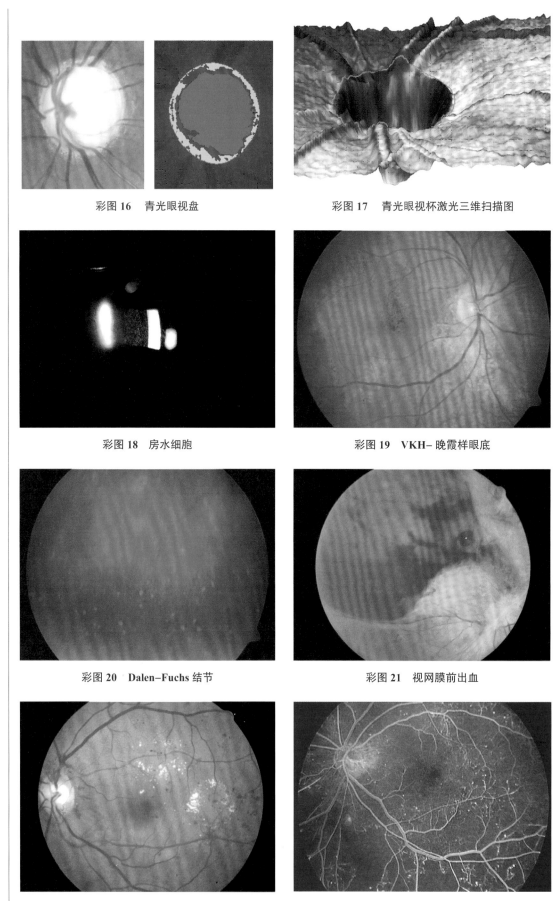

彩图 16　青光眼视盘　　　　　　　　　　彩图 17　青光眼视杯激光三维扫描图

彩图 18　房水细胞　　　　　　　　　　彩图 19　VKH– 晚霞样眼底

彩图 20　Dalen–Fuchs 结节　　　　　　　　彩图 21　视网膜前出血

彩图 22　糖尿病视网膜病变　　　　　　彩图 23　糖尿病视网膜病变 FFA

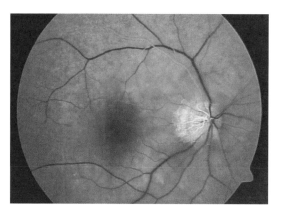

彩图 24　视网膜中央动脉阻塞 FFA

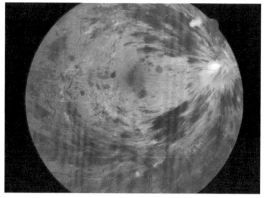

彩图 25　视网膜中央静脉阻塞

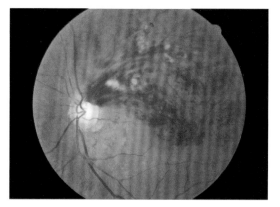

彩图 26 视网膜分支静脉阻塞

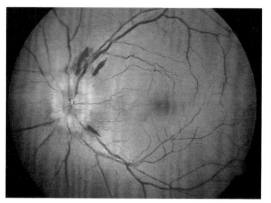

彩图 27　急性高血压眼底

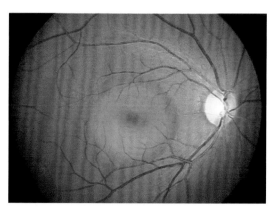

彩图 28　中心性浆液性脉络膜视网膜病变

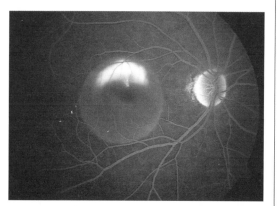

彩图 29　中心性浆液性脉络膜视网膜病变 FFA

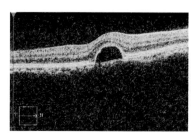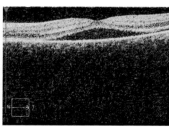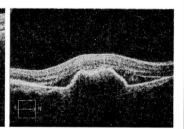

彩图 30　神经上皮脱离和或色素上皮脱离

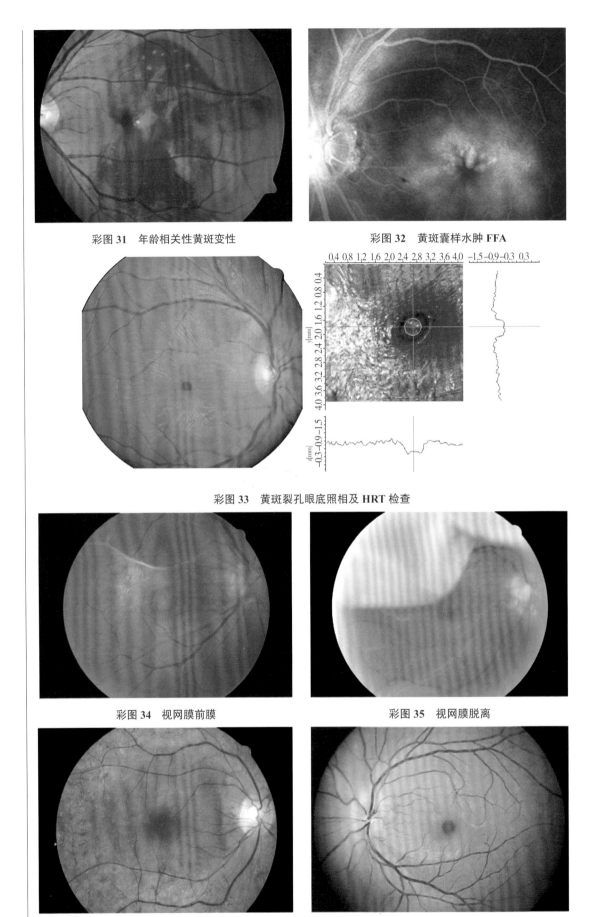

彩图 31　年龄相关性黄斑变性　　　　　彩图 32　黄斑囊样水肿 FFA

彩图 33　黄斑裂孔眼底照相及 HRT 检查

彩图 34　视网膜前膜　　　　　彩图 35　视网膜脱离

彩图 36　视网膜色素变性　　　　　彩图 37　视乳头炎

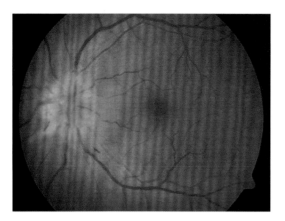

彩图 38　视乳头水肿

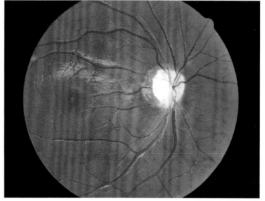

彩图 39　视神经萎缩

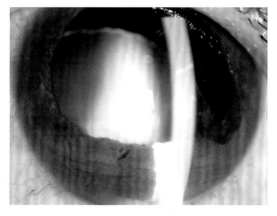

彩图 40　虹膜睫状体挫伤

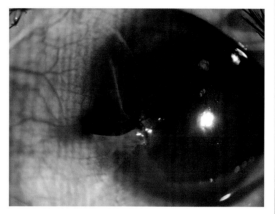

彩图 41　角膜穿通伤

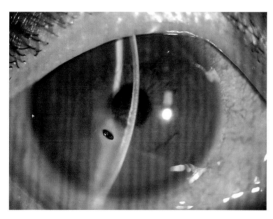

彩图 42　角膜金属异物

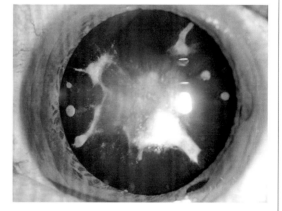

彩图 43　铁质沉着症